Mental Health

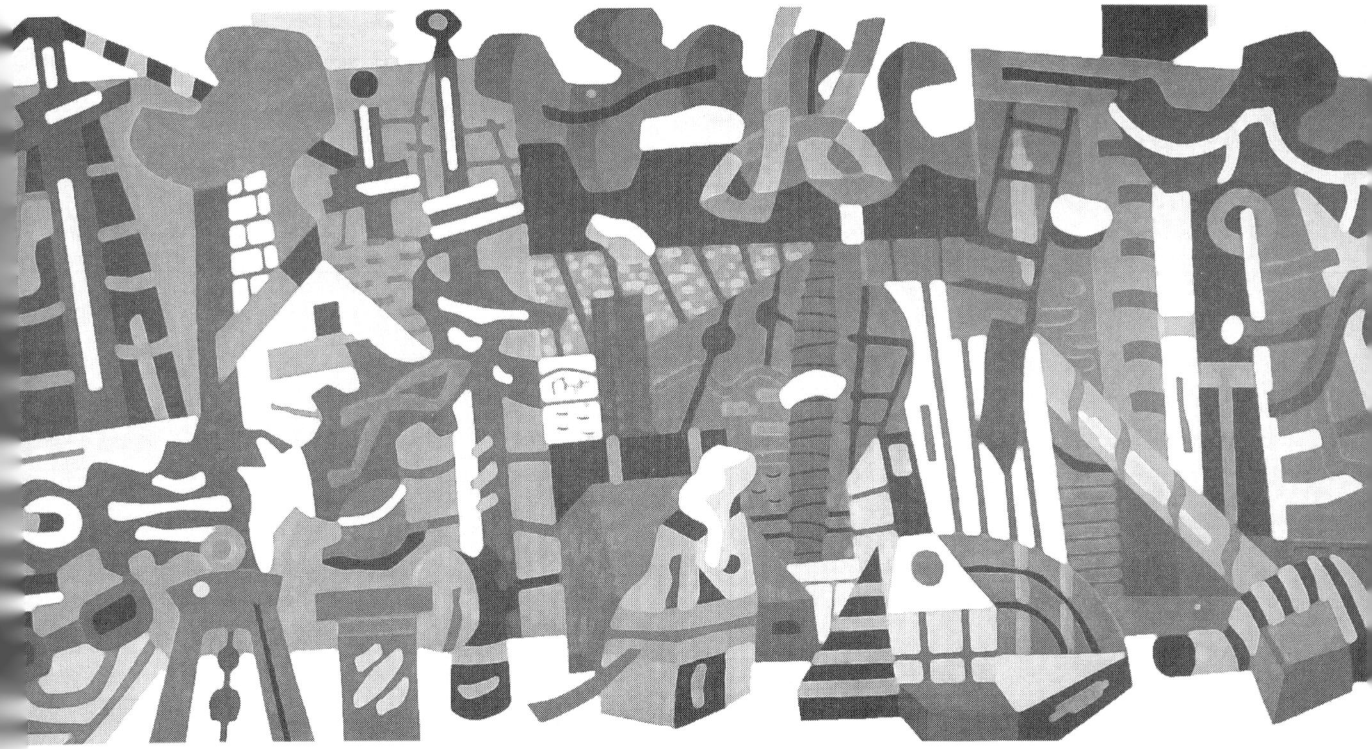

정신건강론

장미경 · Z.Maoz · 이상희 · 정민정 · 김유진
신현정 · 김미경 · 손금옥 · 유미성 · 김경남

태영출판사

머리말

현대사회는 과거 어느 때보다 사회문화적 여건이 급격하게 변하고 복잡해짐에 따라 사회와 가족의 구조와 기능도 변화되고 있다. 이러한 변화 과정 속에서 많은 역기능적 문제들이 발생하게 되었으며, 그 상황은 유아동들에게 부정적인 영향을 미치게 되었다. 따라서 많은 유아동들은 심각한 스트레스와 갈등 그리고 부적응 문제에 처하게 되었으며, 많은 경우 여러 가지 정신건강의 문제를 야기시키게 되었다.

오늘날 정신건강의 정의는 정신장애를 예방하는 차원의 소극적인 정의를 넘어, 개인이 공동체 안에서 외부세계와 교류하며, 원만하게 성장 · 발전할 수 있도록 사회적 관계 형성 능력과 개인의 성격에 초점, 자아실현과 나아가 성숙한 인격체의 완성을 포함하고 있는 것을 볼 수 있다. 이렇듯 현대사회에서 인생 초기에 있는 유아동의 정신건강의 중요성은 점점 더 강조될 수밖에 없다. 유아동기는 인간 발달에 있어서 가장 결정적이고 중요한 시기이며, 이 때보다 건전하고 바람직한 정신건강을 도모할 수 있도록 예방적 치료적 환경을 제공해 주고, 정신건강에 어려움이 있는 유아동들에게는 조기 개입을 통해 이후 발달에 부정적인 영향을 최소화하도록 하는 것은 중요한 일일 것이다.

이상과 같은 연유에서 본서는 기본적인 정신건강의 여러 영역들을 다루었다.

즉 유아 정신건강의 개념과 이론적인 측면 뿐만 아니라 유아 정신건강의 기초가 되는 애착형성과 또래관계 그리고 구체적인 유아의 유형별 정신건강 진단범주 등도 포괄적으로 다루었다. 또한 유아 정신건강을 위한 다양한 심리치료 기법인 아동중심놀이치료, 정신역동적 놀이치료, 대상관계/주제 놀이치료, 부모놀이치료, 발달놀이치료, 모래놀이치료, 미술치료, 인지행동치료에 대해서도 포괄적으로 다루었다. 본서에서 정신건강을 위한 유아심리치료 분야를 강조해서 다룬 이유는, 유아기는 인간발달에 있어서 가장 결정적인 시기이며, 이 시기에 경험하는 유아의 정신건강 문제들을 해결하도록 도와 주지 않으면 이후 아동기, 청소년기 그리고 성인이 되었을 때 사회적 적응이나 성격발달에 부정적인 영향을 미치게 된다는 데 있다. 유아가 보다 적응적인 성인으로 성장하기 위해서는 생후초기에 적절한 도움을 받아서 그들이 지닌 심리적 문제들을 해결하도록 도와 주는 것이 무엇보다도 중요하기 때문이다.

본 저서가 보육 및 유아교육 그리고 사회복지기관에 종사하는 선생님들과 사회복지사, 그리고 보육 및 유아교육기관 운영자들, 대학에서 보육 및 유아교육 그리고 사회복지관련 분야를 전공하는 학생들에게 실제적인 도움이 되었으면 합니다. 그러나 아직도 부족하고 아쉬운 점이 많음을 느낍니다. 앞으로 여러 독자들의 지도와 조언을 겸허히 받아들여 미흡한 점을 보완하고 개선할 것을 약속드리며 본서가 출간되기까지 물심양면으로 도움을 주신 김현태 사장님과 특히 정성을 다해 편집해 주시는 오세복 상무님을 비롯한 편집부와 제작팀 여러분들께 깊은 감사의 마음을 전합니다.

2012년 2월

저자 일동

차 례

정신건강의 개념

제 1 장

1. 정상과 병리
2. 정신병리의 역사
3. 정신병리학 연구의 과학적 접근
4. 정신병리학 이론
5. 정신건강 사례

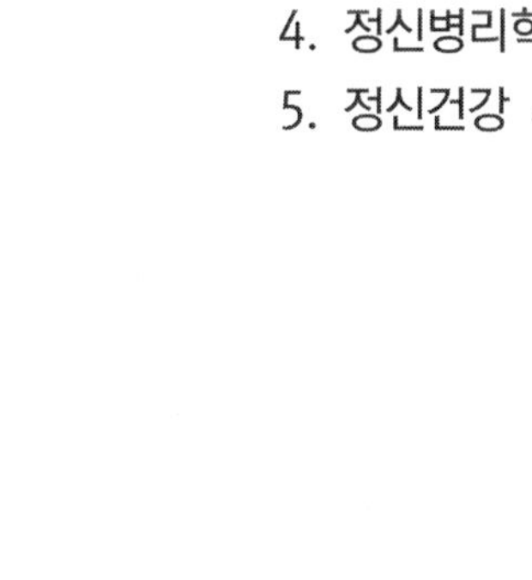

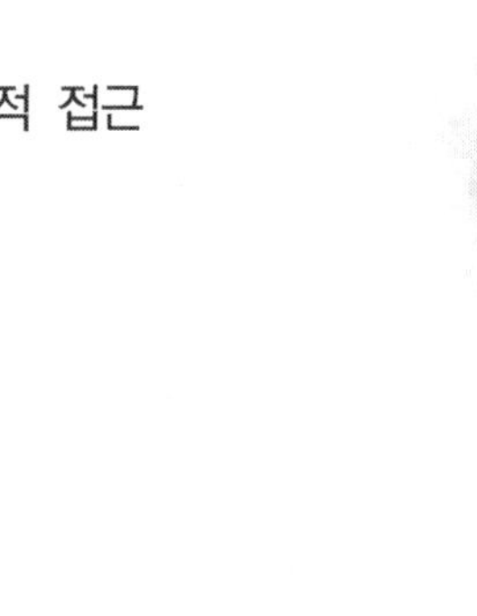

정신건강의 개념을 정의하기 위해 우선 우리가 '건강하다'라고 말할 때 이 건강하다는 의미가 무엇인지, 어떠한 영역까지 포함하는지 알아보고자 한다. 먼저 국제보건기구(WHO)에서 내린 건강 정의를 보면 건강이란 '질병이 없고 허약하지 않은 상태'를 말한다. 최근에는 질병이 없는 건강한 몸의 상태, 즉 신체적 영역뿐만 아니라 '자신과 외부 환경'과의 상호작용을 통하여 삶의 질을 높이고, 모든 것이 조화를 이루어 어느 한쪽으로 치우치지 않은 상태, 즉 정신적, 사회적, 영적인 부분까지 포함된 상태를 '건강하다'고 말한다. 이는 우리 선조들이 구하고자 했던 오복 중 세 번째 복인 강녕(康寧; 몸이 건강하고 마음이 편안한 상태)의 의미와 일맥상통한다고 볼 수 있다. 건강 개념의 영역이 확장되었듯이, 국제보건기구(WHO)는 정신건강을 "정신적으로 병적인 증상이 없을 뿐만 아니라 각 개인이 자신의 능력을 인지하고 목적한 바를 이루고, 환경에 대한 적응력이 있으며, 공동체 안에서 생산적이고 유익한 일을 하며 사회생활에 공헌할 수 있는 안정적이고 편안한 상태"라고 정의했다(WHO, 2009).

위에서 살펴본 것처럼 오늘날 정신건강의 정의는 우울증이나 반사회적 성격 같은 정신장애를 예방하는 차원의 소극적인 정의를 넘어, 개인이 공동체 안에서 외부세계와 교류하며, 원만하게 성장 · 발전할 수 있도록 사회적 관계 형성 능력과 개인의 성격에 초점, 자아실현과 나아가 성숙한 인격체의 완성을 포함하고 있다는 것을 알 수 있다.

최근 우리 주변에서 일어나는 사건들을 보면 우리 사회 전반에 퍼져 있는 불안감과 불신, 증오감과 상대방의 고통에 대한 무감각이 특히 자기방어력이 상대적으로 약한 아동, 여성이나 노인들을 상대로 분출되고 있음을 본다. 이처럼 인간을 인간답게 만드는 교육의 부재, 감정이입(empathy)을 무시하는 '나 먼저 올라가기'의 이기적인 현대 자본주의 세계관의 후유증은 밤길이나 우리 아이들의 안전을 더 이상 보장할 수 없는 사회 분위기로 우리에게 나타나고 있다.

'건강한 몸에 건전한 정신'의 쿠베르탱 남작의 올림픽 평화정신처럼 먼저 신체적 건강은 정신적 건강의 전제조건이 되며, 건강한 정신은 건전하고, 건강한 사회를 만들어 삶의 질을 한 걸음 더 높일 수 있으리라 본다. 나와 네가 모여 우리가 되며, 그 우리는 또 다른 우리와 만나 함께 사는 공동체를 일구어 가는 동반자임을 잊지 않는 마음가짐과 진솔한 참교육이 되살아나기를 바라며, 개인의 정신건강이 사회에 미치는 영향과 사회가 개인의 정신건강에 미치는 영향을 정신건강의 역사, 이론적 접근 방식 등을 통해 알아보고자 한다.

1. 정상과 병리

건강(health)은 의학 분야에서 사용된 용어로 병이 없는 상태(healthy) 대 병이 든 상태(ill), 기능정상(functionning) 대 기능저하(disfunctionning) 또는 정상(normality)과 병리(pathology)를 구분하기 위해 사용되어졌다.

이 중에서 정상(normality)과 병리(pathology)라는 용어는 의료용어 중 특히 정신건강을 기술하기 위한 용어로 분류되어 사용되어졌다. '정신건강'이란 용어 자체도 오늘날 정신병리학(psychopathology)으로 그 의미가 구체화되었다. 정신건강에 관련된 강의나 방송, 토론은 곧 '정신병리', '정신장애'에 대한 문제를 다룬다는 것을 뜻한다. 따라서 '정신건강' 분야를 연구한다는 것은 곧 '정신병리학'을 연구한다고 할 수 있다.

그리스 어원에서 영혼을 뜻하는 Psukhe : Psycho, 병을 의미하는 Pathos : Patho, 그리고 연구와 학문의 Logos : -Logy에서 보듯이 정신병리학(psychopathology)이란 인간 영혼의 병을 연구하는 학문이다. 다시 말해 정신병리학은 정신장애를 다루는 학문으로 훗날 병적인 상태(병리상태)의 개인행동을 연구하고 치료하는 심리학의 한 분과로 발달했고, 오늘날에는 정신장애도 육체적인 질병처럼 치료가 필요한 질병 중의 하나로 다루어질 수 있게 되었다.

이렇게 정신장애를 하나의 질병이라고 볼 때, 우리는 먼저 그 치료법에 대해서 생각해 볼 수 있다. 병을 치료하기 위해서는 통일되고 일관적인 진단이 있어야 하고, 진단을 위해서는 장애 유형별로 질병, 즉 정신장애를 분류하고, 각 증상의 기술이 전제되어야 한다. 정신장애를 위한 진단은 신체의 질병 진단과 달리 보다 복합적이고 심인적인 여러 요인들을 살펴보아야 한다. 암 같은 신체적 질병에는 진단의 객관적 근거가 될 수 있는 혈액검사나 CT촬영 같은 검사법이 있지만, 정신장애 진단의 정확성과 객관성을 확인하기 위한 그 어떠한 검사방법도 아직은 존재하질 않는다. 때문에 이러한 정신장애 진단의 어려움을 해결하기 위해 정확한 진단기준을 마련하고자 정신의학 및 심리학계의 논쟁은 계속되고 있으며, 정신장애의 증상별 분류 연구 또한 의학과 과학기술의 발달에 힘입어 계속 발전 중에 있다(Horwitz, A. V., 2002).

정신장애를 바라보는 심리학자들의 관점과 접근 방식은 매우 다양하다. 정신장애에 대한 주된 논쟁의 쟁점을 살펴보면 다음과 같다.

* 정상과 병리(비정상)를 구분 짓는 과학적이고 객관적인 기준은 있는가?
* 정신장애는 사회적인 개념인가 문화적인 개념인가?

'정신병리학'은 크게 다음의 두 영역으로 나누어 볼 수 있다. 첫째, 이론적 영역으로 정신장애의 발생 원인과 개인의 심리상태를 연구하며 정신의학 및 심리학 이론을 다룬다(예 : 정신분석, 성격이론, 구조주의 등).

둘째, 임상적 영역으로 정신장애 진단을 위한 분류 체계 연구를 다룬다.

정신병리학의 역사를 살펴보면서 앞서 제시된 질문, 정상과 병리의 기준이 존재하는지, 존재한다면 어떠한 것들인지, 정신장애 진단을 위한 증상의 분류와 분류를 위한 방법론을 각 심리학 이론에서 찾아보고자 한다.

2. 정신병리의 역사

인간의 영혼에 대한 인류의 관심은 고대 그리스 시절로 거슬러 올라간다. 고대 그리스인들은 불가사의한 인간의 영혼을 읽기 위해 노력했으며, 사람들 중 어떤 사람은 왜 다른 사람들과 다르게 행동하는가에 대한 답을 찾기 위해 끊임없이 고민하였다. 고대 그리스인, 히브리족, 아랍인들 모두 인간 행동과 그 기능의 미스

터리, 장애의 수수께끼에 대한 합리적이고 이성적인 설명과 답을 구하고자 많은 관심을 기울였다. 세계사의 흐름에 맞추어 정신병리에 관한 사고의 전환에 대해 살펴보면 다음과 같다.

1) 정신장애와 흑마술

정신장애에 대한 첫 언급은 전통사회의 샤먼, 현대사회의 마술사, 무속인들의 세계에서 볼 수 있는 흑마술, 주술행위에서 찾아볼 수 있다. 전통사회의 샤먼은 주술적인 행위를 통해 환자의 몸에 깃든 악마를 쫓아내는 의식을 행하였다. 정신장애 증상을 개인의 심리적 기능의 문제라기보다는 외적인 요소에서 그 원인(병인)을 찾았다. 예를 든다면 남들과 다르게 행동하는 사람들은 악마의 장난에 의해 자신의 몸을 악마에게 내어준 것으로 설명되었다. 주술사들은 악마를 인간의 몸에서 쫓아내기 위해 현대인들은 납득하기 어려운 비논리적이고 주술적인 치료방법을 사용했지만 더러 놀라운 치료효과를 가져오기도 했다. 현대사회에서도 아직 주술이나 기도 등 초현실적인 힘에 기대어 정신장애를 치료하고자 하는 사람들이 많은데, 연구자들은 주술행위가 환자의 심리적 안정을 일시적이거나 지속적으로 도와 치료결과를 내는 플라시보(placebo) 효과와 같은 것으로 설명하기도 한다.

2) 고대 그리스 : 의학-철학적 접근

인간 영혼의 작용에 지대한 관심을 가진 고대 그리스인들은 정신장애에 대한 범주를 인류 사상 처음으로 만들었다(Gourevitch, D., 2002). 고대 그리스인들은 질병분류학(nosology)을 4개의 범주로 나누었으며, 각 범주에 따라 영혼의 이상을 분류했다.

이 질병분류법은 현대 질병분류학의 초석이 되었다. 최근까지도 활용되었던 고대 그리스인들의 질병분류법에 의한 분류 기술 체계는 광증 (Frenzy, latin : phrenesis, grec : *Φρ ε΄ν η σ ι ς*), 혼수(Lethargy, latin : lethargia grec : *Λη θ α ρ γ ι΄α*), 편집증(Mania, latin : mania , grec : *Mα ν ι΄α*), 우울증 : 침울한 기분(melancholia, latin : mélancolia, grec : Mε λ α γ χ ο λ ι΄α)의 4개 범주로 정신 장애를 나누었다.

히포크라테스(기원전 460 ~ 375년)는 인간이 신의 저주나 마법에 걸려 병에 걸린다는 사고에서 벗어나 새로운 방식의 의술을 시도한 최초의 의사로 이전과 다른 과학적인 의학을 창시하였다(Jones, W. H. S., 1868). 그가 나눈 질병분류법은 서양 역사상 최초의 시도였다고 기록되고 있다. 그의 정신장애에 대한 개념은 철학적 사유와 고대 그리스 의술 분야에 오랫동안 롤 모델로 사용되었다. 그는 병인에 대한 초자연적인 설명을 거부하였으며 관찰, 증상의 기록, 논리성에 기초한 합리적인 진단과 진료를 하였다. 그러나 그의 과학적이고 합리적인 사고에도 불구하고 그 당시의 의료 도구나 기술적, 철학적, 윤리적 제한 등 시대적 상황이 그의 발목을 붙잡아 그의 의료 업적에 한계를 갖게 했다. 그러한 한계에도 불구하고 그는 질병에 따른 증상의 기록과 질병 치료를 위한 논리적이고 합리적인 사고와 의료 시술을 시도한 고대 의사의 전형으로 인류사에 기억되고 있다. 특히, 이전 학파의 생각을 정리하여 시행해 보고, 환자의 진료기록을 남기는 등 치료 의학의 길을 새로이 열었다.

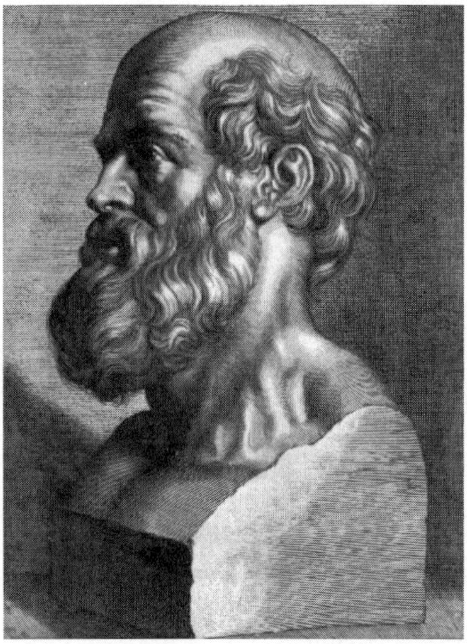

〈Hippocrates〉, Engraving by Peter Paul Rubens, 1638, USA National Library of Medicine

히포크라테스(약 기원전 460 ~ 375년)는 고대 그리스, 페리클레스 시대의 의사로 의학사의 가장 중요한 인물 중의 하나다. 의학의 아버지라고 불리는 그는 히포크라테스 학파를 만들어, 고대 그리스의 의학을 혁명적으로 바꾸었으며, 마술과 철학에서 의학을 분리해 내어 의사라는 직업을 만들었다. 의학도의 의무를 상기시키는 히포크라테스의 선서를 만들어 의학도의 윤리의식을 강조하였다.

그에 따르면, 인간의 몸은 혈액, 가래, 황담즙, 흑담즙 4 가지의 체액으로 채워져 있고, 각 체액간의 균형이 깨어짐으로 병에 걸린다고 생각했다. 치료는 다른 체액보다 많거나 부족한 체액을 다른 체액들과 균형을 맞추어 주면 건강을 회복한다고 생각했다. 각 체액의 농도에 따라 인간의 '기질'이 형성되며, 이 4가지의 체액이 적당한 비율로 섞여 있지 않고 어느 하나가 너무 많거나, 적으면 지배적인 체액에 따라 다혈질, 점액질, 담즙질, 우울질의 기질로 결정된다고 보았다. 가령 담즙질의 사람은 침울하고 화를 잘 낸다고 기술하였다.

히포크라테스는 과학적인 방법으로 질병을 설명하였는데, 한 예로 검은 담즙

(melas kole)의 초과는 우울증을 유발한다고 생각했다. 이러한 의료-철학적 사고는 정신장애의 패러다임에 근본적인 변화를 가져오게 했다. 당시 간질은 신성한 신들의 질병으로 간주되었는데, 히포크라테스는 뇌 속에 황담즙이 과도하게 분비된 것으로 진단 내렸다. 여기서 주목할 것은 뇌와 질병과의 관계를 처음으로 언급했다는 것이다. 그럼에도 불구하고 히스테리를 포함한 특정 질병은 초자연적인 개념으로 남겨 두었다. 히포크라테스에 의하면 여성의 자궁이 위쪽에 위치해 있으면 히스테리를 유발한다고 설명했다.

히포크라테스의 기질론은 5세기 유럽에서 잊혀졌다가 9세기와 13세기에 걸친 고대 그리스어 번역 사업을 통해, 특히 14세기 그리스어와 아랍어, 라틴어간의 번역 체계가 갖추어짐으로써 비로소 유럽 세계에서 빛을 보게 되었다(Avicenne et Rhase).

3) 중세시대 : 광기

현대화가 이루어지기 전까지, 정신장애는 주로 광기라는 하나의 발작현상으로만 다루어졌었다. 중세시대는 아직 정신장애라는 개념이 정립되지 않아 광인들을 바라보는 대중의 인식이 불분명하고 혼돈스러웠다. 당시 의료계는 증상의 관찰이나 이성적인 과학적 접근보다는 영혼 같은 형이상학적 논리가 지배적이었다. 11세기 전에는 정신장애자들을 예언자로 보기도 하는 한편, 병을 앓는 자로 생각되어 가족들에 의해서 돌봐지기도 했다.

광인들은 일반인들에게 공포의 대상임과 동시에 때때로 경이로운 존재들로 다가왔었는데, 한 예로 서양 중세 문학에서 나타나는 광기는 부드러움과 사랑스러움으로 표현되기도 했었다(예 : 사랑의 광기). 그러나 실제 생활에서의 '광인'은 그들이 외부사회에 끼칠 피해에 대한 책임을 두려워한 가족에 의해 감금 생활을 당하였다(Laharie, M., 1991). 그 시절 실제로 광인들을 어떻게 다루었으며 치료했는가에 대한 몇몇 문헌 자료를 바탕으로 그 당시 광인들이 대부분 다락방에 갇혀 지내거나, 집으로부터 멀리 떨어진 헛간에서 사슬에 묶인 채로 광기 발작이 있을 때마다 구타당하며 살았음을 추측해 볼 수 있다.

중세시대에서는 이처럼 광인들을 따로 공적인 장소에 격리 · 수용하는 것보다

가족과 집으로부터 멀리 떨어진 시골로 보내어 가족으로부터 격리시키는 것이 더 자연스러운 일이었다. 간혹 그들이 집으로부터 도망을 쳐 유랑생활을 하면 곧 추적당하거나, 배고픔으로 죽어가게 내버려 두었다.

중세시대 종교나 다양한 관습들 속에서 우리는 광인들에 대한 공동체의 대응방식을 볼 수 있다. 의학과 과학이 아직 발달하지 않은 중세시대 사제들이나 공동체의 수장들은 때때로 그들의 보호자와 치료자로 나섰지만 그들의 역할은 치료한다는 명목으로 광인들을 신의 이름으로 공동체로부터 소외 · 격리시키는 것이었다. 예로서 광인을 배에 태워 강에 흘러 보내어 표류하게 하는 의식(Sivadon, P., 2002)이 있었는데, 만약 강에 빠져 죽지 않고, 집으로 되돌아오는 길을 찾아 귀향하는 사람들은 병이 나았다고 생각해 살려 두었지만(합리적인 사고를 할 수 있나를 추측해 보는 원시적인 검증 방법이라 볼 수 있다) 대부분의 경우 익사하거나 표류하던 중 사망하였다.

당시 광인들을 위한 치료법은 진정제 성분이 강한 양귀비나 대마 같은 식물이나 허브를 이용해 발작을 무마시키는 정도의 치료뿐 다른 치료법은 거의 없었다. 대부분의 경우, 집 밖 출입이 금지된 그들은 '성 처녀'가 출현했다는 기적의 장소나 '성스러운 치료자'들을 만나는 것조차 허락되지 않았다(Margolin, J. C., 2002).

또한 중세 교회에서는 마녀, 정신착란이나 환각이 있는 사람들을 교회명으로 화형시켰는데, 중세 중반부터 광기를 주술의 영향으로 보기 시작해 광인들은 악마와 손잡은 경건하지 못한 자로 간주해 장작불 위에서 불태워졌다. 암울한 당시의 정치, 경제, 사회적 분위기는 1348년 전 유럽을 때리고 지나간 흑사병으로 인해 더욱 나빠졌으며, 유럽 전역에는 죽음의 공포가 만연했다.

공포와 절망으로 뒤덮인 사회적 분위기를 바꾸기 위해 1499년 교황(Pope Innocent III)의 명으로 종교재판소가 유럽 곳곳에 설치되었고, 모든 이교도나 이단에 대한 처단이 시작되었다. 고발이나 밀고를 통해 이단자로 몰린 사람들의 화형식이 매일 계속되었다. 흑사병의 공포가 아니라 언제 어떻게 이교도로 몰려 혹독한 고문과 공개적인 조롱 끝에 화형 될지 모른다는 새로운 공포와 마녀를 사냥하는 집단 히스테리는 전 유럽을 광기로 몰아넣었다. 유럽은 유태인, 사회 일탈자(부랑자, 창녀, 연금술사 등), 광인들의 거대한 화장터가 되었다.

특히 여자 희생자들이 많았었는데 그 이유는 당시 중세 유럽에 병에 관련한 악마적인 믿음이 있어 근원을 알 수 없는 모든 질병들은 악마에 의해 전파되는 것으로 보았다. 특히 이러한 문제들의 원인을 무분별하고, 방자하고, 변태적인 성 행위와 관련지어 생각하였으며, 여자들은 악마에게로 가는 출입문으로 여겼다. 때문에 마녀사냥이 가능했으며, 마녀로 지목된 많은 여자들은 화형대 위에 서야만 했다.

4) 르네상스 : 병원의 출현

야만의 시대, 인간성이 말살된 시대로 불리는 암울한 중세시대를 거쳐 고대문화 부흥의 부활을 모토로 문화부흥 시대를 연 르네상스 시대에서는 정신장애와 정신장애자들을 어떻게 바라보았는지 살펴보고자 한다.

르네상스 시대에는 광인들을 감옥에 가두어 두는 방법을 취했다. 광인들을 감옥에 수용한 목적은 그들을 일반 대중들로부터 격리하고 사회로부터 제거하는 것이었다. 이러한 감금은 특히 도시에서 빈번하게 이루어졌는데, 당시 광인들은 일반 죄수들과 함께 수용되었다. 푸코(Faucault)가 그의 저서 「광기의 역사」에서 묘사했듯이 당시 사회는 광인들을 병을 가진 환자로 보기보다는 공공의 적, 실정법을 위반하는 범법자로 보았다. 18세기경부터 조금씩 광인들에 대한 인식이 바뀌어져 공동체에서 쫓겨난 사람들을 감옥이 아닌 성벽 사이에 있는 방에 수용하기 시작하였지만 여전히 그들은 성 안의 사람도 성 밖의 사람도 아닌 'no man's land'로서 모호한 정체성과 사회적 지위를 가지고 생활하였다.

1515년에 태어난 Johann Weyer는 중세 암흑시대의 종교재판소를 공개적이고 우회적으로 비판하기 시작했다. 특히 그의 저서 「Praestigiis Daemonum et Incantationibus Venificiis」(1563)를 통하여 주교에 반대하는 입장을 보였다. 그는 그 당시 지식인들의 몽매주의자적 행동과 지각을 비판했고, 마녀들은 단지 있는 그대로 치료를 받아야 하는 가여운 정신장애자일 뿐이라고 주장했다. 또한 마녀 재판시 의학적 소견서 제출이 필요하다고 했으며, 이는 정신의학계의 또 다른 혁명이 되었다. 그는 정신의학 소견서 제창의 선구자였다. 그는 정신장애에서 나타나는 마법적 · 주술적 양상은 주로 정신장애자들이 치료의 방편으로 사용하던 마약과 환각 식물의 작용과 관련된 것이라는 과학적인 주장을 했다. 그의 업적은 르네상스 초기부터 시작되어 17세기에 비상을 하기 시작했으며, 17세기부터 형이상학적 개념이 사라지고 실제 의학에 대한 연구가 꽃피기 시작했다.

의학적 발견이 증가하면서 기호학(semiology)적인 기술(descriptions)의 필요성이 더 요구되었다. 이 시기에도 정신장애에 대한 분류 시도는 있었지만 그 정도가 아주 미약하여 18세기 중반까지 광기는 다른 질병과 따로 분리되지 않은 채 연구되었다.

치료적인 면에서 보면 16, 17, 18세기에 구호시설이 만들어졌지만 정신장애자들을 치료하기 위한 목적이 아니라 단지 그들을 사회로부터 격리, 감금하는 수용소였을 뿐이다. 광인들은 부랑자들이거나 범법자와 같은 위험인물로 다루어졌으며, 죄수들처럼 모두 사슬과 족쇄에 묶인 채 수용되었다. 하지만 이러한 구호기관은 훗날 정신병원의 모태가 되었다.

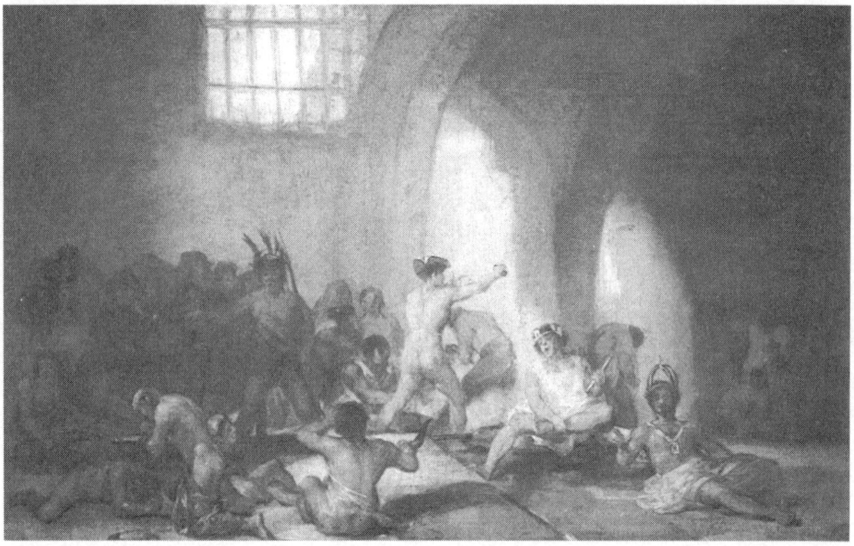

The Madhouse, Goya Y Lucientes, Francisco de, 1812–14, Museo de la Real Academia de San Fernando, Madrid

이 그림은 고야가 직접 방문한 정신병원을 그린 것으로, 당시의 정신장애 분류 견해에 영향을 받은 작품으로 보인다. 오른쪽의 왕관을 쓴 사람(과대망상증), 중간에서 미쳐 날뛰는 벌거벗은 남자(조증 환자), 왼편에 쓰러져 절망하고 있는 사람(우울증 환자) 등을 볼 수 있다.

1656년 파리에 일반병원 l'hôpital général이 세워졌다. 당시 병원은 'Hôpital'이란 단어에서 보듯이 병에 걸린 사람들을 치료하는 곳이기보다는 사람들을 받아들이는(hospitalization) 장소로서의 의미가 더 강하였다. 처음 세워진 이 병원의 목적은 구호소처럼 거리의 사람들을 돌보는 것이었다. 걸인뿐만 아니라 '사회의 훼방꾼'들도 받아들였다. 여기서 우리는 광인들에 대한 인식의 변화가 일어나기 시작했음을 알 수 있다. 이 '병원'의 체계는 서부유럽의 각 나라에 퍼져 세워지기 시작했다. 병원의 주목적이 공공의 건강과 이익, 실정법을 위협하는 광인들을 사회로부터 격리 · 수용하기 위한 것이었지만 이러한 병원의 설립을 통해 여태껏 보아왔던 무의미한 격리와 감금 대신 적어도 정신장애자를 위한 치료의 가능성이 열리기 시작했음을 볼 수 있다.

5) 18세기와 19세기 : 광인에게 관심을 보이기 시작하는 의학계

18세기 말과 19세기 초, 유럽에서 광인들을 바라보는 큰 입장의 변화가 일어났다. 이러한 변화는 부르주아들의 권력 강화와 계몽철학의 영향과 밀접한 관련성이 있다(Lantéri-Laura G., 1997). 훗날 정신의학계의 선구자들이 된 몇몇 의사들이 광인들에 대해 관심을 가지기 시작했다.

프랑스의 Ph. Pinel(1745-1826)과 J. E. Esquirol(1777-1840), 영국의 J. Conolly (1794-1866), 이탈리아의 V. Chiarugi(1759-1820) 등은 그들은 두 가지의 새로운 시도로 평가받는 의학적 입장을 도입했다. 고통 받고 있는 광인들을 치료하기 위한 치료법을 찾는 것이 목적인 인간적인 입장과 또 다른 면(이 둘은 모순적인 대립이 아님), 즉 장애의 분류를 통해 병인의 근본 원인을 찾고자 하는 과학적이고, 의료적인 입장을 취하였다. 하지만 그들의 새로운 시도와 연구는 신학적인 논쟁에 밀려 연구 활동을 포기할 수밖에 없었다.

의사들은 '정신병자', '부랑자', '창녀'들을 구분하기 시작하였으며, 정신장애자들도 각 증상별로 구별하여 각기 그에 맞는 시설에 나누어 수용하였는데, 비로소 과학적 정신의학의 태동이 시작된 셈이다. 이러한 증상별 분류는 실제로 질병분류학의 토대가 되었다.

Pinel(Pinel, Ph., 1809)은 의학-철학적 개념에 영향을 받은 「정신이상 개론서」를 출판하였으며, 광기라는 단어사용을 금지하고 '정신이상'이라는 말로 바꾸어 쓰자고 제안하였다. Pinel은 신경증(neurosis), 건강염려증(hypochondriasis), 조증(mania), 멜랑콜리아(melancholia), 치매(dementia), 그리고 불안과 공포에 관련된 병리 등 많은 정신병 사례를 이 책에 기술하였다. 특히 큰 사건이나 충격적인 일을 있은 후 겪게 되는 외상 후 스트레스 장애에 주목하였다. 훗날 외상 후 스트레스 장애(Post Traumatic Stress Disorder) 연구의 선구자가 된 그는 나폴레옹 전쟁에 참여한 병사들을 직접 관찰함으로써 그들의 전쟁으로 인한 정신적 마비(집중 곤란, 수면장애, 짜증, 놀람, 일상 생활에 대한 흥미 상실)와 두려움과의 상관관계에 대해 기술하였다.

광기에 대한 연구 방법론과 그 증상의 기술(description)은 장애를 앓고 있는 광인들에 대한 관심으로 이어져 현대 정신의학의 출발점이 되었다. Pinel의 제자인 J. P. Falret은 '정신장애'란 용어를 제안했으며(Falret, J. P., 1994), 그는 정신병도 여타 다른 질병처럼 다루어져야 한다고 보았다. 이로서 영혼의 병은 19세기 서양 의학계의 새로운 의료 영역, 정신의학 분야로 독립하게 되었으며, 정신장애는 더 이상 신이나 악마의 저주가 아닌 하나의 질병으로서 분류되었다.

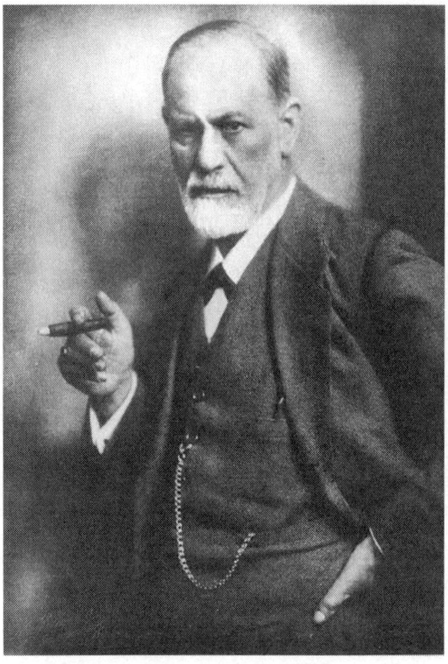

S. Freud(1856–1939)는 정신분석학의 창시자. 〈꿈의 해석〉을 통한 연상작업으로 인간의 숨겨진 무의식의 세계를 의식의 수면 위로 끌어올려 정신치료의 새로운 장을 열었다.

초기 정신의학의 특징은 정신장애를 분류하는 것과 그 병인을 신체적 원인, 세균학적 · 생체론적 원인, 즉 의학적으로 밝히기 위해 노력한 것인데, Freud에 의해 주창된 정신분석(psychoanalysis)의 새로운 점은 의학적 방법론만으로도 설명하기가 어려운 인간 행동의 의미와 사고를 심층적으로 이해하기 위해 정신장애의 의학적 접근을 부분적 또는 전체적으로 포기하였다는 것이다. Freud는 그의 저서 「정신분석 입문 : Introductory Lectures on Psycho-Analysis」(Freud, S., 1916)과 「신경증과 정신병 : Neurosis and Psychosis(Freud, S., 1924)」에서 정신장애를 이해하기 위한 새로운 방식을 제시했으며 이를 〈정신분석〉이라고 명명했다. 인간의 무의식과 소아 성욕설로 많은 논란이 있기도 했지만 프로이드의 이 새로운 가설은 곧 정신의학계의 큰 흐름으로 자리 잡게 되었다. 프로이드의 무의식을 통한 정신분석적 접근은 정신의학 영역에 철학적 사유와 인문학적 관점을 접목시켜 정신장애 연구의 지평을 넓혔다.

정신의학의 선구자 중의 한 사람인 뮌헨의 의사 E. Kraepelin(1856-1926)은 정신의학 분야의 분류학 발달에 큰 업적을 남겨 정신의학의 진보에 큰 역할을 하였다. Kraepelin은 같은 환자를 수년에 걸쳐 임상 · 관찰하였는데, 그 연구의 기본 핵심은 진화, 발전적 기준으로 장기 연구 방법론의 틀을 이루었다. 그의 저서 「Lehrbuch der Psychiatrie」(Kraepelin, E., 1883-1915)는 장기 관찰 연구법에 따른 결과를 수록하기 위해 1883년과 1915년 사이 여러 번 개정판을 내었다.

6) 20세기 : 분류학의 발달

20세기에 이루어진 정신의학의 발전은 다음의 3가지로 정리해 볼 수 있다.

첫째, 20세기 초 임상가들은 관찰을 통하여 환자들의 태도와 행동 및 사고를 연구하였다. 관찰 기술에 쓰인 공통 용어는 관찰된 아동, 청소년, 성인, 노인들의 정신장애 증상을 일관된 기준으로 설명할 수 있도록 하였다. 이 기술법은 기호학(semiology)으로 발달하였으며, 의학, 심리학, 사회복지 분야의 공통 학술용어로 사용되었다.

둘째, 19세기에 들어오면서 정신의학(특히 정신분석을 통한), 사회적, 문화적 역할에 관한 첫 연구 작업들이 시작되었다. 정신병리학은 20세기 초부터 하나의 독립된 학문으로 자리매김하며, 수집된 병리적 행동자료로부터 장애의 급성상태와 만성상태를 따로 기술하였으며, 신경증(neurosis), 정신병(psychosis), 경계선 인격장애(borderline), 사회적 적응장애와 행동장애와 관련된 정신병리 상태를 구분, 각 범주별로 분류하였다.

셋째, 통계집합을 통하여 정신의학적 증상 분류를 시작하였다. 양적 연구는 실증주의적 인식론에 바탕을 두므로 객관성과 보편성을 강조하고, 가설의 수립과 통계분석을 통한 진리 검증으로 모든 문화권의 사람들에게 공통적인 기준을 제시할 수 있다고 본다. 따라서 통계자료를 통한 분류 기술은 오늘날 정신장애 증상 설명과 그에 따른 진단에 있어 공통적인 진단기준과 진단명 사용을 가능케 했다. 「정신장애의 진단 및 통계 편람」(Diagnostic and Statistical Manual of Mental Disorders : DSM)이 1952년 미국정신의학협회(American Psychiatric Association : APA)에서 편찬, 출판되었으며, 오늘날 거의 모든 나라와 문화권에서 정신장애 진단의 지침서로 활용되고 있다.

3. 정신병리학 연구의 과학적 접근

일반적으로 정해진 기준에 의해 정신장애를 진단하게 되는데, 장애 상태란 정신의 비정상(abnormal) 상태, 행동과 사고의 비정상적인 상태를 말한다. 전체 인구를 놓고 볼 때, 상대적으로 흔치 않은 경우이며, 비정상적인 상태는 개인과 주변인들을 고통스러운 상황에 놓이게 한다.

비정상적(abnormal)이란 정상적이지 않다는 것이다. "정상적이 아니다"라는 문장에는 정상적인 것을 규정하는 기준이 있음을 함축하고 있다. 그 기준은 대체로 사회-문화적 척도로 만들어져 있는데, 이는 사회 관습상 허락이 되는 행동을 기준으로 삼고 있음을 의미한다. 사회관습적 규범이 정상과 비정상을 가르는 축 역할을 하는데, 그 기준에는 개인의 교육-문화적 환경도 한 변인으로 작용하게 되며, 개인적 환경은 다시 사회적 환경 속에서 어떠한 위치에 있는지, 즉 관습의 범위에 들어가는가도 비교해 보아야 한다.

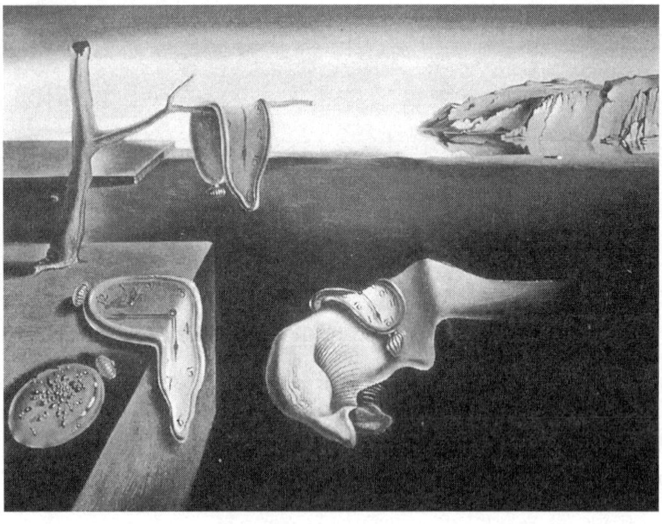

Dali, Persistence of Time, 1931, the Museum of Modern Art in New York
"정상이 아닌가요?" 달리는 〈기억의 고집〉을 통해서 무의식에서 감지되는 형상을 객관적, 사실적으로 표현하고자 했다.

개인의 '정상적인 상태'를 평가하기 위해서는 질적 연구 방법을 사용한다. 질적 연구 방법은 개인이 사용하는 문장과 그 문장 분석의 기술(description)을 통해서 이루어지며, 언어나 몸짓, 행동 등을 개인이 속한 사회적 상황과 환경적 요인 속에서 관찰, 기술하는 조사 방법이다. 따라서 주관성이 개입되고, 다양한 사회적 환경 속에 놓인 다양한 개인들의 사회-문화적 배경이 다를 수밖에 없기에 일반화하기가 어렵다는 단점을 지니고 있다. 각 사례별 분석은 개별적이어야 하며, 개인적 특수성이 전제되어야 한다.

1) 정상 상태의 측정

의사들이 질병의 진단기준을 일반화한 것처럼(의학적 병리기준은 범세계적으로 통용된다. 즉, 위경련이란 진단명으로 한국에서든 프랑스에서든 그에 따른 적절한 치료를 받을 수 있다) '정상상태'의 기준을 일반화시키기 위해서는 통계적 연구 방법을 이용해야만 한다.

정상적이라는 것은 평균적(average)이라는 것을 의미하고, 병리적이라는 것은 평균에서 심리적 정상상태를 벗어났다는 것을 뜻하는데, 먼저 '정상'이란 어떤 상태를 말하는가를 정의해 놓은 후 통계적 측정을 시작해야 한다. 표본의 대상이 되는 개인은 통계치를 가지게 되며 그 통계치를 모집단에 적용하여 일반화를 한다.

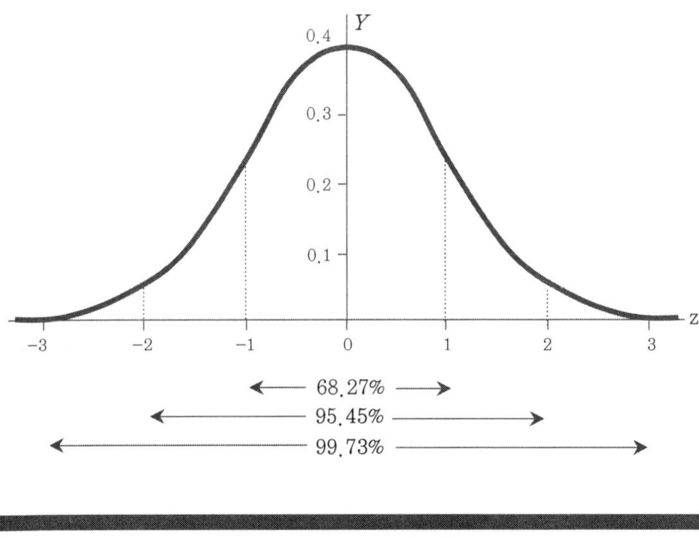

Gaussian curve, named after Carl Friedrich Gauss (1777-1855)
통계적 방법으로 측정된 〈정상분포곡선〉 : 평균에서 멀어질수록 비정상적인 상태가 되며 그 사례수도 줄어들게 됨을 본다.

일반적인 기준을 정하기 위해서는 먼저 측정도구를 개발해야 하며, 그 후 모집단을 측정해야 한다. 지능검사(예 : Wechsler Intelligence Scale for Children, Wechsler, D., 1949)를 통해 우리는 이 과정을 살펴볼 수 있는데, 이 지능검사의 개발 과정은 불안측정도구 : State Trait Anxiety Inventory(Spielberger, C. D., Gorsuch, R. L., & Lushene, R. E., 1970)와 같은 측정도구의 표본이 되었다.

불안측정도구(STAI)의 항목 대부분이 사람의 감정(불안)과 관련된 항목이라 객관성을 가지지 못하고 있다. 즉 단순한 관찰을 토대로 측정된 도구들과는 달리 주관적이다.

심리학에서 '객관적'인 개념을 설정한다는 것은 아주 어려운 일이다. 지능측정검사의 예에서 보듯이 '지능'이 무엇인지를 알기 위해서는 먼저 지능에 대한 정의가 내려져야 하고, 정의 내려진 '지능'의 개념이 그 사회 속에서 통용되는 것인지를 보아야 한다. 문제는 A라는 사회에서 내린 지능의 정의가 B라는 사회에서는 다르게 정의 내려질 수도 있다는 것이다.

정리를 해 보자면, 측정도구의 개발을 위해서는 측정하고자 하는 대상에 대한 정의를 먼저 내려야 하고, 그 정의와 관련된 측정 세부 항목들도 함께 정의되어야 한다. 각 측정 항목들(예 : 혼자 있을 때 불안을 느낍니까?)은 측정 대상자의 행위나 말을 통해 측정된다. 측정 대상 행동은 그것을 관찰하고 기록하는 자에 의해 의미를 재부여 받는데, 이는 관찰 측정 후 각 행동이나 말에 주어지는 점수 결과를 보기 전의 과정에서부터 벌써 주관성이 크게 개입되었음을 알 수 있다. 과학적이고 객관적인 심리측정도구의 신뢰도에 문제 제기를 할 수 있는 부분이다. 따라서 정신건강에 대한 개념 정의도 객관성 문제에서 자유로울 수 없음을 시사한다. 혹 측정의 객관성을 확보했다 하더라도 어디서 어디까지가 '병리'의 기준인지, 그 기준의 편차를 두어야 하는지도 결정하기가 매우 어렵다.

결론적으로 정상과 비정상(병리)을 나누는 명확한 기준이 있는가에 대한 답은 '없다'이다. 단지 통계적, 사회적 관습에 의한 평균적인 기준과 병리를 위한 진단기준이 있을 뿐이다.

2) 정신장애 정의를 위한 다각적 접근

(1) 통계적 접근

임상적으로 의미 있는(significative) 징후의 연구를 통해 DSM에서는 정신장애를 통계적 접근으로 정의하였다. 임상적으로 의미가 있다는 것은 행동의 강도(intensity), 주기, 빈도에 의해 판단된다. 어떤 행동이 통계적 규준으로부터 이탈되었는지를 알려주는 통계적 수치는 DSM 안에는 기록되어 있지 않다. 단지 정신건강 전문가들로 구성된 저자들에 의해 검증된 정신의학적 통계에 의해 완성된 진단기준을 제시하고 있다.

DSM의 진단기준 리스트는 일어나는 문제 행동기술을 통해 어떤 장애가 나타나는지, 정상적(normality)인 행동은 어떠한 것인지를 결정하는데 기준이 된다. 통계적 접근 방식은 오늘날 정신의학계와 심리학계에서 가장 영향력을 많이 가진 연구 방식으로 정신병리학의 과학적이고 객관적인 기준을 제시하고 있다. 앞에서 잠시 언급했던 '정상 측정'에서도 통계적 접근의 가능성과 한계를 보았다.

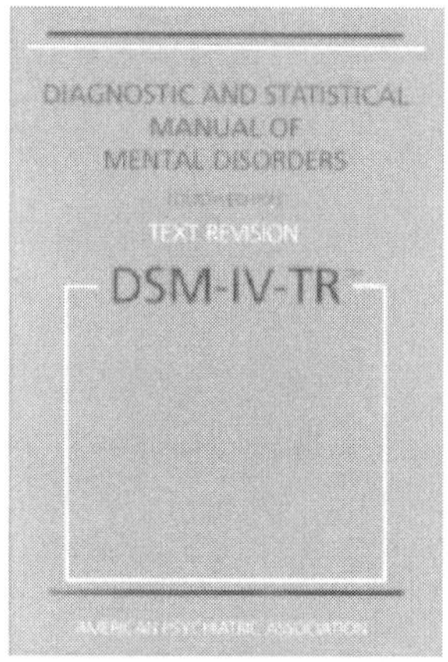

DSM-IV-TR, APA, 2000
DSM-IV-TR은 1994년에 출판된 DSM-IV의 개정판으로 2000년에 출판되었다. DSM-IV (American Psychiatric Association, 1994)과 DSM-IV-TR은 오늘날 세계에서 가장 많이 사용되는 정신건강 진단 지침서이다.

(2) 주관적 접근 : 고통

이 기준은 장애로 인한 개인의 주관적 불편함에 관한 것이다. 의사가 객관적인 입장을 취하더라도 환자가 호소하는(말로) 고통에 주의를 기울여야 한다. 환자는 질병에 관한 의사의 가장 중요한 정보원이며, 특히 신체적 외상이 없이 고통 받는 '정신장애'를 앓고 있는 환자의 고통 호소는 더욱 중요하다. 이러한 환자의 고통 호소마저 없는 경우라면 치료는 더욱 어려워진다.

(3) 사회문화적 접근 : 적응과 부적응

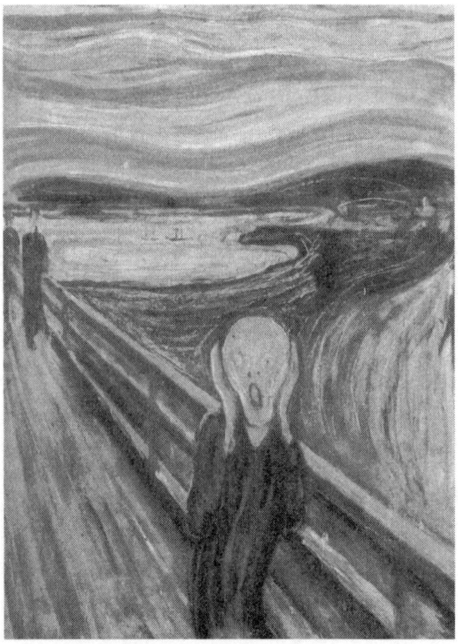

The Scream, Edvard Munch, 1910, The Munch Museum, Oslo, Norway
작품 속의 인물이 내지르는 비명은 신경증을 앓았던 뭉크 자신의 내면의 절규였을까 ? 귀를 막고 입을 크게 벌린 해골 같은 이의 고뇌(agony)의 외침은 그림을 보는 사람으로 하여금 감정이입(empathy) 하게 하는 끌려들어감이 있다.

사회문화적 접근이란 장애(정신적)로 말을 하지 못하거나, 사회적 생활 수행 불가에 대한 접근, 즉 개인의 사회 적응 기준을 말한다. 정신적 장애로 인한 기능저하 예로 신체마비나 의사소통불능, 사회생활 유지 불능 등의 장애들은 정신장애와 더불어 치료의 대상이 된다. 우리가 제일 첫 장에 언급한 WHO(국제보건기구)의 정신건강 정의, 즉 "정신적으로 병적인 증상이 없을 뿐만 아니라 각 개인이 자신의 능력을 인지하고 목적한 바를 이루고, 환경에 대한 적응력이 있으며, 공동체 안에서 생산적이고 유익한 일을 하며 사회생활에 공헌할 수 있는 안정적이고 편안한 상태"(WHO, 2009)에서 언급한 환경에 대한 적응력과 사회생활 영위 여부와 관련되는 것이다. 이는 개인이 속한 공동체 안에서의 적응 능력 문제에 중점을 두었다. 정신장애와 사회적 적응, 상대적인 사회적 규범을 감안한 적응능력으로 국제보건기구는 건강한 정신건강 상태란 개인의 능력 안에서 목적한 바를 이룩하고 사회적으로 유익한 활동을 하는 것을 그 기준으로 두었다. 각 사회마다 다른 규범과 가치가 통용되므로 이 기준은 모든 나라와 문화권에 적용되기는 현실적인 한계가 많으며 정신장애 진단에 있어서도 사회문화적 변인은 각 개인의 특수성에 따라 적용되므로 진단에 주의를 기울여야 한다.

(4) 신체적 위험 접근

여기서는 정신장애와 관련된 부상이나 자살 같은 신체적 위험의 가능성 기준에 대해 살펴보고자 한다. 정신장애로 인한 자살이나 부상은 생명구호를 위해 일차적으로 의학적, 치료적 입장에서 먼저 다루어져야 할 부분이지만 신체적 병리와는 또 다른 원인으로 인한 신체적 장애이므로 정신건강에 중요한 질문을 던질 수 있다. 자살시도로 인한 신체적 부상과 교통사고로 인한 상해는 구분되어야 한다는 것이다. 즉 정신건강 전문가들은 아직 수면으로 떠오르지는 않은 환자에게 내재된 위험요소, 환자가 스스로를 위험에 빠뜨릴 수 있는 상태인지, 타인에게 해를 끼칠 수 있는 상태인지를 결정해야 한다.

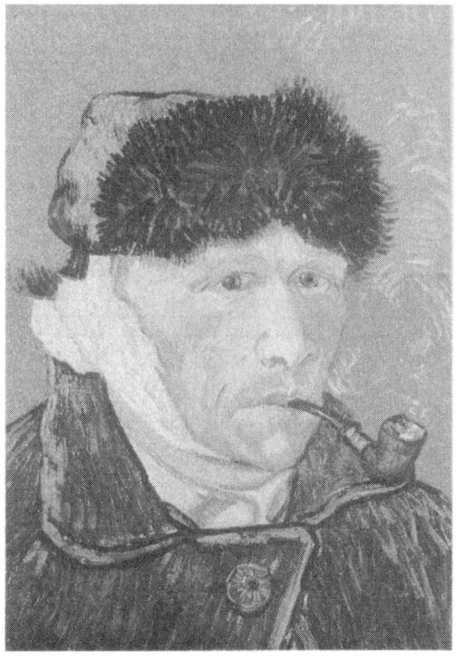

Self-Portrait, Van Gogh(1889), private collection. Mirror-image self portrait with bandaged ear
자해는 정신장애로 고통받는 자를 위협하는 가장 큰 적이다.

이 신체적 기준에서는 정신건강 전문가의 해석에 따라 정신장애 진단이 영향받는다는 것을 보여 준다. 이 신체적 위험은 정신건강 전문가들의 전문지식에 의해 주관적으로 평가된다. 이것은 정신건강분야(특히 정신의학분야)에서 정신건강전문가의 능력과 유능함, 전문성에 따라 진단이 달리 될 수도 있으며, 정신장애자가 스스로에게나 타인에게 상해를 끼칠 수 있는 위험성 유무를 떠나 한 개인의 삶이 의료진에 의해 달라질 수도 있다는 점을 시사하고 있기 때문에 한 개인의 자유를 제한할 수 있는 정신건강전문가들의 영향력은 신중하게 사용되어져야 한다. 한편으로 건강전문가들이 미처 환자들의 내재된 위험요소들을 보지 못해, 자살 등과 같은 사고 후 가족들로부터 비난을 받는 경우도 많다.

지금까지 우리는 정신건강에 대한 다양한 접근방식을 살펴보았고 그 접근방식은 아직 해결해 나가야 하는 아래와 같은 한계를 미래의 정신건강전문가들에게 과제로 남겨 두고 있다.

- 통계적인 접근에서 임상적으로 의미가 있다는 것은 무엇을 말함인가?
- 개인이 얼마나 고통스러워야 장애라고 진단할 수 있는가?
- 어떻게 장애를 평가할 수 있나?
- 위험 평가는 어떻게 할 수 있나?

4. 정신병리학 이론

많은 연구자들과 임상가들은 정신장애가 생기는 원인, 정신장애가 어떻게 진화되며, 정신장애의 형태를 이해하기 위해 애썼다. 정신장애를 설명하고 진단을 위한 정신장애 증상을 기술(description)하고 그 치료법을 찾기 위해 많은 이론들과 모델들이 제시되었다. 생리학적 이론, 사회학적 이론, 정신분석학적 이론 등, 정신장애로 고통 받는 환자를 위한 치료법은 각 학파별로 그 치료 방법과 과정을 달리하며, 이론적 배경에 따라 정신장애를 바라보는 입장도 다르다.

오늘날, 정신병리학 이론은 아주 다양하다. 어떤 장애를 볼 때 하나의 이론적 관점으로 바라보기 보다는 다양한 이론 속에서 상호보완하며 답을 구하고 있다. 정신장애의 원인을 연구할 때 유전적 접근과 신경정신학적 접근뿐만 아니라 때때로 신경전달 물질에 영향을 미치고 유전적 분야에 관여하는 심리적, 사회적 변인도 함께 살펴보아야 한다. 마찬가지로 오늘날 인지주의자들은 뇌와 신경적 기능이 정신병리에 미치는 영향을 분석하고, 설명하며 정신병리 분야에 기여하고 있다.

정신병리학에는 여러 이론들이 있지만 몇 가지 대표 이론을 먼저 간략히 살펴보고자 한다.

1) 정신분석학

정신분석학은 정신장애를 설명하는데 제일 많이 언급되는 이론으로, 정신병리학에서 다루어지는 이론 중 가장 오래된 이론 중의 하나다. Freud(1924)에 의해 만들어진 이 이론은 이전까지 다루지 않았던 인간의 무의식(unconscious)의 세계를 다루어 당시 정신의학계의 혁명을 이루었다. 무의식을 의식화하여 성격을 재구성하는 것을 목표로 하고 있고, 꿈의 해석과 자유연상을 통하여 무의식에 접근한다. 정신분석학에서는 환자가 어린 시절에 경험한 정신적 상처(trauma)가 무의식에 억압되어 정신장애를 유발한다고 가정한다. 유아 성욕설과 함께 무의식 이론, 현재의 성격을 구성하는 것의 원인은 과거에 있다는 정신결정론(determinism)이 정신분석학파의 대표적인 이론이다. 특히 신경증 환자의 병인에 관심을 많이 두었고, 정신적 장애 정도가 상대적으로 심하지 않은 환자의 치료방법으로 많이 사용되고 있다. Freud 학파의 한 사람이었던 Jacques Lacan(1901~1981)은 Freud의 이론을 계승, 발전시켜 정신증(psychosis, Lacan J., 1975) 분야를 개척했고, 그의 계승자로 평가받고 있다.

2) 인지-행동주의

행동주의 이론(고전적 조건화와 조작적 조건화)에 그 뿌리를 둔 이론이다. 정신분석이론만으로는 정신병리에 대한 설명이 부족함을 느껴 왔던 이론가에 의해 만들어진 이 이론은 50~70년대에 Beck, A. T.(1975)과 같은 이론가에 의해 주장되어 정신병리학계에 큰 영향을 끼쳤다. Pavlov의 고전적 조건화 실험에 의거해 '불안 행동', 특히 공포(phobic)를 설명하였다. 구체적으로 관찰할 수 있는 행동에 초점을 둔 이 이론은 인간의 행동이 학습되거나 학습에 의해 수정될 수 있다고 보기 때문에 학습이론이라고도 한다. 학습된 특정 자극에 의해 병리적 행동이 발생하므로 다른 자극을 통해 행동수정이 가능하다고 생각했다.

3) 체계이론

체계이론(system theory)은 1950년대 Bateson G. et Haley J.(Bateson, G.; Jackson, D. D.; Haley, J.; Weakland, J., 1956)의 공동 연구 「정신분열증 환자의 이론에 관하여」(Toward a Theory of Schizophrenia)에 그 뿌리를 둔다. 이 이론에서 흥미로운 것은 정신장애의 분석에 있어 관찰에만 의존하는 것이 아니라 환자의 대화 양식과 환자의 가족 구조 안에서 일어나는 상호작용에 대해 관심을 가졌다는 것이다. 뿐만 아니라 가족들 간의 관계를 연구하고, 가족 관계가 정신건강과 정신장애에 어떠한 영향을 미치는가에 대해서도 관심을 보였다. 의사소통과 정신분열증 간의 관계에 대한 이들의 연구는 의사소통이론 구성에 큰 기여를 하였다. 의사소통이론은 문제를 개인적인 것으로 보기보다는 체계(system)와 관련된 것으로 보는 대안적 관점을 제시하였다. 정신분열증을 설명할 때 환자 개인에게만 초점을 두기보다는 환자의 가족 안에서, 즉 환자와 각 가족구성원 간의 대화 관계 속에서 이해해야 한다고 보았다. Bateson은 가족관계 안에서 역기능적인 의사소통의 하나인 이중 구속(double bind) 가설을 통하여 정신분열증 환자의 이상 행동은 생존 불가능한 상황에서 살아남기 위한 자기만의 특이한 생존 전략이라고 보았다. 가족에 초점을 둔다는 점과 가족성원의 문제를 가족의 상호작용이라는 새로운 관점에서 조망한다는 점이 다른 이론들과는 구별되는 특성을 지니는데, 정신분열증 환자를 건강하지 못한 병적인 가족 구조의 피해자라고 보았다.

4) 신경생물학적 모델

전통 인지주의자와 연계되는 이 이론의 특징은 뇌의 기능과 인지발달 과정과 인지기능에 관심을 두었다는 것이다. 신경생물학적 접근은 사람이나 동물의 모든 행동, 그리고 사람의 정신과정은 신경계와 분비선계와 불가분의 관계에 있으며, 생물의 행동과 정신과정의 기초는 이 두 생리 계통의 활동에 지배를 받는다고 보았다. 신경생물학적 접근에서는 뇌 기능의 강화(조작적 조건화 또는 약물사용)로 행동 수정이 가능하다고 본다.

5) 정신건강의 대안적 모델 : 다면적 접근

정신병리학의 고전적 개념은 의학 이론의 기본 개념인 '정상'과 '병리'에서 나왔는데, '정상'과 '병리 : 비정상'을 분리한다는 의미는 개인에게 문제(장애)가 생겨 비정상적인 상태에 빠졌다는 것을 말할 뿐만 아니라 나아가 '치료'의 단계까지 생각해 봄을 말한다. 문제(장애)로 인해 생긴 기능저하로 정상적인 생활을 하지 못하게 되었을 때, 그 비정상적인 상태를 해결하기 위해 적절한 치료가 동반되어야 한다는 것이다.

정상과 병리의 개념 분리는 "장애가 있는가?" 혹은 "장애가 없는가?"라는 일차적 범주적 분류를 가능케 한다. 이 범주적 접근은 모든 분류학의 기본이 된다. 고통받고 있는 사람의 장애를 증상별로 분류, 범주화함으로써 정신의학자, 임상심리학자, 사회사업가 사이의 원활한 의사소통을 가능하게 한다. 예를 들자면, 진료 기록이나 처방전, 소견서에 적혀있는 '소아당뇨'는 의료전문인, 약사, 아동복지사, 사회복지사뿐만 아니라 환자의 가족들에게도 같은 의미의 '소아당뇨'인 것이다. 같은 고통을 가진 사람들에게 증상별로 분류된 진단명이 없다면 그 증상의 설명이 일관성을 가지기는 힘들 것이다. 여기서 우리가 한 가지 기억해야 하는 것은 장애에 있어서의 개인차에 대한 것이다. DSM-IV-TR 공동저자들은 '분류'라고 했을 때 우리는 장애를 분류한 것이지, 장애를 가진 사람들을 분류하는 것은 아니라며 각 장애에 있어서의 개인차를 염두에 두었다.

정신장애의 범주적 접근(분류)에 앞서 오늘날 새로운 접근법이 개발되고 있다. 다면적 접근(dimensional approch : Keyes, C. L. & Lopez, S. J., 2002)이라 불리는 이 접근법은 정신장애를 각 개인에게서 나타나는 정도가 다를 뿐인 성격의 특이함의 표출이라고 보았다. 여러 특이함 중 어느 하나가 지나치면 그 사람의 전체 조화를 헤쳐 기능 저하를 유발하게 된다. 앞쪽에서 잠시 언급한 히포크라테스의 체질론과 유사한 점을 볼 수 있다. 다른 연구 결과에 따르면, 정신장애의 진단 및 통계편람(DSM)의 다축 체계 중 제 2축인 성격장애(personality disorders) 설명에 적합한 접근법이라고 본다.

지금까지 정신건강의 개념이란 큰 제목 아래 정상과 병리란 무엇을 뜻하는가, 정신병리의 역사, 그 연구의 과학적 접근, 정신병리학의 이론들을 간략하게 살펴보았다. 마지막으로 개인의 정신건강이 사회에 미치는 영향을 몇 정신건강 사례를 통해 살펴보고자 한다.

5. 정신건강 사례

앞서 우리는 정신 병리 역사와 이론적 접근 및 이론들에 대해서 간략하게 살펴보았다. 임상 현장 또는 우리 생활 주변에서 정신장애로 고통받고 있는 사람들의 사례 분석을 통해 정신 병리에 대해 보다 구체적인 얘기를 해 볼 수 있지만 본

장에서는 성경 속의 세 인물, 사울과 다윗 그리고 솔로몬의 성격 분석을 통해 정신건강의 사례를 살펴보고자 한다.

이스라엘의 초대왕 사울은 세 명의 왕 중 가장 불안정적이고 혼란스러움과 정신증적인 기질을 가진 이로 그의 뒤를 이어 왕이 된 다윗과의 경쟁을 통해 더욱 심화되는 의심과 불안, 우울증을 통해 그의 정신장애와 고통을 보여주고 있다. 반대로 통일 이스라엘 왕국 건설의 업적을 남겼지만 말년에 통일왕국의 와해의 빌미를 제공하는 완벽주의자의 모습에 가까웠던 솔로몬과 앞의 두 왕에 비해 상대적으로 일반인의 정신건강 상태와 가장 가까웠던 솔로몬의 아버지 다윗 왕의 사례를 통해 개인의 성격과 기질이 정신건강에 어떠한 영향을 미치는지를 알아보고 더불어 개인의 정신건강이 공동체에 미치는 영향도 살펴보고자 한다.

1) 사울과 다윗 : 정신건강과 감정통합 능력

사울과 다윗은 신에 의해 지목된 유일한 이스라엘의 두 왕으로 이 두 사람의 성격에서 공통점이 많다는 것을 볼 수 있다. 전쟁과 위기에 맞서 싸우는 용맹스러운 면과 더불어, 함께 존재했던 사울의 섬세한 감정과 다윗의 음악성 등을 통한 감수성 등이 그 예이다. 사울과 다윗의 성격의 양면성은 부정적이라기보다는 상호보완적이었기에 그들을 보다 더 나은 왕으로 준비시키는 자양분으로서의 역할을 주로 하였다. 하지만 또한 그 양면성은 그들을 스스로 모순 속에 빠뜨려, 문제해결을 하기보다는 상황을 더 심화시키는데 일조하기도 했다. 이들의 양면적인 성격의 통합과 그 통제여부는 곧 그들의 성공과 실패, 자아 성장의 열쇠가 되었다. 사울과 다윗의 성격 통합 능력을 통하여 그들의 차이가 무엇이었는지 알아보고자 한다.

다윗은 자신의 성격의 모순(양면성)을 뛰어넘어 감정 통합에 성공한 사례로 볼 수 있는데, 지도자 왕의 위치에 있으면서도 감정을 다스리기 위해 노력했으며, 그의 용맹성과 감수성의 극단적인 면을 생산적이고, 창조적인 에너지로 활용하였다. 반면에 사울은 자기감정 조절에 실패함으로 그의 심리적 상태의 불안정한 상태로 조증과 우울증이 교대로 나타나는 양극장애(bipolar disorders) 증상을 보였다. 조울증(manic-depressive psychosis)으로 고통 받던 사울의 양면적인 성격 중 민감성은 우울증(melancholia)으로, 용맹스러움은 조증(Mania)의 형태로 표출되었다. 그의 이러한 불안정한 심리상태는 다른 사람들의 선의나 동기를 악의적으로 해석하거나 근거 없는 불신과 의심하게 되는 편집성격장애(paranoid personality disorder)로 발전하였다. 반면 다윗은 자기 성격의 모순을 성공적으로 극복하고 감정을 조율하였고, 자기 성격의 극단적인 부분을 창조적이고 온유한 지도자 왕의 자리를 유지하는데 활용하였다. 다윗의 감수성(sensibility)은 창조력의 원천이 되었지만 사울의 경우는 우울증과 불안(anxiety)의 근본 원인이 되었다.

다윗을 신하로 거느리고 있던 사울은 그가 극심한 우울상태나 불안상태에 빠질 때마다 뛰어난 비파연주자였던 다윗을 불러 그의 음악에서 위로를 받곤 하였지만, 그에 대한 시기와 질투로 고통 받는 그를 위해 조건 없이 비파를 연주하던 다윗을 내쫓고 죽이고자 칼을 빼 들었다.

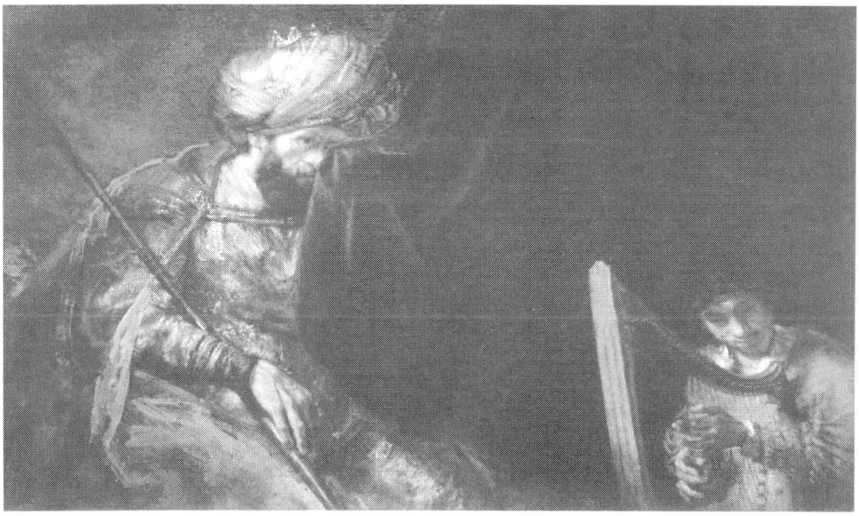

Saul et David, Rembrandt Harmenszoon Van Rijn, 1655–60, Mauritshuis, The Hague
다윗의 연주만이 사울을 우울, 불안감 속에서 벗어나게 할 수 있었다. 작품 전체의 어두운 색깔은 사울의 우울상태를 표현하고 있다.

사울은 우울상태에서 벗어나기 위해 적으로 간주한 다윗을 불러 그의 연주를 들었던 것처럼(의존적인 사울의 성격을 볼 수 있다) 다른 사람들의 창조적인 의견이나 업적에 기대어 왕국을 통치해 나갔지만 늘 이견을 내세우며 그 의견이나 타인이 이룬 성과를 받아들이지는 못했다.

상대방으로부터 독립적이지 못했던 사울은 신이 그를 왕으로 지목했을 때의 행동에서 그의 소심함과 그의 낮은 자아존중감을 읽을 수 있다(사무엘상 10 : 21-23). 다윗은 사울과 달리 높은 자아존중감을 가진 인물이었다. 적들의 영웅인 거인 골리앗 앞에서도 주눅 들지 않은 난쟁이 다윗(골리앗의 신장에 비해)의 행동은 왕으로 추대 받는 자리에서 숨어버린 사울의 행동과는 많은 차이가 있다. 다윗에게서 상대방은 항상 신뢰의 상징과 동지였지만 사울에겐 자신의 존재를 위협하는 적들일 뿐이었다.

이러한 다윗과 사울의 성격 비교를 통해 우리는 잘 구조화된 성격과 그러지 못한 경우의 예를 볼 수 있다. Freud의 나르시즘(narcissism, 자기애) 개념을 통해서 이 두 성격의 차이를 설명할 수 있다. 나르시즘이란 자기를 향한 사랑으로 자기애를 말한다(Freud, 1914). Freud는 원시적 자기애(primary narcissism)라고 명명한 건강한 자기애와 병적인 자기애, 두 가지 형태로 나누어 자아의 발달과정을 설명하였다. 원시적 자기애는 유아기에 나타나는 것으로 이를 토대로 아동기, 청소년기, 성인기의 자아 성장의 건강한 씨앗의 역할을 하게 된다. 이러한 자기애는 자기보존 본능의 하나로 이를 통해 건전하고 정상적인 사회적 관계를 맺는데 중요한 역할을 한다.

성인에게 있어 지나친 자기애는 현실세계에서 관계를 형성하는 것을 방해하는 병적인 것으로 정신증의 한 유발 원인이 되기도 한다(Freud, 1914). 건강한 자기애는 자기의 욕망과 기쁨을 표현할 수 있는 주체적인 자아 형성 능력을 말하며, 타인을 사랑하기 위한 첫 걸음이기도 하다. 다윗은 건강한 자기애를 실현한 경우이며 사울에게 있어 지나친 자기애는 병적인 것으로 나타나 결국 정신병리 상태로 일생을 마치게 되었다.

다윗은 늘 전장에 나가 있거나 성 건축을 하는 등 휴식이 없이 끊임없이 움직이는 유형으로 그에게도 생각하지 않은 실수와 그로 인한 상실의 순간이 있었다. 다윗이 사울과 다른 점은 다윗은 그의 실수를 인정하고 책임을 진 것이다. 자신의 행위에 책임을 진다는 것, 특히나 실수에도 책임을 지는 행위를 통해 우리는 그가 건강한 정신의 소유자였음을 추측해 볼 수 있다.

다윗은 그 자신의 성격을 있는 그대로 받아들였다. 자신의 부족한 점도 자신의 부분으로 인정하였다. 스스로에 대한 신뢰는 곧 타인에 대한 신뢰로 이어져 이스라엘 왕국을 건설할 수 있는 원동력이 되었다.

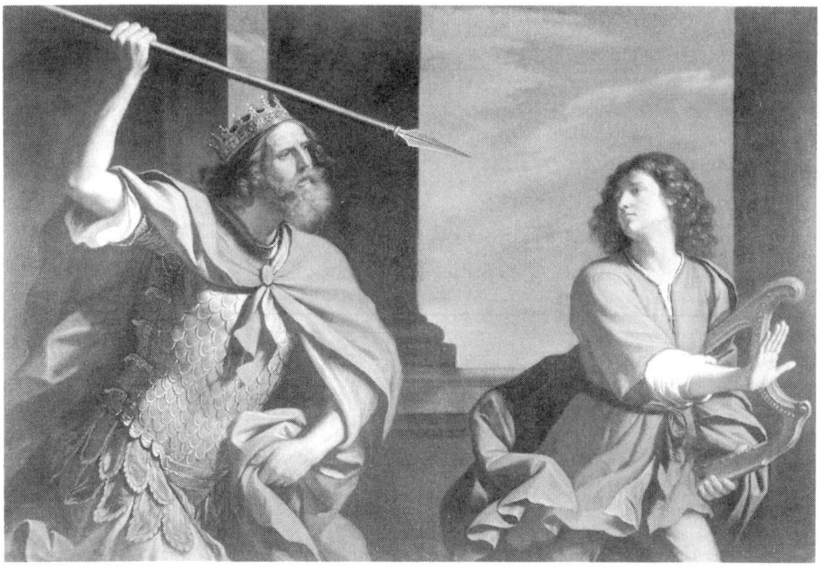

Saul attacking David, Guercino, 1646, Galleria Nazionale d'Arte Antica, Rome
이 작품은 사울의 양면성(ambivalance)을 표현하고 있다. 다윗의 음악을 좋아하면서도 한편으로른 다윗을 질투. 자신의 아들의 절친한 친구이기도 했던 그를 죽이려 했다.

사울에게서 보여 지는 불안정, 부적응, 예측불능 등의 증상은 정신증(psychosis)의 양상으로 분석할 수 있다. 그는 자아 통제에 실패함으로 타인들의 통제에도 실패했다. 다윗은 자아 통제에 성공한 대표적인 인물로 꼽을 수 있다. 거인 골리앗과의 대결, 자신의 왕이자 동지였던 사울의 핍박, 사랑하는 아들의 반란 등 그가 처한 상황의 어려움에 맞서 보여준 용기와 스스로와 신 앞에서의 솔직함과 겸손함은 오늘날 우리에게 시사하는 바가 크다. 다윗의 아들이자 이스라엘 3대 왕인 솔로몬 또한 자아통합을 잘한 예로 거론된다. 하지만 자아 통제가 지나친 나머지 일반 사람들이 도달하기 어려운 이상주의자, 완벽주의자에 가까운 모습이었다. 넘치면 그 또한 문제가 됨을 솔로몬의 사례에서 볼 수 있다.

2) 솔로몬 : 과유불급(過猶不及)

다윗의 아들이었던 솔로몬(Solomon)은 히브리어로 평화라는 뜻이다. 그 어원을 보면 '온전히 채워짐, 완전함'이다. 솔로몬은 그의 이름처럼 통일 이스라엘 왕국을 건설한 인물로 이스라엘 역사에서 가장 풍요롭고 강대한 나라를 이룩한 왕으로 기록되어 있다. 아버지 다윗이 치른 오랜 전쟁 후 물려받은 왕국은 평화로웠으며 새로운 왕국을 건설하기에 좋은 조건을 가지고 있었기에, 아버지 다윗이 이루지 못한 예루살렘 성전을 완성하여 통일왕국을 강화할 수 있었다.

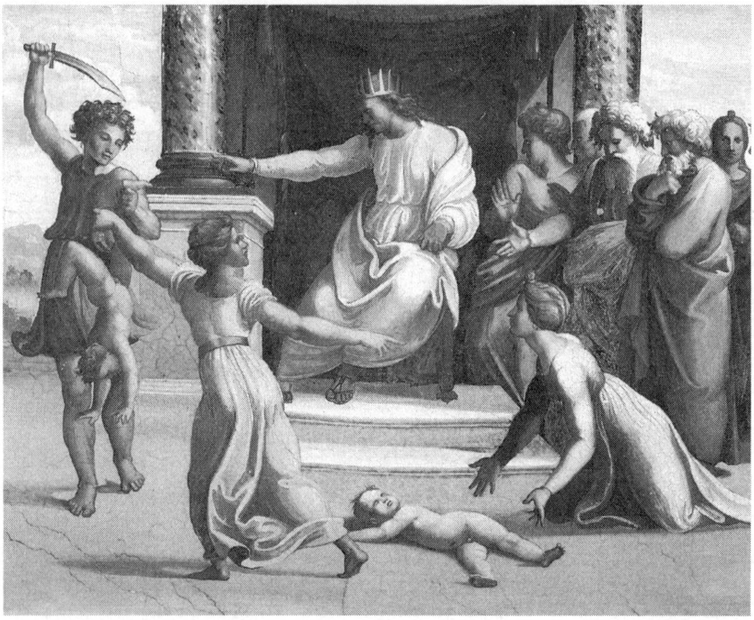

The judgment of Solomon, Raffaello Sanzio, 1518–19, Fresco, Loggia on the second floor, Palazzi Pontifici, Vatican.
작품 속의 푸른 하늘은 솔로몬의 지혜를 상징하며, 그의 지혜가 하늘의 지혜에 이르렀음을 상징한다.

솔로몬의 심판이라고 알려진 다음의 이야기(열왕기상 3 : 16-28)를 통해 우리는 솔로몬이 내리는 결정의 방식과 과정을 통해 그의 성격을 엿볼 수 있다. 어느 날 한 아이의 친권을 주장하는 두 여자가 솔로몬에게 재판을 청하였다. 솔로몬은 서로의 아이라 주장하는 여인들에게 그 아이를 공평하게 나누어 가지라는 심판을 내리는데, 둘로 나뉘어져 죽게 된 아이의 친모가 아이가 죽는 걸 보느니 차라리 아이를 포기하겠다고 선언함으로써 자신의 아이를 되찾게 되는 이야기다.

이 이야기는 불확실하고 모호한 상황에서 내려져야 하는 결정을 두고 이루어진 이상적인 심판의 한 예로서, 어떠한 상황에서도 결정할 수 있다는 개인의 '선택

능력'에 가치를 둔 것이다. 아이의 죽음을 전제로 한 결정(아이를 칼로 반으로 나누기), 즉 희생을 전제로 한 예고된 위험부담과 그로 인한 실패나 잃음을 안고서 결정을 내리는 솔로몬의 선택에서 단호한 그의 성격을 볼 수 있다.

지혜의 왕이라 불리는 솔로몬의 또 다른 이미지는 그의 건설적인 능력에서 볼 수 있는 '완벽함의 추구'이다. 솔로몬은 뛰어난 외교술로 주변국들과 우호적인 외교적 관계를 유지했으며, 국제 무역 분야에 능력을 보였다. 날로 번창하는 왕국의 부를 쌓는 과정을 통해서 우리는 솔로몬이 외부세계와의 접촉에 있어 두려움이 없으며, 타인과 외부와의 접촉에 대한 열망과 추진력이 왕국의 번성으로 이어졌음을 알 수 있다.

프로이드의 심리적 방어기제 중의 하나인 승화(sublimation, Freud, S., 1908) 기제를 통해서도 솔로몬의 성격을 살펴볼 수 있다. 승화는 사회적으로 숨겨야 하는 성욕이나 폭력과 같은 원본능(id)을 사회적으로 용납되는 다른 형태의 행동으로 발산, 사회적으로도 유익이 될 수 있는 프로이드의 방어기제 유형 중의 하나로 제일 긍정적인 평가를 받는 방어기제이다. 솔로몬에게는 외교적 · 전략적 차원에서 이루어진 정략결혼을 통해 외국에서 온 수많은 부인들이 있었다(성경기록을 보면 솔로몬은 외국 왕가의 핏줄과 혼인하여 정부인 700명과 300명의 궁녀들을 두었다 : 열왕기상 11 : 3).

솔로몬은 여성에 대한 욕구(성욕)를 정략결혼을 통해 해소함과 동시에 덤으로 주변국과 동맹관계를 맺음으로써 왕국의 안정을 얻었다. 억제된 욕구를 합리적인 행동으로 표출하며 사회적으로도 유익한 행위가 될 수 있는 '승화'의 좋은 예이다.

하지만 솔로몬은 결과적으로 아내를 많이 두지 말며, 많은 말을 소유하지 말며, 금은을 쌓아두지 말라는 이스라엘 왕의 덕목(신명기 17 : 14-20)을 범하게 되고, 신과의 언약(왕의 덕목)인 왕의 교만을 경계함과 전지전능한 신의 자리를 엿보는 인간의 어리석음에 대한 신의 경고를 어기게 되었다. 한편 솔로몬의 건설에 대한 지나친 욕망은 그의 성격 중의 한 단점으로 볼 수 있는데, 늘 새로운 건축물 건설과 일의 추진을 통해 그는 내면의 불안(anxiety)을 숨기고 극복하고자 하였지만 결과적으로 건설현장은 터무니없이 커져버렸고, 강박감에 의한 끊임없는 건설행위는 실제 필요와 수요를 넘어섰다. 결국 그의 통치력을 벗어난 솔로몬의 왕국은 오래 가지 못하였다.

솔로몬의 화려한 성전 건축은 과대망상증의 한 양상을 보여 준다. 그가 죽은 후 일어난 왕국의 붕괴와 그 원인 분석을 통해 그의 과대망상증의 문제를 살펴볼 수 있다. 막대한 경비를 쏟아 부운 성전건축은 무거운 세금 징수로 백성들에게 큰 부담이 되었으며, 그의 사후 세금징수에 대한 불만은 폭동으로 이어져 결국 솔로몬의 왕국은 두 왕국으로 영원히 나누어졌다.

사울의 우울증과 정신증, 솔로몬의 과유불급을 통하여 개인의 기질이 공동체에 미치는 극단적인 예를 살펴보았다. 지금 우리 사회에도 정신장애와 정신장애우를 바라보는 인식의 변화가 일어나고 있다. 그 예로 현재 추진하고 있는 '정신분열증'에 대한 대체용어(예 : 조현장애)에 대한 학계의 고민을 들 수 있다. 이러한 논의는 한 번 내려진 진단명을 통해 일생 동안 주홍글씨를 달고 살아야 하는 정신장애우와 그 가족들의 고통을 덜어 주자는 것에 그 취지가 맞추어져 있다. 현대사회의 가족의 해체, 과도한 정보의 공급으로 인한 무감동, 무감각은 우리의 정신건강과 공동체의 존재 양식을 위협하기도 한다. 하지만 끊임없는 과학의 발달에 힘입은 인체에 대한 연구는 예전에 해결하지 못한 질병들(정신적 장애를 포함한)의 해결책을 마련해 주는 긍정적인 면도 있다. 개인의 건강한 정신과 공동체의 안녕은 긴밀히 연결되어 있는 유기적인 관계임을 잊지 말아야 할 것이다.

정신건강이론

제 2장

1. Freud의 정신분석이론
2. Erikson의 심리사회이론
3. Jung의 분석심리이론
4. Kohlberg의 도덕성 발달이론
5. Bronfenbrenner의 생태학적 이론

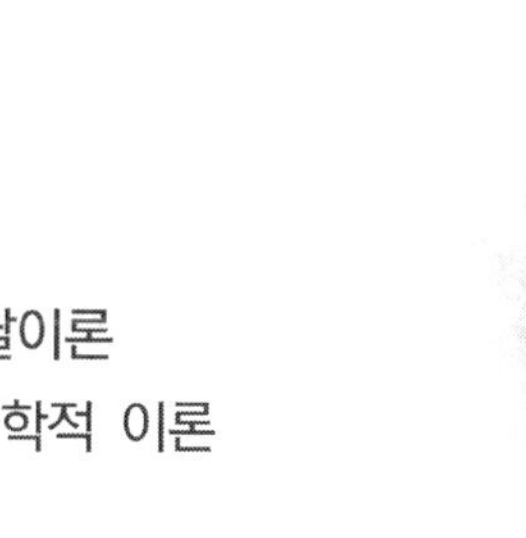

1. Freud의 정신분석이론

정신분석이론은 Sigmund Freud(1856-1939)에 의해서 시작되었다. Freud의 경험과 이론에 의하면 정신은 모든 인간 행동의 기초가 되며, 개인의 정신생활과 적응과정에서 억압된 충동, 내적 갈등, 그리고 아동기의 정신적 외상들과 같은 의식적 영향력이 중요한 역할을 한다. Freud는 인간 성격 발달의 시작이라고 할 수 있는 인간의 성 본능에 대해 관심을 가지게 되었으며, 영 · 유아기에서부터 인간의 정신-성(psycho-sexuality)이 어떻게 발달해 가는가를 연구하였다.

정신분석의 근본 법칙은 자유연상(free association)이라고 할 수 있으며, 자유연상을 통해 Freud는 인간 정신의 여러 가지 모습에 대해 경험할 수 있었고, 증상의 발생과 치료를 이끌어 낼 수 있었다.

Freud의 정신성적 발달이론을 요약하면 다음과 같다.

첫째, 인간의 정신은 5세 이전에 경험한 사건들에 의해 결정되며 내담자의 과거 경험을 되살리는데 초점을 맞춘다.

둘째, 인간의 행동은 종종 무의식에 의해 지배되므로 무의식 속에 잠재된 자료를 의식의 세계로 끌어올리면 통찰력을 얻어 문제의 원인을 발견하고 그에 대한 처방을 내릴 수 있다.

셋째, 유아기 발달은 성인기 역할 수행에 지대한 영향을 미친다.

넷째, 인간이 불안에 대처하는 여러 방도를 이해할 수 있는 체계를 제공한다.

다섯째, 심리치료의 도구는 꿈 분석, 최면, 해석, 감정전이의 분석 등을 통한 무의식 개발이다.

1) Freud 성격이론의 기본가정

(1) 정신결정론

Freud는 인간의 행동, 사고, 감정, 포부 등은 어떤 법칙에 지배를 받으며 강력한 본능적인 힘에 의해서 지배를 받는다는 입장으로 극단적인 생물학적 결정론자다. Freud는 이 강력한 본능적인 힘이 성과 공격에 의해 결정된다고 가정했다. 따라서 인간을 본질적으로 기계적인 것으로 간주했으며, 인간은 다른 유기체의 행동에 적용되는 것과 같은 자연법칙의 지배를 받는다고 보았다(Raymond J. Corsini , 1996). Freud의 이와 같은 이론체계에서는 자유의지, 선택, 인간적인 책임감, 결단, 자발성, 자기결정과 같은 개념은 존재하지 않는 것으로 인간의 자유선택을 부인한다. Freud는 인간 각 개인의 자유에 대한 강한 환상은 인정하고 있으나, 여러 행동 중에서 하나를 실제로 선택할 능력이 없으며, 그들의 행동이 스스로 알지 못하는 무의식적 힘에 의해 결정된다고 주장했다. 또한 개인적인 무의식적 정신과정의 노출로 소유물을 잃어버리는 것, 가족의 이름과 주소를 잊어버리는 것, 말하고 글 쓸 때 실수하는 것 등을 지적하면서 정신결정론을 설명했다.

(2) 비합리성

Freud는 인간의 본성을 근본적으로 비합리적인 것으로 이해하고 있으며, 의식 영역 밖에 존재하는 비합리적이고 통제할 수 없는 무의식적 본능이 인간행동을 동기화한다고 주장했다. 그리고 인간의 자아에 어느 정도의 합리성이 있기는 하나 이 성격부분은 원초아(id)의 요구에 궁극적으로 종속된다고 보았다. Freud는 인간 각 개인의 체계적인 성격발달의 수단으로 합리성이 아주 미약하게 이용될 수 있음을 언급했을 뿐이다. 그러나 정신분석을 통해 무의식적 동기를 통찰함으로써 개인이 숙달하고 스스로를 통제할 수 있는 길을 닦을 수 있다고 보았다. Freud는 정신분석을 통해서 고차원적인 합리성을 얻을 수 있다고 역설하면서 성격이론의 인간행동에 비합리적 요소의 중요함을 강조하였다.

(3) 불변성

Freud의 전체적 인간발달이론은 어렸을 때 경험한 것이 성인의 성격을 형성한다고 주장하면서 인간의 성격이론에 대한 불변성을 강조하였다. 즉, 인간 각 개인은 서로 다른 심리성욕단계를 통해서 진보하는 존재로써 성인의 성격 구조는 이미 도달했거나 특정한 단계에 고착되어 버린 것으로 불변성을 강조한다. 인간 각 개인의 기본성격 구조는 어린 시절에 형성되며, 어려서 형성된 성격은 성인이 되어서도 변하지 않고 계속된다는 것이 Freud의 입장이다. Freud는 성인이 된 후의 성격변화의 가능성에 대해서는 비관적인 입장을 보였다.

(4) 평형성

Freud는 인간행동은 불쾌한 육체적 긴장에 의해 발생되는 흥분을 감소시키는 방향으로 조정된다고 주장한다. 인간의 자아는 본능의 에너지에 의해 발생되는 긴장을 감소시키기 위해서 행동한다. 따라서 인간은 성장이나 자아실현을 추구하기보다는 긴장을 평형으로 이끌고자 한다는 입장이다.

2) 주요 개념

(1) 자유연상기법(free association)

자유연상기법은 생각이나 기억이 아무런 목적이나 의도없이 자연스럽게 표현되는 것으로 자연스러운 연상에서 표현되는 내용이나 감정 등을 통해서 무의식적으로 지니고 있는 동기나 욕구를 살펴볼 수 있다.

Freud는 내담자의 기억이 충격적인 사건을 넘어 어린 시절의 경험이나 잊혀진 장면, 사건을 떠올릴 수 있으며, 이러한 어린 시절의 기억이 억제당하는 것은 성적인 경험이나 충격적인 사건이기 때문이라고 주장하였다. 더구나 이러한 것을 회상하는 것이 격한 감정, 도덕적 갈등, 자책감, 처벌받을 것에 대한 공포 등을 유발할 수 있으며, 이러한 경험이 너무나 생생하게 남아 있기 때문에 앞으로의 신경증 발생의 가능성을 높이게 된다는 것이다. 내담자들은 실제로 이러한 기억을 떠올리는 것을 매우 싫어하는데 이것을 저항(resistance)이라고 한다. 저항은 환자 자신도 의식하지 못하는 정신적 힘에 의해서 이루어지며, 이러한 과정을 넓은 의미에서 억압(repression)이라고 불렀다.

(2) 리비도(libido)

리비도란, 성적 본능에 해당되는 정신적 대응물을 말하며, 정신-성적(psycho-sexual)은 본능이 완성된 형태로 나타나지 않고 복잡한 발달경로를 가진다. Freud는 나중에 공격성을 따로 다른 본능으로 분류하였다.

(3) 자기애(narcissism)

자기애는 지나친 자기 사랑(excessive self-love)을 뜻한다. 이는 리비도(libido)가 타인이나 대상으로부터 멀어지고 자신에게로 향하는 상태를 말한다.

(4) 쾌락원리와 현실원리(pleasure & reality principle)

쾌락원리란 고통을 피하고 긴장을 방출하려는 타고난 경향으로 무의식의 세계나 꿈의 세계에서 가치 기준이 된다. 원초아(id)는 이성, 논리, 결과와 관계없이 본능적인 소망과 충동의 즉각적인 만족을 추구하는 쾌락원리의 지배를 받는다. 또한 현실원리란 더 크고 장기적인 쾌락을 위해 현재의 순간적 쾌락을 연기시키는 후천적으로 학습된 기능으로 일상생활과 의식세계의 가치 기준이 된다. 자아(ego)는 원초아(id)와 세계 사이의 매개체로써 현실을 검증하고 가능한 행동에 대한 다양한 과정들을 결정한다.

3) Freud의 성격의 구조

Freud의 정신분석학에서는 성격구조를 세 가지 체계, 즉 원초아(id), 자아(ego), 초자아(superego)로 나누어져 있다고 본다. 원초아(id)는 생물학적 구성요소이며, 자아(ego)는 심리적 구성요소로 현실 지향적이고 합리적인 체계를 지닌다. 그리고 초자아(superego)는 자아로부터 발달하는 사회적 구성요소를 말한다. 이들은 서로 상이한 역할과 기능을 가지며 때론 협조하고 때로는 반목한다.

(1) 원초아(id)

원초아는 성격의 깊고 접근할 수 없는 부분을 대표한다. 본능적으로 쾌락을 추구하고 불쾌함을 회피하는 부분이다. 음식, 물, 배설 등의 욕구, 성적인 욕구 및 공격적인 욕구 등과 같이 태어날 때부터 존재하는 가장 기본적인 생물적 충동을 말한다. 이들 욕구는 맹목적이며 강력하고 단 하나만의 원리, 즉 쾌락의 원리(pleasure principle)에 따라 욕구를 만족시키는 것이다. 쾌락의 원리란 사람들이 내적 자극이나 외적 자극 때문에 흥분 에너지가 쌓여 긴장하면 원초아의 명령에 따라 그것들을 곧장 외부로 방출하여 결과가 어떻게 되든지 간에 일단 즉각적으로 긴장을 해소하려고 시도하는 것을 말한다. 이렇게 즉각적으로 긴장을 해소해서 쾌락을 추구하는 원리를 쾌락원리라고 한다.

원초아는 대부분 인식되지 않으며, 무의식의 영역으로 결코 성숙하지 않는 인격의 망나니 같은 면이다. 우리는 꿈의 분석을 통해서 그리고 신경증적인 다양한 형태들을 통해서 원초아에 대해 알게 된다. Freud는 원초아가 생물학적 과정과 가장 밀접하게 관련되어 있는 성격의 요소이며, 성격의 가장 깊숙한 핵심이라고 보았다. 그는 원초아를 진정한 심리적 실체라고 보았는데, 그것은 원초아가 원초적인 주체이고, 개인이 외부 세계를 경험하기 이전부터 존재하는 내부 세계이기 때문이다. 원초아는 정신 에너지의 원천인 본능이 자리하는 곳이며, 성격구조의 기초로써 전체 성격구조에 에너지를 제공하기도 한다. 또한 외부 세계보다는 신체나 신체의 작용과 더 밀접한 관련을 맺고 있다.

(2) 자아(ego)

자아는 원본능만 가지고 있던 아동이 외부현실의 벽에 부딪히면서 갖게 되며, 현실이라는 외부 세계와 접촉하여 성격을 지배하고 통제한다. 아동은 즉각적으로 욕구들을 충족시키고자 하지만 그것이 현실적으로 불가능하다는 것을 경험한다. 예들 들어 배가 고프지만 즉각 우유병이 입에 물려지지 않으며, 배설은 변기에 해야 하며, 성기를 만지작거리거나 다른 사람을 때리면 벌을 받기도 한다. 그러므로 아동은 커가면서 원초아의 욕구들을 만족시키며 사회현실의 요구들을 고려하여 현실 세계에 알맞은 행동을 위해서, 때로는 욕구충족을 참으면서 혹은 억제하면서, 욕구들을 어떤 방식으로 충족시킬 것인가를 결정하고 집행한다. 즉 고등정신과정을 동원하여 현실적이고 논리적인 방식으로 사고하고, 계획하여 집행한다. 우리의 의식의 대부분은 자아가 차지하고 있다.

(3) 초자아(superego)

초자아란 부모와 다른 사람들이 아동에게 가르쳐 준 사회의 가치와 도덕의 내면화된 표상이므로 그 사회의 전통적인 가치나 이상을 나타낸다. 어떤 행위가 나쁜가 하는 선악을 구분하는 성격의 판사와 같은 부분으로 개인의 양심을 말한다. 처음에 부모는 아동에게 보상과 처벌을 통해서 직접적으로 행동을 통제한다. 그러나 시간이 지남에 따라 아동은 부모의 표준을 자신의 초자아에 통합시킴으로써 스스로의 행동을 통제하게 된다.

초자아는 심리적인 보상이나 처벌과 관계가 깊다. 초자아의 기준에 따라 행동하게 되면 심리적인 보상으로는 자부심과 자기애를 얻을 수 있는 반면, 이에 반했을 경우에는 죄책감과 열등감을 갖게 된다. 아동의 경우에는 기준이나 규칙을 위반하려고 할 때 부모의 사랑을 잃게 되는 불안을 일으킨다. 만일 부모의 기준이나 규칙들이 너무 엄격하면, 그 사람은 죄의식에 사로잡히고 모든 공격적이거나 성적인 충동들을 억제할 수 있다.

이상에서 살펴보았듯이, 원초아는 쾌락을 추구하고, 자아는 현실을 검증하고, 초자아는 완전을 추구한다. 초자아는 원초아의 충동을 억제하도록 하며 자아가 현실직인 목표 대신 도덕적인 목표를 추구하도록 한다.

4) 인간의 정신 구조

(1) 무의식(unconscious)

Freud가 가장 중요하게 생각했던 자각의 수준이며, 정신분석의 초점이 되는 무의식은 일차적 사고 과정과 관계가 있으며, 억압된 생각이나 정서로 이루어진다. 무의식은 바로 의식되지 못하며 전의식을 거쳐서 의식이 된다. 무의식의 활동 방식으로 소원 성취와 본능의 방출을 그 목적으로 하고 쾌락 원칙과 밀접한 관계가 있다. 무의식은 논리적 연결을 무시하고, 상반되는 것의 공존을 허용한다. 부정하는 법이 없고, 시간개념이 없다. 소원이 이미 성취된 것처럼 제시한다. 이러한 사고의 특성은 영유아의 사고에서 볼 수 있다. 무의식은 본능과 밀접하며, 본능에 의해 지배되며 성적 본능을 위시한 본능적 욕구의 정신적 대응물(representative)과 파생물을 가지고 있다. 무의식은 정신의 가장 깊은 수준에서 작동되는 것으로 우리가 자각하지 못하는 경험과 기억으로 구성된다. Freud에 따르면, 무의식은 모든 행동의 배후에서 작동하는 주요한 추진력으로 우리의 행동을 방향 짓는 소망과 욕망이 자리 잡고 있는 곳이다.

(2) 의식(conscious)

의식은 주의력의 감각기관으로 개인이 현재 자각하고 있는 생각을 포함하고, 의식의 내용은 새로운 생각이 정신에 들어오고 오래된 생각은 정신에서 물러나면서 계속적으로 변한다. 자신이 생각하여 현재 어떤 것을 얘기할 때 아마도 의식의 일부분을 표현하고 있다고 할 수 있다. Freud는 우리가 자각하지 못한 부분이 많다는 것을 강조하였고, 주의력을 통해서만 외부 세계를 의식할 수 있다고 보았다.

(3) 전의식(preconscious)

전의식은 의식과 무의식의 중간에 있는 자각으로서 꽤 쉽게 의식으로 가져와질 수 있는 정신의 부분이다. 엄격히 말하면 전의식은 무의식의 부분으로 생각이 의식으로 변화될 수 있는 의식의 아래 부분이다. 전의식은 출생 시에는 없으나 소아기에 형성되어 소원이나 욕구를 통제한다. 이를 이차적 사고 과정이라 하고 외부 현실적 요구, 도덕기준, 가치관에 맞추어서 불쾌한 것을 피하고 본능적 욕구의 방출을 지연시킨다. 따라서 이는 현실 원리와 밀접한 관계에 있다.

5) 심리성적 발달단계

Freud는 인간의 성격이 심리성적 발달단계에 따라 형성된다고 하였으며, 다음과 같이 5단계로 나누어 설명하였다.

(1) 구강기(oral stage : 0–1세)

구강기는 영아의 요구, 지각, 표현 등이 주로 입과 그 주변(입술, 혀 등)에 집중되어 있으며 입이나 입술, 잇몸 등을 자극하는 데 만족을 느껴 빨고, 깨물고, 삼키는 등의 행동을 통해 만족과 쾌감을 얻게 된다. 따라서 초반에는 리비도 요구가 주도하고, 나중에 공격적인 요소가(oral sadism) 가미된다. 지나친 충족이나 박탈은 고착(fixations), 지나친 낙관주의(optimism), 자기애(narcissism), 비관론(pessimism), 요구성(demandingness) 등을 유발한다. 구강기 성격은 지나치게 의존적이고, 남이 주기만을 바라고, 시기와 질투가 간혹 연관되어 있다.

(2) 항문기(anal stage : 1–3세)

항문기는 보통 1세에서 3세의 나이에 해당하며, 전반적 근육 운동의 발달과 더불어 특히 항문의 괄약근의 통제로 배변의 조절이 중요한 시기다. 배변의 조절은 수동성에서 능동성으로의 이행을 의미하고, 부모의 배변훈련 시 겪는 갈등은 양가성(ambivalence)을 부각시킨다. 동시에 분리, 개별화, 독립을 향한 갈등도 발생한다. 항문기는 부모에게 의존하던 것, 부모의 통제로부터 벗어나서 독립하는 중요한 시기다. 배변을 통제하지 못함으로 인해 지나친 수치나 자기의심을 겪지 않아야 자율성과 독립을 성취하게 된다. 질서정연, 완고함, 규율엄수, 외고집, 근검절약은 항문기 성격의 고착에서 보인다. 이와 반대로 방어에 실패하면 우유부단 양가적 태도, 지저분하고, 규율에 반항적이거나 가학성이나 피학성을 나타낸다.

(3) 남근기(phallic stage : 3–5세)

남근기는 3세에서 5세 사이에 해당하며, 성에 대한 흥미나 성기의 자극과 흥분 등이 주된 관심사가 된다. 페니스가 남녀 공통의 관심사가 되며 여자 아이에게 페니스가 없는 것은 거세당한 것으로 생각된다. 성기의 자극과 반대 성의 부모와의 상상적인 성관계가 무의식적인 과정으로 일어난다. 따라서 남아는 오이디푸스 콤플렉스(Oedipus complex)를 경험하게 되고, 여아는 엘렉트라 콤플렉스(Electra complex)를 겪게 된다. 또 거세위협과 거세불안이 자위에 대한 죄책감, 오이디푸스적 소원(oedipal wish)과 연관되어 생긴다. 이 시기에 오이디푸스적 갈등(oedipal conflicts)이 성립되고 굳어진다. 이 시기의 병리적 현상은 거의 모든 방향으로 발전될 수 있어 매우 복잡하다.

(4) 잠복기(latency stage : 6-11세)

잠복기는 오이디푸스 콤플렉스(Oedipus complex)의 해소 이후 사춘기까지의 시기이며, 성적인 욕구가 철저히 억압되어 심리적으로 비교적 평온한 시기다. 즉, 자아의 성숙과 초자아의 형성으로 본능적 충동을 상당히 통제 가능한 상태가 된다. 이 시기는 동성 간의 교류와 리비도 에너지와 공격적 에너지가 공부나 놀이로의 승화가 일어나는 시기다. 잠복기에는 성적 역할, 오이디푸스적 동일시(oedipal identification)가 더욱 통합된다.

(5) 생식기(genital stage : 11세 이후)

생식기는 사춘기의 시작에서부터 성인이 되기 직전까지의 시기로 대략 13세에서 19세 정도까지다. 이 시기에는 생리적인 변화와 더불어 성 기능의 성숙, 호르몬 변화로 성 본능이 강화된다. 따라서 그 동안 형성된 성격구조의 퇴행과 과거의 발달단계에서 생긴 갈등이 다시 재개되면서 해결의 기회를 가지게 된다. 이러한 해결 결과로 인해 성숙한 성인의 모습이 된다. 이 시기에는 부모로부터 독립하고 성숙된 이성간의 대상관계를 성취하게 되며, 자신의 성격에 대한 정체감을 가지고 사회의 기대, 문화적 가치를 가지고 새로운 적응과 통합을 이루게 된다.

6) 방어기제(defense mechanism)

방어기제란 불안, 죄책감, 갈등, 고민, 드러낼 수 없는 욕구 등과 같이 자기애에 대한 여러 위협들에게서 자신을 보호하기 위해 사용하는 마음의 반응양식을 말하며, 강력한 본능적 욕구들 특히 성적 욕구나 공격성에 대항하기 위해 필요하다. 이 방어기제는 병적 행동이 아니고 정상적인 행동으로 우리들 대부분은 어느 정도의 자아 방어기제들을 이용하고 있다. 개인이 사용하는 방어는 개인의 발달수준과 불안의 정도에 따라 다르므로 방어기제를 적절히 이용하는 것은 현실세계에 있어서 괴로운 문제를 해결하는데 도움을 준다. 단지 문제가 되는 경우는 문제에 대한 지배적 반응양식들로 나타나게 될 경우에만 성격적인 부적응을 나타낸다. 방어기제들은 현실을 왜곡시키며, 무의식 수준에서 일어나는데, 주요한 몇 가지 방어기제들을 제시하면 다음과 같다.

(1) 억압(repression)

Freud는 억압을 가장 기본적이고도 가장 중요한 방어기제라고 간주하였다. 너무 두렵고 고통스러운 충동들이나 기억들은 의식적 인식으로부터 추방되게 되고, 수치, 죄의식 또는 자기비난을 일으키는 기억들은 흔히 억압되게 된다. 그러나 억압된 것들이 완전히 사라지는 것은 아니다. 저항이 약화될 때(병, 수면 중 등) 혹은 본능적 충동들이 강해질 때 그것이 의식으로 돌아올 수 있으며, 억압된 것들은 때로는 실언이나 꿈 혹은 다른 행동들로서 다시 나타날 수 있다.

(2) 투사(projection)

투사란 자신이 갖고 있는 좋지 않은 충동을 다른 사람이 가지고 있다고 원인을 다른 사람에게 돌리는 것을 말한다. 우리 모두는 자신에게까지도 인정하고 싶지 않은 바람직하지 못한 특성이나 성질을 가지고 있다. 이렇듯 투사는 다른 사람들에게 바람직하지 못한 성질들의 과장된 양을 부여함으로써 우리로 하여금 자신이 소유한 것들을 인식하게 되는 것을 막아 준다.

(3) 반동형성(reaction formation)

반동형성은 개인의 내면에서 수용할 수 없는 충동을 정반대로 적극적으로 표현하는 것으로써 자신에게는 그 동기를 은폐시킬 수 있도록 하는 것이다. 이를테면 사람들은 사랑이라는 가면으로 증오를 감출 수 있고, 그들이 부정적 반응을 숨길 때 극단적으로 친절할 수도 있고, 또 지나친 친절로서 잔혹성을 숨길 수도 있다.

(4) 퇴행(regression)

퇴행이란 위협적인 현실에 직면하여 불안을 덜 느꼈던 이전의 발달단계의 행동을 하는 것으로, 어떤 사람들은 어렸을 때의 행동양식으로 되돌아가기도 한다. 발달의 초기단계로 되돌아가면 요구가 적어지고, 심각한 스트레스나 극단적인 곤경에 직면하면 개인은 미성숙하고 부적절한 행동에 매달림으로써 그들이 느끼는 불안에 대처하려고 한다.

(5) 거부(denial)

거부는 현실에서 일어났던 위협적이거나 외상적인 사건을 받아들이지 않고 거절하는 것으로 충격적인 상황에서 개인이 생각하고 느끼고 자각한 것을 전의식이나 의식수준에서 왜곡하는 것을 말한다.

(6) 보상(compensation)

보상은 부족한 점을 감추기 위해 약점을 지각하지 않거나 어떤 반대의 특성을 발전시키는 것이다. 그래서 긍정적 관심이나 인정을 받지 못하는 아동은 부정적인 관심이라도 받기 위한 행동을 하기도 한다. 지적으로 열등하다고 느끼는 사람들은 신체를 강화하는데 과도할 정도로 에너지를 쓰기도 하고, 사회적으로 무능하다고 느끼는 사람들은 독불장군이 되기도 한다.

2. Erikson의 심리사회이론

Erik H. Erikson은 인간의 발달단계에서 성인기의 단계를 따로 구분할 것을 주장한 최초의 Freud파 학자이며, 몇 안 되는 발달 연구자들 중의 한 사람이다.

Erikson의 단계들은 사람들이 타인들에 대한 사랑과 보살핌을 넓혀 가며 심화시키는 단계를 나타낸다(Crain, W, 2000/2005). Erikson의 심리사회적 발달단계는 각 단계마다 개인에게 부과되는 사회적 요구가 따르고 이 요구는 하나의 위기로서, 이것의 해결여부가 개인의 인생 전환점이 됨을 강조한다. Erikson은 인생의 발달과정을 8단계로 구분하고, 각 단계마다 해결되어야 할 사회발달 문제가 있고 이를 어떻게 해결하느냐가 인간의 성격발달에 영향을 미친다고 보았다. 그리고 각 단계별로 문제해결에 도움을 줄 수 있는 사회적 대리인을 명시함으로써 그들의 도움을 받아 문제해결을 할 수 있다고 보았다.

Erikson은 어떤 심리적 현상이라도 반드시 생물학적, 행동적, 경험적, 사회적 요인간의 상호작용으로 이해해야 한다고 하였다. 특히, 사회적 힘이 성격발달에 미치는 영향을 강조하여 그의 이론을 심리사회적 이론(psycho social theory)이라고 부르고 있다. 이러한 Erikson의 심리사회적 이론의 또 다른 특성은 인간의 전 생애에 걸친 발달과 변화 가능성의 강조, 병리적인 것보다는 정상적이고 건강한 측면의 강조, 자아정체감 확립의 중요성, 문화적 · 역사적 요인과 성격구조의 관련성을 중시한 점이다(김동배, 권중돈, 2006).

1) Erikson의 심리사회적 성격이론의 특징

Erikson은 심리사회적 이론에서 인간발달 단계를 전 생애로 확대하여 자아와 사회 환경 간의 상호작용에 심리적 위기에 따른 발달과업을 설명하였다. Erikson은 심리성적 성숙보다는 심리사회적 성숙단계를 중요시하였다. 스스로 정신분석적 사고의 주류라고 주장하지만 심리사회적 성격이론은 세 가지 측면에서 근본적으로 Freud의 정신분석적 성격이론과 구별된다. 그의 심리사회적 이론은 다음과 같다.

첫째, 인간의 행동과 기능의 기초로 원초아보다 자아를 강조하였다. 원초아가 아닌 자아에 초점을 두어 의식과 자아의 역할을 강조하였다.

둘째, 인생 전반에 걸친 발달단계를 제시하였고 각 단계마다 심리적, 사회적, 문화적 경험의 상호작용을 강조하였으며 자아는 일생에 걸쳐 발달한다는 것이다. 가족상황 속에서 개인과 그 부모의 관계뿐 아니라 그 가족이 위치한 역사적, 문화적 상황 속의 사회적 관계에 관심을 가졌다. 즉, 자아가 형성되는 심리사회적 환경을 중요하게 여겨 자아발달이 사회제도와 변화하는 가치체계에 밀접하게 연관되어 있음을 강조하였다.

셋째, Erikson은 삶의 심리사회적 위험을 극복할 수 있는 인간능력에 관심을 가졌다. 그는 모든 개인적, 사회적 위기가 인간 성장으로 이끄는 요소를 제공한다고 보았는데 이것은 위기가 새로운 경험을 할 기회를 제공하고, 자신과 세상에 대한 관점의 변화를 요구하기 때문이다.

2) Erikson의 심리사회적 발달단계

Erikson(1950, 1968)은 8단계로 이루어진 심리발달의 이론을 제시하였는데, 생물학적 기반의 성숙과 사회의 요구 사이의 상호작용의 결과로 성격이 생애 동안 어떻게 진화하는가에 주목한다. 또한 성격발달에서 사회 환경의 역할을 강조한다. Erikson은 각 발달단계마다 사회가 개인에게 어떤 심리적인 요구를 한다고 기술하였고 이 요구를 위기라고 하였다. 각 심리단계에서 개인은 위기에서 발생하는 스트레스와 갈등을 적응하려고 노력해야 한다. 이처럼 인간은 발달단계에서 특정한 위기를 겪는데 각 위기에 적절히 적응하면서 다음 위기에 적응할 수 있는 준비를 한다. 그리고 이 위기는 각 단계에서 중요한 의미를 가지며 전 생애 동안 지속해서 발생한다. 그러나 각 위기를 해결하는 것은 이상이지 반드시 현실이라고 할 수는 없다. 초기 단계의 위기를 어느 정도 극복했느냐가 이후 단계의 위기를 해결하는 데에 영향을 미친다. Erikson은 개인이 각 단계의 문제를 처리하는 방법과 가능한 해결책은 문화적 차이가 있다고 보았다. Erikson의 심리사회적 발달단계를 설명하면 다음과 같다.

(1) 1단계(영아기) : 기본적 신뢰감 대 불신감

18개월까지의 영아에게 다른 사람을 신뢰하기를 배우는 것이 가장 중요한 위기다. 신뢰감을 발달하기 위해 영아는 어떤 사람이나 사물에 의존할 수 있다는 점을 이해해야 한다. 부모가 그러한 학습에 주요한 변수를 제공한다.

첫 번째 단계의 주요 부위는 입이며, 이 부위는 수동적이지만 또한 열심히 받아들이려는 활동양식을 갖고 있는데, Erikson은 이를 함입이라고 하였다. 더욱이 함입은 입뿐 아니라 다른 감각기관의 행동 양식으로도 확대된다. 아기는 입을 통해 받아들일 뿐 아니라 눈을 통해서도 받아들인다. 흥미 있는 어떤 것을 바라볼 때는 눈을 크게 뜨고 온 힘을 기울여 대상을 받아들이려 한다. 그들은 또한 촉감을 통해서도 좋은 느낌을 받아들인다. 이렇듯, 함입은 영아의 자아가 외부 세계를 다룰 때 맨 먼저 사용하는 일반적인 양식을 나타낸다(Crain, W, 2000/2005). 첫 단계에서 아기는 자기가 필요로 하는 것을 취하려 할 때 양육자와 상호작용을 하게 되는데, 이런 상호작용에서 가장 중요한 것은 양육자의 행동에서 어떤 일관성과 예측성 그리고 신뢰성을 발견하게 되는 것이다. 아기들은 부모가 일관성 있고 믿을 수 있다고 느낄 때 부모에 대한 기본적 신뢰감을 발달시킨다. 따뜻하고 사랑 가득한 돌봄과 지속해서 변함없이 섭취할 수 있었던 영아는 언제나 이런 것을 공급받을 수 있을 거라는 믿음을 갖는다. 그리고 이러한 믿음은 성장하면서 친구, 애인, 또는 국가에 대한 믿음으로 이어간다. 이와는 반대로 부모의 행동을 전혀 예측할 수 없고, 믿을 수 없으며, 필요할 때 부모가 거기에 없을 것이라는 느낌이 들 때는 불신감이 생겨날 수 있다(Crain, W, 2000/2005). Erikson은 각 단계마다 긍정적인 요소와 부정적인 요소가 갈등을 일으키며 부정적인 요소 역시 성장에 필요함을 역설하였다. 첫 단계의 부정적 요소는 신뢰와 반대되는 불신이다.

Erikson은 첫 단계에서 아기들은 신뢰와 불신 모두를 경험해야 한다고 주장한다. 만일 신뢰만 발달시킨다면, 이 아기들은 속기 쉬운 아동이 될 것이기 때문에 영아가 분별 있는 신뢰를 갖추기 위해서는 어느 정도의 불신을 경험해야 한다는 것이다. 이와 동시에 아기들이 불신에 비해 신뢰가 우세한 수준에서 균형을 갖추는 것은 매우 중요하다고 하였다. 이렇게 되었을 때 아기들은 이 단계의 핵심적 자아역량인 '희망'을 발달시킨다. 희망은 좌절이나 분노, 실망에도 불구하고 미래에는 좋은 일들이 일어날 것이라는 기대다. 희망은 아동들로 하여금 외부세계로 나아가서 새로운 도전을 받아들이도록 해 준다. 물론 신뢰나 불신, 희망 등의 문제는 인간의 전 생애에 걸쳐 있다. 아기들이 이 첫 번째 위기를 해결하는 방식, 즉 확고한 희망을 갖느냐 갖지 못하느냐가 바로 이어지는 단계로 넘어갈 때의 활력과 생동감을 결정한다.

(2) 2단계(유아기) : 자율성 대 수치심

이 시기의 유아는 독립적으로 무엇을 성취하고자 애쓴다. 스스로 먹고, 화장실을 사용하는 일을 배운다. 다양한 일을 해내면서 유아는 자존감과 자신감을 얻는 반면 이 시기에 줄곧 억눌리고, 규제받고, 처벌받기만 한다면, 유아는 수치심과 죄의식을 가지게 될 것이다. 즉, 자신감 대신 자신을 의심하는 것이다.

이 단계의 유아들은 손을 사용해서 물건을 잡기도 하고 마치 반항이라도 하듯 그것을 던져버리기도 한다. 일단 아기가 앉을 수 있게 되면 조심스레 물건들을 쌓았다가 다시 허물어 버린다. 2세가 된 아동은 자기가 원할 때는 잡아당기다가 원하지 않을 때에는 밀쳐 놓아버린다. 그들은 자신의 자율감, 즉 자신의 의지를 연습하고 있는 것이다. 또한 2~3세 된 아동은 자신의 다리로 설 수 있으므로 스스로 외부 세계를 탐색하기 시작한다. 이들은 엉망으로 만들 권리를 행사라도 하듯이 스스로 밥을 먹으려 한다. 또한 그들의 언어에서도 새로 발견된 자율성과 자아감을 나타낸다. 즉, "나" 또는 "내꺼야"란 단어를 반복해서 사용하고 무엇보다 "아니야"라는 단어에서 그들의 자율성을 찾아볼 수 있다. 강하고 고집스런 "아니야"라는 말을 통해서 이들은 모든 외적 통제를 거부한다. 유아들이 자신에 대한 통제력이 커져 멋대로 하려 할 때, 부모는 이들이 올바로 행동하도록 가르치기 시작하고, 부모들은 이들에게 지저분한 배변 행동에 대해 수치심을 느끼게 함으로써 배변훈련을 시킨다. 유아들은 한동안 이 훈련에 저항하기도 하지만 결국은 따르게 된다. Erikson은 이런 배변싸움이 중요하다고 생각하면서도 의지의 싸움은 아동들의 자율성과 사회규제 사이의 싸움이 도처에서 일어난다고 주장한다. 2세 된 유아도 다른 사람과 마찬가지로 사회에서 살아야 하고 다른 사람의 욕구를 존중해야 한다. 이렇듯 이 관계에서의 갈등은 매우 일반적인 것이다. Erikson은 이러한 갈등을 '자율성 대 수치심'의 갈등이라고 규정했다. 자율성은 내부에서 생겨나는데, 생물학적 성숙이 스스로 어떤 일을 할 수 있는 능력, 즉 자신의 괄약근 통제나 자기 발로 서기, 손을 사용하는 것 등을 발달시킨다. 반면에 수치심은 사회의 기대와 압력을 의식함으로써 생겨나며, 다른 사람의 눈에 자신이 좋게 보이지 않는다는 느낌이다.

자율성 대 수치심이라는 심리사회적 위기를 성공적으로 해결하게 되면 의지라는 긍정적 자아특성이 형성된다. 반면 과도하게 수치심을 느낀 유아는 자기 자신을 싫어하고, 부담스러울 정도의 수치심을 가지고 살아가게 된다고 하였다. 그러므로 이 시기에 있어서 부모의 역할은 아주 중요하다 하겠다. 이 시기의 유아가 어떠한 감정을 발달시키는가에 따라 그의 성격이 정해지기 때문이다. 자율감과 수치심을 균형 있게 발달시킬 수 있도록 부모는 그들을 도와주어야 한다.

(3) 3단계(놀이기) : 주도성 대 죄의식

3~6세까지의 미취학 아동은 주도성의 위기에 직면하게 되는데 이 시기의 아동은 육체적으로 극단적인 활동성을 보이며, 세상은 놀라움의 대상이고 탐구가 활발하게 이루어진다. 아동은 왕성한 상상력을 갖고 열심히 배우고자 하며, 때문에 이 시기에 탐구하고 학습하는 데서 주도성을 발휘할 수 있도록 격려 받은 아동은 성장하면서 이러한 주도성을 활용한다. 또한 인간관계를 시작하고, 직업 목표를 추구하고, 여가활동에서의 관심을 발달하는데 보다 자신감을 가질 가능성이 크다. 반대로 계속 통제받고, 처벌받고, 호되게 다루어진 아동은 죄의식의 감정을 경험한다. 아동은 탐구하고 경험하기를 원하지만 그것이 허용되지 않는다면 주도성을 배우는 대신 그렇게 많은 것을 시도하고 싶은 자신의 욕망에 죄책감을 느끼게 된다. 이러한 죄책감으로 아동은 자신의 행위와 사고를 주도하는 것이 아니라 다른 사람의 지도만을 따르는 수동적인 준수자가 될지도 모른다.

이 단계의 심리사회적 위기를 성공적으로 극복하게 되면 아동은 목적의식을 발전시킨다. 그러나 과도하게 방해받게 되면, 목표달성에 대한 의지와 용기가 부족하고, 금지의 감정, 즉 생각과 표현의 자유를 방해하는 억제가 강하게 나타난다.

Erikson은 이 단계의 주요 양식을 관입이라고 명명했는데, 관입이란 용어는 소년의 음경의 활동을 묘사하는 것이지만, 일반적인 양식으로서의 이 용어는 더 많은 것을 의미한다. 양성 모두에서 신체적, 정신적 능력의 성숙은 아동으로 하여금 다양한 관입활동을 하게 만든다. 여기에는 신체적인 공격에 의해 다른 사람의 신체로 관입하는 것, 공격적인 인사를 통해 다른 사람의 귀나 마음에 관입하는 것, 활발한 움직임에 의해 타인의 공간에 관입하는 것, 불타는 호기심에 의해 미지의 것으로 관입하는 것 등을 포함한다. 주도성도 관입과 같이 점진적인 이동을 의미한다. 주도성을 지닌 아동은 계획을 세우고 목표를 설정하며 그것을 달성하고자 노력한다. 아동들이 자신의 커다란 계획과 가장 기대했던 희망이 이루어질 수 없다는 것을 깨달으면 위기가 오게 된다. 아동들은 이런 것들이 사회적 금기이며 생각했던 것보다 훨씬 더 위험하다는 것을 알게 된다. 결과적으로 이런 위험한 충동과 환상을 억제하기 위해 사회가 금지하는 것, 죄의식을 만들어 내는 초자아를 내면화하게 되어 결국 새로운 형태의 자기 억제를 하게 된다. 이후로는 영원히 개인의 순진한 열망과 대범성은 자기 관찰이나 자기 통제 또는 자기처벌 등에 의해 억제될 것이다.

3~6세 사이의 아동들은 다른 어떤 시기보다 더 빠르고, 열심히 배우며, 그들의 야망을 사회적으로 유용한 것을 추구하는 쪽으로 연결 지으려 한다. 부모들은 자신의 권위를 다소 완화하고 아동들로 하여금 흥미 있는 계획에 동등한 자격으로 참여하도록 함으로써 이런 과정을 도울 수 있다. 그렇게 해줄 때 아동들은 이 단계의 위기에서 벗어나 강한 목표를 갖추게 된다. 즉 죄의식과 제지에 의해 상처받지 않고도 가치 있는 목표를 마음에 그리며 추구할 수 있는 용기를 갖게 되는 것이다.

(4) 4단계(학령기) : 근면성 대 열등감

Erikson은 네 번째 단계를 자아성장의 가장 결정적인 단계라고 보았다. 이 시기에 아동들은 중요한 인지적, 사회적인 기술을 숙달한다. 6세에서 12세까지의 학령기의 아동은 근면성 대 열등감의 위기를 겪게 된다. 이 시기의 아동은 생산적이고 활동에서 성공적이어야 하고, 학교가 생활의 주요 초점이 되면서 학습기술과 수용을 숙달하는 것도 중요하다. 근면하기를 배운 아이는 이러한 학교학습 활동에 숙달하게 된다. 이 시기에서 또래와의 비교도 매우 중요한데, 이때 학교에서 또래관계에 실패를 경험한 아동은 열등감을 갖게 된다.

이 시기에 속한 아동들은 이웃이나 급우와 잘 지내고 협동함으로써 물리적 세계와 사회적 세계를 확대해 나갈 수 있게 된다. 아동들은 학교에 들어가서 보다 지적인 기술-읽기, 쓰기, 산수 등을 습득하게 된다. 또한 또래들과 함께 일하고 노는 것도 배운다. 그러나 이 단계에서 지나치게 부적합함과 열등감을 느끼는 것은 위험하다. 특히 심한 열등감은 여러 가지 원인으로부터 나오는데, 때로 아동들은 전단계의 갈등을 제대로 해결하지 못했기 때문에 이 단계에서 어려움을 겪게 된다. 이 단계를 성공적으로 극복하면 역량감을 얻게 되고, 지나친 열등감에 의해 상처받지 않고 주어진 과제를 완성해 내는 지식과 기술을 숙달하게 된다.

(5) 5단계(청소년기) : 정체감 대 정체감 혼란

청소년기는 자신이 누구인지를 탐구하고 자신의 정체성(identity)을 형성하는 시기로, 자신이 수행하는 다양한 역할을 검토하고, 이 역할들을 자신을 인식하는 정체성으로 통합한다. 또한 청소년기는 아동기에서 성인기로 옮겨가는 전환의 시기다. Erikson은 아동기와 성인기 사이의 전환이 일어나는 청소년기의 발달을 특히 중시하였는데, 그 이유는 이 단계에서의 심리 사회적 위기의 해결이 성인기의 성격에 가장 중요한 의미를 지닌다고 보기 때문이다.

어떤 사람들은 자신의 다양한 역할을 통합하지 못하고 상충하는 역할들에 적응하는데 어려움을 겪는다. 이것이 바로 정체감 혼란(identity confusion)이다. 이런 경우 자신의 정체성은 혼돈되고 불확실하다. 이러한 자기 확신의 결여로 인하여 많은 청소년들은 매우 파괴적이고 편협하며, 타인에 대해 배타적인 소속집단에 동일시하여 파벌집단을 형성하기도 한다. 특히, 한 문화의 종교, 과학, 정치 사회적 사고를 반영한 이데올로기에 도취되면 기존 문화나 권위에 도전하고, 반항, 폭동 등에 가담하기도 한다(김동배 · 권중돈, 2006).

Erikson은 청소년기의 가장 중요한 과업은 새로운 자아정체감 나는 누구인가 또 거대한 사회질서 속에서 나의 위치는 어디인가에 대한 느낌을 확립하는 것이라고 생각했다. 이 시기의 위기는 정체감 대 정체감 혼란이다. 정체감은 사회적 지지가 아동에게 연속적이고 잠정적인 동일시를 형성할 수 있도록 허용해 주는 정도에 따라 달라진다. 이 시기의 청소년들의 끓어오르는 본능적 충동은 청소년기의 정체감 문제와 관련된다. 정체감 문제는 개인적인 문제 못지않게 사회적인 문제이기도 하다. 청소년들을 고민하게 만드는 것은 신체적 성장이나 성적 충동 그 자체가 아니라, 다른 사람의 눈에 좋게 보이지 못하거나 다른 사람의 기대에 어긋날지도 모른다는 생각이다. 그리고 그 이상으로 보다 넓은 사회에서의 자신의 미래 위치에 관해 걱정하기 시작한다. 정체감 형성이 전 생애에 걸친 과정이라 할지라도, 정체감의 문제는 청소년기에 위기를 맞게 된다. 왜냐하면 많은 내적인 변화가 일어나고 미래의 참여에 대한 많은 것들이 문제되는 때가 이 시기이기 때문이다. 오랜 기간의 정체감 탐색은 고통스러운 것이지만, 그것은 결국 보다 높은 차원의 인격통합과 참다운 사회적 헌신을 가능하게 해 준다. 따라서 청소년기의 중심과제는 그들이 오랫동안 참여할 수 있는 삶의 방식을 찾는 일이다. 이 단계에서의 투쟁은 충성이라는 자아 역량과 스스로 맹세한 충절을 유지하는 능력으로 발전하게 된다.

(6) 6단계(청년기) : 친밀감 대 고립감

청년기에 해당하는 청년들은 자기가 누군지, 다른 사람의 눈에 어떻게 보이는지 무엇이 될 것인지에 대해 관심을 갖는다. 그들은 이성에게 매혹되어 사랑에 빠지기도 하지만 이런 애착은 대부분 자기정의를 위한 노력이다. 이성과의 상호작용에서 청년들은 자신의 진정한 감정, 서로를 보는 관점, 자신의 미래계획, 희망 그리고 기대에 관해 끊임없이 이야기함으로써 자신이 누구인지를 되찾으려 한다. 이렇듯 이 시기의 청년들은 나는 누구인가? 하는 문제에 너무 몰두하게 되어 성인초기인 청년기의 과제인 친밀감을 획득하지 못한다. 진정한 친밀감은 합리적인 정체감이 형성되었을 때만 가능한데, 친밀감(intimacy)이란 자신의 정체성을 희생하는 것을 두려워하지 않고 다른 어떤 사람과 나누고 그에게 줄 수 있는 능력을 말한다. 친밀감을 획득하지 못한 사람은 고립감(isolation)에 시달리게 된다. 즉, 이 단계의 위기를 만족스럽게 극복하지 못하게 되면, 자아도취 상황이나 친밀한 사회적 관계를 회피하는 고립상황에 놓이게 된다. 진정한 상호관계를 이룩하지 못하게 되는 정도에 따라 사람들은 이 단계의 반대쪽인 고립감을 경험하게 된다.

(7) 7단계(장년기) : 생산성 대 침체성

성숙한 성인기인 장년기는 생산성 대 침체의 위기를 겪는다. 이 시기 동안 사람들은 다음 세대를 지원하고 그들을 위하여 생산하고 인도하는데 관심을 가진다. 생산성은 반드시 자신의 자녀를 낳은 것 이상의 미래에 대한 진정한 관심을 내포한다. 다음 세대를 돕는데 창조적이고 생산적이고자 하는 욕구다. 생산성은 넓은 의미로서 자녀를 낳고 기르는 것 뿐 아니라 작업을 통해 물건을 만들고 이상을 세우는 것도 의미한다. 그러나 Erikson은 자녀를 돌보는 것에 더 중점을 두었다. 물론 자녀들을 갖는다는 단순한 사실이 생산성을 보장하는 것은 아니다. 부모는 자녀를 낳는 것 이상으로 자녀를 보호하고 지도해야 한다. 이는 부모가 흔히 자신의 욕구를 희생해야 함을 의미한다. 부모는 자기도취(비생산적인 침체에 빠지는)의 유혹을 극복해야 하는데, 이런 갈등을 얼마나 긍정적으로 대처하느냐에 따라 그들은 다음 세대를 위한 호의를 발달시키게 된다. 생산성을 결여한 성인은 자아도취적이다. 그는 타인보다는 자신의 관심과 욕구에만 우선 주목한다.

그 결과는 부정적 자아특질인 거부(rejectivity) 또는 권위주의(authoritism)가 형성된다. 이러한 사람은 개인적 욕구충족과 안위가 주된 관심사이며, 자기탐닉을 위한 것을 제외하고는 누구에게도 관여하지 않고 보호를 하지 않는다. 이와 같이 생산성이 결여된 사람은 사회의 일원이 되지 못하고 자신의 욕구만을 충족하며 살아가기 때문에, 인간관계가 황폐화되고 중년기의 위기, 즉 절망과 인생의 무의미함을 느끼게 된다.

(8) 8단계(노년기) : 자아통합 대 절망감

Erikson은 이 시기의 내적인 성숙과 지혜에 대한 잠재력을 갖는 내적인 투쟁에 초점을 두었고, 이 투쟁을 자아통합 대 절망감이라고 불렀다. 전형적으로 쇠퇴기로 보는 노년기의 사람들은 인생을 돌아보고 음미하는 경향이 있다. 만일 자신의 인생을 감지하고 성취에 만족한다면 그는 자아완결, 즉 궁극적으로 자아통합이 되었다고 할 수 있다. 그런 사람은 평안함을 누리고 인생을 머지않아 종결한다는 사실을 수용한다. 그러나 과거의 인생 위기에 성공적으로 대처하지 못하고 많이 후회하는 사람은 절망감을 경험한다.

노년기의 사람들은 일련의 신체적, 사회적 상실에 대처해야 한다. 그들은 체력과 건강을 잃고, 퇴직으로 인해 작업과 수입원을 잃게 되고 세월이 흐르면서 배우자, 친척, 친구들을 잃게 된다. 이와 동시에 늙고 비활동적이고 가정과 나라에서 쓸모없는 인간이 되어감에 따라 수반되는 어쩔 수 없는 지위 상실을 겪으며 상처를 입는다. 이 시기에 많은 문제들과 상실이 있기는 하지만, 노년기에도 만족스럽고도 외부환경에 적극적으로 참여하는 것과 같은 새로운 경험을 할 수도 있다는 것이다.

3. Jung의 분석심리이론

C. G. Jung은 19세 기말에서 20세기 중반을 넘어 활동한 스위스의 정신의학자로 분석심리학의 창시자다(Bennet, 1997). Freud의 제자이자 동료였던 Adler와 Jung 등은 Freud의 생물학적, 결정론적 관점에 이견을 제시하고 인간의 행동에는 사회적, 문화적, 대인 관계적 요인들이 포함되어 있음을 강조하였다. Jung은 인간 성장에서 목적의 역할을 강조하는데 사람들은 원인들 때문에도 살지만 목적을 위해서도 산다고 보았다. 그는 자기완성의 목표를 강조하면서 인간에 대한 낙관적이고 창조적인 견해들을 가지고 있었다. 그리고 인간의 무의식에는 부정적인 면도 있지만 긍정적인 측면 역시 무시할 수 없다고 보았다(이부영, 2002). Jung의 분석심리학은 체험을 바탕으로 하는 심리학설이라는 데 그 특징이 있으며, 사변적이고, 이론적인 심리학과 달리 실제적인 응용심리학의 특성을 띤다. 그래서 Jung은 자기의 심리학설을 유일절대의 설이라고 고집하지 않는다. 또한 보편타당한 하나의 이론보다도 개개인의 체험과 실제를 중요시하며 이 심리학은 무엇보다도 인간에 대한 직접적인 경험을 기초로 이루어진다.

상징은 Jung의 분석심리학 체계 내에서 가장 빈번하게 등장하고 있는 단어 중의 하나로, 상징은 아직 알려지지 않았기 때문에 다만 그 본질을 추측할 수밖에 없는 무의식의 내용에 대한 가장 최선의 표현이다. 무의식이란 Jung에 의하면 우리가 가지고 있으면서도 아직 모르고 있는 우리 정신의 모든 것이다. 즉 우리가 알고 있는 것 너머의 미지의 정신세계 그것이 무의식이다. Jung은 무의식의 내용은 Freud가 강조한 성격 충동의 억압뿐만 아닌 의식의 입구에 도달하지 않은 모든 다른 심리적 구성요소를 내포하고 있다고 보았다. Jung은 Freud가 도입한 무의식 개념을 개인무의식이라고 해석하면서 인간의 정신세계에는 이러한 무의식뿐만 아니라 개인의 경험과 역사를 초월하여 보편적으로 존재하는 어떤 정신이 있음을 주장했다. 이것을 집단무의식이라고 명명하였다. 집단무의식에 대한 Jung의 정의를 보면 집단무의식은 인간에게 주어진 여러 가지의 근원적 유형들에 의하여 구성된다.

Jung과 Freud는 무의식에 대한 서로 상이한 관점을 가지고 있었고 이것으로 인해 상징에 대한 서로 다른 견해를 도출하게 된다. Jung과 Freud에게 상징은 무의식의 언어가 되지만 Freud에게 있어서 무의식은 개인적인 성격을 띤 개인무의식으로 한정된다. 그러나 Jung은 상징을 정의하는 데 있어 모든 상징적 표현이 개인무의식의 구조로 환원될 수 있다는 Freud의 가정을 비판한다. Jung에 의하면 억압으로부터 표현에 떠올랐을 때 이미 의식에 의해 경험된 어떤 것을 나타내는 기호에 불과하다. 그러나 집단무의식의 내용이 심리의 표면에 나타났을 때 그것은 참된 상징으로 간주하여야 한다.

왜냐하면 그것은 개인의 삶 속에서가 아니라 인류의 삶의 역사로부터 생겨 나오기 때문이다. 이러한 이유에서 그것은 재현적 이미지로 지각할 수 있더라도 의식의 이해력을 뛰어넘는다. Jung은 Freud의 상징을 기호라 부르고, 상징을 기호화의 차이 속에서 다시 정의한다. 상징은 수많은 의미를 지니고 무언가 쉽게 정의될 수 없고 그래서 충분히 알려지지 않은 것을 가리키는 불명확한 표현이다. 하지만 기호는 항상 특정한 의미를 지니고 있다. 왜냐하면 그것은 알려진 어떤 것을 나타내는 틀에 박힌 약호이거나 알려진 어떤 것을 일반적으로 받아들였다는 표시이기 때문이다. Jung에게 있어서 상징은 집단무의식의 원형에 있는 정신을 나타내 주는 이미지이므로 현재의 경험적이고 의식적인 언어로 이해하거나 정의하는 것은 거의 불가능하다고 생각하였다. 물론 상징은 그 자체를 넘어서 존재하는 이미지의 의미를 희미하게나마 예측하게 해 주지만 개인적인 경험을 넘어서 있으므로 완전한 이해는 불가능하다. 따라서 Jung에 있어서 상징이란 어떤 의미 있는 그러나 아직 그 의미의 특징을 남김없이 말로 표현할 수 없는 것이다. 상징적 의미라 할 때 우리는 미지의 어떤 의미를 전제로 하고 있다. 최선의 방법으로 아직 채 알려져 있지 않은 의미를 표현하고자 하지만 그래도 설명하지 못한 의미가 남아 있는 것이 상징의 특징이다.

1) 자아와 자기

Jung의 이론에서는 자아(ego) 자기(Self)를 구분하고 있다. 자아는 의식의 중심이지만 자기는 의식과 무의식을 통틀어 인간의 모든 정신현상 전체를 나타낸다. 의식적인 상태로 기억하고 사고하고 느끼는 일상생활의 중심에는 자아가 있다. 자기는 의식에 의해 인식되지는 않으나 분열적 사고를 지양하고 통합적 우주를 지향하는 세계로 의식과 무의식이 통합된 전체정신이다. 이러한 자아와 자기가 조화와 균형을 이룰 때 인간의 정신은 비로소 평안과 안정을 찾을 수 있다. Jung은 이 과정을 자기실현, 즉 개성화 과정이라고 하였으며 이는 곧 진정한 자기가 되는 것을 의미한다. Jung은 인간본연의 목표인 개성화 과정에 있어서 무의식과의 접촉이 주된 준거가 된다고 했다. 따라서 개성화를 이루기 위해 자아와 무의식의 만남은 필수 불가결이며 이 만남은 구체적으로 무의식의 의식화를 의미한다. 그 과정을 크게 그림자 인식, 아니마, 아니무스의 인식, 자기와의 대면의 세 단계로 나눌 수 있는데 이 과정은 반드시 순차적이거나 일회적으로 일어나는 것은 아니라고 하였다. 자아와 자기의 개념에서 유추할 수 있는 사실은 인간의 무의식 속에는 전체인격이 되려는 내적 충동이 모든 사람이 태어날 때부터 두루 갖추어져 있다는 것이다. 자기는 인격 전체이면서 동시에 원형으로 인간의 원초적 조건이다. 이 원형은 여러 가지 상징 속에 그 모습을 드러내며 각자 정신의 전체를 실현하도록 영향을 준다. 또는 무의식을 의식화하고자 하는 자아의 적극적인 자세로 인해 무의식의 조절자인 자기원형이 활성화된다. 이리하여 인간은 의식을 넓히면서 자아에서 자기로 다가가게 되고 자기를 실현하게 되는 것이다(이부영, 2003).

2) 의식과 무의식의 개념

Jung은 인간의 마음을 의식과 개인무의식, 그리고 집단무의식의 세 부분으로 나누었다. 의식의 중심인 자아의 중요성보다는 의식과 무의식을 통틀어 전체 정신으로서의 자기가 성격의 핵심이며 중심인 것으로 보았다. 따라서 의식과 무의식의 통합이야말로 인간이 자신의 전체성에 도달하는 과정이라고 볼 수 있다. 무의식은 의식에서 억압된 나쁜 기억의 저장소가 아니라 인간의식을 새롭게 변화시키는 창조의 저장고다. 따라서 무의식은 자기실현을 이루기 위한 원초적 조건이라 볼 수 있다(김정택, 2004). Jung의 분석심리학은 무의식의 이론이라고 해도 과언이 아닐 만큼 무의식이 가진 의미의 중요성은 단지 학설에서만이 아니라 인간의 정신에서도 마찬가지로 크다. 인간이 스스로의 존재와 상태를 깨닫기 위해서는 자기 자신의 모습이 어떠한지를 알아야 하는데, 이를 위해 분석을 통한 무의식의 의식화가 가능하다. 무의식을 의식화하는 부단한 노력을 통해 의식과 개인무의식, 집단무의식이 모두 통합되어야만 비로소 진정한 자기로서의 자신을 볼 수 있게 된다. 그럼에도 불구하고 오늘날 심층심리학파의 학자 가운데 무의식의 존재와 그 작용을 진지하게 살피는 사람은 그리 많지 않다. 더욱이 자율성과 창조성을 인정하고 무의식이 의식의 자아와는 다른 완전한 객체정신이라는 학설을 제창한 것은 Jung에게서 비롯되었으며 이것이 Jung의 분석심리학의 가장 큰 특징이라 할 수 있겠다.

(1) 의식

의식은 아는 것, 기억하는 것, 생각, 지각, 느낌으로 알고 있는 모든 것을 의미한다. 의식의 내용은 모두 나와 연관되고, 나는 의식의 영역을 넓히기도 하고 좁히기도 하며, 무의식의 작용을 받아들이거나 거부하기도 한다. 나의 외부세계와 관계를 맺는 중요한 창구인 동시에 내면세계와도 통할 수 있는 것이다. 그러므로 나의 태도는 우리의 인격의 성숙, 즉 정신의 전체성의 실현에 매우 중요한 역할을 한다. 또한 집단사회에서의 행동규범 또는 역할을 분석심리학에서는 페르조나(Persona)라 부르는데, 그것은 집단정신에서 빌려온 판단과 행동의 틀이다. 집단이 개체에 요구하는 도리, 본분, 역할, 사회적 의무에 해당하는 것, 그 집단에서는 누구나 그렇게 생각하고 느끼고 행동해야 할 여러 유형이다. 우리는 페르조나를 배우고 여러 종류의 페르조나를 번갈아 쓰면서 사회 속을 살아간다. 그러나 그 페르조나는 어떤 일정 사회집단에만 통용되는 것으로 그 집단 밖에서는 인정될 수 없는 경우가 많다는 점에서 인간의 보편적 · 원초적 행동유형과 반드시 일치하는 것은 아니다.

의식과 무의식의 경계는 항상 일정한 것이 아니다. 오늘의 의식이 내일의 무의식이 될 수 있고 혹은 무의식이 의식의 내용으로 바뀔 수 있다. 자아의식은 무의식계의 내용들을 의식화함으로써 그 영역을 넓혀 나간다(이부영, 1999).

(2) 무의식

무의식이란 의식되지 않은 것으로, 우리가 가지고 있고 시시각각 의식생활에 영향을 주고 있으면서도 모르고 있는 마음의 세계 모두가 무의식이다. 무의식의 상당부분은 우리가 적극적으로 인식함으로써 의식의 내용에 동화시킬 수 있다. 무의식의 적극적인 성찰의 한 방법은 분석가에게 가서 자기의 무의식을 살펴보는 과정인 분석 작업이다. 종교적 수행은 어떤 면에서는 무의식의 의식화를 통한 인격의 창조적 변환에 기여한다. 그러나 사람은 물론 그러한 종교적 수행이나 무의식의 분석 작업을 하지 않아도 무의식을 깨달아 나갈 수 있다. 그것은 무의식 자체가 그 사람의 의식을 변화시키고자 하는 의도를 가지고 끊임없이 작동하고 있기 때문이다.

인간의 삶 속에서 우리가 무수히 겪고 지나가야 하는 시련, 고통, 갈등, 절망, 상실의 아픔이 자기성찰의 귀중한 기회이며 성숙에의 의미 있는 고통이듯이 우리는 언제나 무의식에서 올라오는 창조적 자극의 영향 아래 있고 때로는 그것이 고통스런 체험, 심지어 신체적, 정신적 병고의 시련으로 표현된다. 자아가 그 고통의 의미를 알아차리느냐 모르고 지나가느냐 하는 것은 순전히 자아의 문제다. 이와 같은 무의식의 창조적 적용은 Jung의 심리학적 용어로는 자율성과 보상작용으로 표현된다. 마치 자율신경계가 외부에서 오는 스트레스에 대응하여 신체기능의 균형을 유지하기 위해 자율적으로 신체생리를 조절하는 것과 같다(이부영, 1999). 무의식이 자율적으로 보상작용을 발휘하므로 누구든지 의식화할 수 있는 기회를 갖게 된다고 해서 적극적으로 자기를 인식하려는 노력을 소홀히 해도 좋은 것은 아니다. 자기인식의 작업을 소홀히 하면 할수록 무의식의 보상작용의 강도가 높아지고 무의식과 과보상은 결국 의식의 기능을 일시적으로 마비시키거나 교란시켜 노이로제의 증상이나 생리적 이상을 일으키기 때문이다. 그러므로 우리는 무의식을 깨달을 수 있도록 노력해야 한다.

① 개인무의식

Jung에 의하면 무의식이란 우리가 가지고 있으면서 아직 모르고 있는 우리 정신의 모든 것이며 그것에는 두 가지 층이 있다고 본다. 그 중 한 층은 사람이 이 세상에 태어나서 자라는 동안 겪은 개인생활에서의 체험내용 가운데서 무슨 이유에서든 잊어버린 것, 현실세계의 도덕관이나 가치관 때문에 현실에 어울리지 않아 억압된 여러 가지 내용으로서 반드시 성적인 것에만 국한되지 않는 그것을 포함한 모든 그 밖의 심리적 경향, 희구, 생각들, 고의로 눌러버린 괴로운 생각이나 감정, 그리고 의식에 도달하기에는 그 자극의 강도가 미약한 지각 등으로 구성된다. 이와 같은 무의식의 층은 의식이 그러한 것처럼 개인이 특수한 생활체험과 관련되고 개인의 성격상의 특성을 이루는 것들이어서 Jung은 이를 개인무의식이라고 하였다. 개인무의식은 자아가 인정하지 않은 경험이지만 정신에서는 소멸되지 않는다. 개인무의식은 의식에 항상 나타나는 것은 아니지만 필요할 때에 의식에 상기될 수 있으며 의식에 나타나지 않을 때는 그 속에 있는 것을 의미한다. 또한 개인무의식은 의식적인 개성화나 기능과 조화되지 않은 모든 정신적 활동과 내용을 받아들이는 저장소로 해결되지 않은 문제나 개인적인 갈등이 여기에 속한다고 볼 수 있다. 필요할 때는 언제나 쉽게 의식에 접근하며 꿈의 형성에서 중요한 역할을 한다고 보았고 또한 억압에서 나온 개인적인 내용으로 이루어진 무의식의 개념이 여기에 해당된다(신현균 · 김이정, 2005).

② 집단무의식

Jung은 인간의 개인적 경험과는 상관없이 태어날 때부터 부여되어 있는 보편적인 무의식의 층이 존재한다고 생각하였고 그것은 개인적인 무의식보다 더 깊은 층 속에 있는데 이를 집단무의식이라 하였다. 집단무의식은 모든 곳에서 그리고 모든 개인들에게 있어서도 어느 정도 똑같은 행동의 양태들과 내용들을 갖고 있다. 이것은 모든 인간에게 있어 동일하므로 우리들 각자에게 존재하는 초인격적 특성을 지닌 공통적인 정신토대를 이룬다. 이렇듯 Jung은 경험론자로서 살아있는 무의식의 존재를 인정하였으며 특히, 인간의 원초적 행동유형의 조건들을 지니고 있는 집단무의식을 의식의 뿌리이며 동시에 정신생활의 원천이라고 보았다(이부영, 2003). 집단무의식은 인간에게 주어진 여러 가지 근원적 유형들에 의하여 구성되는데, 근원적 유형이란 지리적 차이, 문화나 인정의 차이와 관련 없이 존재하는 인간의 가장 원초적인 행동유형을 말하며 이것은 신화를 산출한 그릇이며 우리 마음속의 종교적 원천이라 할 수 있다.

집단무의식의 내용은 일정한 개인적 행동의 원형을 미리 규정하고 있는데 개인은 태어날 때부터 그것에 따라야 한다. 집단무의식의 내용들을 태고유형이라고 부르며, 태고유형이라는 용어는 다른 종류의 것들이 그것에 따라 형성되는 최초의 모델을 뜻한다. 같은 뜻의 말로 원형을 들 수 있으며, 원형은 인간이면 누구의 정신에나 존재하는 인간 정신의 보편적이며 근원적인 핵을 뜻한다. 그것은 이미 태어날 때 이미 부여되어 있고, 인간으로 하여금 인간답게 하는 가장 기본적인 조건이라 할 수 있다. Jung은 원형적 상징들은 개인과 사회의 과정을 수정하기 위해 자발적으로 나타난 것이라고 믿었다. 따라서 원형이 표현된다는 것은 개인, 그리고 전체적으로 문화에 있는 심리적 불균형의 원천을 지시하는 것이다.

Jung은 집단무의식을 하나의 이론적인 전체로서만 생각한 것이 아니라 오히려 하나의 객관적인 정신적 실재라고 생각했는데 그것은 그가 치료했던 환자들의 꿈이나 환상 속에서 그는 때때로 그것들이 개인적인 인격에 속한 것이라기보다는 집단적인 특성을 지니고 있는 표상들이라는 사실을 발견했기 때문이다. 꿈에서 나타나는 표상들은 사람들에게 과거의 고태적인 이미지들을 일깨우고 그 힘에 사로잡히게 한다. 이런 사고 구조는 사람들이 외부 상황에 적응하느라고 내면적인 욕구에 관해서 전혀 알지 못할 때 그런 삶의 태도에서 생겨날 수 있는 위험을 알려 주려고 나타나는 것이다. 집단무의식은 생애의 위험한 시기에 우리 생활의 길잡이 역할을 하므로 자신의 집단무의식과 접촉하는 것은 자신의 발전에 큰 도움을 준다고 한다. Jung은 집단무의식이 자아가 존재하는 무의식 심층에 있으며 개인이 거기에 이르려는 노력을 개성화 과정이라고 하고 이는 창의적 방법이나 적극적 상상으로만 가능하다고 하면서 창의적인 방법의 중요성을 강조하고 있다.

4. Kohlberg의 도덕성 발달이론

Kohlberg는 미국의 10세부터 28세까지 남자 50명을 선발하여 18년에 걸쳐 매 3년마다 그들과의 면접을 통하여 도덕적 상태나 도덕적 딜레마를 알아보는 것과 조사 대상자들이 어떤 상황에서 어떤 특별한 행동과정을 권하는 이유를 알아내는 연구를 실시하였다. 그 결과 조사 대상자들이 비록 발달의 정도가 다르고 모두 도덕관념 발달이 최고 단계까지 도달하는 것은 아니더라도 유사한 발달단계를 거친다는 것이 발견되었다. 이후에 Kohlberg는 여러 문화권에 걸쳐 계열성의 보편성을 검증하는 연구를 지속하였다. Kohlberg의 도덕성 발달이론은 몇 가지의 가상적인 딜레마를 제시하면서, 각각의 개인이 자신의 선택에 대한 정당화 과정을 분석하였다. 그는 도덕발달 수준을 크게 3가지 수준으로 그리고 각 수준을 다시 하위의 두 단계로 구분하였다. 각 수준은 전인습 수준, 인습 수준, 후인습 수준으로 구분하였다.

1) 전인습 수준(preconventional level)

전인습 수준은 대체로 청년기 이전인 10세에서 13세의 아동들이 포함되며, 더 이상 성장하지 못하고 발달이 고정된 일부 성인들도 포함된다. 전인습 수준 아동은 선과 악, 옳고 그름에 대하여 벌, 보상 등의 신체적 또는 쾌락적 행동의 결과 규칙과 표시를 규정해 주는 사람들의 물리적 힘의 관점에서 해석한다. 전인습 수준의 아동은 자신의 구체적 경험을 통해 사회를 보는 편협한 관점을 가지고 있다. 이들은 어른들과의 관계에서는 심리적으로 자신을 열등한 자로 생각하여 어른들에게 모든 일을 미루는 경향이 있다. 전인습 수준의 아동은 규칙은 단지 즐거움을 주는 행동과 괴로움을 주는 행동이 무엇인지를 지적해 주는 역할만 할 뿐이다. 이러한 현상은 자신에 대한 관심에서 벗어나게 하는 개인주의로 발전하여 사회나 집단과의 일체감을 별로 느끼지 못하게 한다. 이를 현실적 개인조망이라고 표현한다.

도덕성 발달 1단계와 2단계를 구별하여 보면 1단계 아동에게서 옳음은 고통을 회피하는 개념으로 이해하며, 2단계 아동은 이익을 따르는 긍정적인 결과로 이해한다. 전인습 수준의 아동은 규칙은 외재적으로 주어진 것으로 무조건 복종해야 하는 대상으로 인식한다. 이러한 관점에서 이를 법 복종적 관점이라고 한다.

1단계의 아동은 단순한 신체적, 물리적 힘이 복종이나 도덕 판단이 기준이 된다. 따라서 옳고 그름의 판단은 권력을 가진 자로부터의 신체적 벌을 피하기 위한 것으로, 즉 외부에서 강제된 주어진 것으로 판단하는데, 이를 타율적 도덕성이라고 한다.

2단계의 아동들의 행위는 자기 자신의 개인적 욕구를 충족시키거나, 혹은 자기 자신을 가장 우선으로 생각하는 것으로 나타난다. 도덕과 관련해서 공정성, 상호성, 공정한 분배 등의 개념이 나타나긴 하지만, 반드시 상거래와 같이 물리적이며 실용적인 차원에서 해석한다. 이 단계는 기본적으로 내 것부터 먼저 손에 넣고 싶어 한다. 옳은 행동은 자신의 필요뿐만 아니라 다른 사람의 필요도 충족시켜 주는 행동으로 본다. 옳고 그름을 욕구 충족시켜 주는 정도에 따라 판단하기 때문에 도구적 도덕성이라 한다.

2) 인습 수준(conventional level)

인습 수준에서는 집단가치, 집단실제, 규칙에 대한 인지적 인식으로 바뀐다. 인습 수준의 아동은 자신의 행동을 자신에게 미치는 결과에 상관없이 집단기대를 어느 정도 충족시켰느냐에 따라 평가한다. 인습 수준 아동은 가족, 공동체, 국가의 기회 질서에 순종하려는 태도와 그것에 충실하려는 태도, 즉 사회 질서를 적극적으로 유지시켜 주는 것으로 내재적 가치를 인정하고 내면화하면서 현 질서체계를 유지하려는 이른바 법 유지적 관점을 갖는 경향이 있다. 인습 수준의 특징은 집단을 귀중히 여기고 집단에 대한 소속감을 갖는다. 이기주의 한계성과 불만족성을 인식하고 집단 협동의 필요성을 깨닫는데 필요한 인지상태라고 할 수 있다.

인습 수준의 첫 번째 단계인 3단계는 착한 소년, 훌륭한 소녀 지향의 상호관계 동조의 특성을 갖는다. 도덕성 발달 3단계의 아동은 옳은 행동은 다른 사람을 기쁘게 하거나 도움을 주며 때로는 그들에게 칭찬을 받는 행동으로 인식한다. 이 단계에서 행동은 동기에 의해서 판단되는 경우가 많다. 규칙과 역할의 목적을 이해하고 행동의 결과와 그 행동의 의도를 잘 이해한다. 옳고 그름을 판단하는 기준으로 자신을 둘러싼 주요 인간관계들의 유지와 기대를 중요하게 파악하기 때문에 대인간 규준적 도덕성이라고 한다.

두 번째 단계인 도덕성 발달 4단계는 옳은 행동은 자신의 의무를 다하는 것이며 권위에 대하여 존경심을 가지고 주어진 사회질서 그 자체를 위해 질서를 지키려는 경향이 뚜렷한 법과 질서 지향의 특성이 발견된다. 집단에 대한 충성, 대인관계, 좋은 동기도 충분하지 않으며, 누구든 법과 규칙을 지켜야 한다고 사고하는 경향이 있다. 개인과 집단 간에 서로 충돌하는 주장을 판단할 때, 3단계 추론에 속하는 다소 유동적인 감상주의나 편애보다는 법과 질서 지향이 더 적합한 사고가 된다. 4단계에 있는 사람은 법에 대하여 이야기하고 싶어 하며, 심지어 그 법을 조목조목 법제화하려 한다. 또한 법과 규칙이 사람의 존경과 복종을 명하는 중요한 것으로 인식하며, 사람은 한 구성원으로 법 아래에 있다고 보고 일정한 가치 체계나 사회 전체 입장에서 이를 파악한다. 따라서 이를 사회체계 도덕성이라 한다.

3) 후인습 수준(postconventional level)

후인습 수준은 사회와 자아가 위탁해야 할 원칙들과 관련하여 사고한다. 이 원리적인 사고는 법과 규칙의 정당화를 위한 관심뿐만 아니라 모든 법에 적용될 수 있는 가장 기초적인 원리를 탐색해 가는 특징이 있다. 우리 사회가 인정하는 질서가 최상의 실현 가능한 질서가 아닐 수 있다는 사실을 지각하고 지금까지 수용되어 온 전통과 사회 전체의 기준에 대하여 원리의 문제를 제기할 수 있다.

후인습 수준의 첫 번째 단계라 할 수 있는 5단계는 공리주의적 색채를 가지고 일반 개인 권리의 관점에서 사회 전제가 비판적으로 검증하고 합의를 본 기준에 관점에서 판단하는 사회계약법 지향이 특징이라 할 수 있다. 이러한 이성적 검토에 위배되는 법은 언제든지 바꿀 수 있다고 강조한다. 법은 함께 공존하기 위해 인간들에 의하여 만들어진 것으로 인간은 법을 우상화할 필요가 없다고 생각한다. 따라서 개인의 권리와 사회 전체의 복지를 달성하는 원칙을 고려하여 개인권리와 사회복지 도덕성이라고도 한다. 원리에 맞지 않는 법은 수정되어야 한다고 생각하며 법과 규칙의 내재적 의미는 원리를 표현해 주는 것이라고 사고한다. 이를 법 제정적 관점이라 표현한다.

후인습 수준에 속하는 도덕발달 6단계는 도덕적 추론에서 가장 하위의 단계다. 도덕성 발달 6단계 사고의 특징은 논리결성에 따라 옳음을 판단하는 경향이다. 이를 보편적, 가역적 그리고 규범적인 일반윤리 원칙의 도덕성이라 할 수 있다(Colby & Kohlberg, 1987).

〈도덕성 발달의 3가지 수준과 6단계〉

도덕발달 수준	사회적 조망	도덕발달단계	사회적 관점
전인습 수준	현실적 개인 조망	1단계 : 타율적 도덕성	타인의 이해를 고려하지 않음. 자기이해와 타인의 이해가 다르다는 것을 모르며, 다른 견해들을 연관짓지 않음. 행위들을 심리적인 것보다는 신체적인 것으로 봄. 권위자의 시각과 자신의 시각을 혼동함
		2단계 : 개인적, 도구적 도덕성	자신의 필요한 욕망을 만족시키는 것을 극대화하고 자신의 부정적 결과를 최소화하려하기 때문에 실용적 경향. 모두가 추구하는 자기 나름의 이해가 있음을 알고 그러한 이해들이 갈등을 낳는다고 것을 이해하며 옳은 것을 상대적으로 이해
인습 수준	사회구성원 조망	3단계 : 대인간 규준적 도덕성	고립적인 개인의 관점과 사람들의 기대에 순응하는 공유된 도덕적 규범들에 구체화된 삶들 간의 관계성을 상호적으로 신뢰하는 제3자의 관점과 조화. 사회적으로 공유된 관점의 결과 3단계의 개인은 개인 간 신뢰와 사회적 승인을 유지하는 것에 특별한 관심
		4단계 : 사회체계 도덕성	사회구조는 갈등을 일으키는 여러 요구를 중재하고 공공선을 증진하는 것으로 이해. 착한 역할점유자간에도 갈등이 있을 수 있음을 인식. 이 경우 도덕 체계나 믿음의 체계, 사회적 혹은 법칙 체계를 조회
후인습 수준	사회선행 조망	5단계 : 개인권리와 사회복지 도덕성	도덕적 사회를 건설하는데 누구라도 선택할 보편화된 가치와 권리를 인식하는 이성적 도덕 주체의 관점. 실제적 법과 사회적 체계의 타당성은 기본적인 인간의 권리와 가치를 보호하고 보존하는 정도의 관점에서 평가. 사회는 사회적 협동과 동의에 기반한다고 생각
		6단계 : 보편적, 가역적 그리고 규범적인 일반윤리, 원칙의 도덕성	자유롭고 자율적 개인으로서 서로에게 가져야 할 모든 인간 존재의 이상적인 관점. 규범적인 역할 채택은 공정성, 공평성, 즉 역할 채택에서 가역성을 확고하게 하는 절차에 의해서 사고

4) Kohlberg의 도덕성 발달이론의 특징

첫째, 각 단계들이 불변의 연쇄를 이루고 있다는 것이다. 아주 극단적으로 신체적, 정신적, 손상을 입은 경우를 제외하고 사람은 반드시 순서에 따라 각 단계를 거쳐 간다. 즉, 도덕성 발달은 다른 모든 발달처럼 일정한 원칙을 가지고 진행되므로 단계를 건너뛰어 하룻밤 사이에 도덕군자로 변신할 수 없다는 의미도 지니고 있다.

둘째, 단계들은 계층적 통합을 이루고 있다는 것이다. 낮은 단계는 높은 단계의 도덕적 추론을 이해하지 못하지만, 높은 단계는 낮은 단계의 도덕적 추론을 포괄하고 이해한다. 단계의 이동은 도덕적 추론을 구성하고 있는 일련의 인지적 구조가 재조정되는 것을 의미한다.

셋째, 발달은 인지적 불균형이 생성될 때 발생한다. 도덕적 난관에 부딪혔을 때 그것을 해결하려는 인지적 판단이 서지 못한 상태를 불균형이라 한다. 이러한 딜레마적 상황에서 현재의 인지적 판단으로 해결하지 못하는 경우 새로운 인지적 구조로 전환하여 해결해 나가는 것이 발달의 특성이다.

5. Bronfenbrenner의 생태학적 이론

생물학의 한 분야로 발전해 온 생태학은 인간 발달과 생활에서 환경의 중요성이 강조되면서 모든 학문 분야에 적용되어 다차원적 접근을 시도하는 새로운 개념으로 정의되고 있다. 사회과학자들은 생물학에서의 정의와는 다르게 인간 생태학 또는 사회 생태학이라는 용어로도 사용하고 있다.

생태학적 이론(ecological theory)은 유전적 요소, 가정의 역사, 사회 경제적 수준, 가정생활의 질, 문화적인 배경과 같은 요인들이 발달과 관련된다고 보고 있으며,

인위적인 실험실 연구가 아닌 실제 삶의 맥락 내에서 행하고 연구하고자 하는 접근을 취한다. 생태학적 접근은 최근 발달심리학의 여러 영역에서 강하게 부각되고 있는 경향이며, 특히 지각발달과 성적 및 사회성 발달 연구에서 중시되고 있다. 아동발달에 대한 생태학적 이론은 환경적 요소에 의해 영향을 받는 통합된 유기체로서의 전인적 아동(whole child)을 생각한다. 생태학적 이론은 2가지 접근으로 나눌 수 있는데, 생물학적 요인에 강조를 두는 동물 행동적 접근과 환경에 중점을 주는 생태학적 접근이다. 여기서는 환경에 강조를 두고 있는 생태학적 접근을 살펴보도록 하겠다.

Bronfenbrenner(1979)는 인간발달 연구에 있어서 성장하는 유기체와 그 유기체가 실제 거주하고 성장 변화하는 환경간의 일생 동안 일어나는 조절과정에 초점을 맞추는 광범위한 접근법인 인간발달의 생태학적 이론을 제안하였다. 이 이론은 인간을 독립적인 유기체로 인식하기보다는 주변 환경과의 상호작용을 통해 변화하는 결과물로 보았다. 즉, 인간은 환경과 상호작용을 통해 발달하고 항상 변화하는 사회 물리적 환경의 상호관련성에 초점을 맞추는 접근으로 인간과 환경과의 상호작용 연구에서 탈맥락적이 아니라 맥락 내의 인간발달에 초점을 맞추어야 한다고 주장했다.

1) 생태학적 이론의 기본가정

생태학적 관점은 자아심리학, 스트레스이론, 사회체계이론, 생태학 등 많은 이론들로부터 가정을 빌려와서 생태학적 이론의 기반을 이루었다. 생태학적 학자인 Green이 제시한 생태학적 이론의 기본가정을 살펴보면 다음과 같다.

첫째, 환경과 상호작용하고 다른 사람들과 관계를 맺는 인간의 능력은 타고난다.

둘째, 개인-환경은 인간과 환경이 상호간에 영향을 미치는 단위로서의 체계인 호혜적 관계를 형성한다.

셋째, 사람은 자연스러운 환경과 상황 속에서 이해되어야 하며, 성격은 개인과 환경 간의 오랜 관계의 산물이다.

넷째, 긍정적 변화는 생활경험으로부터 야기될 수 있으며 생활상의 문제는 전체적인 생활공간 속에서 이해되어야 한다(채경선 · 김주아, 2007).

2) 4가지 수준 체계

Bronfenbrenner는 상호의존적, 동태적 겹구조 모형을 구성하는 네 개의 주요한 생태학적 환경체계를 규정함으로써 동시 적용되는 환경을 개념화하였다.

이 겹구조에 적용된 개념의 용어는 미시체계, 중간체계, 외체계, 거시체계다. 이것은 가족안의 모-자녀 상호작용과 같은 인접과정에서부터 법률, 정부정책, 문화와 같은 광의의 사회배경을 포함하는 광역의 영향력까지 포함한 범위다.

(1) 미시체계(microsystem)

미시체계는 가장 인접한 수준의 환경으로 정의되며 친밀한 사회 환경 안에서 겪게 되는 상황과 직접 접촉하는 물리적 환경 안에서 겪게 되는 상황을 말한다. 또한 성장하는 개체가 특정 대면상황에서 경험하는 활동, 역할, 대인관계를 맺는 방식을 말하며, 이 미시체계는 개인에 따라 그 개인의 성장 단계에 따라 달라진다.

(2) 중간체계(mesosystem)

미시체계들을 연결시켜 주는 체계인 중간체계는 발달하는 개인에 따라, 그 개인의 성장단계에 따라 달라진다. 그리고 중간체계는 발달하는 개인이 적극적으로 참여하는 둘 이상의 환경들 간의 상호관계로 이루어진다. 즉, 아동의 경우는 가정, 학교, 이웃, 또래집단 사이의 관계들이 대표적인 중간체계가 되며, 중간체계는 하나 이상의 미시체계들로 구성된 체계이며, 발달하는 개인이 새로운 환경으로 이동할 때마다 형성되거나 확대된다. 중간체계는 한 개인의 미시체계와 다른 한 개의 미시체계 사이의 연결 관계를 말하기 때문에 어떤 하나의 미시체계에서 일어나는 사건들은 다른 미시체계에서 일어나는 개인의 행동과 발달에 영향을 미친다.

(3) 외체계(exosystem)

외체계는 중간체계가 확장된 것으로서 아동이 직접적으로 참여하지 않는 체계이지만 유기체의 발달에 영향을 주는 환경체계로 부모의 작업환경, 직무조건, 이웃, 정부기관, 비형식적인 사회적 관계망, 부모의 자녀 양육을 위한 교육기회 등은 자녀양육이나 가정생활에 강력한 영향을 미친다.

(4) 거시체계(macrosystem)

거시체계는 기본적인 신념체계와 이념으로서 동일한 사회 내의 하위체계들(미시체계, 중간체계, 외체계)의 형태와 내용에서 일관되게 나타나는 하위문화 수준이나 문화 전반의 수준에 존재하는 특성이다. 발달하는 아동은 문화나 혹은 하위문화의 속성에 의해 간접적인 영향을 받으며, 사회규범, 문화, 정치, 공공정책, 법률, 자녀양육에 대한 가치관과 같이 비형식적이고 묵시적인 것으로 사회구성원들의 정신세계 속에 내재되어 관습과 일상생활 습관으로 표현되는 이데올로기로서 비록 간접적이기는 하나 매우 강력한 영향력을 발휘한다(Bronfenbrenner, 1993).

이상과 같은 네 가지 체계는 서로 상호작용을 하며 영향을 미치며, 이 네 체계의 시간체계는 시간에 걸쳐 일어나는 변화와 사회, 역사적인 환경을 의미한다. 예를 들면 가족 제도의 변화, 결혼관의 변화, 직업관의 변화 등을 들 수 있다. 그래서 인간은 처음에는 일차적인 양육자를 이해하고 그 다음으로 가정, 학교환경을 이해하며 사회, 문화 등 더 큰 측면들을 이해하고 그 속에서 발달해 간다.

발달단계에 따른 정신건강

제 3장

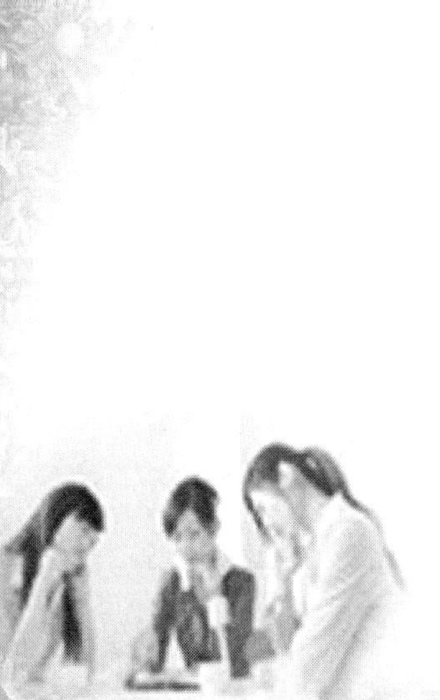

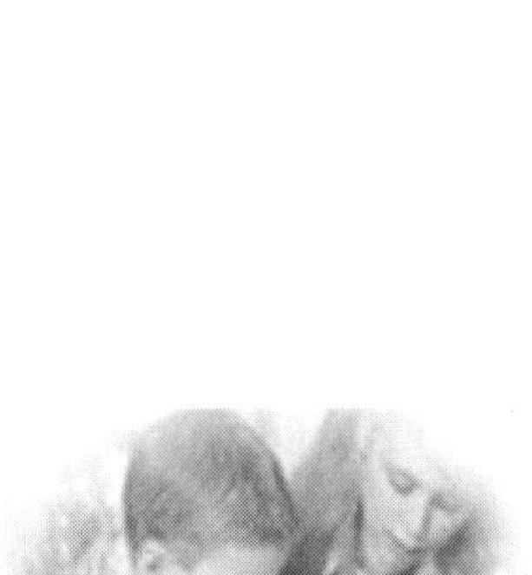

1. 태내기와 출생

1) 태내기의 특성

(1) 태내발달의 단계

인간의 생명은 자궁에서 정자와 난자가 만나 수정이 이루어지는 순간부터 시작된다. 수정된 태아는 어머니의 자궁에서 약 280일을 보내게 되며 이 시기를 태내기라고 한다. 태내기 동안 수정란은 세포분열을 통해 신체기관을 형성하며 한 인간으로서 발달해 가게 된다. 태내기는 발아기, 배아기, 태내기의 세 가지 발달단계를 거치게 된다.

① 발아기

발아기는 수정란이 자리를 잡는 시기로 수정 후 약 2주간을 말한다. 수정이 된 후 수정란은 일주일에서 열흘 이내에 자궁벽에 착상한다. 이후 분열된 세포는 점차로 내부기관과 외부기관으로 나누어지는데, 외부기관은 자궁벽과 연결되어 어머니와 태아를 구분 짓는 부분이 되고, 내부기관은 태아가 된다.

② 배아기

배아기는 수정 후 약 2~8주간으로 이 시기 동안 중요한 신체기관과 신경계가 형성된다. 배아기 동안 외배엽으로부터 외피, 손톱, 발톱, 머리카락, 치아, 감각기관, 뇌와 척수를 포함한 신경계통이 형성되고, 내배엽으로부터 소화기, 간장, 췌장, 타액선, 호흡기가 형성되며, 중배엽으로부터 진피, 근육, 골격, 배설기, 순환기가 형성된다. 이 시기는 태내 환경에 가장 영향을 받는 시기로 출생결함이 일어나거나, 심한 경우에는 자연유산된다.

③ 태아기

태아기는 8주 이후 출생까지의 시기로 배아기에서 형성된 신체 조직이 급속도로 발달한다. 12주가 되면 태아는 인간의 형체를 갖추게 되고, 성별을 구분할 수 있게 된다. 4개월이 되면 골격과 근육이 발달하고, 5개월에는 머리카락과 손톱이 보이며, 6개월에는 눈의 형태가 나타난다. 7개월이 되면 하나의 생명체로 기능할 수 있을 만큼 자라서 이 때 태어난 조산아는 생존 가능성이 높다.

(2) 태내환경

태아는 태내에서부터 환경적인 영향을 크게 받는다. 즉, 임신부의 영양 상태나 연령, 임신부가 복용하는 약물이나 질병, 정서 상태 등이 어떠한가에 따라서 태아의 발달에 직접적인 영향을 미치게 된다.

① 임신부의 영양

태아는 수정 후 출산까지 성장에 필요한 모든 영양분을 어머니로부터 받기 때문에 임신부의 영양상태가 어떠한지는 태아의 발달에 매우 중요한 요소가 된다. 임신부의 영양이 부족하면 유산과 사산을 할 가능성이 높고, 출생 후에도 저체중이 되거나 중추신경계에 장애를 일으킬 가능성이 높아진다. 또한 영양결핍은 신체기관의 크기나 뇌 발달에도 부정적인 영향을 미친다. 임신 초기의 극심한 영양결핍으로 사산된 태아의 뇌의 무게는 정상아의 1/3에 불과하며, 신체기관의 크기도 6~25%에 해당한다(송명자, 2008).

② 연령

건강한 아기를 낳기에 가장 이상적인 임신부의 연령은 20세에서 35세 사이이다. 임산부의 연령이 너무 어린 10대의 임신은 신체적으로 자궁의 발달이 완전하게 이루어져 있지 않고, 심리적으로도 아기를 출산하여 양육할 준비가 완전히 되어 있지 않다. 또한 사정상 임신을 숨기려 하는 경우가 많고, 이 경우 산전검사 및 영양관리가 잘 이루어지지 않아 태아의 발달에 영향을 미치게 된다. 때문에 저체중아가 태어날 가능성이 높으며, 사망률도 높은 편이다.

연령이 높은 임신부에게서 태어난 아기는 다운증후군일 가능성이 상대적으로 높아진다. 다운증후군 자녀를 낳을 확률은 30세 이전에 1/1,000인데 비해 40세에는 1/100로 높아진다. 따라서 35세 이상의 임신부는 태아의 상태에 대해서 세심하게 주의를 기울일 필요가 있다.

③ 임신부의 약물, 음주, 흡연

임신부의 약물 복용이 태아에게 치명적인 영향을 미친다는 것이 널리 알려지기 시작한 것은 1960년대 유럽에서 발생한 탈리도마이드 사례에서부터이다. 태아가 배아기일 때, 임신부는 구토증을 진정시키기 위해 이 약을 복용하였고, 태어난 아기에게서 사지 발달의 지체가 나타났다. 이 외에도 아스피린이나 과도한 비타민 A나 비타민 D의 섭취도 태아에게 영향을 줄 수 있는 것으로 보고되고 있다.

음주와 흡연도 태아에게 부정적인 영향을 미친다. 임신부가 임신 중 습관적으로 음주를 하는 경우 태아알코올증후군(fetal alcohol syndrome)을 유발한다. 이러한 아기들은 저체중이나 성장결함, 신체기형, 정신지체의 발병률이 상대적으로 높다. 또한 임신 중 임산부의 음주로 인한 '태아알코올증후군' 아동은 ADHD의 발병률이 상대적으로 높다는 연구결과도 있다(질병관리본부, 2010). 임신부가 지나친 흡연을 하는 경우 유산, 조산, 사산, 저체중의 원인이 되며, 이후에도 행동장애, 정신지체, 인지발달 장애의 원인이 될 수 있다.

④ 임신부의 질병

임신부의 질병은 태반을 통해 태아에게 전이되거나 출생 시 태아에게 감염될 위험이 있다. 특히 임신 초기에 임신부가 풍진에 걸린 경우의 50% 이상은 시각장애, 청각장애, 심장장애, 정신지체 등의 심각한 장애를 초래할 수 있다. 또한 임신부가 임질에 걸린 경우의 태아는 시각장애를 가질 수 있으며, 매독의 경우는 태아에게 치명적이어서 대부분 유산, 사산, 기형이나 정신지체를 초래하게 된다. 이 외에도 후천성 면역결핍증(AIDS), 당뇨 등도 태아에게 영향을 미치며, 이로 인한 유산, 사산, 장애를 초래할 수 있다.

⑤ 임신부의 정서

임신부가 장기간 스트레스를 받는 경우 태아의 건강에 직접적인 영향을 미친다.

태아는 태내에서 임신부의 정서 상태를 감지하고, 임신부가 편안한지 불안한지에 따라 민감하게 반응한다. 따라서 임신부가 임신에 대한 준비가 되어 있지 않고, 결혼생활에 어려움이 있거나 가족구성원의 지지가 부족한 경우 등과 같이 임신 중에 과도한 스트레스를 받게 되면 태아도 마찬가지로 스트레스 상황에 놓이게 되고, 임신부의 입덧, 조산, 난산의 가능성도 더 높아진다. 따라서 임신부는 임신에 대해 긍정적인 마음가짐을 갖고, 정서적 안정과 심리적 만족을 높임으로써 태아의 발달에 긍정적인 영향을 미칠 수 있다.

2) 태아기의 정신건강

(1) 부모와 태아의 애착 증진

부모와 자녀 간의 애착은 출생 후부터 시작되는 것이 아니라 뱃속에 있을 때부터 시작된다. 부모는 아기가 어떻게 생겼을까 상상하고, 자신의 행동과 사고, 정서가 태아에게 어떤 영향을 미칠지 조심하며, 태아에 대한 긍정적인 마음을 갖는다. 태아의 움직임은 부모와 태아 간의 상호작용을 더욱 촉진시킨다.

부모는 태아의 반응을 보고, 느끼며, 태교에 더욱 신경 쓰게 된다. 태아도 엄마 뱃속에서 부모의 목소리를 듣고, 부드럽게 배를 쓰다듬는 접촉을 느끼며 애착을 증진시켜 나간다.

Winnicott에 따르면, 어머니는 임신 말기가 되면 '일차적 모성 몰두'라는 일시적인 일종의 건설적 광증을 경험하면서 자기 자신이나 외부 환경에 신경 쓰기보다는 오직 출생할 태아의 생명과 활동에 관심을 갖게 된다(한성심 외, 2008). 이 시기의 어머니는 아기에게 필요한 환경이 되기 위해 오직 태아에게 관심을 맞추며 충분히 좋은 어머니로서의 준비를 해 나가게 된다고 설명한다.

(2) 태아의 건강한 성장과 발달 촉진

앞서 태내환경에서도 살펴보았듯이 태아의 건강한 성장과 발달을 촉진하기 위해서 어머니는 건강한 신체와 마음가짐을 가지고 있어야 한다. 어머니가 얼마나 신체적, 심리적으로 건강하고 태아에게 정성을 다하는가 하는 것은 태아의 발달에 직접적으로 영향을 미칠 수 있다. 어머니가 태아에게 신경을 쓰지 않고 영양불균형을 초래한다거나 임신 전에 가졌던 음주나 흡연 습관을 고치지 못하고 계속 이어간다면 태아의 발달에 치명적인 영향을 미칠 수 있다.

임신 5~6개월이 되면 태아는 모든 소리를 듣고 구별할 수 있다. 따라서 시끄럽고 불쾌한 소리, 큰 소리로 인해 태아가 긴장하고, 경계반응을 일으키지 않도록 해야 한다. 어머니가 태아와 태담을 나누고, 좋은 음악, 이야기를 들려주는 것은 태아의 두뇌발달을 촉진한다. 어머니뿐만 아니라 아버지도 태아발달에 많은 영향을 미칠 수 있다.

아버지의 음주, 흡연, 약물복용 등도 출생결함에 영향을 미치고, 아버지가 임신에 대해 어떠한 태도를 가지고 있는지, 어머니에게 얼마나 안정된 정서를 유지할 수 있도록 지지하는지에 따라 태내환경에 영향을 미친다. 따라서 부모는 태아를 위해 신체적, 심리적으로 안전한 환경을 조성함으로써 이후 발달에 중요한 기초를 다질 수 있다.

(3) 출산과정에서의 스트레스

출산은 산모와 태아 모두에게 스트레스를 주는 과정이며, 출산과 관련해 발생될 수 있는 여러 문제들은 이후 아동과 가족에게 신체적 · 정신적인 영향을 미치게 된다. 출산과 관련해 발생하는 문제들로는 태반조기분리, 조기파수, 전치태반, 조산 등 산모와 태아의 건강을 위협하는 응급상황의 발생이나, 미숙아, 저체중아, 분만과정에서 사용되는 여러 가지 약물의 영향이나, 겸자나 진공 적출기를 통한 분만, 제왕절개 등을 들 수 있다. 또한 출산과정에서 발생하기 쉬운 산소결핍증, 태변흡입, 역아분만, 제왕절개 등의 문제들도 발생될 수 있다. 이러한 출산 과정에서의 여러 문제들은 뇌성마비, 정서장애 발생의 원인이 되는 등 이후 아동의 발달에 부정적인 영향을 미치게 될 수 있다.

출산은 새로운 생명과 만나는 아름다운 과정이다. 따라서 산모나 태아에게 모두를 위한 배려가 필요하며, 이를 위해 산모의 정서적 안정과 가족들의 따뜻한 지지와 관심, 위험발생시 생명을 건강하게 지킬 수 있는 적절한 의료적 조치 등이 필요하다. 최근은 출산중 산모와 태아의 고통과 스트레스를 경감시켜 주기 위해 라마즈분만, 그네분만, 수중분만 등 다양한 분만법들이 시도되고 있다.

Leboyer(1975)는 그의 저서 「폭력 없는 탄생(Birth without Violence)」에서 출산과정에서 태아도 엄청난 정서적 충격을 겪는다고 주장하고 있다. 때문에 출산과정에서 산모의 고통을 경감시켜 주기 위한 노력뿐 아니라, 태아를 위한 배려도 함께 이루어져야 한다고 보고, 출산 시 아기를 배려하기 위해 다음의 몇 가지 구체적인 방법을 제시하였다.

첫째, 수술실의 날카롭고 지나치게 밝은 조명보다는 불빛을 약하게 하여 부드럽게 한 조명을 제공한다. 둘째, 각종 수술기구가 부딪치며 내는 소리, 의사 및 간호사들의 웅성거리는 소리 등 소란스러운 수술실의 소음에 스트레스를 받을 수 있으므로 최대한 목소리를 낮추고 부드러운 음악을 들려주는 등 편안한 분위기를 제공한다. 셋째, 좁은 산도를 지나오는 동안 고통을 받았을 아기의 탯줄을 성급히 끊지 말고 엄마의 배 위에 잠시 올려놓아 모-아가 체온을 나누며 정서적 유대를 맺도록 배려한다. 마지막으로 탯줄을 끊은 아기에게 엄마 자궁안의 양수에서 움직였던 것처럼 따뜻한 물에 목욕을 시켜 줌으로써 안정감을 갖도록 배려해 주어야 한다.

그러나 Leboyer의 주장에 대해 산부인과 의사들은 회의적인 반응을 보인다. 우선, 수술실의 낮은 조명은 산모의 생명을 위협할 수 있는 위험요소를 발견하는데 어려움을 주며, 출생한 아기의 탯줄을 자르고 씻기기까지의 시간이 오래 걸리면 감염에 대한 위험이 높아지고, 신생아 검사가 늦어져 자칫 위험한 상황을 늦게 발견할 수 있다고 지적하고 있다.

출산과정에서 발생할 수 있는 여러 가지 문제 상황은 다음과 같은 것들이 있다.

① 산소결핍증

산소결핍증은 출산과정 중 산소공급이 원활히 이루어지지 못해 발생하게 되는 것을 말한다.

산소결핍증이 발생되는 원인은 출산 시 태아가 탯줄을 목에 감고 있거나, 탯줄이 뒤엉켜 있을 경우 태아에게 공급되어야 할 산소가 부족해 발생된다. 또한 태아가 역아로 둔위자세를 하고 있을 경우 출산 과정에서 발이나 엉덩이가 먼저 나오게 되며, 이 경우에는 출산시간이 길어져 태아가 산모의 질 안에서 오랜 시간을 보내게 되어 산소결핍을 초래할 가능성이 높아지며, 심각할 경우 산모와 태아의 생명이 위태로워진다. 또한 태아가 출산 시 마시게 되는 양수가 목에 걸리거나, 태변을 흡입하게 되는 경우에도 산소 결핍이 발생할 수 있으며, 태반조기박리, RH인자, 유도분만이나 제왕절개 수술시 사용무통분만진정제나 마취제의 사용 등 여러 가지 원인에 의해 출산 시 산소결핍증이 발생한다. 신생아는 성인보다 산소결핍 상태를 좀 더 오래 견딜 수 있으나, 산소결핍 상태가 3분 이상 지속되면 영구적인 뇌손상을 입게 된다.

② 저체중아(조산아, 미숙아)

출생 시 몸무게가 2.5kg 이하일 경우 저체중아(low birth weight infants)라고 한다. 1.5kg 미만일 경우는 극소 저체중아, 1.0kg 미만인 경우는 초극소 저체중아라 한다. 저체중아들은 보통 신생아에 비해 작고, 솜털이 더 많으며, 머리가 몸에 비해 상대적으로 더 크다. 저체중아는 성장을 돕기 위해 필요할 경우 인큐베이터에서 보호된다.

저체중아의 원인은 여러 가지이며, 대부분 37주 미만에 태어난 조산아(premature infant)나 성장이 미달된 미숙아일 경우가 많다. 미숙아일 경우 뇌손상의 신호를 보일 가능성이 정상아에 비해 상대적으로 높고, 이후 행동적 장애를 나타낼 가능성도 높게 나타난다. 이외에도 저체중아의 원인으로 쌍둥이의 출산이나 부모가계의 유전적인 영향, 임신중독증, 태반의 문제, 임산부의 신체적 질병이나 지나친 스트레스, 영양부족 등을 원인으로 들 수 있다.

또한 고령의 임산부, 임신 중의 흡연이나 음주, 약물복용, 임산부의 다이어트 등도 저체중아 출산의 원인으로 지목되고 있다. 따라서 태내 환경이 저체중아 출산에 미치는 영향이 크다고 본다.

일반적으로 저체중아는 지능이 낮고, 행동 발달이나 정신 건강에 문제될 가능성이 정상체중아에 비해 높을 것이라는 우려가 있으나, 실제로 이에 대해 확실히 밝혀진 연구결과는 아직 없다. 오히려 출생 당시의 체중이 정상체중이냐, 저체중이냐 보다 출생 후의 성장 환경이 어떠한지가 더 중요한 요인으로 지적되기도 한다. 즉, 출생 후 제공되는 적절한 영영공급 및 양육환경이 이후 성장에 더 큰 영향을 미친다고 보는 입장이다. 그러나 저체중아는 정상체중아에 비해 발달상 위험이

상대적으로 더 높다는 것이 보편적인 견해이다.

③ 거대아

임신 중 산모가 임신성 당뇨를 앓거나 임신중독증에 걸렸던 경우 체중이 4kg 이상의 아기를 낳는 경우가 있는데 이를 거대아라 한다. 거대아는 출산과정에서 난산으로 손상을 입을 가능성이 높으므로 임신 중에 특히 주의해야 한다. 거대아가 되지 않도록 하기 위해 임신 중 산전검사에서 초음파 검사, 임신성 당뇨검사 등을 통해 태아의 몸무게 성장을 주기적으로 잘 관찰하고, 관리하여야 한다.

④ 제왕절개

제왕절개(cesarean section)는 산모의 복부를 절개하여 자궁에서 태아를 꺼내는 분만법이다. 제왕절개는 질을 통한 분만이 불가능하거나, 권장되지 않을 때 수술을 해서 아기를 낳으며, 산전검사에서 태아가 둔위자세로 있거나, 전치태반(placenta previa), 다태 임신(multiple pregnancies) 등 안전한 출산을 위해 제왕절개가 필요하다고 판단되는 경우 사전에 계획을 세워서 시행하기도 한다. 하지만, 조기파수, 태반조기박리(abruptio placentae), 태아 곤란증(fetal distress) 등 산모와 태아의 생명에 위험이 높은 응급상황에 의해서 수술이 시행될 수도 있다.

제왕절개는 위험 상황에 놓인 산모와 태아의 생명을 구할 수 있다는 장점이 있지만, 수술 후 회복이 늦고, 비용이 많이 들며, 제왕절개를 위해 마취제, 진통제, 자궁수축제 등 몇 가지 약물을 투약받게 되는데 이러한 다수의 약물 사용에서 오는 부작용들이 발생할 수 있다는 점에서 단점을 지닌다.

3) 태아기 자녀를 둔 가족의 정신건강

(1) 임신스트레스

부모는 임신을 처음으로 확인하게 되었을 때 기쁨도 느끼지만, 한편으로는 이제 곧 새로운 아이의 부모가 된다는 사실에 직면하면서 부모 역할에 대한 막연한 두려움도 함께 느끼는 양가감정을 경험하게 된다.

임신기간 동안 가족들은 새로운 식구를 맞을 준비를 한다.

임신을 통해 새로운 자녀가 생긴다는 것은 산모와 가족들에게 행복감을 주지만, 한편으론 출산과정에 대한 두려움과 앞으로 자녀양육을 잘 수행할 수 있을지에 대한 걱정을 초래하게 된다. 또한 임신 중에는 여러 가지 스트레스가 발생한다. 계획되지 않았던 임신일 경우의 스트레스는 더욱 높겠지만, 기다리던 계획된 임신이라고 해도 임신에 대한 스트레스가 전혀 없는 것은 아니다.

누구나 임신 중에는 불안을 경험한다. 특히 유산의 경험이 있는 임산부나, 임신을 처음 경험하는 초산부가 느끼는 임신 중 스트레스는 더욱 크다. 유산의 경험이 있는 임산부가 임신 중 느끼게 되는 불안은 출산까지 이어지며, 건강하게 잘 태어날 수 있을까? 기형은 아닐까? 등 태아에 대한 과중한 염려를 가중시켜 임신과정을 더욱 힘들게 하는 요인이 된다. 또한 초산의 경우에도 임신에 대한 지식에 적고, 경험이 없어 임신 중의 작은 변화에도 적절히 대처하지 못하며, 과도한 걱정을 하고, 다가올 출산에 대한 막연한 불안을 느낀다.

출산의 경험이 있는 산모라 해도 임신 중 스트레스를 경험하게 된다. 이전 출산과정에서 경험했던 고통이나 신생아를 돌보는 어려움을 다시 떠올리게 되며, 기존의 자녀와 더불어 다자녀를 양육해야 한다는 양육스트레스가 발생한다. 또한 임신과정에서 산모가 경험하게 되는 입덧이나 불어나는 체중과 체형의 변화, 여러 가지 산전검사, 태어날 아기에 대한 막연한 불안 등은 임신스트레스를 가중시키는 요인이 된다. 때문에 임신 중인 아내에 대한 남편이나 가족의 관심과 보살핌이 필요하며, 산모 스스로도 마음의 안정을 유지하며 임신과정을 기쁨으로 받아들이고 태아와 긍정적인 애착형성을 해 갈 수 있도록 노력해야 한다.

임신으로 새로운 생명을 얻는다는 것은 축복이다. 산모와 가족들은 임신을 기쁨으로 받아들이는 긍정적인 정서가 필요하다.

우선, 산모는 태아가 건강하게 잘 자랄 수 있도록 임신 중 건강, 영양관리를 철저히 하고, 스트레스를 피해 정서적인 안정을 유지하도록 노력해야 한다. 또한 부모됨을 기쁘게 받아들이는 긍정적인 태도로 뱃속의 아기와의 긍정적인 애착관계를 증진시키면서 다가올 출산을 준비해야 한다.

아버지도 태어날 아기를 새 가족으로 받아들일 준비를 하며, 아내의 임신과정에 함께 관심을 가지고 참여해야 한다. 조부모들도 임신과 출산과정에 대한 자신들의 이전 경험을 부부에게 나누어 주고, 출산 후 산모의 회복과 신생아 양육을 도움으로써 새로 부모가 되는 자신들의 자녀에게 도움을 줄 수 있다.

(2) 부모됨의 준비

부모됨(parenthood)은 임신과 출산을 통해 자녀를 얻게 된다는 생물학적인 의미 이외에 부모로서의 정서적 준비를 갖추어야 한다는 의미를 지니고 있다. 부모가 된다는 것은 자녀를 양육해야 하는 현실적 역할을 수행해야 한다는 의미한다. 이를 부모역할(parenting)이라고도 한다.

부모역할에 대한 사회적 요구는 시대마다 달라진다.

전통사회가 대가족제도의 가정에서 다자녀를 낳아 직접 자녀를 양육하고, 자녀에게 직접 사회적 성장의 본보기로서 훈육하였다면, 최근의 부모는 핵가족, 맞벌이, 여성의 사회진출 등으로 인해 부모가 가정에서 전적으로 자녀를 양육하기 보다는 기관을 통해 자녀를 양육하는 것으로 양육환경이 변화되었다. 또한 소수의 자녀를 낳아 물질적 · 경제적으로 여유롭게 양육하기 위해 고가의 육아용품을 구매하고, 더 많은 교구와 교재를 제공하며, 사교육을 통해 더 많은 것을 알게 하고자 하는 가르치는 교육을 제공하는 것이 좋은 부모의 역할이라 받아들여지고 있다.

이러한 사회적 · 문화적 관점의 변화는 조기교육, 과잉 사교육 등의 잘못된 열풍을 불러일으켰으며, 부모들에게 경제적 부담을 가중키는 요인이 되고 있다. 또한 경제적 부담의 가중으로 인해 부모들은 출산을 기피하는 저출산의 경향이 나타났고, 아동들은 부모들의 지나친 기대와 과잉학습에서 오는 과도한 스트레스를 경험하며, 경쟁 환경에서 정신적 고통을 경험하게 되었다.

앞서 설명하였듯 부모됨(parenthood)에는 정서적 준비가 필요하다. 그러나 최근에는 정서적인 준비보다 물질적 · 경제적 준비가 우선되는 잘못된 경향을 보인다. 이는 진정한 부모됨의 준비가 아니다. 진정한 부모됨의 준비를 위해서는 임신과정에서 부부가 앞으로 부모로서 자녀양육에 필요한 관심과 역할에 대해 함께 고민하고, 서로를 지지하며, 준비해 가는 시간을 갖는 것이 필요하다. 또한 이러한 준비과정 속에서 앞으로 양육과정에서 경험하게 될 수 있을 힘들고, 고단한 양육스트레스도 부모만이 느낄 수 있는 특권으로 받아들이는 긍정적인 인식의 전환도 필요하다.

이러한 부모됨에 대한 준비와 노력이 이루어질 때 부부는 진정한 부모로 성장하게 될 것이다.

2. 신생아기

1) 신생아기의 특성

(1) 발달특징

① 생리적 기능

신생아기는 출생 직후부터 약 4주간의 기간을 말하며, 새로운 환경에서 살아가기 위해 필요한 여러 가지 적응능력을 기르는 시기이다. 우리나라 신생아의 출생시 평균 체중은 남아 3.4kg, 여아 3.2kg 정도이고, 평균 키는 남아 50.8cn, 여아 50.1cm 정도로 남아와 여아 간에 약간의 차이를 보인다(대한소아과학회, 1998).

신생아는 출생 초기 며칠 동안은 태변배출, 수분 손실 등으로 출생 시보다 약간의 체중감소가 나타나지만 보통 출생 일주일 이후부터는 하루 30g 정도씩 체중이 증가하며, 1세경엔 출생시 체중의 3배 정도로 성장하게 된다.

신생아의 호흡은 불규칙적이고, 성인보다 두 배 이상 빠른 복식 호흡을 한다. 체온은 성인보다 약 0.5℃~ 1℃정도 높은 37℃~37.5℃ 정도를 보이며, 아직 외부온도에 민감하게 반응하므로 체온을 잘 유지하도록 보살펴 주어야 한다.

출생시 신생아의 머리 둘레는 평균 약 34cm이며, 가슴둘레는 약 33cm로 머리둘레가 가슴둘레보다 크다. 머리 부분은 몸 전체 길이의 4분의 1 정도이며, 만 1세경엔 전신의 5분의 1정도가 된다.

신생아의 두개골에는 숫구멍(fontanel)이라 불리는 연한 부분이 여섯 개 있으며, 그 중 정수리 한복판에 있는 대천문과 소천문은 아기가 숨을 쉴 때마다 팔딱거리는 것을 눈으로 볼 수 있다. 소천문은 생후 1년 정도가 되면 닫히고, 대천문도 1~2년이 지나면 완전히 닫혀진다.

보통 신생아들은 출생 후 1~2일 사이에 검은 녹색 내지 검은 황색의 대변을 배설한다. 이것을 태변이라고 한다. 태변은 태내에서 손가락을 빨 때 마신 양수에서 형성된 노폐물로 끈적끈적하고 냄새가 없다. 태변 배설 이후에는 모유 수유를 하는 신생아는 노란색의 부드러운 변을 1일에 3~4회 정도 배변하며, 인공 수유의 경우는 엷은 노란색의 단단한 변을 1일에 1~2회 정도 배변한다.

신생아들의 수면시간은 매우 길다. 보통 하루에 16~20시간 정도의 수면을 하는데, 2~3시간 간격으로 자고 깨기를 반복한다. 수면 시간은 성장해 가며 하루 동안의 전체 수면시간은 점차 줄어들며, 주로 밤에 자고 낮에 활동하는 수면패턴으로 변하게 된다. 또한 2~3시간 간격으로 짧게 자고, 깨기를 반복하던 수면패턴도 낮엔 짧게 자고, 밤엔 길게 자는 수면패턴으로 점차 바뀌게 된다.

수유시간도 출생 초기 2~3시간 마다 수유하던 것에서 점차 시간 간격이 넓어지고, 1회 수유량도 늘어가게 된다.

신생아기는 두뇌발달이 생후 어느 시기보다 급격히 이루어지는 시기이다. 신생아의 뇌의 무게는 출생 시 300~400g 정도로 성인의 25% 정도이나, 생후 6개월이 되면 거의 두 배 가까이 증가해 50%에 달하고, 2세경에는 75%로 증가한다.

② 반사행동

신생아들은 자신과 외부세계와의 상호작용을 시작하기 위한 준비로서 매우 조직화된 행동 패턴을 보이는데, 이를 반사행동이라고 한다. 반사행동은 감각신경세포가 살에 닿는 감촉을 감지하거나, 근육세포의 긴장도를 느끼면서 거기에 맞는 신호를 운동신경세포에 전달하면서 나타나는 반응이다. 반사행동들은 신경조직이 발달함에 따라 대부분 수개월 이내에 사라지며, 반사들이 담당하던 기능들도 새로 학습된 다양한 행동의 역할로 바뀌어가게 된다.

신생아에게서 나타나는 반사는 빨기 반사, 눈 깜빡거림 반사, 모로 반사, 근원 반사, 걷기 반사, 바빈스키 반사, 파악 반사 등이다. 대부분의 반사는 생후 몇 개월 이내에 자연스럽게 사라지지만, 눈 깜박거림 반사, 파악 반사, 재채기, 기침 반사 등과 같이 영구적으로 지속되는 반사도 있다(Santrock, 2009).

특정시기에 나타나야 할 반사가 정상적으로 나타나지 않거나 약할 경우 뇌성마비나 척추 하부조직에 결함 등을 의심할 수 있다.

ⓐ **빨기 반사**(Sucking reflex)

신생아는 구강자극에 민감하여 입에 닿는 것은 무엇이든지 빨려고 하는데 이것을 빨기 반사라고 한다. 이 빨기 반사가 나타나기 때문에 신생아들은 생후 초기 젖을 빨 수 있고 생존할 수 있다.

ⓑ **눈 깜박거림 반사**(Blinking reflex)

신생아의 눈 주위에 밝은 빛을 비춰 주면 순간적으로 눈을 감는다. 이 눈 깜박거림 반사는 밝은 빛이나 이물질로부터 자신을 보호할 수 있게 하며, 일생동안 사라지지 않고 지속되는 반사이다.

ⓒ **모로 반사**(Moro reflex)

Moro가 발견한 반사행동으로 갑자기 큰 소리를 내거나, 신생아를 안고 있다가 갑자기 내려 놓으면 팔을 활모양으로 휜다. 모로 반사는 생후 6개월경 사라지는데, 이후에는 갑자기 놀랐을 때 보이는 놀람 반사(Startle reflex)로 대치된다.

ⓓ **근원 반사**(Rooting reflex)

신생아의 입 주위에 자극을 주면 그 자극을 향해 고개를 돌리고, 입을 벌려 빨려는 반응을 보인다. 이를 근원 반사라 하며 이를 통해 신생아는 젖을 찾아 먹을 수 있다. 근원 반사는 생후 3~4개월경 자연스럽게 사라진다.

ⓔ **걷기 반사**(Automatic walking reflex)

신생아의 겨드랑이를 잡고 살짝 들어 올렸다 내려 놓으며 바닥에 발을 닿게 하면 마치 걸어가는 것처럼 발을 움직인다. 이것을 걷기 반사라고 하며, 생후 3~4개월경 자연스럽게 사라진다.

ⓕ **바빈스키 반사**(Babinski reflex)

Babinski가 발견한 반사행동으로 신생아의 발바닥을 발꿈치에서 발가락 쪽으로 간지럽히면 발가락을 부채처럼 쫙 폈다 오므리는 반응을 보인다. 척추 하부조직에 결함이 있을 경우 바빈스키 반사가 나타나지 않는다. 바빈스키반사는 생후 12개월경이 되면 자연스럽게 사라진다.

ⓖ **파악 반사**(Grasping reflex)

파악 반사는 신생아의 손바닥에 어떤 물건을 쥐어 주면 빼기 힘들 정도로 꼭 쥐는 반응을 보이는 반사로 생후 3개월경 무렵 약해지기 시작해 12개월경 자연스럽게 사라진다.

표 3-1 신생아기에 나타나는 주요 반사

반 사	자 극	반 응	소멸 시기	기 능
근원 반사 (Rooting reflex)	뺨이나 입가에 부드럽게 자극을 준다.	물체를 향해 고개를 돌려 빨려고 한다.	3~4개월	젖꼭지를 찾아 생존할 수 있게 한다.
빨기 반사 (Sucking reflex)	손가락이나 젖꼭지를 입에 넣어 준다.	입안에 있는 것을 빤다.	영구적임	수유를 하게 한다.
파악 반사 (Grasping reflex)	손바닥에 물건을 쥐어 준다.	손에 있는 물건을 꼭 쥔다.	3~4개월경에 약해짐	잡을 수 있는 능력을 준비한다.
모로 반사 (Moro reflex)	갑자기 큰 소리를 내거나, 아기의 자세를 변화시킨다.	몸을 활모양으로 휘고, 팔다리를 폈다가 모은다.	3개월 이후 감소함	어머니에게 매달릴 수 있게 한다.
바빈스키 반사 (Babinski reflex)	발바닥을 살살 간지럽힌다.	발가락을 폈다가 오므린다.	12개월경	
눈 깜박거림 반사 (Blinking reflex)	반짝거리는 불빛을 비춰 준다.	눈을 감는다.	영구적임	밝은 빛이나 이물질로부터 눈을 보호한다.
걷기 반사 (Automatic-walking reflex)	아기를 세워 발을 땅바닥에 닿게 한다.	걷는 것처럼 발을 움직인다.	3~4개월	걷을 수 있는 준비를 한다.
수영 반사 (Swimming reflex)	아기의 얼굴을 수면에 닿게 한다.	수영 동작을 한다.	6개월 이후	물 속에 빠졌을 때 생존능력 가진다.

③ 신생아기의 발달

ⓐ 신체 및 운동 발달

출생 시 신생아기의 시각적인 능력은 다른 감각기관에 비해 비교적 덜 발달된 상태이며, 초점을 맞추지 못하고, 시선을 고정시키지 못하는 상태로 태어난다. 신생아는 20~30cm 거리에 있는 물체를 가장 잘 볼 수 있으며, 이 거리는 아기를 안고 젖을 먹일 때 아기와 어머니가 가장 안정적으로 볼 수 있는 거리이다.

신생아의 청각은 태어나기 전부터 어느 정도 발달되어 임신 중에도 어머니의 목소리를 듣고 친숙함과 안정감을 얻는 것으로 알려져 있다. 태아는 임신 7개월경이 되면 청각 기능이 거의 완성되어 외계의 소리에 반응할 수 있는 상태지만, 출생 과정에서 양수가 귀에 차기 때문에 생후 몇 시간 동안은 들을 수 없다. 생후 3~4일이 지나면 소리에 대한 반응을 나타내고, 생후 20일경에는 엄마의 목소리와 다른 사람의 목소리를 구별할 수 있게 된다.

신생아의 미각은 거의 완전하게 발달된 상태로 출생하는 것으로 알려져 있다. 신생아도 달고, 짜고, 쓴맛 간의 차이를 식별할 수 있으며, 특히 단맛을 좋아해 단 것을 주면 삼키고 짜거나 쓴 것을 주면 삼키지 않는다. 후각 발달은 생후 며칠 이내에 냄새를 식별할 수 있으며, 같은 냄새를 계속 맡게 되면 반응이 줄어들다가 새로운 냄새를 맡게 되면 다른 반응을 보이기도 한다.

신생아의 촉각은 생후 며칠 이내에 급격히 발달한다. 신생아들은 따뜻하거나 차가운 외부온도에 민감하게 반응해 추운 것을 느끼면 딸꾹질을 하고, 먹는 우유가 뜨거우면 빨기를 거부하는 반응을 보인다. 또 얼굴 주변에 손을 갖다 대면 감각을 느끼는 쪽으로 고개를 돌리며, 피부에 불쾌한 반응이나 고통이 감지되면 괴로운 표정이나 울음으로서 느끼는 감각에 대한 반응을 보인다.

ⓑ 사회 · 정서 발달

생애 초기 경험한 사회 · 정서는 이후 발달에 큰 영향을 미친다. 신생아기는 양육자와의 안정적이고 신뢰로운 관계를 통해 사회 · 정서를 발달시키는 시기이다. 따라서 주양육자는 신생아의 신호에 민감하게 반응을 해 주고, 따뜻하고 부드럽게 껴안아 주고, 눈맞추기 등의 상호작용을 주고, 받으며 신뢰감을 형성하도록 도와야 한다. 신생아들은 어머니의 목소리가 들리거나 안아 주었을 때 조용해지고, 안정을 찾는다. 또한 어머니와 눈을 마주치고 미소를 짓기도 한다. 신생아기 주 양육자는 아기에게 필요한 기본적 · 생리적 욕구에 민감하게 반응하며 충족시켜 줌으로써 정서적 안정감을 형성하도록 도와 주어야 한다.

ⓒ 인지 발달

신생아기, 영아기는 Piaget가 설명한 인지발달단계 중 감각운동기에 해당하는 시기로 빨기, 찾기와 같은 반사적 행동과 오감을 통해 감각을 발달시켜 나간다. 신생아기는 자신의 감각이나 직접적인 운동 경험을 통하여 외부의 정보를 수집하며 보고, 듣고, 만지고, 냄새 맡고, 맛보는 등의 오감을 통해 자극을 경험하면서 인지발달을 이루어간다.

ⓓ 언어 발달

인간의 언어 발달은 태어나면서 터트리는 첫울음에서 시작된다. 신생아기는 아직 언어가 출현하지 않은 언어이전의 시기로 울음을 통해 자신의 감정과 욕구를 전달하고자 한다. 출생하자마자 터뜨리는 아기의 울음은 점차 분화하여 자신의 욕구를 전달하는 의사소통의 수단이 된다. 생후 1주된 신생아의 울음에서 배가고파서 우는 울음, 아픔을 느끼는 고통의 울음, 불편함을 표현하는 분노의 울음이 나타났다(Owens, 1993).

2) 신생아기의 정신건강

(1) 안정적인 양육

① 반응적 양육(Responsive care)

이제 막 세상에 태어난 신생아는 아직 자신의 힘으로 살아갈 능력이 없다. 신생아는 양육자로부터의 보살핌 속에 세상에 적응하며 삶을 시작하게 된다.

신생아기는 아직 몸과 정신이 분리되지 않은 시기이다. 때문에 신체건강이 곧 정신건강인 시기로, 양육자로부터 규칙적인 수유와 젖은 기저귀 갈아주기, 충분한 수면 등 안정적인 양육을 제공받아야 한다. Erikson(1950)은 충분한 수유와 민감한 보살핌 속에 안정적으로 자신의 양육욕구를 충족한 아기는 신뢰감을 형성하게 되지만, 양육욕구를 충족하지 못한 아기는 불신감을 형성하게 된다고 설명했다. 따라서 따뜻하고, 안정적인 양육을 충분히 제공하며, 건강하게 생활하도록 보살피는 것은 신생아의 신체건강, 정신건강을 유지하고 이들의 이후 발달에 긍정적인 도움을 줄 수 있는 최상의 방법이 된다.

신생아들은 자신의 욕구를 울음을 통해 표현한다.

Owens(1993)는 생후 1주된 신생아들의 울음패턴을 분석한 결과, 배가고파서 울 때와 아픔을 느끼며 울 때, 기저귀가 젖었을 때나 덥거나 추울 때 등 불편할 때 아기가 보이는 울음에 차이가 있음을 밝혔다. 민감한 양육자는 신생아가 보이는 이러한 다른 패턴의 울음소리를 재빨리 파악해 아기가 보내는 신호를 인식하고, 원하는 적절한 양육을 제공해 아기를 편안하게 한다. 그러나 민감하지 못한 양육자의 경우 아기가 보내는 신호에 무딘 반응을 보이게 되고, 자신의 욕구를 충족하지 못한 아기는 신체적, 심리적으로 상처를 입게 된다. 신생아에게 양육자가 제공하는 이러한 민감한 반응과 양육은 이후 신생아의 신체건강 및 정신건강에 큰 영향을 미치게 된다.

② 어머니의 정서 상태와 신생아의 정신건강

신생아기는 아직 철저하게 어머니에게 의존해야 하는 시기이다. 따라서 이시기 어머니의 신체적, 정신적 건강은 필수적이다. 산후 어머니의 정서상태가 신생아의 발달에 미치는 영향은 매우 크다. 때문에 출산 후 어머니가 산후우울증을 보일 경우 적극적으로 아기를 적절하게 보살필 수 없고, 이로 인해 신생아는 자신의 양육욕구를 충족하지 못하게 된다. 또한 어머니의 산후우울증이 오래 지속될 경우, 아기는 모성 결핍을 더욱 심하게 경험하게 되며, 이러한 모성 결핍의 경험은 이후 신생아의 행동 양식 및 성격 발달에도 부정적인 영향을 미치게 된다(Wrate, 1985).

산후우울증이 있는 어머니는 출생 초기 신생아가 보이는 기질을 부정적으로 지각하며, 자녀와의 관계 형성에 어려움을 겪게 되고, 이는 아기의 신체적 건강뿐 아니라 정서적 건강에도 영향을 미치게 된다. 때문에 산후우울증을 보이는 어머니에게서 적절한 양육을 제공받지 못한 신생아는 기질을 부정적으로 고착시킬 가능성이 있다(Chaudron, 2003; Liferman, 2002; Rahman, et al., 2004). 기질이란 생의 초기부터 나타나는 개인적 성향, 행동양식, 또는 영아의 정서적 반응이다(Coffman, et al., 1992). 기질은 태어날 때부터 가지고 태어나는 특성이지만, 생의 초기 양육자의 민감한 반응에 의해 조절될 수 있다. 순한 기질을 가지고 태어난 아기라 하더라도 양육자로부터 민감하고 안정적인 양육을 제공받지 못해 더 큰 울음으로 자신의 욕구를 전달해야만 한다면 신체적 · 정신적으로 과도한 스트레스를 경험하게 되고, 수면문제, 신체적 증상 등이 나타날 수 있다. 생의 초기부터 경험하게 되는 양육자의 양육패턴이 민감하고 반응적이지 못할 경우 조절장애가 발생될 가능성이 높아진다. 또한 까다로운 기질이나 반응이 느린 기질을 가지고 태어난 아기라 할지라도 민감하고 안정적인 양육을 제공받는다면 보다 조절되고 적응적으로 성장하게 된다(Zero to Three, 1994).

③ 조절장애

조절장애(Regulation Disorder)는 Greenspan과 Lourie(1981)에 의해 처음으로 기술되었다. 이 장애의 특징은 행동, 생리적 상태, 감각, 주의집중, 운동, 정서 등의 영역에서 자극을 처리하는 과정에서 조절하는 어려움을 보인다(Greenspan & Wieder, 1993). 조절장애는 DSM-Ⅳ의 진단체계에는 포함되어 있지 않으나, 출생에서부터 만 3세 아동들의 정신 병리를 진단하는 범주인 DC : 0-3 (the Diagnostic Classification of Mental Health and Developmental Disorder of Infant and Early Childhood)에 포함되어 있다. 조절장애의 진단은 본 서의 4장에서 자세히 다루어질 것이다.

(2) 신생아의 건강평가

신생아기는 아직 신체적 건강과 정신건강이 분리되지 않은 시기이다. 따라서 신체적으로 건강한 상태인지 판별하고, 이상이 발견될 경우 빠르고, 적절한 치료를 제공하는 것은 매우 중요한 일이다. 출생 초 신생아의 건강상태를 평가하는 대표적인 검사로 아프가 검사와 브래즐턴 신생아 행동평가척도가 있다.

① 아프가 검사(Apgar scale)

Apgar 검사는 가장 널리 사용되는 신생아 검사도구로 갓 태어난 아기의 건강상태를 평가하기 위해 Virginia Apgar(1953)에 의해 개발되었다.

Apgar 검사는 산부인과 의사나 간호사들이 아기 출생 1분 후와 5분 후에 신생아의 맥박, 호흡, 근육상태, 피부색, 반사능력 등의 다섯 가지 영역에 대한 건강상태를 3점 리커트 척도로 평가하도록 되어 있다.

전체 총점수인 10점 중 7점 이상으로 평가된 신생아의 상태를 건강한 것으로, 4점에서 7점은 발달상의 어려움이 있을 것으로 예상하며, 3점 이하는 신생아의 생존이 의심스러운 매우 위급한 상태로 판단해 즉각적인 의료 조치가 필요하다고 본다. 정상적으로는 출생 5분 후의 평가점수가 1분 후의 평가점수보다 높게 나타나는데, 점수가 높아지지 않고 계속해서 낮은 점수로 남아 있거나 오히려 나빠진다면 의학적인 빠른 조치가 필요할 것으로 판단한다.

표 3-2 Apgar 검사

점수 / 내용	0	1	2
맥박	안 나타남	느림(100 이하/분)	빠름 (100~140/분)
호흡	1분 이상 안 나타남	약한 울음, 불규칙적이거나 느림	양호하며 정상적인 울음
근육상태	무기력하고 늘어짐	비활동적이고 팔다리에 약간의 굴곡이 나타남	강하고 활동적인 움직임
피부색	창백하고 푸른빛을 띰	몸은 분홍빛이나 팔다리는 푸른빛	전체적으로 분홍빛
반사능력	반응 없음	찡그림	울음, 재채기

② **브래즐턴 신생아 행동평가척도**(Brazelton Neonatal Behavioral Assessment Scale: NBAS)

Terry Brazelton(1973)이 개발한 브래즐턴 신생아 행동평가척도는 신생아가 주위 환경에 어떻게 반응하는가를 알아보기 위해 실시하는 행동검사이다. 검사를 적용할 수 있는 대상은 출생 후 1개월 이내의 신생아이며, 대개 검사는 출생 후 1주일 경에 실시되고, 소요시간은 30분 정도 걸린다. 보통 첫 번째 검사는 출생에 관련된 여러 가지 스트레스가 없어질 무렵인 생후 2~3일째에 실시하고, 다음 검사는 7~10일 경에, 세 번째 검사는 14일 또는 한 달 내에 실시한다.

브래즐턴 신생아 행동평가척도는 환경자극에 대한 반응 관련의 28개 항목과 반사행동 관련 20개 항목으로 구성되어 있다. 모든 항목은 다시 습관화, 지향성, 운동, 상태범위, 상태조절, 안정성, 반사 등의 7개 하위영역으로 구성되어 있다. 브래즐턴 신생아 행동평가척도에 신생아의 신경학적 발달에 대한 항목이 포함되어 있기는 하지만, 신경학적 발달에 대한 평가보다는 환경 자극에 대한 반응을 평가하는 데에 더 큰 목적을 두고 있다. 즉, 신생아의 주의집중력, 활동수준, 근육상태, 스트레스에 대한 생리적 반응, 사람 얼굴과 목소리에 대한 사회적 반응 등을 평가하며, 자극에 얼마나 빨리 반응하는가를 평가할 뿐만 아니라 얼마나 빨리 다시 평온한 상태로 돌아가는가도 평가하도록 되어 있다.

브래즐턴 신생아 행동평가척도의 반응 관련 항목은 각각 신생아가 어떤 상태에서 검사되어져야 하는지가 제시되어 있고, 1부터 9까지의 9점 리커트 척도로 평가하도록 되어 있다. 반사행동 관련 항목은 반응의 정도가 무반응일 경우 0에서 높게 반응하는 것인 3까지의 4점 리커트 척도로 평가하도록 되어있다.

평가결과 이상반응으로 판정되는 채점 기준이 제시되어 있으며, 이상반응의 수가 많을수록 신생아가 이상발달을 보일 가능성이 큰 것으로 간주한다. 채점결과 점수가 매우 낮다는 것은 뇌 손상이 있음을 의미할 수도 있다. 그러나 단지 사회적 상호작용 상황에 대해서만 반응을 보이지 않을 경우라면 양육자의 양육태도에 의해 개선될 수도 있으므로 양육자가 신생아의 주의집중을 적극적으로 유도하고, 요구에 민감하게 반응하는 태도를 갖도록 가르쳐 줌으로써 아기의 발달을 촉진시킬 수 있다.

표 3-3 브래즐턴 신생아 행동평가척도의 반응관련 항목

1. 빛에 대한 반응의 감소(1, 2, 3)
2. 딸랑이 소리에 대한 반응의 감소(1, 2, 3)
3. 종소리에 대한 반응의 감소(1, 2, 3)
4. 발의 촉각적 자극에 대한 반응의 감소(1, 2, 3)
5. 시각 자극(무생물) 지향성(4, 5)

6. 청각 자극(무생물) 지향성(4, 5)
7. 시각 및 청각 자극(무생물) 지향성(4, 5)
8. 시각 자극(생물) 지향성(4, 5)
9. 청각 자극(생물) 지향성(4, 5)
10. 시각 및 청각 자극(생물) 지향성(4, 5)
11. 각성(4, 5)
12. 일반적인 근육 긴장도(4, 5)
13. 운동 성숙(4, 5)
14. 끌어당겨서 앉기(4, 5)
15. 껴안기(4, 5)
16. 방어적 움직임(3, 4, 5)
17. 흥분 가라앉히기(2~6)
18. 흥분고조(모든 상태)
19. 체격발달의 신속성(모든 상태)
20. 민감성(모든 상태)
21. 활동성(각성 상태)
22. 떨림(모든 상태)
23. 경악(3, 4, 5, 6)
24. 피부 색깔의 불안정성(1~6)
25. 상태들의 불안정성(모든 상태)
26. 자정(self-quieting) 활동(1~6)
27. 손빨기 숙련(모든 상태)
28. 미소(모든 상태)

· 괄호 안의 수는 평가 최적 상태를 의미함.
· 검사상태 코드의 보기
(1 깊은 수면 상태　2 얕은 수면 상태　3 졸린 상태　4 깨어있는 상태　5 활동적 상태　6 우는 상태)

표 3-4　브래즐턴 신생아 행동평가척도의 반사행동 관련 항목

반사 행동	X	O	L	M	H	A
발바닥 움츠림 반사	0	1	2	3		
잡기 반사	0	1	2	3		
발목 경련	0	1	2	3		
바빈스키 반사	0	1	2	3		

항목	점수
서기	0 1 2 3
자동으로 걷기	0 1 2 3
앉혀 놓기	0 1 2 3
몸을 안쪽으로 굽힘	0 1 2 3
기어가기	0 1 2 3
미간	0 1 2 3
머리와 눈의 경직 편향성	0 1 2 3
안진증	0 1 2 3
긴장성 목 반사	0 1 2 3
모로 반사	0 1 2 3
젖찾기 반사(강도)	0 1 2 3
빨기 반사(강도)	0 1 2 3
수동적 운동	
팔 / 오른쪽	0 1 2 3
왼쪽	0 1 2 3
다리 / 오른쪽	0 1 2 3
왼쪽	0 1 2 3

X=반응생략 O=반응이 유도되지 않음 A=이질적 반응 L=저 M=중 H=고

3) 신생아기 자녀를 둔 가족의 정신건강

(1) 산후우울증(Postpartum depression)

산후우울증은 출산과 관련되어 나타나는 정서장애이며, 가벼운 산후우울(postpartum blues)에서 산후우울증(postpartumdepression), 산후정신병(Postpartum psychosis), 그리고 정신분열증으로도 나타날 수 있다.

일반적으로 산후우울증은 대개 산후 첫 10일 이후에 나타나서 산후 1~2년까지도 지속될 수 있다. 대개 발병 3~6개월 후면 상태가 호전되나, 적절히 예방하고 치료하지 않으면 만성적인 우울증으로 이행될 수도 있다(Horowitz, et al., 2011).

산후우울증의 증상은 우울과 불안을 특징으로 하며, 불면증, 섭식장애, 우울기분, 신경과민, 기력저하, 일상기능의 장애, 사회적 철회, 사회적 지지가 부족하다는 호소, 아기가 보내는 신호의 잘못된 해석, 기억력 및 사고의 장애, 지남력 장애 등의 증상을 포함한다.

산후우울증의 발생빈도는 증후군의 정의에 따라 다양하지만 외국의 경우 일반적으로 산모의 10~15%가 경도의 산후우울증을 경험하고 있다고 알려져 있고(유애리 외, 2010), 우리나라의 경우에도 5명의 산모 중 1명 정도는 산후우울증을 호소하는 것으로 알려져 있다.

산후우울증을 의심해 볼 수 있는 증상은 출산 후 산모가 의욕이 없고, 우울하며, 아무런 이유도 없이 계속 불안해하거나, 눈물을 자주 흘리고, 식욕이 없으며, 죄책감을 보이며, 불면증이 나타나는 모습 등을 보일 경우다.

산후우울증이 나타나는 원인으로는 첫째, 출산 직후 나타난 에스트로겐, 프로게스테론 등의 여성호르몬의 급격한 변화, 둘째, 출산 후 충분히 회복되지 못한 상태에서 민감한 신생아를 돌보아야 하는 어머니 역할에 대한 중압감이나 육아에서 오는 양육 스트레스, 셋째, 임신 중과 달리 출산 후 주변의 모든 관심이 신생아에게 쏠리며 산모가 겪게 되는 소외감, 상실감 등을 들 수 있다. 이외에도 고부 갈등, 부부 갈등 등의 산모의 개인적인 심리적인 요인에 따라 발생되기도 한다.

산후우울증의 진단은 일반적인 우울증의 진단 기준과 유사하지만, 출산 후에 우울 증상이 시작되었다는 점에서 차이가 있다. 산후우울증을 적절한 치료를 하지 않으면 증상이 출산 후 1년 이상 지속되기도 하며, 이렇게 산후우울증이 오래 지속될 경우에는 산모가 아기를 제대로 양육하지 못해 아기의 성장 · 발달과 부모-자녀 관계 형성에도 부정적인 영향을 미치게 된다. 또한 부부관계나 가족 관계에서도 문제가 발생할 소지가 크다.

산후우울증을 잘 극복하기 위해서는 산모의 노력과 주위사람들의 이해와 관심이 무엇보다 중요하다. 가족들은 산모가 출산으로 허약해진 건강을 잘 챙길 수 있도록 충분한 영양섭취와 휴식을 취할 수 있도록 배려해 빠른 회복을 돕도록 해야 하고, 산모 스스로도 주변사람과 어울리며 생활을 변화시키려는 노력을 해야 한다. 또한 현재의 증세는 산후에 올 수 있는 자연스러운 증상이라고 생각하고, 밝게 생활하려는 노력을 계속해야 한다. 또한 남편이나 주변 가족들도 산모가 소외감과 불안 우울을 경험하지 않도록 따뜻하게 사랑으로 감싸고, 이해해 주며, 안정감을 느끼게 해 주어야 한다.

남편은 산모가 느끼는 육아스트레스를 감소시켜 주기 위해 아기돌보기에 적극적으로 참여하고, 우울한 아내의 마음을 잘 받아주는 역할을 해야 하며, 육아경험이 있는 친정 부모나 시부모도 육아에 대한 경험을 나누어 주고, 격려해 주면 산모의 육아스트레스 감소에 긍정적인 영향을 준다.

산후우울증의 증세가 심각할 경우에는 전문가와 상담하여 보다 적극적인 치료적 개입이 이루어져야 한다. 일반적으로 산후우울증이 발현되는 시점이 신생아의 모유수유 시기와 겹치기 때문에 수유에 영향을 미칠 수 있는 항우울제와 같은 약물 치료는 권장되지 않지만, 일상생활에 심각한 지장이 있거나 자살을 생각할 정도로 심한 경우에는 인공수유로 전환하고 전문가와 상담하여 항우울제 등의 약물치료와 심리상담을 병행할 필요가 있다.

(2) 에딘버러 척도(Edinburgh Postnatal Depression Scale: EPDS)

에딘버러 척도(Edinburgh Postnatal Depression Scale: EPDS)는 Cox, Holden과 Sagovsky(1987)가 개발한 산후우울증에 대한 선별 검사도구이다.

에딘버러 척도는 자기평정척도로 총 10개의 문항으로 구성되어 있으며 우울, 불안, 죄책감, 및 자살사고 등의 증상들에 대해 응답하도록 되어 있다. 에딘버러 척도는 산후우울증의 특성을 고려하여 신체적 변화나 수면장애에 대한 항목들은 제외되어 있다.

각 문항은 0점에서 3점까지의 4점 리커트 척도이며, 총점은 0점에서 30점으로 점수가 높을수록 우울증세가 심한 것을 의미한다. 이 도구의 개발 당시에는 Cox 등(1987)은 9~13점 이상을 산후우울의 기준점으로 제시하였다.

표 3-5 한국어판 에든버러 산후우울증

* 표시의 항목은 역채점 하여야 함

1. 웃을 수 있었고, 사물의 재미있고 흥미로운 면을 발견할 수 있었다.	2. 어떠한 것을 기껍게 바라거나 기다렸다.
① 예전과 똑같았다.	① 예전과 똑같았다.
② 예전보다 조금 줄었다.	② 예전보다 조금 줄었다.
③ 확실히 예전보다 많이 줄었다.	③ 확실히 예전보다 많이 줄었다.
④ 전혀 그렇지 않았다.	③ 확실히 예전보다 많이 줄었다.

*3. 어떤 일이 잘못 될 때면 나 자신을 필요 이상으로 탓했다. ① 거의 항상 그랬다. ② 그런 편이었다. ③ 그다지 그렇지 않았다. ④ 전혀 그렇지 않았다.	4. 별다른 이유 없이 불안하거나 무언가를 걱정한 적이 있었다. ① 전혀 그렇지 않았다. ② 거의 그렇지 않았다. ③ 가끔 그런 적이 있다. ④ 자주 그랬다.
*5. 별다른 이유 없이 두려움이나 공포감을 느낀 적이 있었다. ① 꽤 자주 그랬다. ② 가끔 그랬다. ③ 그다지 그렇지 않았다. ④ 전혀 그렇지 않았다.	*6. 여러 가지 일들이 힘겹게 느껴졌었다. ① 대부분 그러하여 일을 전혀 감당할 수 없었다. ② 가끔 그러하여 평소처럼 일을 감당할 수 없었다. ③ 대부분의 일을 잘 감당하였다. ④ 평소처럼 일을 매우 잘 감당하였다.
*7. 너무 불행하다고 느껴서 잠을 잘 잘 수가 없었다. ① 대부분 그랬다. ② 가끔 그랬다. ③ 자주 그렇진 않았다. ④ 전혀 그렇지 않았다.	*8. 슬프거나 비참하다고 느꼈다. ① 대부분 그랬다. ② 가끔 그랬다. ③ 그다지 그렇지 않았다. ④ 전혀 그렇지 않았다.
*9. 스스로 불행하다고 느껴 울었다. ① 대부분 그랬다. ② 자주 그랬다. ③ 아주 가끔 그랬다. ④ 전혀 그렇지 않았다.	*10. 자해하고 싶은 충동이 들었다. ① 자주 그랬다. ② 가끔 그랬다. ③ 거의 그런 적이 없었다. ④ 전혀 그렇지 않았다.

출처 : 유애리, 김태희, 이해혁, 2010, p. 80.

3. 영아기

1) 영아기의 특성

(1) 발달특징

① 신체적 성장

영아기는 인간의 일생 중 신체적 성장이 가장 빠른 속도로 이루어지는 시기이다.

일반적으로 영아의 신장은 1년 동안 1.5배 정도, 체중은 3배 정도 증가하며, 두 돌 무렵 신장은 성인의 1/2 정도가 되고 체중은 출생 시의 4배 정도가 된다.

영아의 신체 비율을 살펴보면, 신체 중 두뇌의 발달이 가장 먼저 일어나서 신장의 1/2정도를 차지하던 태아의 머리 크기는 출생 시 신장의 1/4정도가 되고, 이후 두 돌 무렵에는 신장의 1/5, 성인이 되었을 때는 1/6~1/8정도가 된다.

영아의 골격은 성인의 골격에 비해 크기가 작고, 수도 적으며, 매우 유연하고 부드러우나 이후 경화작용에 의해 조직이 점차 단단해지며, 크기와 수가 증가하고, 팔과 다리의 뼈는 더 길어진다. 영아는 두개골의 뼈가 완전히 결합되지 않아 여섯 개의 숫구멍이 남아 있다. 이 중 우리 눈으로 관찰할 수 있는 두 개의 구멍, 즉 소천문과 대천문은 두개골이 단단해지면서 두 돌이 되기 전에 모두 닫힌다.

② 뇌와 신경계의 발달

영아기의 신체적 발달에서 무엇보다 중요한 부분은 신경 및 대뇌의 발달이다. 급속한 신경발달에 의해 신경세포는 촘촘히 시냅스를 형성하고, 대뇌에 주름이 생기며 분화된다. 출생 직후 신생아의 뇌 무게는 400g 정도로 성인의 25~30% 정도에 불과하지만, 두 돌 무렵에는 성인의 75%까지 증가한다.

이와 같이 영아기는 두뇌발달의 결정적 시기이므로 이 시기에 영아의 충분한 영양공급은 두뇌발달에 중요한 요인이 될 수 있다. Hurley(1980)의 연구결과에 의하면 수유기의 섭식제한은 두뇌 무게를 감소시키고, 두뇌 세포의 수를 짐작할 수 있는 DNA 함량을 감소시킨다. 또한 두뇌는 영아가 경험하는 다양한 감각적 자극에 의해 발달한다. 시각, 청각, 미각, 후각, 촉각의 감각 자극은 두뇌발달을 활성화시키는데 특히 피부를 통한 촉각은 뇌의 발달에 중대한 영향을 미친다. 피부는 발생 시기에 뇌와 같은 외배엽에서 나와 발달하기 때문에 '표면에 있는 뇌'라고도 불려진다.

③ 생리적 기능

신생아기에는 하루 중 대부분의 시간을 밤낮 구분 없이 자다, 깨다를 반복하며, 생후 6개월경이 되면 점차 밤에는 자고 낮에는 깨어있는 수면 양상을 보이게 되고, 수면 시간도 감소한다. 신생아기에 하루 16~20시간이었던 수면 시간은 2세경이 되면 12시간정도로 감소한다. 눈동자가 빠르게 움직이는 REM(Rapid Eye Movement) 수면 상태도 신생아기에 50%이던 것이 6개월경이 되면 25~30%로 감소하는데 이것은 뇌의 성숙에 기인한 것이다.

생후 5~6개월경이 되면 모유수유나 인공수유만으로는 충분한 영양을 공급할 수 없으므로 이유식을 먹이게 된다. 이유를 시작하는 시기는 영아의 발육이나 건강 상태에 따라 다른데 영아기의 충분한 수유는 양육자에게 기본적인 신뢰감을 형성하게 하는 중요한 요인이 되므로 너무 성급하게 서두르지 않고 영아가 충분히 만족감을 느낄 수 있도록 하는 것이 중요하다. 생후 18개월경에는 배설물을 보유하고 방출하는 괄약근의 성숙으로 배변통제가 가능해진다. 배변훈련은 자율성 발달과 이후의 성격형성에 큰 영향을 미치므로 지나치게 가혹하거나 엄격한 훈련으로 영아가 실패감과 좌절감을 경험하지 않도록 해야 한다.

④ 운동발달

영아기 운동발달은 일정한 방향성과 순서성을 보인다. 이러한 발달원리에 따라 영아기 운동발달은 머리에서 다리 방향으로 이루어진다. 때문에 먼저 머리와 목을 가누게 되고, 다음으로 가슴과 등의 근육이 발달하고, 마지막으로 다리근육이 발달하는 순서로 진행된다. 또한 몸의 중심에서 말초로 발달이 진행되어 간다. 즉, 몸 중심에 가까운 어깨근육을 먼저 조절할 수 있게 되고, 다음으로 팔, 손, 손가락의 순으로 발달이 이루어져 간다.

운동 기능은 특정 운동에 사용되는 근육의 크기와 신체 부위에 따라 대근육 운동과 소근육 운동으로 나뉘어 진다. 대근육 운동은 팔, 다리, 몸통과 같은 대근육을 사용하는 운동으로 1개월에 턱을 들고, 2개월에 가슴을 드는 것을 시작으로 6개월에는 혼자 앉고, 8개월에는 기기 시작하고 돌즈음에는 혼자 걷는다.

소근육 운동은 몸의 소근육을 사용하는 운동으로 팔, 손, 손가락의 순서로 발달한다. 영아는 3~4개월에 손으로 물건을 잡고, 4~5개월에는 한 손에서 다른 손으로 물건을 옮기며, 9개월에는 손가락을 이용하여 물건을 잡을 수 있게 된다. 잡은 물건을 놓는 것은 보다 더 이후에 가능한데 1세경이 되면 손가락 끝을 사용하여 물건을 놓게 되고, 블록 위에 다른 블록을 놓는 것도 가능해진다.

(2) 인지발달

인지(cognition)란 인간이 생각하고 판단하는 사고과정을 말하는 것으로 Piaget는 인지발달단계에서 영아기를 감각운동기라고 명명하였다. 이 시기 영아는 감각기관과 운동기능을 통해 세상을 인식하고 정보를 받아들인다. 영아가 이해하고 기억하는 것은 자신이 직접 보고, 듣고, 접촉하고, 몸을 움직여 경험하는 것에 의존한다. 또한 아직 머릿속으로 사물을 표상하는 능력이 부족하여 물체를 정신적으로 조작할 수 있는 능력을 갖고 있지 못하다.

감각운동기에 이루어지는 중요한 발달 중의 하나는 대상영속성(object permanence) 개념의 획득이다. 대상영속성은 어떤 물체가 눈앞에서 사라진다고 하더라도 계속 존재한다는 것을 아는 것으로, 1세가 되면 완전히 감추어진 물체를 찾을 수 있으나 위치의 이동은 이해하지 못한다. 1세 반이 되면 직접 보는 경우에 한해서 물체의 위치 이동을 이해하게 되고, 2세가 되면 보이지 않는 경우에도 위치 이동을 이해하게 된다. 이러한 개념은 감각운동기 동안 영아의 활동경험을 통해 학습된다.

감각운동기는 다시 다음과 같은 여섯 개의 단계로 나누어 볼 수 있다.

첫째, 반사기 — 출생 후 1개월로 빨기 반사, 파악 반사 등 반사활동이 나타나는 시기다.

둘째, 일차순환반응기 — 1~4개월로 자신의 신체를 중심으로 우연히 일어난 행동이 만족스러운 결과를 가져오면서 계속해서 그 행동을 반복하는 시기다.

셋째, 이차순환반응기 — 4~8개월로 관심의 대상을 자신의 신체가 아니라 외부 대상과 사건으로 돌리면서 외부에서 흥미로운 사건들을 반복하는 시기다.

넷째, 이차순환반응의 협응기 — 8~12개월로 목표를 달성하기 위해서 이전에 획득한 행동들을 통합하기 시작하는 시기다.

다섯째, 삼차순환반응기 — 12~18개월로 단순히 같은 행동을 반복하기보다는 새로운 방법으로 행동함으로써 다양한 탐색과 실험을 하는 시기다.

여섯째, 정신적 표상기 — 18~24개월로 지연모방이 나타나고 사물과 사건의 내적 표상이 가능해지는 시기다.

(3) 언어발달

영아가 자신의 의사를 표현하는 최초의 수단은 울음이다. 초기의 울음은 미분화된 울음이지만 1개월이 되면 영아의 울음이 분화되면서 왜 우는지 그 이유에 따라 울음의 강도나 고저가 달라지게 되고, 배가 고파서 우는 것인지 아니면 고통이나 공포 때문에 우는 것인지 식별할 수 있게 된다. 울음은 영아가 정상적인 발달과정에 있는지 판단하는데 도움을 주며, 울음에 대한 양육자의 반응은 영아와 양육자의 안정된 관계 형성에 도움을 줄 수 있다.

4~5개월경에 나타나는 옹알이는 모국어를 습득하는 중요한 기제로 서로 다른 언어권의 영아들이라 할지라도 모든 영아들은 옹알이를 한다. 옹알이는 성인과의 상호작용을 통하여 자신이 소속된 집단에서 자주 쓰이는 소리로 바뀌게 된다. 영아에게서 중요한 언어의 역할을 하는 것 중의 하나는 몸짓이다. 팔다리와 몸체를 움직여서 자신의 의사를 표현한다. 말을 하기 시작한 후에도 불완전한 어휘력을 보완하기 위해 몸짓을 사용하게 된다. 6개월이 되면 스스로 소리를 만들어 반복적으로 내는 자기소리 모방이 나타나고, 8개월이 되면 자기 소리와 타인의 소리를 구분하고 타인의 소리를 그대로 따라하게 된다.

12개월경이 되면 한 단어로 의사소통을 하기 시작한다. 이 하나의 단어는 상황에 따라 여러 의미를 함축하며 전체 문장의 의미를 내포하게 된다. 24개월경이 되면 두 개 이상의 단어를 연결시켜서 문장을 사용하게 된다.

영아가 처음에 사용하는 단어는 가족의 명칭이나 친숙한 사물 또는 신체 부분에 관한 것이 많다. 일반적으로 언어발달은 여아가 남아보다 더 빠르고, 형제가 많은 가정의 경우에 더 빠른 편이다.

영아는 대부분의 시간을 부모와 함께 지내므로 언어발달은 부모의 언어에 의해 가장 크게 영향을 받는다. 영아의 언어발달을 촉진시키기 위해 부모는 먼저 영아의 반응에 민감하게 반응하고, 정확한 발음과 부드러운 음성 및 말투를 사용하는 것이 좋다. 영아에게 말을 할 때는 간단하고 짧은 문장을 사용하고, 구체적인 표현을 반복적으로 하면서 언어적인 자극을 많이 제공해 주도록 한다.

(4) 심리 정서발달

① 애착

영아기에 발생하는 가장 중요한 형태의 사회적 발달이 애착이다.

애착(attachment)이란 영아가 자신과 가장 가까운 사람, 즉 양육자에 대해서 느끼는 강한 정서적 유대관계를 뜻한다. 영아는 태어나서 자신을 돌보는 사람과 강한 정서적 유대관계를 맺게 되며, 이것은 이후 영아의 정서적 안정성과 사회성에 중요한 기초를 마련한다.

Ainsworth(1978)는 낯선 상황(strange situation) 절차를 개발하여 1~2세 된 영아가 어머니나 다른 양육자와 형성한 애착의 질을 측정하였다. 즉, 장난감이 있는 낯선 상황에서 양육자와 영아의 상호작용, 양육자와의 짧은 분리와 낯선 사람과의 만남, 그리고 재결합과 같은 일련의 여러 가지 일화들을 통하여 영아의 반응을 기록하고 분석하였다. 양육자에 대한 애착은 일반적으로 네 가지 유형 중 하나로 특징 지워지는데 이는 안정애착(secure attachment), 불안정 회피애착(insecure avoidant attachment), 불안정 저항애착(insecure resistant attachment), 비조직화된/혼란한 애착(disorganized attachment)이다. 이러한 애착의 유형에 따라 영아의 놀이의 질과 양육자와의 상호작용이 달라지게 된다.

② 기질

기질(temperament)이란 환경적 자극에 대한 정서 반응의 질과 강도에서 안정적으로 나타나는 개인차를 의미한다. 기질은 감정적인 성향이나 반응 및 반응하는 속도 · 강도와 관련이 있다.

기질에 대한 개념은 2세기에 그리스 의사인 Claudios Galenos가 처음으로 만들어냈다. Galenos는 피 · 점액 · 황담즙 · 흑담즙 등의 4가지 체액이 몸을 이루는 기본이라는 초기의 생리학 이론에서 이 개념을 발전시켰고, 한 개인에게 이 4가지 체액 중 상대적으로 어떤 것이 더 우세하냐에 따라 각각 다혈질(온화하고 쾌활함), 점액질(움직임이 느리고 냉담함), 우울질(우울하고 상심에 잠겨 있음), 담즙질(반응이 빠르고 성미가 급함) 등의 기질을 나타낸다고 보았다.

최근의 이론에서는 감정반응에 내분비선이 영향을 미친다고 강조하고 있으며,

자율신경계의 활동, 특히 교감신경의 활동이 감정 반응에 일차적으로 중요하다고 본다. 즉, 자율성 과잉반응은 신경병의 소인과 밀접하게 관련을 갖는다고 한다. 이러한 반응은 조절할 수 있기 때문에 개인적인 조절능력의 차이도 기질을 결정하는 데 한 역할을 한다.

영아는 출생 직후부터 각기 다른 기질적 특성을 보인다. 이러한 다른 기질로 인해 사람들은 각자 환경에 다르게 반응하는데 이러한 차이는 생후 1년이 지나면 더욱 뚜렷하게 나타난다.

Thomas와 Chess(1977) 뉴욕의 한 병원에서 출생한 아동들에 대한 장기종단조사연구(New York Longitudinal Study: NYLS)를 통해 아이들은 태어날 때부터 서로 다른 기질(Temperament)을 가지고 있다는 사실을 밝혀냈다.

Thomas와 Chess에 의해 1956년에 시작된 뉴욕종단연구(New York Longitudinal Study: NYLS)는 기질에 대한 선구자적 연구이다. 141명의 영아를 대상으로 아동기까지 이들을 관찰한 관찰법, 부모와 교사를 통한 면접법, 여러 종류의 심리검사를 통한 검사법을 통해 기질을 구성하는 다음과 같은 9가지 요인을 발견하였다.

첫째, 활동성(activity) : 수유, 목욕하기, 옷 입기 등의 일상생활에서 영아가 하는 신체활동의 양

둘째, 규칙성(thythmicity) : 수유시간, 수면의 주기, 배변습관 등의 예측가능성

셋째, 접근/회피(approach/ withdrawl) : 새로운 사건이나 자극에 대해 영아가 보이는 반응

넷째, 적응성(adaptability) : 변화된 상황에서 영아가 얼마나 쉽게 적응하는가 하는 정도

다섯째, 강도(intensity) : 영아가 보이는 긍정적 또는 부정적 반응의 강도

여섯째, 반응역치(threshold) : 영아의 반응을 유발하는데 필요한 자극의 양

일곱째, 기분(mood) : 영아가 보이는 행복하고 기분 좋은 반응의 빈도와 불행하거나 부정적인 행동의 빈도

여덟째, 주의산만성(distractibility) : 외부사건이나 자극에 의해 영아가 현재하고 있는 행동이 쉽게 방해받는 정도

아홉째, 집중력과 지속성(attention span and persistence) : 어떤 활동에 지속하는

시간과 장애에 직면했을 때 그 활동을 계속하려는 의지

Thomas 등은 활동성, 규칙성, 적응성 등 위와 같은 아홉 가지 구성요인을 토대로 영아의 기질을 순한(easy) 기질, 까다로운(difficult) 기질, 반응이 느린(slow-to-warm-up) 기질의 세 가지 유형으로 구분하였다.

첫째, 순한 기질의 영아(The Easy Child)는 수유시간이나 수면주기가 규칙적이고 환경변화에 대한 적응력이 높고, 새로운 사건이나 자극에 쉽게 적응하며 좌절에 순응한다.

둘째, 까다로운 기질의 영아(The Difficult Child)는 눈을 뜨기 전부터 울고, 수유시간이나 수면시간이 불규칙적이며, 조그만 좌절에도 강한 반응을 보인다. 또한 새로운 경험에 적응이 어렵고, 낯선 사람을 보면 피하고 운다.

셋째, 반응이 느린 영아(The Slow-to-Warm-Up Child)는 수동적이고 환경변화에 대한 적응이 늦고, 새로운 것이나 새로운 사람에 대해 부정적으로 반응하지는 않으나 수동적으로 저항한다. 또한 일상생활 습관은 순한 기질의 영아보다는 불규칙하지만, 까다로운 기질의 영아보다는 규칙적이다.

③ 정서

출생 후 2년 동안 나타나는 여러 가지 정서를 살펴보면 신생아는 몇 가지 제한된 정서만을 표현한다. 생후 3개월경에는 쾌 · 불쾌의 정서가 나타나고, 5개월경에는 불쾌에서 분노와 혐오가 분화되며, 7개월경에는 공포가 분화된다. 10~12개월경에는 쾌에서 애정과 기쁨이 분화되고, 2세경에는 성인에게서 볼 수 있는 감정이 거의 모두 분화된다.

6개월경에 영아는 얼굴표정을 분간하기 시작하고 다른 사람의 정서를 이해할 수 있게 된다. 또한 성인과 마찬가지로 사회적 참조(social referencing) 현상에 의해 모호한 상황에서 부모의 얼굴표정을 단서로 어떻게 반응해야 할지 판단한다. 연령이 증가하면서 사회적 참조는 부모가 아닌 타인에게로 범위가 확대되어 간다.

영아가 보이는 미소와 사회화 과정을 살펴보면 다음과 같다.

첫째, 자발적 미소의 단계(0~1개월)로 0세아에게는 태어날 때부터 배냇짓이라고도 하는 미소짓는 표정이 있다. 이런 미소는 아기의 생리적, 내적 상태에 따라 일으키게 되는 미소로 반사적으로 나타난다.

둘째, 소리와 물건에 대한 미소의 단계(1~3개월)로 영아는 높은 음이나 목소리, 흔들리는 물건, 사람 얼굴 등을 보며 미소를 짓는다.

셋째, 사람에 대한 미소의 단계(3~6개월)로 특정한 사람에게 한정되지 않고 사람을 보며 미소를 짓는다. 영아가 이런 미소를 보일 때 양육자는 안아주기, 쓰다듬기, 흔들어 주기, 말 걸어 주기와 같은 반응을 함으로써 더 많은 미소를 유발시킬 수 있다.

넷째, 친밀한 사람에 대한 미소의 단계(6~8개월)로 아무에게나 미소를 보내지 않고 친숙하고 낯익은 사람에게만 즐거워하면서 미소를 보낸다.

2) 영아기의 정신건강

(1) 애착의 본질

① 애착의 정의

애착(attachment)이란 아동이 자신과 가장 가까운 사람에 대해 느끼는 강한 정서적 유대관계를 뜻한다.

아기는 태어나서 자신을 돌보는 사람, 특히 어머니와 강한 정서적 유대관계를 맺게 되며, 이것은 이후 아동의 정서적 안정성과 사회성에 중요한 기초가 된다. 아기가 어머니에게 애착을 형성하게 될 때 나타나는 특징으로 어머니 가까이 늘 다가가고 싶어하고 어머니가 있을 때는 안정감을 느끼나, 어머니가 없을 때는 긴장과 불안을 보인다. 어머니를 심리적 안전기지로 여기며, 어머니의 칭찬과 벌에 민감하여 어머니의 지시에 잘 따르는 특징을 보인다.

애착은 개인의 여러 가지 애착상태와 질을 전반적으로 일컫는 용어다. 애착은 안정애착과 불안정애착으로 나눌 수 있다. 안정애착을 느낀다는 것은 안전하고 안정되어 있음을 느끼는 것이다. 대조적으로 불안정 애착은 애착대상에 대해 강렬한 사랑, 의존, 거부당할지 모른다는 두려움, 과민함, 조심스러움 등이 섞인 감정을 느끼는 것이다.

애착행동은 사람이 차별화하여 선호하는 어떤 개인과 접근성을 성취하거나 유지하는 모든 형태의 행동으로 정의된다. 애착행동은 애착대상과 분리되거나, 분리된다고 위협받음으로써 유발된다.

애착행동은 접근성을 통해 끝나거나 완화되는데, 접근성은 위협의 성격에 따라 달라서 대상의 모습을 보는 것으로부터 신체적으로 가깝게 있기, 접촉 없이 말로 달래기, 꼭 안겨서 붙어 있기 등 다양하다.

애착과 애착행동은 애착행동체계에 기초를 두는데, 이 체계는 자신과 중요한 타인들, 그리고 그들의 상호관계를 대표하는 세계, 그리고 한 개인이 보이는 특별한 애착유형을 부호화하는 세계의 청사진 또는 모델이다.

(2) 애착이론

① 정신분석이론

Freud의 정신분석이론에서는 애착은 구강기 아기의 빨고자 하는 구강욕구를 충족시켜 주는 대상과의 사이에 형성되는 애정적인 밀접한 관계로 본다. 따라서 아기에게 안락한 상태에서 젖을 충분히 주고, 만족감을 주는 부모의 양육행동은 좋은 애착관계 형성을 위해 매우 중요하다.

② 학습이론

학습이론의 관점에서는 아기의 애착이 조건형성에 의하여 이루어진다고 본다. 아기가 지니고 있는 일차적 욕구, 즉 배고픔을 충족시키고자 하는 욕구가 수유를 통해서 만족되면 쾌감정을 갖게 된다. 수유를 할 때 어머니가 늘 함께 있고, 수유를 하지 않을 때조차 어머니와 함께 있으면 쾌감정이 생기는 조건형성이 이루어진다. 이러한 조건형성 과정을 통해 어머니와 늘 가까이 있고 싶어하는 애착이 형성된다.

③ 인지이론

인지이론의 관점에서는 아기의 애착형성이 인지발달을 기초로 하여 이루어진다고 본다. 때문에 애착을 형성하기 위해서 아기는 우선 친숙한 사람과 낯선 사람을 구별하고 기억할 수 있어야 하고, 또한 안정된 애착관계를 갖기 위해서는 애착대상이 시야에서 사라져도 어딘가 존재하여 다시 돌아온다는 것을 아는 대상영속성이 획득되어야 한다고 설명한다.

④ 동물행동학이론

Bowlby는 애착형성을 종의 보존과 생존에 중요한 의미를 갖는 종 특유의 생물학적으로 프로그램화된 하나의 행동체계라고 보았다. Harlow와 Zimmerman도 정신분석이론과 학습이론에서 애착이 수유를 통한 욕구충족 과정에서 형성된다는 것을 반대하는 유명한 원숭이 대리어미 실험을 하였다.

(3) 애착 발달단계

① 애착형성 이전 단계(출생부터 2주)

이 시기 영아는 모든 사람에게 애착을 보인다. 다른 대상에 비해 사람을 선호하거나 특정한 사람에만 한정해 애착을 보이지는 않는다.

② 애착형성단계(2주부터 6~8개월)

이 시기 영아는 친숙한 사람과 타인을 구별할 수 있다. 일차적으로 양육자는 물론 한두 사람의 다른 성인도 구별할 수 있다. 이 시기 영아는 여러 감각 및 지각적 단서를 통합하여 어머니를 알게 된다. 애착대상과 떨어지는 것에 대한 저항을 보이지는 않으며, 아직 한 명의 특정 대상에게 완전히 애착된 것은 아니다.

③ 분명한 애착단계(6~8개월부터 2세)

양육자에 대한 분명한 애착을 형성하며 애착대상과 떨어지는 것에 대해 저항을 보인다. 이 시기 영아는 다른 사람보다 애착대상을 더 좋아할 뿐만 아니라 다른 사람에 대해서는 배타적 태도를 보인다. 또한 애착대상과 떨어지거나 낯선 사람을 보면 불안해한다.

이와 같이 애착과 관련된 두 가지 정서로 낯가림과 분리불안을 들 수 있다. 낯가림은 영아가 자라면서 친숙한 사람에게는 애착을 형성하는 것에 비해 낯선 사람에게는 불안해하며 두려워하여 우는 반응을 보이는 것을 말한다. 낯가림은 영아가 자신에게 친숙한 사람에게 형성해 놓은 도식과 어긋나는 대상에 대해 나타나는 불안 또는 공포반응이다.

분리불안은 영아가 애착대상자와 떨어질 때 불안해져서 큰 소리로 우는 반응이다. 분리불안은 낯가림보다 조금 늦은 생후 9개월경에 나타나기 시작하여 15개월경에 절정에 달하며 그 이후 점차 감소되어 2세경에 대부분 소멸된다.

④ **목표수정 협력단계**(2세부터 아동기 중반)

이 단계에 이르면 아동은 어머니 행동의 의도나 목표 그리고 그것을 충족시키기 위한 것을 예상하고 이해할 수 있게 된다.

(4) 애착의 유형

1~2세된 영아가 어머니나 다른 양육자와 형성한 애착의 질을 측정하기 위해 가장 널리 사용되는 기법은 Ainsworth(1978)가 개발한 낯선 상황절차다. 낯선 상황은 장난감이 있는 상황에서 자연스런 양육자-영아 상호작용, 양육자와의 짧은 분리와 낯선 사람과의 만남, 그리고 재결합을 자극하는 일련의 여러 가지 일화들로 구성되고, 이런 일화들에 대한 영아의 반응을 기록하고 분석한다. 즉, 탐색활동, 낯선 사람과 상황에 대한 반응과 친밀한 양육자와 다시 결합했을 때의 행동을 기록하고 분석한다. 양육자에 대한 애작은 일반적으로 네 가지 유형 숭 하나로 평가될 수 있다.

① **안정애착**(secure attachment)

안정애착 유형의 영아는 어머니와 함께 있을 때는 어머니를 안전기지로 삼아 편안하게 장난감을 가지고 놀고 낯선 상황을 탐색한다. 낯선 사람에 대해서도 긍정적으로 상호작용한다. 어머니가 떠나면 놀이를 중단하고 울지만 어머니가 돌아오면 매우 반기며 울음을 그치고 다시 놀이를 시작한다.

② **불안정 회피애착**(insecure avoidant attachment)

불안정 회피애착 유형의 영아는 어머니를 안전기지로 여기지 못한다. 영아는 어머니와 낯선 사람에게 유사하게 행동하여 어머니가 떠나가도 별로 심하게 울지 않으며 어머니가 돌아와도 다가가려 하지 않고 신체적 접촉과 상호작용을 거부한다.

③ 불안정 저항애착(insecure resistant attachment)

이 유형의 영아는 어머니가 곁에 있어도 새로운 것을 별로 탐색하지 않고 어머니 곁에만 있으려 하고 낯선 방에 낯선 사람이 들어오면 울음을 터뜨려 분리 전에도 불안을 나타낸다. 어머니가 떠나면 심하게 울어 높은 불안을 보인다. 어머니가 돌아오면 더 오랜 시간 울며 어머니에게 안기고 싶기도 하고 피하고 싶기도 한 양가감정을 나타낸다.

④ 비조직화된/혼란한 애착(disorganized attachment)

이 유형에 속하는 영아는 낯선 상황에 가장 큰 스트레스를 받고 가장 불안정한 반응을 보인다. 즉, 양육자에게 접근할지 혹은 회피할지에 대한 갈등을 반영하는 저항적 패턴과 회피적 패턴이 조합되어 있다. 어머니와 다시 결합했을 때, 이 영아들은 멍하고 얼어붙은 듯이 행동한다. 혹은 어머니 가까이로 움직이다가 어머니가 가까이 다가오면 갑자기 멀리 피한다.

(5) 영아의 안정애착 유발요인

영아의 애착분류는 영아의 특성 그 자체보다는 영아-양육자 애착관계의 질적 특성을 반영하며 애착유형에 영향을 주는 요인으로 어머니 변인의 중요성을 제기하였다. 최근의 연구는 어머니의 양육태도에만 관심을 갖던 것에서 벗어나 어머니의 아동기 경험이나 스트레스, 사회적 지지체계 같은 다양한 변인들을 고려한다. 따라서 안정적인 애착의 상호적 유발요인으로 심리적, 사회적 맥락의 결정요인을 살펴볼 수 있다. 이것은 어머니나 그 외의 다른 양육자의 양육의 질에 영향을 미칠 수 있다.

① 어머니의 양육태도

어머니가 영아에게 어떠한 양육태도를 보이는가 하는 것은 애착과 관련된 중요한 어머니 변인 중의 하나라고 할 수 있다. 부적절한 양육태도는 애착의 질을 결정하는데 중요한 요소가 된다.

Bowlby(1982)는 영아가 친부모는 물론 양부모에 대해서도 애착을 형성하며, 애착하려는 성향을 가지고 태어나지만 실제 애착발달은 애착대상과의 경험에 따라 달라진다고 하여 부모의 양육행동의 중요성을 부각시켰다.

양육의 질적 특성은 아동의 애착안정성에 영향을 주는 요인으로 4,000쌍 이상의 어머니-영아를 포함하는 66개의 연구를 개관한 결과 영아의 신호에 빠르고 일관성 있고 적절하게 반응하며, 부드럽고 조심스럽게 보살피는 양육이 애착안정성을 촉진시킨다. 대조적으로 불안정하게 애착된 영아의 어머니들은 영아와 신체적 접촉을 많이 하지 않고, 영아를 서투르게 다루고 대단히 기계적으로 행동하는 경향이 있으며, 때로 거부적이고 자주 화를 낸다(Pederson & Moran, 1996).

Landerville과 Main(1981)의 연구에서는 안정 애착아의 어머니와 불안정 애착아의 어머니는 양적으로 거의 비슷한 언어적, 신체적 간섭을 하였으나 안정 애착아의 어머니는 보다 더 따뜻한 음성으로 통제하였고 보다 더 부드러운 방식으로 간섭하여 질적으로 다른 특징을 나타낸다는 것을 보고하였다.

부모로부터 학대와 방임 등의 양육행동을 경험한 아이들은 애착유형 중 비조직적인 유형의 애착유형을 보인다. 또한 학대받은 영아는 다른 영아들에 비해 수동적이고, 매우 무기력하며 발달적 지체를 보였고, 대부분이 불안정 애착을 보였다.

어머니가 자녀에게 나타내는 양육행동이나 반응들이 적절할수록 자녀는 어머니에게 신뢰감을 형성하여 안정된 애착관계를 형성하지만, 어머니의 양육행동이나 반응이 적절하지 못할 경우에는 불안정한 애착관계를 형성하게 된다.

② 어머니 자신의 초기 애착표상

성인애착면접(Adult Attachment Interview)의 개발로 인해 부모가 초기 아동기에 경험한 양육자와의 관계에 대해서 어떠한 표상을 가지고 있는지, 즉 애착관계에 대한 내적 작동모델을 평정하는 것이 가능하게 되었다. 그 결과 양육자의 초기 애착에 대한 내적 작동모델이 부모로서의 양육행동과 자녀의 애착유형에 영향을 미친다는 사실을 알게 되었다(Bretherton, 1985). 즉, 어머니 자신이 초기 아동기의 애착경험에 대해 어떠한 표상을 가지고 있는가 하는 것은 자녀에 대한 양육행동에 영향을 미쳐 실제 자녀와의 애착형태에 영향을 미친다는 것이다. 면접 결과 과거

애착경험의 만족 여부와 상관없이 애착에 대해 분명하고 일관된 기술을 하는 어머니는 자녀와 안정된 애착을 형성하였으나, 애착경험에 대해 모순된 기술을 하거나 불분명하고 과거 경험을 기술하는데 어려움을 갖는 어머니는 자녀와 불안정한 애착을 형성하였다.

어머니의 애착표상은 아동의 신호를 통합하고 신호에 참여하는 능력에 영향을 주어서 아동에게 민감하고 일관된 태도로 반응하게 하는데 중요한 요소가 된다. 그러므로 부모의 불안정 애착표상은 부모-아동관계 질과 아동의 심리적 적응의 위험요소가 된다(이경숙 외, 1999).

③ 어머니-영아의 상호작용과 민감성

초기 어린 시절 영아의 요구에 대한 양육자의 민감성은 양육자와 자녀 관계의 질을 결정한다. Ainsworth(1973)는 가정에서 수유 시, 영아가 울 때, 아기를 안아줄 때, 그리고 얼굴을 서로 맞대는 상황에서 처음 3개월 동안 영아가 보내는 신호에 대해서 어머니가 민감하게 반응하는 정도로 영아가 9개월이 되었을 때 어머니-영아 간의 상호작용 형태와 어머니를 안전기지로 사용하는 형태를 예측할 수 있다고 하였다. 또한 Ainsworth의 낯선 상황 실험에서 어머니에게 안정적으로 애착을 형성한 영아의 어머니는 불안정한 애착을 형성한 영아의 어머니보다 그 이전 시기 동안의 가정 관찰에서 더 민감한 것으로 평가되었다. 그는 가정에서 70시간 이상의 집중적인 관찰을 통해 어머니 행동 중 4가지 차원, 즉 민감성, 수용성, 협동과 접근가능성이 낯선 상황 실험을 통해 분류된 영아의 애착안정성과 밀접한 관계가 있으며, 어머니 행동의 가장 중요한 측면은 영아의 신호와 의사소통을 정확하게 지각하고 해석하며, 그러한 신호에 신속하고도 정확하게 반응하는 것이라고 하였다.

Pederson과 Moran(1996)은 8개월과 12개월 때 어머니 행동 Q-set로 어머니의 민감성을 측정하고, 12개월 때 애착 Q-set로 영아의 애착안정성을 측정하였다. 그 결과 안정 애착아의 어머니들은 자녀의 접근을 허용하며 일관되게 반응하며 민감한 반면, 불안정 회피 애착아의 어머니들은 간섭이나 과잉자극을 보이고 불안정 저항 애착아의 어머니들은 무관심하고 비일관적인 상호작용을 하는 것으로 나타났다.

④ 부모의 심리적 자원과 성격

안정을 제공하는 민감한 양육은 영아의 정서적 또는 행동적인 신호에 대해 정확하게 이해하는 것과 시기적절한 공감적 반응을 필요로 하며 양육자의 심리적 특징에 대한 이론적 지식도 필요로 한다. 대체로 심리적으로 건강한 부모가 그렇지 못한 부모보다 자녀들과 안정적인 애착을 형성한다.

횡단연구와 종단연구에서 보면 어머니가 심리적으로 건강할 때 안정적인 애착관계가 더욱 발달된다. Maslin과 Bates(1983)는 160명의 사례연구에서 안정적인 영아의 어머니는 불안정한 영아의 어머니에 비해 성격의 하위척도인 양육, 이해, 자율성, 호기심, 의존이 높게 나타났고, 공격성은 낮게 나타났음을 밝혔다. O'Connor(1997)의 연구에서도 안정된 영아의 어머니는 스스로 자신감, 독립심, 쾌활함, 적응력, 애정을 보다 쉽게 기술하는 것으로 나타났다. 이러한 결과들은 경제적으로 여유 있는 가정에 제한되는 것이 아니며, 또한 높은 수준의 위험이 경제적 지위를 지닌 가정에 제한되는 것도 아니었다.

⑤ 부부관계

영아기 동안의 지지적인 부부관계는 애착안정성을 예언할 수 있는 양육태도와 상호관련이 된다. 결혼의 질과 애착안정을 예측할 수 있는 요소인 부모 역할의 여러 면들을 연결시키는 연구에서 결혼의 기능과 영아-부모 애착안정 간의 관계를 예상할 수 있는 강력한 근거들이 있다.

잘 기능하는 부부 사이에서 자라는 아이들은 덜 행복한 부부 사이에서 자라는 아이들보다 안정적인 애착을 형성한다(Owen & Cox, 1997). 이러한 결과는 횡단연구를 통해 밝혀지고 있다. Sims 등(1996)의 연구에서 보면 아버지가 신체적으로 어머니에게 폭력을 휘두르는 가정의 영아는 그들의 어머니에게 불안정한 애착을 형성하는 것으로 나타났다.

Howes와 Markman(1989)의 연구에서도 태아기에 부부 간의 높은 만족과 낮은 갈등을 보고했던 어머니들이 1년에서 3년 후에 실시한 애착 Q-set에서 높은 점수를 기록했다. 태아기 때와 출산 후 3개월 동안의 부부 간의 갈등이 깊어질수록 모자 간 관계와 부자 간 애착의 안정성이 낮아졌다는 보고도 있다(Owen & Cox, 1997).

⑥ 사회적 지지

Cochran과 Niego(1995)의 연구에서 일치하는 것은 많은 조사들이 부모와 자녀 간의 상호관계에 영향을 주는 중요한 타인과의 접촉의 양과 지지의 증거들을 제공하고 있다는 것이다. 임신 기간 중에 사회적 지지를 많이 받은 중산층의 유럽계 미국인 어머니들은 3개월 된 자녀와의 상호작용에서 보다 민감했다. 또한 수입은 낮지만 거대한 사회적 지지체계를 형성하고 있는 아프리카계 미국인 어머니들도 그들의 자녀들과 상호작용에서 보다 민감하게 반응하는 경향이 있었다(Burchinal et al., 1996). 친구나 친척들로부터 많은 물질적 지원을 받는 가난한 히스패닉계 어머니들은 만지기, 키스하기, 안아주기와 같은 보다 친밀한 상호작용과 웅얼거림이나 바라보기와 같은 반응들을 생후 3개월 된 영아들과 나누게 되었다(Feiring et al., 1987). 따라서 어머니가 사회적 체계망으로부터 받는 지지의 양과 종류가 어머니와 영아의 애착안정성과 관련이 있음을 알 수 있다.

(6) 애착과 발달

Bowlby는 영아와 양육자의 따뜻하고 지속적인 관계가 인간의 적응적 요구와 일치되어 일생에 걸친 심리적 건강과 안녕을 증진시킨다고 주장하고, 모-아 애착 안정성에서의 개인차가 이후의 친밀한 관계, 자기이해, 정신 병리에 장기적으로 영향을 미친다고 설명하였다(이옥경, 2001).

Ainsworth(1978)에 의해 낯선 상황 절차(Strange Situation Procedure)가 개발되면서 단기적 종단연구에서 여러 방법론을 통하여 다양한 심리적 기능들이 연구되어지고 있고, 그 결과 안정애착이 이후의 두뇌, 인지, 사회, 정서발달을 예측한다는 것이 밝혀지고 있다.

초기 애착관계가 왜 이후의 발달에 영향을 미치는가에 대해서 다음의 네 가지의 가능한 설명에서 살펴볼 수 있다. 이 설명들은 서로 배타적이라기보다는 애착의 계속되는 영향력 안에서 각각의 역할을 하고 있다고 할 수 있다.

첫째, 초기 애착관계 안에서의 경험이 계속해서 신경세포에도 영향을 미친 결과 두뇌발달에 영향을 미칠 수 있다는 설명이 가능하다(Schore, 1996).

둘째, Isabella(1993)와 Sroufe(1996)가 주장했듯이 초기 애착관계가 정서조절 학습의 기초가 될 수 있다는 설명이다. 영아의 고통에 대한 양육자의 반응은 영아가 자기조절을 학습하기 이전에 정서조절에 대한 외적 자원이 된다. 초기 애착관계는 양육자의 행동을 통해서 그리고 관계로부터 내재화된 조절패턴을 통해서 아동에게 영향을 줄 수 있다. 그러므로 애착에서의 개인차는 정서조절에서의 개인차 형성에 영향을 줄 수 있다.

셋째, 애착은 행동조절과 행동동기에 영향을 미친다는 것이다. 애착대상과의 상호작용과 관찰을 통해서 영아는 관계에서 어떻게 행동하는 것이 좋은지를 배운다. 자기통제와 행동 상호작용과 같은 안정된 아동의 발달능력은 불안한 관계를 경험한 아동보다 숙련된 상호작용을 경험한 아동이 그 결과로 획득하는 것이다. 게다가 이러한 상호작용 기술은 발달과정을 통하여 개인차의 결과로 새로운 상황과 새로운 관계에 적용될 수 있다.

애착에서의 개인차가 이후 발달에 영향을 미치는데 대한 네 번째 설명은 표상을 통해서다. Bowlby(1982)에 따르면 초기 애착관계로부터 아동은 타인에 의해서 다루어지는 것을 어떻게 기대하는가는 물론 세상으로부터, 그리고 다른 사람들로부터 무엇이 기대되어지는가를 표상하기 시작한다. 이러한 신념과 기대들, 즉 내적 작동모델은 영아의 신호에 대한 반응으로 양육자가 할 행동을 예상하는 것처럼 양육자와의 관계에서 시작된다. 민감하게 다루어진 영아는 세상을 좋고 수용적인 것으로 보며 자신을 존중받을 만한 사람으로 여기게 된다. 가혹하고 변덕스러운 반응이나 혹은 전혀 반응을 받지 못하면서 자라난 영아는 세상을 예측할 수 없고 무감각한 것으로 바라보며 자신을 더 나은 대우를 받을 만한 가치가 없는 사람으로 보게 된다. 그러므로 이러한 내적 작동모델은 영아의 기대와 행동을 좌우하게 되며 새로운 관계와 새로운 경험에 영향을 미치게 된다.

Bowlby(1982)는 내적 작동모델의 기초는 생후 1년 동안 형성되기 시작하여 아동기, 청소년기를 거치면서 일상에서 반복되는 학습경험의 결과라고 보았는데 이러한 내적 작동모델은 양육자와의 상호작용, 영아 자신의 행동, 그리고 이러한 행동들로부터 영아가 받은 피드백으로 구성되어지며 생후 초기에 아동의 의지의 통제를 받기 전인 감각 운동기에 형성된 것이어서 변화되기 어렵다고 주장한다. 그러므로 초기 몇 년 동안 경험하는 어머니와의 관계는 이후 발달에 매우 중요한 원인이 된다.

애착이 이후 발달에 미치는 영향에 대해서 두뇌, 인지, 사회, 정서발달로 나누어 살펴보면 다음과 같다.

① 애착과 두뇌발달

첨단기술의 발달은 두뇌에 대한 관심을 더욱 증가시켰고, 그 결과 인간의 두뇌에 대한 연구가 심화되면서 두뇌란 타고난 유전에 의해 고정된 것이라는 기존의 생각에 변화가 일어나기 시작하였다. 동시에 영아의 두뇌발달에 대한 중요성이 부각되기 시작하였고, 영아의 두뇌발달은 곧 유전과 환경의 복합적인 상호작용에 의한 것이라는 것을 밝히기에 이르렀다. 출생 시 영아가 가지고 태어난 두뇌의 신경세포는 무한히 발전할 수 있는 가능성을 가진다. 그 가능성은 환경에 있으며, 환경을 통한 경험 없이는 두뇌발달도 없는 것이다(박병희, 2000). 영아가 겪는 접촉을 통한 긍정적인 초기의 경험은 영아의 두뇌 신경세포의 연결통로인 시냅스와 관계되어 영아의 두뇌발달에 기여하게 된다. 즉, 안정애착을 형성할 수 있도록 하는 다양하면서도 질 높은 여러 가지 긍정적인 경험은 영아 두뇌의 신경세포망 설립 및 밀도를 강화하여 두뇌의 구조와 기능을 발달시키게 하는 것이다. 안정애착을 형성할 수 있도록 하는 어머니와의 긍정적 상호작용의 반복은 영아의 두뇌 신경세포에서 긍정적 호르몬을 방출하여 수많은 가지치기의 과정을 통하여 높은 밀도의 시냅스 연결에 도움을 주게 된다. 이렇게 연결된 수많은 신경세포 연결망을 통해 영아의 두뇌발달이 더욱 촉진되고, 이러한 경험의 반복으로 인해 모든 인간의 기능에 영향을 미치는 영아의 두뇌가 발달하는 것이다(성영혜 외, 2004).

Schore(2001)는 뇌의 우반구와 인간의 감정통제 장소인 대뇌 변연계는 밀접하게 연결되어 있어 인간의 스트레스 반응을 조절한다고 하였다. 우반구의 발달은 영아기의 스트레스와 애착형성의 연관성에 많은 영향을 미친다. 안정된 애착으로 인한 효과적인 우뇌 기능의 발달은 영아가 성장하는 단계에서 최적의 발달을 위한 회복요인이라 할 수 있다.

Schore(1996)는 실제 영아의 두뇌발달을 돕는 것은 영아와 부모와의 양질의 정서적 교환이라고 하면서 안정된 애착을 형성한 어머니는 영아가 보내는 신호들을 잘 파악함으로써 민감하고 유용하게 접근할 수 있다고 하였다.

안정된 애착에 의한 양육경험은 영아의 정서적 표현에 영향을 미치며 영아 두뇌의 신경 화학적 물질에 영향을 주어 사회적, 정서적 행동조절에 긍정적인 영향을 미친다. 결국 두뇌발달의 유발요인은 안정된 애착형성이라고 할 수 있다.

② 애착과 인지발달

일반적으로 애착과 지적 능력 간의 관계를 살펴보는 연구들은 많지 않지만 몇몇 연구를 통하여 안정된 애착의 형성이 인지발달에도 긍정적인 영향을 미친다는 것을 알 수 있다.

양육자에게 편안하고 안정됨을 느끼는 안정 애착아는 문제해결을 더 잘하고, 놀이의 질도 높았고, 갈등해결 시 더 능력을 보이며, 낯선 환경에서도 탐구능력을 보이는 등 전반적인 인지능력이 우수한 것으로 보고되고 있다.

Matas 등(1978)은 영아 48명을 대상으로 낯선 상황 절차 실험을 하였다. 그들은 영아가 18개월일 때의 애착수준을 분류하였으며, 24개월에는 영아와 어머니 간의 상호작용을 관찰하기 위해 자유놀이 상황에서의 문제해결 과제를 설정하였다. 그 결과 안정애착을 형성한 영아는 불안정한 애착을 형성한 영아보다 상징적인 상상놀이를 더 많이 하였으며, 문제해결 상황에서도 역시 과제에 호기심을 보이며 집중한다는 것이 밝혀졌다.

Wartner 등(1994)의 연구도 1세 때 어머니에 대한 영아의 애착과 6세 때 어머니에 대한 격리 후 재결합 시 반응을 조사한 결과 영아 때 안정 애착아로 분류된 아동이 불안정 애착아에 비해 놀이의 질과 갈등해결에서 더 능력을 보였고, 문제행동을 덜 보였다. 따라서 1세 때 애착유형이 비교적 안정되게 6세까지 지속되고 있으며, 애착이 인지적 문제해결에 긍정적 영향을 주고 있다고 할 수 있다(이옥경, 2001).

③ 애착과 사회성 발달

사회적 유능감은 발달에서의 중요한 과업이다. Waters와 Sroufe(1983)에 의하면, 일반적으로 유능감은 두 가지 능력으로 정의되어진다. 첫째는 환경을 이용할 수 있는 것과 둘째는 좋은 발달적 결과를 이루도록 개인적 자원을 이용하는 것이다.

사회적 유능감에 영향을 미치는 애착관계는 아동의 관계에 대한 경험과 다른 관계에의 접근에 기초하여 제공되어진다. 안정애착 영아는 다른 사람들이 그들에게 반응을 할 것이며 그들은 이러한 긍정적 반응을 받을 가치가 있다는 기대를 하게 된다. 불안정 애착 영아는 그들이 비일관적으로 다루어지거나 또는 다른 사람들에게 완전히 거부당할 것으로 기대한다(Bowlby, 1982).

양육자의 민감하고, 반응적인 행동은 의사소통이 사람들의 단서와 반응을 조건으로 한다는 것을 안정애착 영아에게 가르치게 된다. 민감하지 않고, 조화롭지 않은 상호작용은 불안정한 영아에게 의사소통이 반응적인 상호작용이 아니라 빈약하게 조화된 사고와 일련의 반응이라 가르치게 된다.

많은 연구에서 안정된 애착을 형성한 아동들이 사회적으로 더 유능한 아동으로 성장하며 또래에 의한 선호도나 대인적응성에서 더 높게 나타난다고 한다(Cohn, 1990).

생애 초기에 안정된 애착을 형성한 영아는 후의 아동 중기나 청소년기에서도 여전히 사회적으로 잘 적응하였다. 학령기 아동의 애착유형은 대인적응성, 사회참여도, 사교성, 인기도, 지도력에 영향을 미치는 것으로 나타났다.

양육자와 안정된 애착관계의 형성은 유아가 자신이 사랑스럽고 가치 있는 존재라고 인식하게 함으로써 자아존중감을 촉진시키고, 다른 사람과의 상호작용을 원활하게 해 주며, 사회적인 능력을 발달시킨다고 할 수 있다.

④ 애착과 정서발달

민감하고 반응적인 양육자를 가진 영아들은 자신들의 욕구를 쉽게 충족시킬 수 있으며, 자신들은 이 세상에 대한 영향력을 가지고 있다고 배운다. 이러한 영아들은 자신들을 둘러싸고 있는 세상에 성공적으로 영향력을 끼칠 수 있다고 믿으면서 성장한다. 그러나 영아가 보내는 단서에 반응이 없거나 일관성 없는 반응을 보이는 양육자를 가진 영아들은 자신들의 욕구를 충족시키기 위해서 이 세상에 영향을 끼치는 것은 불가능하다고 배운다. 이러한 영아들은 자율적으로 기능하는데 있어서 자신감을 가지지 못한다.

유아의 애착, 의존성, 그리고 자기 신뢰감 간의 관계에 대한 것은 Sroufe(1996)에 의해서 정교화되었다. 그는 효율적으로 의존적인 유아들은 효율적으로 독립적이 된다고 설명했다. 민감한 양육자로부터 효율적으로 욕구를 충족시키는 것은 영아로 하여금 자신들의 욕구를 충족시키고 목표를 성취하는데 있어서 자신도 이 세상에 영향을 끼칠 수 있다고 믿게 한다. 이러한 자신감은 아동이 자율적으로 기능하도록 하고 자신들의 노력으로 성공할 수 있다는 신념을 갖게 한다. 그러므로 애착의 계속되는 영향력은 정서조절, 행동의 상호작용, 그리고 표상을 통해 이어진다.

Cassidy(1988)는 안정애착 아동은 일반적으로 자신을 긍정적인 용어로서 묘사하지만 자신이 불완전하다는 점을 인정한다고 하였다. 반대로 불안정 아동은 더 부정적인 자아 이미지를 보여주고 결점을 인정하는데 어려움을 느꼈다. 안정된 애착을 형성하지 못하거나, 실패한 영아들은 성장한 후에 정서적으로 불안정할 뿐만 아니라 정신 병리적 문제를 초래할 수 있다(장휘숙, 2001).

Goldberg 등(1994)의 연구에서는 애착유형과 정서표현 패턴의 관계를 조사하였는데 안정애착의 유아는 정적, 부적 및 중립 정서를 모두 표현하였고, 양가 애착된 유아는 보다 부적인 정서를 그리고 회피유형의 유아는 모든 종류의 정서를 덜 표현했다.

장기적으로 유아의 불안한 애착유형과 아동 및 청소년기의 불안장애와의 관계를 살펴본 연구에 따르면 유아기에 불안한 애착을 보였던 유아들 중 28%가 나중에 불안장애를 겪은 반면, 그렇지 않은 유아들은 13%가 불안장애를 겪었다. 이것은 불안한 애착유형이 대인불안의 발달에 위험요인이라는 것을 알려 준다(정민현, 2003). 따라서, 부모와의 관계에서 경험된 영아의 애착관계는 이후의 발달단계에서 다른 정서적인 발달에도 영향을 미친다고 할 수 있다.

3) 영아기 자녀를 둔 가족의 정신건강

(1) 영아 콜릭

영아 콜릭(Baby Colic)은 영아산통, 배앓이라고도 하며, 생후 4개월 이하의 영아에게서 나타나는 특이한 증상이다. 대개 영아 5명 중 한 명 꼴로 발생하는 것으로 알려져 있다.

영아 콜릭의 증상은 뚜렷한 이유가 없이 발작적으로 심하게 울어대고, 한번 울기 시작하면 3시간 이상씩 전혀 달래지지 않고, 통제 불능인 상태로 울고 보채며 심할 경우 밤새 울기도 한다. 이러한 증상이 일주일에 3일 이상씩 나타날 때 영아 콜릭을 의심해 볼 수 있다. 그러나 장중첩증, 감돈 탈장, 장염, 복막염인 경우에도 영아 콜릭과 유사한 증상이 나타날 수 있고, 이러한 질병이 방치될 경우에는 심각한 위험을 초래하게 되므로 섣부른 판단을 하기보다 먼저 병원에서 의사의 정확한 진단을 받는 것이 필요하다.

영아 콜릭의 증상은 성장하면서 어느 순간 저절로 울음이 멈추며 자연스럽게 소멸되는 것으로 알려져 있다. 보통 생후 2~4주경 나타나기 시작해 생후 6주경에 가장 심하게 나타나며, 생후 3~4개월이 되면 이러한 증상이 자연스럽게 사라진다.

영아 콜릭의 원인은 아직 정확히 밝혀지지는 않았지만, 영아의 소화기인 위나 장의 발달이 미성숙하기 때문에 발생되지 않나 추측되고 있다. 또한 분유를 먹는 영아가 모유 수유를 하는 영아에 비해 영아 콜릭의 발생빈도가 1.86% 높게 나타났다는 연구(Savino et al., 2002) 결과도 있다. 배가 고파 분유를 급하게 빨기 때문에 공기가 위와 장으로 많이 들어가거나, 분유에 함유되어 있는 유단백이나 유당 등이 소화력이 미숙한 영아들에게 분해되지 않고 장내에 쌓여 통증을 유발하지 않나 추측되고 있다.

아직까지 영아 콜릭에 대한 특별한 치료법은 없으며, 증상을 완화시키기 위한 노력으로 다음과 같은 방법들을 사용할 수 있다.

첫째, 모유 수유를 하는 경우, 엄마가 섭취하는 음식 중에 영아 콜릭을 유발할 수 가능성이 있는 자극적인 음식을 끊어 본다. 아직까지 어떤 음식이 영아 콜릭을 유발하는지 정확히 밝혀지지는 않았지만 자극이 될 수 있는 카페인이 함유된 음식이나 유제품류는 주의하여 섭취하는 것이 좋다.

둘째, 우는 영아를 방치하지 말고 따뜻하게 안아주고 쓰다듬어 주는 것이 좋다. 또한 배를 가볍게 문질러 주거나 배를 따뜻하게 해 주는 것도 좋은 방법이다.

셋째, 때론 규칙적인 소음이 영아를 달래는데 도움이 되기도 한다. 세탁기나 진공청소기 소리, 드라이어 소리와 같이 규칙적으로 반복되는 비교적 조용한 소음이 도움이 되기도 한다. 이를 백색소음(White noise)이라 부르는데 완전히 조용한 것보다 집중도를 높일 수 있다.

영아가 콜릭 증상을 보이는 경우, 가족의 안정성에 부정적인 영향을 미칠 수 있다. 실제로 몇 시간씩 이유 없이 아이가 울고 보챌 경우 대부분의 부모들은 엄청난 정신적 스트레스를 받게 된다. 또한 육아에 대한 피로와 분노, 부모-자녀간의 건전한 인간관계를 악화시키고, 부모역할을 잘 수행하지 못하고 있다는 낮은 자존감이 발생할 수 있으며, 육아스트레스가 증가해 부부갈등이나 산후 우울증 등도 초래할 수 있다.

영아 콜릭에 대처할 때 주의해야 할 점으로는 기응환이나 진정제, 장질환제나 수면제 등 약물을 함부로 먹여서는 안 되며, 화가 난다고 아가를 막 흔들어서도 안 된다. 6개월 이전의 아가의 머리를 심하게 흔들면 흔들린 아이 증후군(Shaken Baby Syndrome)으로 뇌에 심각한 손상을 입힐 수도 있다. 또한 콜릭이 있는 영아를 엎어 재우면 아가가 갑자기 위험해질 수 있기 때문에 특별한 경우가 아니라면 엎어 재우는 것을 권장하지 않는다. 영아를 엎어 재우는 것은 영아돌연사증후군(SIDS)이나 질식의 위험을 초래한다.

(2) 양육자의 민감성 있는 반응

양육자가 영아에게 어떠한 양육태도를 보이는가 하는 것은 애착과 관련된 중요한 변인 중 하나다. 부적절한 양육태도는 애착의 질을 결정하는데 중요한 요소가 된다. Bowlby(1982)는 영아가 친부모와는 물론 양부모에 대해서도 애착을 형성하며, 영아는 애착하려는 성향을 가지고 태어나지만 실제 애착발달은 애착대상과의 경험에 따라 달라진다고 하여 양육행동의 중요성을 부각시켰다.

양육자가 자녀에게 나타내는 양육행동이나 반응들이 적절할수록 자녀는 양육자에게 신뢰감을 형성하고 안정된 애착관계를 형성하지만 양육자의 양육행동이나 반응이 적절하지 못할 경우에는 불안정한 애착관계를 형성하게 된다고 볼 수 있다. Ainsworth(1978)의 낯선 상황 실험에서 안정애착을 형성한 영아의 어머니는 영아가 보내는 신호에 더 민감한 것으로 평가되었다. 반면에 불안정 애착을 형성한 영아의 어머니는 영아가 보내는 신호를 잘 알아채지 못한다거나 신호를 알아챈다고 하더라도 양육자의 욕구에 의해 왜곡되게 해석하거나 적절하게 반응하지 못하는 경향이 있다.

(3) 양육자의 일관성 있는 양육태도

Erikson은 인간발달을 8단계로 나누고 첫 시기인 영아기의 중요한 과업이 양육자에 대해서 기본적인 신뢰감을 형성하는 것이라 하였다. 이 시기의 발달은 주양육자인 어머니와 관계의 질에 의해 결정되는데, 어머니가 일관성 있고, 확신 있는 양육태도를 보일 때 영아는 자신이 배고프거나 힘들 때 누군가 자신을 돌봐 줄 것이고, 지금 당장은 아니지만 조금 기다리면 자신의 욕구가 해결될 것을 믿게 된다. 만약 영아에게 이러한 신뢰가 없으면 영아는 어머니에게 불신감을 형성해서 어머니와 떨어지지 않으려 하고, 어머니가 자신을 버릴 것이라는 공포를 느끼게 된다.

그러나 Erikson은 불신 역시 성장에 중요하다고 하면서 분별 있는 신뢰를 갖기 위해서는 어느 정도의 불신도 경험하여야 한다고 하였다. 영아는 자신이 감당할 수 있는 정도의 좌절을 경험하면서 인내하고 자신의 욕구를 조절하는 것을 배우게 된다. 따라서 건강한 발달에 있어 중요한 것은 신뢰와 불신 사이의 적절한 비율인 것이다.

(4) 양육자와 영아의 기질 조화

Thomas와 Chess(1977)는 영아의 기질과 환경 간의 상호작용을 설명하기 위하여 '조화의 적합성' 모델을 제시하였다. 즉, 영아의 이상적 발달은 영아의 기질과 부모의 기질이 얼마나 조화를 이루는가에 달려 있다. 단지 영아가 까다로운 기질을 갖고 있기 때문에 이후 발달에 부정적인 영향을 미친다기보다는 순한 기질의 영아라고 하더라도 부모의 기질과 조화를 이루지 못하면 부모는 영아를 양육하는데 어려움을 갖게 되고 이후 건강한 발달을 이룰 수가 없게 된다. 부모가 영아의 기질에 따라 양육행동을 조절한다면 그 결과는 보다 조화로운 관계가 되지만, 영아의 기질과 부모의 양육행동이 조화를 이루지 못하면 부모나 영아 모두 갈등을 경험하게 된다. 자녀의 높은 활동성 기질은 아버지의 양육행동과 부적합한 조화를 이루어 과잉반응을 하게 되고 자녀의 외현화 문제와 행동문제를 초래하는 것으로 예측되었다. 또한 어머니의 경우에도 자녀의 기질적 불규칙성과 부정적 기분상태가 어머니의 상황적 요구와 부적합한 조화를 이룰 수 있는 것으로 나타났다. 그러므로 영아의 기질을 제대로 파악함으로써 부모와 자녀 간에 조화로운 관계를 유지할 수 있다.

3. 유아기

1) 유아기의 발달특성

(1) 신체발달

유아기는 운동능력 발달에 있어서 일생 중 가장 급격한 성장이 일어나는 시기이다. 이 시기에는 다양한 근육을 발달시키게 되고, 점차 여러 가지 동작을 자유롭게 표현할 수 있는 능력을 가지게 되며, 이를 바탕으로 기초 체력을 형성할 수 있게 된다.

유아는 다양한 동작활동을 통해 기본적인 동작인 이동, 비이동, 조작활동 등을 경험하고 발달시키게 된다.

첫째, 이동 동작은 한 장소에서 다른 장소로 몸을 이동시키는 동작으로 걷기, 뛰기, 앵금질, 말타기 등이 있다. 이동 동작은 유아의 대 · 소근육이나 지구력을 향상시키는데 필요한 동작들이며, 위험에 대비해 자신의 몸을 보호하고, 안전하게 방어하는데 기본적으로 필요한 동작이다.

둘째, 비이동 동작은 신체의 축을 한 곳에 고정한 채 일어나는 움직임으로 뻗기, 구부리기, 돌기, 흔들기, 비틀기, 꼬기, 피하기 등이 있다. 비이동 동작은 신체탐색이나 창의적 표현을 위해 중요하다.

셋째, 조작적 동작이란 자신의 신체를 통해 사물을 다루는 능력을 기르며, 이를 통해 신체와 사물의 관계를 이해하고, 어떠한 경로와 방법을 통해 움직임이 이루어지는지 경험하게 하는 활동이다. 조작적 동작으로는 차기, 던지기, 받기, 치기 등이 있다.

(2) 인지발달

Piaget에 따르면 인지발달과정은 개인에 따라 발달 속도가 다를 수 있지만 정해진 일련의 단계를 순서대로 거쳐 가며, 각각의 단계는 이전의 단계보다 더 높은 수준으로 발달한다고 보았다. Piaget는 인간의 인지발달 단계를 감각운동기, 전조작기, 구체적 조작기, 형식적 조작기의 4단계로 설명하고 있으며, 유아기는 전조작기에 해당된다.

전조작기는 조작적 사고가 일어나기 이전의 시기를 의미하며, 아직 행위의 원인과 결과의 관계에 대한 인식이 결여되어 인과관계에 대한 이해가 어려우며, 이 시기만의 독특한 인지발달적 특징들을 보인다. 또한 감각운동기에서 전조작기로 넘어오면서 유아는 다음과 같은 독특한 인지발달 특징을 보이게 된다.

① 상징적 사고

이 시기의 유아들은 상징적 사고가 발달함으로써 눈앞에 없는 사물을 표상할 수 있으며, 언어나 그림을 인지과정에서 사용할 수 있다. 이는 유아가 현실에 존재하는 대상이나 상태에서 벗어나 머릿속에서 현실대상과는 다른 표상을 그릴 수 있다는 것을 뜻한다. 유아는 그들의 경험을 상징이나 언어로 표상하면서 과거를 재구성하거나 눈에 보이지 않는 사물들을 머릿속에서 비교할 수 있게 된다.

② 자기중심적 사고

자기중심적 사고는 유아가 다른 사람의 관점에서는 사물을 볼 수 없는 것이다. 이 시기에 유아가 자기중심적 사고를 하는 것은 이기심에 의해서가 아니라 자신의 입장에 집중해 있어서 동시에 다른 사람의 관점을 생각할 수 없는 것이다. 예를 들어 유아 4명을 각각 책상의 네 면 중 한 면에 앉게 하고, 커다란 도화지 한 장에 협동화를 그리게 했을 경우 자기중심적 사고를 하는 유아들은 각각 자기 방향에서 그림을 그려 사방화가 나타나는 것을 볼 수 있다. 또한 지나가다 책상에 부딪히게 되었을 때 자신이 책상에 부딪힌 것이 아니라 책상이 자신을 때렸다고 생각한다. 이렇게 일어나는 상황을 자기중심적인 입장에서 받아들이고, 해석하는 것이 이 시기 유아들의 특징이다. 자기중심적 사고는 언어에서도 나타나 자기중심적 언어가 많이 나타난다. 또한 유아는 실제적인 상호작용이나 대화가 없어도 이야기할 수 있는 집단적 독백을 보인다.

③ 물활론적 사고

물활론이란 생명이 없는 대상에게 생명과 감정을 부여하고 세상의 모든 만물에 생명이 있다고 생각하는 전조작기 유아의 대표적인 사고 특성이다.

물활론은 다음과 같은 단계를 거치면서 점점 자연스럽게 사라지게 된다. 첫째 단계는 모든 만물에 생명이 있다고 믿는 단계, 둘째는 움직이는 것은 생명이 있다고 믿는 단계, 셋째는 스스로 움직이는 것은 생명이 있다고 믿는 단계, 넷째는 생물만이 생명이 있다는 것을 알게 되는 단계로 비로소 생물과 무생물을 구분하게 된다.

④ 인공론적 사고

인공론은 세상에 존재하는 모든 사물이나 현상이 사람의 필요에 의해 만들어졌다고 믿는 전조작기의 인과적 사고를 말한다.

⑤ 전환적 사고

전환적 사고란 어떤 현상의 원인과 결과 간의 관계를 추론하는데 있어서 적절한 인과관계로 추론하는 것이 아니라 특정한 사건에서 다른 특정 사건을 추론하는 것이다.

⑥ 직괸적 사고

직관적 사고란 유아가 어떤 상황에서 다른 여러 요소들은 무시하고 한 가지 측면에만 초점을 맞추거나 주의를 집중시키는 경향을 말한다. 유아의 주의는 가장 현저하거나 눈에 띄는 요소에만 집중되기 때문에 일단 주의가 집중되면 다른 정보를 고려하는 것은 쉽지 않다.

⑦ 유목화

유목화는 상위개념과 하위개념 간의 관계를 이해하는 것으로 유아는 사물이나 대상의 상위개념과 하위개념에 대한 유목화가 가능하지 않다.

(3) 언어발달

울음으로 타인에게 신호를 전달하던 언어이전의 신생아기와 영아기를 지나 언어 습득이 급격히 증가하는 유아기에 들어서면서 언어발달은 빠르게 이루어진다. 유아기에 이르면 모든 사물에는 명칭이 있음을 이해하고, 언어에 대한 관심이 급격히 증가하여 언어의 폭파기를 거치게 된다.

유아기의 언어발달을 위하여 일상생활 속에서 다른 사람의 이야기를 주의 깊게 듣는 태도와 이해력을 기르고, 바른 태도와 정확한 발음으로 자신의 느낌, 생각, 경험을 말로 표현하는 능력을 기르고, 주위의 사람들과 즐겁게 대화하고 여럿이 함께 의견을 나누는 경험을 가지며, 글과 글자에 자연스럽게 친숙해지는 경험을 갖도록 하는 것이 필요하다.

(4) 심리 정서발달

유아기는 겉으로 표현하는 것보다 훨씬 더 복잡하고 많은 정서를 경험하는 시기다. 유아기의 정서 · 사회적 발달과업은 다양한 정서적 경험을 제공받고, 적절하게 표현하는 방식을 터득하는 일이다.

유아기가 되면 자신의 정서와 타인의 정서에 대해 이해하는 조망수용이 가능해지기 시작하며, 타인과의 다양한 상황 경험을 통해 이러한 조망수용 능력은 더욱 발달하게 된다.

유아기에 들어서면서 사회성이 증가되며 또래의 범위도 넓어지게 된다. 이로 인해 놀이집단의 크기가 커지고, 또래와 상호작용하며 놀이하는 시간도 길어진다. 또한 유아는 자라면서 사회가 바람직하게 여기는 가치관이나 행동을 자연스럽게 습득해가는 사회화의 과정을 거치게 된다. 자신에 대한 존중감을 기르고, 자신과 다른 사람의 정서를 인식하고 이해하며, 사회의 구성원으로서 필요한 사회화 과정을 생활 속에서 경험하며 습득하게 된다.

2) 유아기의 정신건강

(1) 자율성 발달

Erikson에 따르면 유아기에 중요한 발달과업 중의 하나는 자율성을 발달시키는 것이다. 자율성은 유아가 스스로 하고자 하는 것으로, 자율성 발달은 양육자가 어떠한 태도를 가지고 얼마나 유아가 자율성을 잘 발달시킬 수 있도록 지지하느냐에 따라 달라질 수 있다. 유아는 타인으로부터의 통제를 강하게 거부하면서 "싫어", "아니야", "내가 할 거야"와 같은 말을 자주 하고 무엇이든지 자신이 소유하려고 한다. 이러한 유아의 행동에 부모가 어떻게 반응하느냐에 따라서 자율성을 발달시키기도 하고, 반면에 수치심이나 회의감을 발달시키기도 한다.

또한 유아기에 양육자가 배변훈련을 어떻게 시키느냐에 따라서 유아는 자신의 성격을 형성하게 된다. 이러한 경험을 통해 유아는 타인에 대한 호의와 고집스러움을 갖게 되기도 하고, 배변훈련이 지나치게 엄격할 경우 인색하고 완고한 성격을 가지게 될 수도 있다.

(2) 주도성 발달

유아기에는 자율성 발달과 함께 계획을 세우고, 목표를 설정해서 그것을 달성하고자 하는 주도성이 발달하게 된다. 유아는 스스로 추구하는 활동이 격려 받을수록 주도성이 강화되고, 이러한 호기심이 부모로부터 강하게 제재를 받게 되면 자신이 뭔가 잘못된 것을 하려 한다는 생각에 죄의식을 갖게 된다. 어느 정도의 죄의식은 사회화 과정에서 유아의 도덕성을 발달시키는데 필수적일 수 있지만 지나칠 경우에는 유아의 주도성을 위축시킬 수 있다. 따라서 부모는 유아가 사회적으로 유용한 것을 추구하고, 스스로 흥미 있고 관심을 가지는 활동을 계획하고, 참여할 수 있도록 적절한 통제를 해야 한다.

(3) 양육자와의 조율

유아기는 자아중심성이 강하며, 인과관계에 대한 이해가 부족한 시기로 상황을 자기중심적으로 이해하기 쉬우므로 조망수용 능력을 기를 수 있는 다양한 경험을 제공해 주어야 한다. 부모-자녀관계는 부모가 아이에게, 아이가 부모에게 서로 영향을 미치게 된다. 이것은 조율(attunement)과 연관되는데 조율이란 부모와 유아의 상호작용에 중요한 매개가 된다.

본질적으로 조율은 내적인 주관적 경험을 나누는 것, 전달하는 것이다. 조율을 통한 부모의 상호 주관적인 반응은 아이에게 유사한 심리적 경험들을 형성하고 창조하는 틀로서 작용한다. 조율은 유아의 정신적 삶을 풍부하게 할 수도 있고, 반면에 유아의 정신적 삶을 메마르게 할 수도 있다.

3) 유아기 자녀를 둔 가족의 정신건강

(1) 아동학대

아동학대(child abuse)는 소아학대 혹은 유아학대라고도 한다. 1955년 미국 소아과 의사 H. 캠프 박사는 「X선에서 나타나는 아동의 외상의 대부분은 고의적으로 가해진 것」이라는 연구 결과를 발표했다. 이 연구를 계기로 일부 국가에서 아동학대 사례를 조사하자 놀랍게도 아동학대가 광범위하게 자행되고 있음이 밝혀졌다. 또한 학대받은 아이는 신체적 · 정신적으로 특이한 증상을 겪게 된다는 사실도 밝혀졌는데, 소아과나 정신과 의사들은 이 증상을 피학대아증후군(battered child syndrome)이라는 정신병으로 분류했다.

우리나라 아동복지법에서는 아동학대를 '보호자를 포함한 성인에 의하여 아동의 건강 · 복지를 해치거나 정상적 발달을 저해할 수 있는 신체적 · 정신적 · 성적 폭력 또는 가혹행위 및 아동의 보호자에 의하여 이루어지는 유기와 방임을 말한다' (아동복지법 제2조 제4호)라고 정의하고 있다.

유아기 경험한 아동학대는 심각한 정신적 충격으로 일생동안 각인되며, 여러 부적응적인 문제들을 초래한다. 보건복지부산하 중앙아동보호전문기관(2011)에 따르면 아동학대의 유형에는 신체 학대(physical abuse), 정서 학대(emotional abuse), 성 학대(sexual abuse), 방임 및 유기(neglect and abandon)등으로 구분할 수 있다.

첫째, 신체적 학대는 학대로 인한 신체적 손상이 발생한 경우로 구타나, 폭력에 의한 멍, 화상, 찢김, 골절, 장기파열, 기능의 손상을 입는 경우다. 또한 생후 12개월 이하의 영아에 가해진 처벌은 이유 여하를 막론하고 학대로 규정하도록 되어 있다.

둘째, 정서적 학대는 신체적으로 상해를 입히지는 않았지만, 아동의 인격, 존재, 감정을 심하게 무시하거나 모욕하는 행위나 원망적, 거부적, 적대적, 경멸적인 언어폭력 등을 통해 아동에게 언어적, 정서적, 심리적으로 위협을 가하고 억제,

감금, 기타 가학적 행위를 행하는 경우다.

셋째, 성적 학대는 성인의 성적 충족을 목적으로 미성숙한 아동과 청소년을 성적 활동에 개입시키는 것으로 성적 유희, 성기 및 자위행위 장면의 노출, 관음증, 성기 삽입, 성적 접촉, 강간, 매춘, 매매, 포르노 매체에 배우로 출연, 포르노물 판매 행위 등이 이에 속한다.

넷째, 방임 및 유기는 고의적이고 반복적으로 아동양육 및 보호를 소홀히 함으로 아동의 건강과 복지를 해치거나 정상적인 발달을 저해할 수 있는 모든 행위로 삶에 필요한 의 · 식 · 주를 적절하게 제공하지 않거나, 장시간 위험한 상태에 방치해 두는 신체적 방임과 무신경하거나 마음에 상처를 입히는 정서적 방임, 숙제를 하지 않거나 무단결석을 허용하는 등의 교육적 방임, 적절한 치료를 제공하지 않는 의료적 방임이 있다.

표 3-6 신체학대의 유형

내용	구체적인 학대 행위
보호자를 포함한 성인이 아동에게 우발적인 사고가 아닌 상황에서 신체적 손상을 입히거나 또는 신체손상을 입도록 허용한 모든 행위를 말하며 생후 36개월 이하의 영아에게 가해진 체벌은 어떠한 상황에서도 심각한 신체학대이다	· 멍, 화상, 찢김, 골절, 장기파열, 기능 손상의 원인이 되는 행위 · 물건을 던지는 행위 · 떠밀고 움켜잡는 행위 · 뺨을 때리는 행위 · 물건을 사용하여 때리는 행위 · 발로 차거나 물어뜯고 주먹으로 치는 행위 · 두들겨 패는 행위 · 총 · 칼 등의 흉기, 화학물질 혹은 약물 등을 사용하여 신체에 상해를 입히는 행위 · 반복적으로 꼬집는 행위 · 전기충격 · 물에 빠뜨리는 행위 · 뾰족한 도구(바늘, 포크, 이쑤시개 등)를 이용하여 찌르는 행위 · 할퀴는 행위 · 몸을 거꾸로 매다는 행위 · 36개월 이하의 영아에게 가해진 체벌 등

출처 : 중앙아동보호전문기관, http://korea1391.org/index_new.php

표 3-7 정서학대의 유형

내용	구체적인 학대 행위
정서학대란 보호자를 포함한 성인이 아동에게 행하는 언어적 모욕, 정서적 위협, 감금이나 억제, 기타 가학적인 행위를 말하며 언어적, 정신적, 심리적 학대라고도 한다. 정서학대는 눈에 두드러지게 보이는 것도 아니고 당장 그 결과가 심각하게 나타나지 않기 때문에 그냥 지나칠 수도 있다는 점에서 더욱 유의하여야 한다.	· 원망적 · 거부적 · 적대적 또는 경멸적인 언어폭력 등 · 잠을 재우지 않는 것 · 벌거벗겨 내는 행위 · 삭발을 시키거나 강제적으로 머리를 자르는 행위 · 형제나 친구 등과 비교하는 행위, 차별, 편애 · 가족 내에서 왕따 시키는 행위 · 아동이 가정폭력을 목격하도록 하는 행위(아동이 보는 앞에서 자주 부부싸움을 하거나 배우자를 폭행하는 행위 등) · 아동을 시설 등에 버리겠다고 반복적으로 위협하거나, 짐을 싸서 내보내는 행위 · 미성년자 출입금지 업소에 지속적으로 아동을 데리고 다니는 행위 · 돈을 벌어 오라고 위협하거나, 아동의 나이에 적절하지 않은 과도한 일을 시키는 행위 · 보호자의 종교행위 강요 · 다른 아동을 학대하도록 강요하는 행위 등

출처 : 중앙아동보호전문기관, http://korea1391.org/index_new.php

표 3-8 성학대의 유형

내용	구체적인 학대 행위
성학대란 보호를 포함한 성인이 자신의 성적 충족을 목적으로 18세 미만의 아동과 함께 하는 모든 성적 행위를 말한다. 가족 내 성학대는 가족 및 친인척 사이에서 발생하는 형태를 말하며, 가족외부의 성학대는 아동과 안면이 있는 사람 혹은 낯선 사람에게서 발생되는 형태를 말한다. 일반적으로 강간은 두려움이나 강압적인 힘으로 성적 행위를 하는 것을 의미한다. 아동 성학대 역시 두려움이나 힘을 이용하지만 다	· 성적 유희, 성기 및 자위행위 장면의 노출, 포르노비디오를 아동에게 보여주거나 포르노물을 판매하는 행위, 관음증 등의 행위 · 성기삽입, 성적 접촉 (성인이 아동에게 자신의 성기나 신체를 만지도록 하거나 아동의 성기를 만지는 행위, 아동의 옷을 강제로 벗기거나 키스를 하는 행위, 드라이 성교, 디지털섹스, 구강성교, 항문성교, 애무 등), 강간 등과 같은 접촉 행위 · 아동매춘이나 매매 등의 행위 · 보호자의 부부관계 및 자위행위 목격 등으로 아동

른 방법도 사용한다. 놀이를 통해 착각하게 하거나 아동을 사랑하는 사람들로부터 심리적으로 고립되도록 조정하고, 성인의 권위로 강요하며, 움직일 수 없도록 물리적인 억압을 하며, 위협이나 공포를 조성한다.	이 부적절하게 성에 노출되는 것 등 · 성매매 업소에 아동을 데리고 가는 행위 등

출처 : 중앙아동보호전문기관,http://korea1391.org/index_new.php

표 3-9 방임 및 유기의 유형

내용	구체적인 학대 행위
방임은 아동이 위험한 환경에 처하거나 충분한 영양을 공급 받지 못해 발육부진이 되는 경우가 많으며, 나이 어린 아동에게는 치명적인 결과(장애)를 가져오거나 사망에까지 이르게 한다. 또한, 발달상황에 놓여있는 아동에게 다양한 측면에서 잠재되어 있는 파생적인 문제들이 발견될 수 있다. 예를 들면 청결하지 않은 외모에서 오는 집단 따돌림, 사회문제 행동의 피해자 혹은 가해자가 되기도 한다. 유기란 보호자가 아동을 보호하지 않고 버리는 행위를 말한다.	〈물리적 방임〉 · 기본적인 의식주를 제공하지 않는 행위, 상해와 위험으로부터 아동을 보호하지 않는 행위, 불결한 환경이나 위험한 상태에 아동을 방치하는 행위, 아동의 출생신고를 하지 않는 행위, 보호자가 아동들을 가정 내 두고 가출한 경우, 보호자가 아동을 병원에 입원시키고 사라진 경우, 보호자가 아동을 시설 근처에 두고 사라진 경우, 보호자가 친족에게 연락하지 않고 무작정 아동을 친족집 근처에 두고 사라진 경우 등 〈교육적 방임〉 · 보호자가 아동을 학교(의무교육)에 보내지 않거나 아동의 무단결석을 허용하는 행위, 학교 준비물을 챙겨주지 않는 행위, 특별한 교육적 욕구를 소홀히 하는 행위 등 ※ 의무교육은 6년의 초등교육 및 3년의 중학교를 의미(교육기본법 제8조 제1항) ※ 무단결석이란 정당한 사유 없이 계속하여 7일 이상 결석을 하는 경우 (초 · 중등교육법 시행령 제25조 제1항) 〈의료적 방임〉 · 아동에게 필요한 의료적 처치를 하지 않는 행위, 예방 접종이 필요한 아동에게 예방 접종을 실시하지 않는 행위, 장애 아동에 대한 치료적 개입을 거부하는 경우 등

출처 : 중앙아동보호전문기관, http://korea1391.org/index_new.php

아동학대의 가해자 중 대부분은 바로 부모일 뿐만 아니라 대부분은 정상적인 사람들이며, 단지 소수의 가해자들만이 성격장애나 정신장애를 가지고 있는 것으로 나타나 있다. 결국 모든 부모들은 자녀들에게 학대를 가할 가능성이 있기 때문에 주의를 기울여야 한다. 보건복지부 산하 중앙아동보호전문기관이 밝히고 있는 아동학대의 발생 원인을 구체적으로 살펴보면 다음과 같다.

- **부모의 미성숙** : 나이가 어리고 안정되지 못한 부모들은 아동의 행동이나 욕구를 이해하지 못하여 아동학대를 쉽게 행하고 건전한 가족관계의 형성에도 어려움을 겪게 된다.
- **아동양육에 대한 지식부족** : 다양한 아동발달에 대한 지식의 부족은 어떻게 아동을 키울 것인가를 잘 모르거나 건전한 가족관계가 어떤 것인지 잘 알지 못하는 경우다.
- **지나친 기대** : 부모들은 종종 자신의 자녀가 마치 어른처럼 행동해 주기를 기대하는데, 이처럼 높은 기대는 아동학대의 가능성을 높이는 원인이 된다.
- **어릴 때 학대받은 경험** : 자녀를 학대하는 부모들 중 대부분은 자신들이 어릴 때 부모로부터 학대받은 경험이 있다.
- **잦은 가정의 위기** : 경제적 어려움, 실직, 잦은 병치레, 가정불화 등 잦은 갈등으로 인해 부모들이 자녀를 학대하는 경우가 있다.
- **정서적 욕구불만** : 부모들은 자신의 욕구가 충족되지 못하거나 스트레스를 받을 때 아동에게 그 불만을 터뜨린다.
- **사회적 고립** : 아동양육의 부담을 도와줄 수 있는 친척이나 친구, 이웃이 주위에 아무도 없는 경우에 아동학대를 하기도 한다.
- **알코올중독, 약물중독** : 알코올중독이나 약물중독에 빠진 부모들은 자신을 잘 통제하지 못하고 자녀를 학대하기도 한다.

아동학대를 당했을 경우 아동의 이후 삶에 미치는 정서적 손상은 매우 크다. 특히 더 어린 연령인 유아기부터 학대를 당했다면 정신적, 신체적으로 미성숙한 상태에 있고, 자기방어 능력이 결여되어 있는 유아가 일으킬 수 있는 정서적 장애는 더욱 심각할 수밖에 없다.

아동학대로 인해 아동에게 남게 되는 후유증은 매우 심각하며, 일생동안 그 흔적을 남기게 된다. 학대받은 아동은 다른 사람을 신뢰하거나 사랑하지 못하게 되며,

심한 두려움과 불안을 경험하게 된다. 낮은 자존감을 형성하게 되고, 우울증, 자살행동, 공포반응, 등교거부, 학습부진, 말더듬 등의 정서 문제가 나타날 소지가 크다. 이후 또래와의 관계형성에도 어려움을 보일 가능성이 높고, 청소년기가 되었을 때 나타날 수 있는 비행이나 반사회적 행동의 출현이 학대를 당하지 않았던 아동보다 높게 나타난다. 또한 아동학대는 세대 간에 전승되는 악순환을 초래한다. 자신을 학대한 부모를 통해 부정적인 부모역할을 배우게 된 유아는 이후 성인이 되고 자신이 부모가 되었을 때 아이에게 자신도 모르게 학대를 되풀이할 가능성이 높다.

아동학대를 예방하기 위해서는 부모의 의식개선과 노력이 필요하다. 자녀는 부모의 소유물이 아니며, 부모의 화풀이 대상은 더더욱 아니다. 아동도 하나의 인격을 지닌 가족구성원으로서 가족 내에서 보호받을 권리가 있으며, 부모는 자녀를 안전하게 양육할 의무가 있음을 인식해야 한다.

화목한 가정을 구성하기 위해 가족 구성원이 노력하는 것이 반드시 필요하다. 또한 자녀에 대한 지나친 기대보다는 기대수준을 현실적으로 맞추도록 노력하고, 부모가 자신의 심한 스트레스나 욕구충족을 자녀에게 표출하지 않도록 자신을 관리하고 심각한 위험이 감지되는 경우 의사와의 상담을 통해 자신의 문제를 해결하는 것이 우선되어야 한다.

(2) 분리불안

분리불안은 부모 혹은 다른 양육자로부터 분리되는 것에 대해 심한 불안과 고통을 겪는 것을 말한다. 심할 경우 분리불안장애(separation anxiety disorder)로 진단내릴 수 있다.

최근 맞벌이 가정이 증가하면서 어린 연령부터 가정에서의 양육이 아닌 어린이집이나 유치원 등 기관에 다니는 영유아들이 증가했다. 이러한 조기 취원으로 아이들은 더 어린 연령에서부터 매일 부모와의 분리를 경험하게 되었다. 이 과정에서 적절한 분리 경험을 하지 못해 분리불안을 갖게 되는 유아들이 크게 증가해 가고 있다.

분리불안은 대부분의 경우 유치원이나 학교에 입학하면서 부모와 떨어지게 되었을 때 생기지만, 이 외에도 가족 구성원들이 지나치게 밀착되어 있거나, 가족 중 누가 죽었거나, 사고가 있었을 때, 혹은 동생이 생기거나, 유아가 심하게 아파 부모가 옆에 붙어 계속 간호를 하고 난 후 등에도 생길 수 있다.

분리불안장애는 심한 불안이 특징이다. 불안(anxiety)은 예측하지 못한 상황에 대해 막연히 느끼게 되는 두려움과 걱정스러운 감정이다. 예측된 상황에 대해서는 예측되지 않는 상황에 비해 불안을 덜 느끼게 된다. 흔히, 부모들은 등교하는 아이와 분리해 자리를 떠나야 할 경우 금방 잊어버릴 것이라고 생각해 유아의 주의를 잠시 딴 곳으로 옮기게 하고 자리를 떠나는 경우가 많다. 그러나 이러한 경우는 오히려 유아에게 잠시라도 주의를 딴 곳으로 옮기면 부모가 떠날지도 모른다는 막연한 불안을 더 가중시키는 요인이 되기도 한다. 때문에 분리불안이 더욱 심해지기도 한다. 또한 분리불안증 아이들은 수면에도 어려움을 겪는다. 혼자가 되는 것을 불안해하고 무서워하여 혼자 못자고, 어둠에 공포를 보이며 자더라도 악몽을 꾸기도 한다. 불안 증세와 관련된 신체적인 증상으로 복통이나 구토, 또는 어지럼증이나 질식감 등을 호소하기도 한다.

분리불안의 증세로는 부모와 떨어지지 않으려고 심하게 울고, 보채는 행동이 주로 나타난다. 또 학교나 유치원에 가지 않고 부모와 함께 집에 있으려고 하며, 유치원이나 어린이집에서 엄마와 떨어져야 하는 순간이 되면 심하게 울면서 화를 내고 안 떨어지려고 한다. 심지어는 갑자기 배가 아프거나 머리가 아프다는 신체화 증상을 호소하기도 한다.

분리불안을 보이는 유아는 다른 사람을 두려워하고, 지나치게 경계하며, 또래 친구들과도 잘 어울리지 못하고, 부모 주변을 맴돌며, 어린 아이와 같은 의존적인 행동을 많이 보인다.

유아에게 분리불안을 주는 요인은 다양하며, 크게 몇 가지로 나누어 보면 다음과 같다.

첫째, 유아의 기질이 원인일 수 있다. 유아가 특히 예민하고 낯가림이 심한 경우 그렇지 않은 유아보다 분리불안이 발생하기 쉽다.

둘째, 부모의 성격이나 양육 태도에 영향을 받는다. 부모가 불안이 심하거나, 과잉보호를 하는 경우에 유아가 친구와의 놀이 경험이나 새로운 것을 접하는 기회가 부족하게 되어 해 보지 않은 것이나 새로운 상황에서 불안을 느끼게 되고 부모와 더욱 떨어지는 것을 두려워하게 된다. 또한 작은 실수에도 지나친 반응을 보이며 야단을 치는 경우에도 자신이 실수하지 않을까 하는 두려움과 걱정으로 더욱 부모에게 붙어 있으려는 경향을 보인다.

셋째, 이전에 유아가 부모와 분리되어서 심하게 두려움을 경험했던 경우가 원인일 수도 있다. 부모와 떨어지는 경험을 했을 때 부상을 당했거나, 아이를 다른 친척집에 맡겨 놓고 출산을 하게 된 경우, 아이를 재워 놓고 부모가 잠깐 외출한 동안 혼자 깨어 심하게 울었던 일 등도 분리불안의 원인이 될 수 있다. 또는 "엄마가 버릴 거야.", "무서운 귀신이 나온다." 등 행동을 제제하기 위해 유아에게 무심히 던지는 말들도 유아에게 심리적 불안감을 주게 된다.

넷째, 그 외에도 너무 일찍 아이를 떼어 놓는 것도 불안의 원인이 될 수 있으며, 잦은 부부 싸움과 이혼에 대한 이야기가 오갈 때 '부모가 나를 버리지 않을까' 하는 불안을 느끼며 분리불안이 심해지기도 한다.

분리불안 치료를 위해서는 유아의 불안의 원인이 무엇인지 알고, 그 원인을 해결해 주는 것이 매우 중요하며, 양육 태도나 불안정한 가정 분위기를 변화시켜 보려는 노력이 필요하다. 더불어 필요하다고 판단될 경우 아동심리치료를 병행하게 되고, 이 과정에 부모가 함께 참여하는 것이 효과적이다. 또한 이 과정에서 주의할 점은 점진적으로 접근하여 순차적으로 떼어 놓는 과정을 거쳐야 한다. 그렇지 않고 한 번에 갑작스럽게 분리를 접근시켜서는 오히려 역효과를 초래할 수 있다.

4. 아동기

1) 아동기의 발달특성

(1) 신체발달

영유아기에 비해 아동기의 신체발달은 비교적 완만한 편이지만 이 시기에도 성장이 꾸준히 계속된다. 아동의 신장은 유아기와 마찬가지로 매년 5~7cm 정도

자라며, 체중은 매년 2.5~4kg씩 증가한다. 아동기에는 신체비율의 변화가 두드러지며, 머리의 크기가 신체에서 차지하는 비중이 작아져 성인과 비슷한 수준인 1/6~1/8이 된다. 또한 다리가 길어지고, 몸체가 날씬해진다. 골격은 크기가 증가하고, 근육이 발달하면서 남아는 여아보다 신체적으로 강해지고, 여아는 지방조직이 남아보다 많아진다.

신체적 성장에 있어서 아동의 식습관은 중요한 요인이 된다. 아동이 계속해서 성장할 수 있도록 다섯 가지 식품군을 골고루 섭취하는 것이 중요하다. 아동기에 필요한 영양소가 제대로 공급되지 못하면 영양실조에 걸리기 쉬우며, 영양이 충분히 공급되지 못하면 아동의 신체뿐만 아니라 인지, 사회, 정서발달의 모든 측면에서도 영향을 미치게 된다. 반면에 필요 이상의 칼로리를 섭취하게 되면 소아 비만이 되기 쉽다.

(2) 인지발달

Piaget는 아동기의 인지적인 특성을 구체적 조작기로 설명하고 있는데, 이는 아동의 사고가 구체적이고 자신이 직접 경험하는 것에 제한되기 때문이다. 아동은 전조작기를 벗어나면서 조작적 사고가 가능해지고, 보존개념이 발달하게 된다. 이는 동질성, 가역성, 보상성의 개념이 발달하기 때문이다. 동질성은 컵의 모양이 달라져도 물의 양은 동일하다는 것을 아는 것이고, 가역성은 물체의 어떤 상태를 역으로 되돌리면 다시 원상태로 복귀된다는 개념으로 다시 처음에 담겨져 있던 컵으로 물을 옮겨 부으면 원상태로 돌아간다는 것을 아는 것이며, 보상성은 한 차원이 다른 차원에 의해 보상된다는 것으로 컵의 폭은 줄어들었지만 높이가 길어졌다는 것을 아는 것이다. 이러한 개념이 발달하면서 아동은 보존개념을 획득하게 된다.

또한 아동은 전조작기에 가졌던 자아중심성에서 벗어나게 되며 이전 단계에서 가능하지 않았던 유목화와 서열화도 나타난다.

(3) 심리 정서발달

① 자기이해의 발달

아동기에는 자기인식을 토대로 자신에 대한 개념을 형성하고 이러한 자신의 속성에 대해 긍정적이거나 부정적인 가치를 부여하게 된다. 자아개념(self-concept)

은 신체적 특징, 가치관, 역할, 사회적 신분을 포함하여 '나'는 누구이며 무엇인가를 깨닫는 것이다. 아동이 적절한 자아개념을 발달시키기 위해서는 다른 사람이 자신에 대해서 어떤 기대를 갖고 있는지 알아야 하며, 또한 스스로 자신의 행동에 대해서 일정한 기대를 발달시켜야 한다.

자아개념이 자아에 대한 인지적 측면이라고 한다면 자아존중감은 자아에 대한 감정적인 측면이라고 할 수 있다. 자아존중감(self-esteem)은 자신에 대한 긍정적 또는 부정적 견해로서 다른 사람과의 상호작용을 통해서 형성하게 된다.

자기효능감(self-efficacy)은 자신이 스스로 상황을 극복할 수 있고, 자신에게 주어진 과제를 성공적으로 수행할 수 있다는 신념이나 기대를 의미한다. 높은 자기효능감은 긍정적인 자아개념과 성취지향적인 행동을 촉진시키지만, 낮은 자기효능감은 부정적인 자아개념을 갖게 하고 성취지향적인 행동을 위축시킨다. 자기효능감은 자신이 성공하거나 실패한 경험에 비추어 형성하게 되는데 아동기에는 일반적으로 자기효능감이 증가하고 이에 따라 자신이 앞으로 얼마나 잘 할 수 있는지 예견하게 된다.

② 또래관계

이 시기 아동은 초등학교에 입학하게 되면서 가정 밖에서 보내는 시간이 많아지고, 점차 또래집단이 아동의 삶에 차지하게 되는 비중이 커지게 된다. 아동은 또래와의 상호작용을 통해서 자기 자신에 대해서 지각하게 되고, 집단에 대한 소속감을 발달시키며, 다양한 사회적 기술을 배우게 된다. 아동은 다양한 상황에서 또래가 다른 사람과 상호작용하는 것을 보고 모방하게 되며, 또한 또래와는 동등한 위치에 있기 때문에 성인과의 관계에서 시도할 수 없었던 여러 가지 다양한 역할을 시도해 보게 된다.

아동이 또래들로부터 수용되는 정도를 또래수용도(peer acceptance)라고 한다. 또래들 사이에서 인기가 있는 아동의 특성은 성격뿐만 아니라 성별, 사회 경제적 특성 등 여러 가지 요인의 영향을 받게 된다.

③ 도덕성 발달

아동기에 들어서면서 타율적 도덕성에서 자율적 도덕성으로 변화된다. 이 시기의 아동은 규칙이란 사람이 만든 것이고 변경이 가능하다는 것을 알게 되며 옳고 그름을 판단하는데 행위의 결과가 아닌 의도에 의해 판단하게 된다. 즉, 어머니를 도와 드리기 위해 설거지를 하다 컵을 5개 깨뜨린 아동과 어머니 몰래 과자를 먹다 컵을 1개 깨뜨린 아동 중 누가 더 잘못했는지 묻는다면 타율적 도덕성의 유아는 결과를 중시해서 컵을 5개 깨뜨린 아동이 더 잘못했다고 하지만 자율적 도덕성의 아동은 의도를 중시해서 비록 5개 깨뜨린 아동이 더 많이 깨뜨렸지만 어머니를 도와 드리기 위해서 그런 것이기 때문에 나쁜 의도로 컵을 1개 깨뜨린 아동이 더 잘못했다고 말한다. Piaget에 의하면 아동이 타율적 도덕성에서 자율적 도덕성으로 발달하기 위해서는 인지적 성숙과 사회적 경험이 중요한 역할을 한다.

2) 아동기의 정신건강

(1) 자아존중감 발달

아동의 자아존중감(self-esteem)은 자신에 의해서도 형성되지만, 부모가 어떻게 상호작용하는지에 따라서도 달라진다. 부모가 자녀에 대해 가지는 긍정적인 양육태도가 바람직한 자아존중감 형성에 중요한 변인으로 작용한다.

Schaefer(1956)는 부모의 양육태도가 수용적이고, 자율적일수록 아동의 자아존중감은 높게 나타나고, 부모의 양육태도가 거부적이고, 통제적일수록 자아존중감은 낮게 나타난다고 주장하였다.

아동은 중요한 타인 중의 한 사람인 어머니, 아버지가 어떻게 반응하는지에 따라서 부모에게서 자신의 모습을 보게 되고, 그에 따라 자아존중감을 형성하게 된다. 자아존중감이 높은 아동은 자신을 유능하고, 중요하며 가치 있다고 여긴다. 이러한 아동은 전 생애에 걸쳐 자신에 대해 유능성과 자신감을 지속적으로 가지게 된다. 자아존중감이 높은 아동은 적절하고, 효과적인 방법으로 당면한 문제를 해결하고자 하며, 쉽게 좌절하지 않고, 대인관계에서도 원만하고, 적극적이다. 반면에 자아존중감이 낮은 아동은 자신이 유능하지 못하고, 무가치하다고 여김으로써 쉽게 좌절하고 소극적이다.

(2) 공격성

공격성(aggressiveness)은 바람직하지 않고, 반사회적인 인간의 본질 중의 하나로 도구적 공격성과 적대적 공격성으로 나누어 볼 수 있다. 도구적 공격성은 어떤 목적을 달성하기 위해서 공격적 행동을 보이는 것이고, 적대적 공격성은 다른 사람을 해치려는 의도로 한 행동으로 연령이 높아질수록 아동은 적대적 공격성을 더 많이 나타낸다.

아동이 보이는 이러한 공격적 성향은 부모가 자녀를 양육하면서 가장 다루기 어려운 문제 중 하나다. 아동이 공격성을 나타내는 원인은 다양해서 생물학적, 심리학적 요인뿐만 아니라 사회 환경적 요인에 의해서도 자극이나 강화를 받게 된다. 그 중에서도 공격성에 가장 많은 영향을 주는 요인으로 가족관계 요인을 들 수 있다. 아동의 공격성은 부모의 양육태도나 가족구성원 간의 상호작용에 의해 영향을 받는다. 부모의 양육태도가 강압적인 경우 아동은 자신의 의사를 자유롭게 표현하지 못하고 욕구를 억압하게 되어 공격성을 표출시키게 된다. 반면에 애정적이고 수용적인 부모는 아동의 의사를 존중하고 귀납적 훈육법을 사용함으로써 아동이 부모와의 관계에서 정서적 안정감을 갖게 하고 자신을 잘 통제할 수 있게 한다.

(3) 아동의 가치 발견

아동기는 아동의 인지적, 사회적 기술이 숙달되는 자아성장의 가장 결정적인 시기이다. Erikson에 의하면 아동기는 근면성(industry)을 발달시키는 시기로 학교에서 열심히 학습하며 지적인 기술을 습득하면서 또래들과의 협동으로 규칙에 순응하는 것을 배우게 된다. 아동은 도전에 직면할 때 스스로의 힘으로 극복할 수 있다고 믿게 되고 긍정적인 자아개념을 발달시키게 된다. 반면에 성공적인 경험보다 실패의 경험이 많은 아동은 열등감(inferiority)을 발달시킨다. 근면성을 발달시키는데 있어서는 무엇보다 성인의 역할이 중요하다. 부모는 가정에서 아동을 존중해 주고, 자신의 가치를 발견하도록 지지해 주어야 할 것이며, 교사는 학교에서 학업 성적만이 아니라 개인이 가지고 있는 특수한 재능이 무엇인지 발견하고 개발할 수 있도록 격려해 주는 것이 필요하다.

3) 아동기 자녀를 둔 가족의 정신건강

(1) 가족의 위험 요인과 보호 요인

① 부모의 행동

1970년대 후반 이후 아동의 사회적, 행동적 문제에 부모가 어떠한 영향을 미치는지 많은 연구가 행해지고 있다. 또래 거부와 행동문제에 있어서 부모의 역할을 이해하는데 도움이 되는 하나의 이론적 관점은 Bandura(1977)의 사회학습이론이다.

사회학습이론(Social learning theory)에 따르면 아동은 사회적 환경에서 모델의 행동을 관찰함으로써 다른 사람과 잘 지내는 방법을 배우게 된다. 예를 들면, 동성의 또래가 장난감을 부수는 비디오테이프를 본 후에 거부된 아동과 그들의 어머니는 그렇지 않은 인기 아동과 그들의 어머니에 비해 사회적인 정보를 처리하는데 있어서 더 많은 실수를 하기 쉽다. 즉 거부된 아동과 그들의 어머니는 다른 사람의 행동을 더 적대적인 것으로 본다(Keane, Brown, & Crenshaw, 1990). 인기 아동의 어머니들은 거부된 아동의 어머니들에 비해서 친사회적인 해결책을 더 많이 제공하는 경향이 있다. 이러한 결과들은 분노를 일으키는 사회적 상황에 대한 해석이나 행동과 아동의 또래 지위 간에 관계가 있음을 보여 준다.

수많은 부모의 행동은 또한 아동의 사회적 유능성과 관계가 있다. 예를 들면, 강압적이고 사나운 부모의 양육태도는 높은 수준의 아동의 공격성이나 사회적 문제와 관련이 있다. 부모가 아동의 생활을 심하게 간섭하는 경우에는 부모가 아동을 지지하고 효과적으로 통제하는 경우에 비해 또래 아동의 수용이나 독립심이 더 낮은 경향을 보인다. 또한 비판적이고 거부된 부모의 아동은 행동 문제를 가지기 쉽다.

② 가족의 정서적 환경

가족 안에서 표현되는 정서는 아동의 사회 · 정서적 발달에 있어서 중요한 역할을 하는 것으로 보인다. 거부된 아동의 가족들은 주로 정서적으로 친밀감이 없고 부정적인 정서를 표현하는데 반해 인기 아동의 부모는 정서적으로 친밀하고 아동에게 따뜻한 정서를 표현하는 경향이 있다(Youngblade & Belsky, 1992). 더 구체적으로 따뜻하고, 반응적이고, 일관적이며, 합리적인 부모에게서 자란 자녀는 사납고, 거부적이고, 비일관적이며, 과잉보호하는 부모에게서 자란 자녀보다 더 사회적으로 유능한 경향을 보인다. 부모가 얼마나 따뜻한가 하는 것은 인생의 초기부터 계속적으로 아동의 삶에 영향을 미치게 된다.

아동의 고통에 대한 부모의 반응도 또한 아동의 사회적 유능성과 관련이 있다. 아동의 고통에 긍정적으로 반응한 부모의 아동은 다른 아동의 고통에 더 긍정적으로 반응하고 더 자주 친사회적인 행동을 나타냈다(Zahn-Waxler, Radke-Yarrow, & Kind, 1979). 아동의 감정에 관심 있는 부모의 아동은 높은 수준의 사회적 유능성을 가지고 있다. 인기 아동의 부모는 아동과 상호작용을 하는 동안 자신의 생각과 느낌에 대해 더 표현적이며(Putallaz, 1987), 인기 아동의 어머니는 더 낮은 또래 지위를 가지고 있는 아동의 어머니에 비해 아동의 감정과 의견에 더 관심을 보였다. 어린 아동이 자신의 감정을 표현하도록 격려하는 부모는 아동의 유능성을 발달시키는데 영향을 미친다. 이러한 결과들을 통해서 아동의 정서에 대한 부모의 반응이 아동의 사회적 유능성에 영향을 미친다는 것을 알 수 있다.

아동의 정서 조절 기술은 아동의 정서적 편안함과 고통에 반응하고, 아동에게 대처 전략을 가르치는 어머니에 의해서 촉진된다(Kopp, 1989). 이러한 부모의 행동은 아동의 고통을 감소시킬 뿐만 아니라, 아동에게 정서 조절 전략을 배우도록 도울 수도 있다. 여기에는 함께 정서적인 경험을 나누는 것도 포함된다. 부모가 아동과 정서에 대해서 이야기 나누는 정도에 따라서 어린 아동이 자신의 정서에 대해서 이야기하고 정서와 관련된 사건들을 얼마나 잘 이해하는지가 달라진다(Dunn, Brown, & Beardsall, 1991). 정서를 더 잘 이해하는 아동이 더 친사회적이고 좌절을 더 잘 견디는 경향을 보인다.

③ 부모의 특성

부모의 특성 또한 아동의 사회적 유능성과 관련이 있다. 예를 들면, 사회적, 행동적 문제가 있는 아동의 부모는 종종 재정적인 문제나 부부갈등, 가족갈등, 사회적 지지의 결핍과 같은 만성적인 스트레스를 경험하지만 이러한 문제들을 해결하는

데 시간을 보내지 않는다(Patterson & Dishion, 1985). 이러한 부모들은 아동이 자신의 삶을 더 비참하게 만든다고 믿고, 아동의 행동을 변화시키기 위해서 더 비판적이고, 민감하지 못하며, 신체적인 처벌을 가하는 경향이 있다.

심리적인 면에서나 대인관계적인 면에서 기능을 잘 하지 못하는 부모의 아동은 또래로부터 거부당하거나, 공격성을 나타낼 가능성이 더 높다. 강한 부정적 정서는 부모의 인지적 기술을 손상시키고, 자신의 행동을 통제하고, 아동의 욕구에 민감하게 반응하는 능력에 해를 끼칠 수 있다(Dix, 1991). 따라서 부모가 부정적인 정서에 압도될 때 그들이 자신의 행동을 통제하고, 아동에게 편안함과 지지를 제공하는 것은 매우 어려운 일이다.

④ 부모와 아동의 상호작용

부모와 아동의 관계는 상호작용 속에서 서로 영향을 미치게 된다. 부모는 아동에게 사회화의 모델이 되며 아동 행동과 사회적 유능성에 큰 영향을 미치게 되고, 아동도 또한 부모에게 영향을 미치게 된다. 거부적이고, 반항적이며, 짜증스러운 아동의 행동은 부모의 양육스트레스를 가중시키게 되고, 아동에 대한 부모의 행동에 영향을 미치게 된다. 이는 품행장애가 있는 아동의 부모행동과 그렇지 않은 아동의 부모행동을 비교한 연구에서도 나타났다. 연구결과 놀이를 하거나 구조적인 과제를 수행하는데 있어서 부모들 간의 어떤 유의미한 차이도 발견되지 않았다(Bell, 1979).

(2) 사회의 위험 요인과 보호 요인

개인의 특성과 가족의 특성 외에 사회적 요인도 아동의 또래관계와 행동문제에 영향을 미친다. 아동이 사회에서 안전하다고 느끼는 것은 매우 중요하다. 그것은 아동의 행동이나 권위의 수용, 사회적 유능성에 영향을 미친다. 안전하고, 사회경제적으로 안정된 환경에서 자라는 것은 아동을 비행으로부터 보호할 수 있다. 반대의 경우에는 더 많은 비행의 위험 요인을 경험하게 된다.

그러나 이러한 위험 요인에 노출된 모든 아동이 문제를 가지고 있는 것은 아니다. 이런 경우 학교가 부정적인 영향을 개선하는데 중요한 역할을 할 수 있다. 교사에 대한 아동의 애착은 하나의 중요한 요인이 된다. 아동은 초기의 학교경험에서 이러한 기초를 형성한다. 어머니와의 애착뿐만 아니라 유아기 시절 교사와의 관계에 의해서 학교교사와의 관계를 예측할 수 있고, 또한 아동과 교사의 정서적 관계를 통해서 또래와의 사회적 유능성을 예측할 수 있다. 교사와의 긍정적인 정서적 관계는 아동의 자아존중감에 긍정적인 영향을 미치고 또래 갈등에 덜 반응하게 만드는 경향이 있다(Little & Kobak, 2003).

(3) 또래관계

또래관계(Peer relationships)는 아동발달에 있어서 매우 중요한 요소다. 또래관계는 아동이 놀이를 하고 친밀감을 형성할 수 있는 기회를 제공할 뿐만 아니라 언어, 인지, 도덕성을 발달시킨다. 또래관계에서 어려움을 갖는 아동들은 발달적인 문제들을 갖게 된다. 이러한 아동들은 또래관계에 어려움을 갖지 않는 아동들에 비해 학습적인 문제들을 갖기 쉽고, 학교생활에 적응하는데 어려움을 가질 수 있다. 따라서 아동의 또래관계에 어떠한 요소들이 영향을 미치는지 이해하고, 어려움에 처한 아동들을 확인하고 개입하는 일은 매우 중요하다고 할 수 있다.

(4) 또래관계의 진단

또래관계(Peer relationships)에 어려움을 가지고 있는 아동들은 일반적으로 사회적 유능성과 사회적 기술이 결핍되어 있다. 사회적 유능성은 아동이 다른 사람과 긍정적인 관계를 발달시키고, 유지하며, 부정적인 관계를 적절하게 해결하는 능력을 말한다(Merrell, 2003). 사회적 기술은 사회적 유능성의 한 요소로서 대화를 시작하거나 놀이에 참여하는 것과 같이 여러 가지의 사회적 과제들을 달성하는데 필요로 하는 특수한 행동들을 말한다(Gresham, Sugai, & Horner, 2001).

아동이 또래관계에서 어려움이 있는지 알기 위해서는 정확하게 진단하는 것이 필요한데 아동의 또래관계의 질을 평가하기 위해서 수많은 다양한 방법들이 사용되어지고 있다. 이러한 방법들은 또래와의 사회적 지위뿐만 아니라 아동의 사회적 유능성과 사회적 기술을 진단한다. 여기에는 아동의 또래관계에 대한 평정척도, 또래평가, 또래와의 상호작용 관찰 등이 포함된다.

① 교사진단

교사평정척도는 몇 가지의 이점이 있다. 이 척도들은 다른 방법에 비해 시간이 덜 걸리고 더 효과적이다. 이러한 척도들은 오랫동안 지속된 행동적, 정서적 문제들을 진단하고 어려움에 처한 아동을 가려내는데 유용한 도구가 될 수 있다. 몇몇 연구들에 따르면 교사들은 부모들에 비해 더 정확하게 아동의 사회적 문제를 가려낼 수 있다(Cole, Gondoli, & Peeke, 1998). 교사들은 또한 학교에서 아동이 어떻게 지내는지에 대해 더 중요하고 유용한 정보를 가지고 있고 또래관계망에 포함되지 않기 때문에 아동의 사회적 기술과 행동에 대해서 또래에 비해 더 객관적일 수 있다. 교사는 교실이나 운동장과 같은 학교 환경에서 아동이 또래들과 상호작용하는 것을 관찰할 기회를 많이 가진다. 그러나 교사는 권위를 가진 인물로서 또래에 비해 아동의 행동에 대해 다양한 가치 판단을 하기가 쉽다. 교사평정척도에는 Achenbach System of Empirically Based Assessment, Behavior Assessment System for Children, School Social Behavior Scales, Social Skills Rating System 등이 있다.

② 또래진단

사회적 문제가 있는 아동을 진단하기 위한 두 번째 방법은 또래들이 얼마나 아동을 좋아하는지 평가하는 것이다. 이러한 아동의 사회적 지위를 평가하기 위해서 또래에게 누구와 가장 놀고 싶은지 또는 누구와 가장 놀고 싶지 않은지 물어본다. 이것을 사회측정법이라고 하는데 이를 통해 또래 수용도(peer acceptance)를 알 수 있고 각각의 아동이 다른 아동들에 대해서 어떻게 느끼는지 알 수 있다. 이러한 기법을 통해 집단 내에서 아동의 인기도와 사회적 지위에 따라 몇 가지의 집단으로 아동을 범주화할 수 있다.

첫째, 인기 아동(popular child)은 좋아하는 아동이 많고 싫어하는 아동이 거의 없는 경우다. 이러한 아동들은 또래들이 좋아하고 친구가 많다.

둘째, 거부된 아동(rejected child)은 싫어하는 아동이 많고 좋아하는 아동이 거의 없는 경우로 사회적 지위가 낮다.

셋째, 좋아하는 아동과 싫어하는 아동이 모두 많은 경우에는 특이 아동(controversial child)이라고 한다.

넷째, 좋아하는 아동과 싫어하는 아동 모두 거의 없는 경우에는 무관심 아동(neglected child)이라고 한다. 이러한 아동들은 집단 내에서 어울리지 못하고 상호작용이 거의 일어나지 않는다.

ⓐ 인기 아동

비록 또래와의 사회적 지위가 신체적인 매력과 관계가 있다는 많은 연구들(Boyatzis, Baloff, & Durieux, 1998)이 있기는 하지만 아동의 인기도에는 또래에 대한 아동의 행동이 더 중요한 영향을 미친다. 거부된 아동과는 대조적으로 일반적으로 인기 아동은 더 좋은 사회적 기술을 가지고 있다. 그들은 또래집단과 상호작용을 시작하고, 친사회적이거나 협동적인 행동을 하는데 더 유능하며, 사회적 상황에서 자신의 정서와 행동을 더 잘 조절한다(Denham & Holt, 1993). 인기 아동은 사회적으로 더 활동적이며 더 높은 사회적, 인지적 기술을 가지고 있다. 그들은 또한 파괴적이거나 공격적인 행동은 덜 하는 편이다.

ⓑ 거부된 아동

거부된 아동은 인기 아동이 가지고 있는 대부분의 행동특성과 정 반대의 경향을 가지고 있다. 거부된 아동은 낮은 사회적, 인지적 기술을 가지고 있고, 더 위축되거나 공격적이다. 이러한 아동의 약 50%가 그들이 가지고 있는 공격적이거나, 파괴적이거나, 충동적인 행동 때문에 또래로부터 거부당한다(French, 1990). 거부된 아동은 대부분의 인기 아동에 비해 긍정적인 사회적 기술과 행동이 부족하다.

거부된 아동 중에서 공격적인 아동은 비공격적인 아동에 비해서 더 많은 위험에 처해 있다. 이러한 아동은 비공격적인 아동에 비해 자신의 인기도에 대해서 더 과대평가하는 경향이 있고, 또래의 행동을 더 적대적인 것으로 잘못 해석하는 경향이 있다(Dodge, 1980). 이러한 아동은 새로운 사회적 환경에서도 사회적으로 거부될 가능성이 높다. 일단 또래집단이 그들을 위협적이고, 신뢰할 수 없다고 평가하게 되면 이후에 그들의 행동이 나아진다고 해도 또래로부터 수용되는 것은 쉽지 않은 일이다(Asher & Coie, 1990). 거부된 아동 중 공격적인 특성을 가지고 있는 아동의 행동이 공격적이지 않을 때에도 또래집단은 그들의 행동을 공격적이고, 적의가 있는 것으로 생각하기 쉽다. 따라서 거부된 아동이 집단 내에서 그들의 사회적 지위를 변화시키는 것은 어려운 일이며, 시간이 지나면서 이러한 아동은 또 다른 거부된 아동과 또래관계를 형성하게 된다.

ⓒ 특이 아동

특이 아동은 일부 또래집단은 싫어하지만 또 다른 아동들은 좋아하는 아동이다. 이러한 아동들은 매우 공격적이지만 이러한 부정적인 행동이 유머를 사용하거나 특정한 또래집단과는 관계를 유지하는 등 긍정적인 행동과 균형을 이루는 경향이 있다(Newcomb et al., 1993). 비록 특이 아동이 거부된 아동과 마찬가지로 높은 수준의 공격적인 행동을 나타내기는 하지만 그들은 인기 아동에게서 보여지는 높은 수준의 사회적 기술도 또한 가지고 있다. 높은 수준의 사교성, 인지적 기술, 그리고 긍정적인 사회적 행동은 또래집단으로부터 거부당하는 것을 막아 준다. 특이 아동은 교사들보다는 또래에 의해 더 잘 확인될 수 있다. 이러한 아동들은 거부된 아동보다 자신이 가지고 있는 공격성을 더 잘 인식하고 통제할 수 있다. 따라서 교사나 다른 성인들은 또래에 비해 이러한 부정적인 행동들을 잘 관찰하지 못할 수도 있다.

ⓓ 무관심 아동

무관심 아동은 일반적으로 인기가 있거나 평균적인 지위를 가지고 있는 아동에 비해 덜 사회적이다. 그들은 또한 다른 지위에 있는 아동보다 덜 공격적이다. 무관심 아동은 싫어하는 아동이 많다거나 부정적인 특성을 가지고 있다기보다는 오히려 단순히 인기 아동이나 평균적인 지위의 아동만큼 또래들 사이에서 잘 알려져 있지 않다. 그들은 또한 좋은 학업 기술을 가지고 있고 행동적인 문제를 잘 나타내지 않는다. 무관심 아동의 지위는 거부된 아동에 비해 시간이 지나면서 덜 안정적인 경향이 있다. 대부분의 연구결과들에 따르면 이러한 아동은 부정적인 결과들이 오래 지속되지 않는 것으로 나타난다(Newcomb et al., 1993).

(5) 아동의 사회적 기술 관찰

아동의 또래관계를 진단하는 세 번째 방법은 일반적인 사회적 상황에서 그들의 행동을 살펴보는 것이다. 관찰이 효과적으로 이루어지기 위해서 아동의 사회적 지위나 문제에 대해서 알지 못하는 사람에 의해서 이루어져야 한다. 아동에 대한 이전의 경험이나 정보는 관찰자에게 영향을 미칠 수 있다. 이러한 것들이 영향을 미치지 않을 때, 행동적인 관찰은 아동의 사회적 기술을 진단하기 위한 가장 효과적인 방법이 될 수 있다. 이러한 관찰을 기록하기 위해서 수많은 구조적인 관찰방법이 개발되어지고 있다.

어린 아동이 사회적인 문제를 어떻게 해결해 가는가 하는 것은 또래와 관련된 사회적 유능성의 중요한 한 측면이 된다. 따라서 교사들은 아동이 갈등을 어떻게 해결하는지 또는 어떻게 다른 아동의 놀이에 참여하는지 관찰함으로써 아동의 사회적 기술에 대한 정보를 얻을 수 있다.

거부된 아동은 인기 아동에 비해 다른 아동의 놀이에 참여하는데 더 어려움을 가진다. 그들은 파괴적인 방법을 사용해서 집단의 주의를 자신에게로 돌리는 경향이 있다. 그들은 다른 아동의 의견에 동의하지 않고 자신의 욕구나 바램에 대해 이야기한다. 이러한 전략은 다른 아동과의 놀이를 어렵게 만든다. 무관심 아동은 거부된 아동이나 인기 아동에 비해 다른 아동에게 근접하는데 주저하고 그들의 놀이를 지켜보기만 하는 경향이 있고 결과적으로 다른 아동에 의해 무시되어지곤 한다. 인기 아동은 다른 아동의 놀이에 참여하는데 더 성공적인 전략을 가지고 있다.

(6) 또래문제의 원인

① 아동의 위험 요인과 보호 요인

어떤 특성들은 위험에 처한 아동이 또래에 의해 거부당하는 것을 막는데 도움이 될 수 있다. 예를 들면, 비록 공격성이 일반적으로 또래 거부와 관계가 있기는 하지만 아동이 보이는 협동심, 신뢰감, 친절함은 이러한 아동이 또래로부터 거부당하는데 보호요인이 될 수 있다. 또래관계에 대해 4학년, 5학년, 6학년 남아를 대상으로 실시한 한 연구결과에 의하면 운동을 잘 하고 신체적으로 매력적이면서 공격적인 아동이 인기가 있는 것으로 밝혀졌다(Rodkin, Farmer, Pearl. & Van Acker, 2000). 그러나 친절함이나 친사회적인 특성의 부족은 공격적인 아동이 또래에 의해 거부되는 가능성을 증가시키는 위험 요인이 된다.

ⓐ 주의 조절

아동의 사회적, 행동적 문제는 자신의 주의를 조절하는 능력과 관련이 있다(Eisenberg et al., 1995). 아동이 얼마나 잘 주의를 조절하는지에 대한 부모나 교사의 보고는 아동의 사회적 유능성, 친사회적 행동, 행동문제와 관련이 있다. 게다가 교사가 보고하는 주의집중 문제는 아동이 학교에 들어갔을 때의 공격적인 행동을 예측하기도 한다(Kellam et al., 1991).

또래와 성공적인 경험을 하기 위해서 아동은 사회적인 관계에 주의를 기울이고, 다른 아동의 놀이에 참여하는데 도움이 되는 정보에 주의를 기울이며, 그들의 행동이 얼마나 효과적인지 피드백을 받고 이러한 정보에 따라서 그들의 행동을 수정해야 한다. 다른 아동과 놀이를 시작한 이후에도 아동은 관련된 사회적 단서에 계속해서 주의를 기울이고 자신의 정서적인 반응을 조절해야만 한다. 다른 아동이 보이는 정서적인 신호에 주의를 기울이고 이러한 단서에 따라 적절하게 행동을 수정함으로써 아동은 또래와의 긴장과 불일치에도 불구하고 놀이를 유지해 나갈 수 있게 된다. 좋은 주의집중 기술은 이러한 과제를 수행하는데 중요한 요소가 된다.

주의집중 과정이 아동의 사회적 유능성과 또래와의 사회적 지위에 있어서 중요한 또 다른 이유는 주의를 조절하는 능력이 부정적인 정서를 조절하는데 영향을 미치기 때문이다. 부정적인 자극으로부터 주의를 돌리는 것은 부정적인 정서를 감소시키게 한다(Derryberry & Rothbart, 1988).

ⓑ 정서 조절

대인관계에서 강한 정서를 조절하는 것은 성공적인 또래 상호작용에 있어서 중요한 요소가 된다. 수많은 연구들에 따르면 인기 아동에 비해서 거부된 아동은 이러한 과제를 수행하는데 더 어려움을 가진다. 거부된 아동은 인기 아동보다 분노를 더 참지 못하는 경향이 있다(Eisenberg & Fabes, 1992). 그들은 또한 난폭한 놀이를 할 때 자신의 행동을 잘 조절하지 못한다. Pellegrini(1990)는 인기 아동은 거의 공격적인 행동을 나타내지 않는데 반해서 거부된 아동은 난폭한 놀이를 할 때 시간의 30% 동안 공격성을 나타낸다고 했다. 또한 한 연구에서도 거부된 아동은 성나게 하는 상황에서 인기 아동에 비해 언어적, 비언어적 분노를 더 잘 표현했다 (Hubbard, 2001). 이처럼 부정적인 정서의 표현은 이후 또래관계의 질을 예측하는데 도움이 될 수 있다.

아동의 정신건강 진단

제 4장

1. 0~3세 영유아
2. DSM-IV

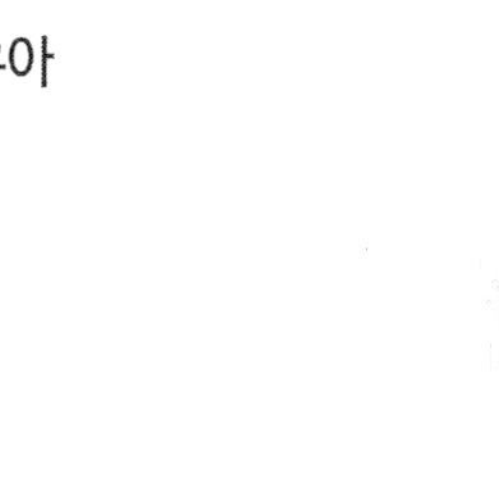

1. 0~3세 영유아

유아 및 아동의 정신건강 문제를 대상으로 진단하는 진단범주는 현재까지 DSM-IV가 주로 사용되어 왔다. 그러나 몇 가지의 측면 때문에 생애 초기의 정신건강 문제를 진단할 수 있는 진단범주의 필요성이 대두되었다. 그 첫 번째 측면은 아동기 또는 청소년기의 문제가 이미 영유아기에 시작된다는 인식이다. 두 번째 측면은 영유아기의 정신건강 및 발달장애 출현율이 증가하고 있다는 것이다. 여러 연구들에 의하면 사회적, 정서적 문제를 가진 2~3세 유아들의 비율이 7~24%에 이르고 있다(장미경, 2005; Briggs-Gowan, Carter, Skuban, & Horwitz, 2001; Cornely & Bromet, 1986; Earls, 1980; Shaw, Keenan, & Vondra, 1994). 또다른 측면에서는 영유아기에 발생한 문제는 완전히 없어지지 않고 형태와 강도를 달리 하면서 그 이후의 발달에도 지속적으로 영향을 미친다는 것이다(Feil, Severson, & Walker, 1998; Cicchetti, 1993). 이러한 맥락에서 볼 때 DSM은 최소한 5~6세 이후에야 진단이 가능하도록 되어 있는 범주라는 비판이 있어 왔다.

이와 같은 배경에서 후기 아동기 또는 청소년기 이후 아동의 정신건강 상태와 적응을 예측하고 조기개입의 기초를 제공해 주는 영유아 정신건강 조기판별도구의 개발의 필요성이 커졌다. 여러 가지 어려움 속에서도 생애 초기의 정신건강이 이후의 정신건강에 미치는 중요한 영향에 대한 인식과 관심이 최근 커지면서 생애 초기의 정신건강 문제와 장애를 판별하려는 노력이 이루어져 왔다. 그 중 대표적인 것이 0~3세 영유아를 대상으로 하는 정신건강 및 발달장애 진단편람인 DC : 0-3(1994)이다. DC : 0-3(DC : 0-3 : the Diagnostic Classificatin of Mental Health and Developmental Disorders of Infancy and Early Childhood)는 미국에서 개발되었다. 이는 출생에서부터 만 3세까지 아동들의 정신병리를 진단하는 새로운 진단범주로서(Zero-to-Three, 1994; Weston et al., 2003) 가장 생애 초기에 정상발달을 벗어나 있는 정서 및 행동패턴을 범주화한 것이다. 이 장에서는 이 진단범주를 간략히 소개하도록 하겠다.

DC : 0-3가 제안한 범주들은 다음과 같은 것들을 목표로 개발되었다 (zero-to-three, 1994). ① 임상종사자들과 연구자들에게 아동행동을 관찰하고 조직할 수 있는 방법 제공, ② 아동문제에 대한 개입 및 지도방법의 제안, ③ 임상종사자, 연구자, 가족들에게 아동의 적응능력과 취약함을 기술할 수 있는 공통기준을 제시, ④ 구체적인 진단 틀의 제공, 특히 DC : 0-3는 매우 어린 아동의 적응적 대처와 발달에서 발생할 수 있는 어려움들을 아동의 발달단계에 따라 체계적으로 확인해 낼 수 있는 방법을 제공했다는 점에서 의의가 있다.

DC : 0-3는 5개의 축으로 이루어져 있다. 축 I은 일차 진단 축으로 아동 내에 존재하는 장애, 내적 스트레스 경험, 부적응행동을 기술하고 있다. 이 진단범주는 장애의 가장 두드러진 특징의 측면에서 개별 영유아 또는 아동의 기능을 기술하고 있다. 축 I에는 외상성 스트레스 장애, 정서장애(정서장애에는 영유아기 불안장애, 기분장애, 복합정서 표현장애가 포함되며 기분장애는 다시 지속적인 애도/비탄반응, 영유아기 우울증으로 나뉜다), 반응성 애착박탈/학대장애, 섭식장애, 적응장애, 조절장애(유형 1, 2, 3, 기타), 수면장애, 관계 및 의사소통장애(수준 1, 2, 3)로 구성되어 있다. 축 II는 아동과 부모인물 사이의 상호작용 장애로 구성되어 있는데 이는 영유아에 있어 부모-자녀 간 상호작용이 아동의 정신건강 및 발달장애 발병에 중요한 역할을 한다는 인식을 반영한 것이라고 할 수 있다. 축 III은 의학적, 발달적 장애들로 구성되어 있다. 축 IV는 환경, 주로 부모-자녀관계가 아동에게 미친 영향을 평가한다. 축 V는 동일한 연령의 아동들이 갖고 있는 능력과 비교해 정서를 표현하고 조절하는 능력의 습득과 관련된 영유아의 기능을 기술하고 있다. 본 장에서는 주로 축 I의 증상을 중심으로 살펴보도록 하겠다.

1) 외상성 스트레스 장애

유아기 혹은 걸음마기 아동이 죽음이나 죽음의 위협, 타인이나 본인의 심각한 신체적 상해, 그리고 신체적, 심리적 안전에 대한 위협 등을 직접 경험하거나 목격하거나 직면했을 때와 같이 충격적 사건이나 만성적이고 지속적인 스트레스를 경험한 아동에게 나타나는 증상으로 성인의 외상 후 스트레스 장애와 유사한 범주의 장애라고 할 수 있다. 특히 가족과 관련하여 영유아가 이런 외상을 경험했을 때에는 아동과 가족에 대한 즉각적인 치료적 개입이 이루어져야 한다. 이런 외상을 경험했을 때 아동이 나타내는 증상에는 다음과 같은 것들이 있다.

(1) 외상성 사건은 다음과 같은 방식으로 적어도 1가지 이상 재경험할 때 나타나야 한다.

① 외상 경험 후 놀이는 외상의 어떤 특성을 연상시키거나 재연시키는 놀이를 강박적으로 반복하며 놀이를 통해 불안이 감소되지 않는다. 외상경험 전의 놀이보다 덜 정교하며 상상력이 감소한다.
② 놀이 이외의 상황에서 외상사건의 반복적 회상, 즉 외상적 사건의 어떤 특성에 몰입하여 그에 관한 반복적인 질문이나 진술을 한다.
③ 반복되는 악몽은 악몽의 내용이 분명하고 외상과 분명한 관련이 있다.
④ 외상사건을 생각나게 하는 것이나 사람에 노출되었을 때 고통을 나타낸다.
⑤ 사건을 다시 경험하는 듯한 플래시백 현상이나 해리 현상을 경험한다. 생각들이 어디서 시작되었는지 알지 못하면서 정서적으로 사건의 재연을 반복한다. 즉, 아동이 의도적으로 목적의식을 가지고 하는 행동이라고 할 수 없다.

(2) 외상사건 이후, 외부 자극에 대한 반응이 둔감해지거나, 혹은 탄력적인 발달에 대한 방해로 다음 중 한 가지 이상이 최소한 나타나야 한다.

① 사회적 위축의 증가
② 정서표현의 제한
③ 이미 획득한 발달기술의 일시적 상실(예 : 배변훈련, 언어, 대인관계 등)
④ 외상사건 전에 비해 놀이 수준의 저하, 혹은 놀이 범위의 축

(3) 외상사건 이후에 각성 증상들이 증가되는데, 다음과 같은 형태로 적어도 한 가지 이상 나타난다.

① 야경증은 각성장애 증상(수면 중에 발작적으로 소리 지르기, 안정부절한 움직임), 자율신경계의 각성 증상(빠른 호흡, 맥박의 증가, 발한)을 말한다. 이 상태는 수면단계 중 세 번째 단계에 처음 일어나며 1분에서 5분간 지속된다. 영유아는 다음날 이 일을 기억하지 못한다.

② 잠들기 어려워 함
③ 악몽 및 야경증은 아니지만 반복적으로 밤에 자주 깸
④ 주의집중력 문제의 증가
⑤ 과잉경계
⑥ 지나치게 놀라는 반응

(4) 외상사건 전에는 나타나지 않았던 공포나 공격 증상들이 다음과 같은 형태로 적어도 한 가지 이상 나타난다.

① 또래나 어른, 동물에 대한 공격성
② 분리불안
③ 두려워서 혼자 화장실에 가지 못함
④ 어둠에 대한 두려움
⑤ 기타 새로운 것에 대한 두려움
⑥ 비판적 혹은 자기 패배적 행동, 교모하게 타인을 조정하는 행동, 피학적인 자극 행동
⑦ 신체화 증상, 운동재연, 피부의 홍반, 통증, 자세 등을 포함한 외상사건 당시에 경험했던 비언어적 반응들
⑧ 기타 새로운 증상들

2) 정서장애

영유아기 정서장애는 심각한 정도의 발달 지연이나 의미 있는 체질 또는 성숙상의 기능적 문제를 나타내는 것이 아니라 감정이나 행동상에 나타나는 정서적 문제라고 할 수 있다. 특히 다른 유형보다 양육자와의 관계 및 상호작용의 영향을 많이 받는 장애라고 할 수 있다. 정서장애는 영유아기 불안장애, 기분장애, 복합정서표현장애, 영유아기 반응성 애착박탈/학대장애 등으로 구분되며 이중 기분장애는 영유아기 우울증, 지속적인 애도/비탄 반응으로 구분된다.

(1) 영유아기 불안장애

불안장애 진단은 영유아에게 과도한 수준의 불안이나 두려움이 있을 때 의심되

는 장애라고 할 수 있다. 이때 불안이나 두려움은 정상발달 과정에서 나타날 수 있는 반응 범위 이상의 것이어야 한다.

① 여러 가지 또는 특정한 두려움
② 과도한 분리불안 또는 낯선이 불안
③ 명백한 원인이 없는 과도한 불안 혹은 공황장애와 관련된 삽화
④ 불안에서 기인한 과도한 행동억제나 제한(명백한 불안 없이 심한 정서적 제한만 있을 때에는 복합정서표현장애를 먼저 고려한다.)
⑤ 2~4세 사이에 주로 이루어지는 기본적인 자아기능 발달 문제와 관련된 심각한 불안, 이런 자아 기능에는 안정적인 충동 통제 및 기분 조절 증가, 현실 검증, 그리고 응집적인 자아감의 출현이 포함된다.
⑥ 영아기의 초조함, 통제할 수 없는 울음이나 비명, 수면문제, 섭식문제, 무모하게 위험한 행동 그리고 불안한 행동표현

이러한 불안이나 두려움이 최소 2주간 지속되어야 하며, 적절한 기능(예 : 사회적 관계, 놀이, 언어, 수면, 섭식 등)에 지장을 주어야 한다. 또한 현재의 증상과 지속기간, 이 장애가 아동의 발달 수준에 맞는 기능을 방해하는 정도를 살펴보아야 한다.

(2) 기분장애

① 지속적인 애도/비탄반응

영유아는 부모 등의 주양육자의 상실과 같은 큰 상실에 대처할 수 있는 정서적, 인지적 자원을 갖고 있지 않기 때문에 이는 항상 심각한 문제라는 전제에 기초를 둔다. 다음의 증상에는 저항, 절망, 초연의 애도 단계가 모두 포함된다.

㉮ 영유아를 달래려는 사람들의 시도를 거부하면서 사라진 부모를 찾고 운다.
㉯ 무력감, 슬픈 얼굴 표정, 연령에 적절한 활동에 대한 흥미의 부족과 함께 정서적 위축이 나타날 수 있다.
㉰ 섭식과 수면문제
㉱ 이미 성취한 발달과업의 퇴행과 유실을 보일 수 있다(예 : 야뇨, 아기처럼 말하기).

여러 가지 또는 특정한 두려움

㉤ 정서의 강도가 제한된다.

㉥ 초연해 보인다(예 : 상실한 양육자의 사진이나 이름에 대해 무관심하고 선택적으로 망각한다).

㉦ 반대로 양육자에 대한 기억에 극히 민감해지기도 한다.

② 영아기 우울증

이 범주의 증상에는 발달단계에 적절한 활동에 대한 흥미와 즐거움이 감소하고 우울이나 불안정한 기분이 나타나며, 저항하는 능력의 감소, 지나친 징징거림, 사회적 상호작용 행동이 감소하는 등의 행동 양상이 포함된다.

이 장애는 유아가 심리사회적/환경적 박탈을 경험했을 때만 고려해야 하며, 만약 그 박탈 정도가 심각한 경우라면 영아기 반응성 애착박탈/학대장애를 먼저 고려해야 한다. 만약 이 장애가 심각하지 않고 아동이 비교적 적절한 적응범위에 있는 경우라면(예 : 부모의 직장복직), 적응장애를 먼저 고려해야 한다. 이 두 가지 경우가 아니라면 우울증을 일차적 장애로 고려해야 한다.

(3) 복합정서표현장애

이 범주는 영유아의 적절한 발달단계를 고려했을 때도 정서표현 문제가 지속적으로 나타날 때 고려할 수 있는 증상들이다.

① 발달단계에 적합한 특정 유형의 정서(예 : 기쁨, 불쾌감, 즐거움, 분노, 두려움, 호기심, 수치, 슬픔, 흥분 등)가 안 나타나거나 거의 안 나타나는 상태다. 여기에는 발달에 적합하게 기대되는 적응 또는 보호의 목적으로 작용하는 두려움, 걱정, 불안감이 나타나지 않는다.

② 발달에 적합한 수준에 비해 정서표현의 범위가 제한적이다. 정서를 억제하거나 정서적인 것의 범위가 줄어든다.

③ 적절한 발달 수준에 비해 부적절하고 극단적인 정서표현 문제를 보인다.

④ 실제로 경험하고 있는 정서와 반대되거나, 상황에 부적절한 정서를 보인다(예 : 화났을 때 웃기).

(4) 영유아기 반응성 애착박탈/학대장애

이 장애는 박탈이나 학대의 증상이 분명할 때 고려해야 하며 다음의 경우들을 고려해야 한다. 이 경우들은 박탈이나 학대로 인한 증상을 설명한다기보다 정신건강 및 발달상의 문제를 일으킬 수 있는 외상적 상황들을 제시한 것으로 그 결과로 나타날 수 있는 증상은 다양할 수 있다.

① 아동의 기본적인 안정감과 애착형성에 방해가 될 정도로 강한 강도와 지속성을 지닌 부모의 신체적 또는 심리적 방임 또는 학대
② 한 양육자에게 애착을 형성하는 것이 불가능할 정도로 주양육자가 자주 바뀌었거나 비일관적인 양육방식
③ 부모 또는 영유아의 통제를 넘어서는 여러 가지 환경적인 위험과 상황에서 영유아가 지속적으로 적절한 양육을 받지 못해 안정적인 애착을 형성하지 못한 경우

3) 적응장애

적응장애의 진단은 다른 장애범주로 설명할 수 없거나 다른 장애의 진단기준에 맞지 않는 경미하고, 일시적인 상황적 장애가 나타날 때 고려해야 한다. 예를 들어, 어머니의 복직(재취업), 가족의 이사, 양육에서의 변화 혹은 질병과 같이 명확한 환경상의 사건 혹은 분명한 환경상의 변화가 선행되어야 한다. 아동의 연령, 체질상의 독특성, 가정환경에 따라서 영유아는 며칠이나 몇 주간 동안에 일시적인 반응을 보일 수 있으나 4개월 이상 지속되지는 않는다.

결과적으로 나타날 수 있는 증상으로는 억제되어 있거나, 냉정하거나, 위축되어 있는 등의 정서적인 증상과 적대적이거나 잠들기를 거부하거나, 짜증이 많거나 배변훈련에서 퇴행적인 행동 증상 등을 나타낼 수 있다.

4) 조절장애

이 장애는 행동, 생리적 상태, 감각, 주의집중, 운동, 정서 등의 영역에서 들어오

는 자극들을 적절히 조절하고 처리하는 과정에 문제가 생긴 경우를 말한다. 이 장애를 가진 아동들은 다음과 같은 영역에서 조절적이지 못한 반응을 보일 수 있다.

① 생리 상태(예 : 불규칙적인 호흡, 말더듬, 딸꾹질, 구역질)
② 대근육 활동(예 : 비조직화된 운동능력, 반사적/경련적 움직임, 지속적인/꾸준한 움직임)
③ 소근육 활동(예 : 분화가 덜 되었거나 둔하고, 반사적/경련적이고, 어설픈 움직임)
④ 주의집중력의 조직화(예 : "충동적인" 행동, 가만히 있지 못하거나 반대로 아주 미세한 부분에 대한 집착/보속증)
⑤ 주요 정서톤(예 : 차분하거나 우울하거나 행복한)을 포함한 정서 조직화, 정서 범위(예 : 광범위한 정서 또는 제한적인 정서), 정서표현 조절 능력의 정도(예 : 아주 조용하다가 갑자기 소리지르기), 정서를 타인과의 상호작용 혹은 관계 맺기 위해 정서를 사용할 수 있는 능력(예 : 회피하거나 저항적이거나 매달리고 요구하는 행동)
⑥ 행동 조직화(예 : 공격적이거나 충동적인 행동)
⑦ 수면, 섭식, 배설
⑧ 언어(표현언어, 수용언어)와 인지문제

이 장애에는 몇 가지 유형이 있는데 그 중 대표적인 것이 과대반응타입, 과소반응타입, 운동적으로 비조직화되고 충동적인 타입이 있다.

(1) 과대반응타입

이 유형의 아동들은 간단히 말해 외부에서 입력되는 자극에 대해 지나치게 과대한 반응을 보이는 아동들이라고 할 수 있다. 행동패턴은 지나치게 조심스럽고 억제되어 있으며, 낯선 상황과 같은 불편한 상황 등에 과민하게 반응하여 쉽게 화를 내거나 좌절하는 경향이 있다. 또한 고집이 세고, 반항적이며, 거부적이어서 부모나 교사가 요구하는 것에 순응하지 않는 경향이 있다. 운동과 감각측면에서도 촉각, 청각, 시각적인 자극에 과대하게 반응하는 경향이 있다.

(2) 과소반응타입

이들의 특성을 간단히 요약하면 외부에서 입력되는 자극에 지나치게 과소하게 반응하는 것이라고 할 수 있다. 마치 자신의 세계에만 몰입해 있는 것으로 보이며 외부세계에는 거의 관심이 없는 것처럼 보인다. 다른 사람이나 장난감 등과 상호작용하는 것에 관심이 없고 무감동해 보이며 환경탐색이 부족하다. 운동과 감각패턴에 있어서도 움직이나 소리 등에 과소반응을 보인다. 이와 같이 자기 몰입적인 아동들은 타인과의 의사소통에 주의를 기울이기보다는 자신의 감각, 사고, 정서에만 몰입되어 있는 경향이 있다.

(3) 운동적으로 비조직화되고 충동적인 타입

이런 패턴을 보이는 아동들은 주의력결핍과잉행동장애(ADHD) 아동의 영유아기적 모습을 보는 것과 유사하다고 할 정도로 행동 통제능력이 낮으면서 감각적 자극을 갈망한다. 어떤 아동은 공격적이며 겁이 없고 또 어떤 아동들은 충동적이고 조직화되어 있지 못하다. 과잉활동을 보이며 접촉과 자극을 추구하고 부주의하다. 운동과 감각 측면에서 과소반응적이며, 촉각과 소리에 대한 반응이 부족하다. 사람과 사물을 향한 혼란스럽고도 충동적인 행동을 보인다.

5) 수면장애

수면장애 진단을 하려면 감각 반응이나 감각 정보처리 과정에 문제가 없으면서 순순히 수면문제만이 나타날 때 진단할 수 있다. 영유아의 수면문제는 처음에 잠들기 어려운 경우와 수면을 지속적으로 유지하는 것의 어려움 두 가지로 나눌 수 있다.

6) 섭식행동장애

영유아도 성인과 마찬가지로 음식섭취와 식사 패턴에도 어려움을 가질 수 있는데, 이 장애 역시 적절한 음식섭취와 규칙적인 식사패턴에 어려움을 보인다. 이런 영유아는 배고픔 감각과 포만감에 따라 자신의 섭식을 조절하지 않는다. 일반적으로 조절능력에 문제가 없고 분리, 반항심, 정서적 외상 등과 같은 대인관계적 소인이 없을 때, 섭식장애를 일차적으로 고려해야 한다.

7) 관계형성 및 의사소통장애

이 범주의 장애는 DSM-IV에서 전반적 발달장애로 진단한 장애의 영유아기 모습이라고 할 수 있다. 이 진단 범주에서는 이 관계형성 및 의사소통장애를 장애의 정도에 따라 세 가지 양상으로 나누고 있으며, 양상에 따라 증상 자체가 달라지지는 않는다. 이 장애는 영유아기에 처음 나타나며 관계형성과 의사소통에 있어 심각한 문제를 보이며 생리적, 감각적, 주의적, 운동적, 인지적, 신체적, 정서적 처리과정에 있어 조절의 어려움을 수반한다. 가장 심각한 수준의 증상을 제시하면 다음과 같다.

하루 중 대부분의 시간을 목적없이 보내며, 사회적 관계를 맺지 않고, 운동계획 면에서도 심각한 어려움이 있어 단순하게 의도적인 몸짓조차 하기 어렵다. 일반적으로 이 영유아들은 활기가 없거나, 적절하지 않거나 조절되지 않은 정서를 보이는데, 놀이할 때 기쁨을 표시하지 않으며, 과도하게 자극을 받으면 갑자기 화를 낼 수도 있다. 이 영유아들은 사물보다 조직화되고 보속적인 행동으로 조직하기보다는 자기 자극적이며, 규칙적인 행동을 많이 보인다. 또한 대부분의 아동들이 근육 긴장도가 낮고, 감각에 있어 과소 반응적이므로 반응을 끌어내기 위해서는 점점 더 강한 자극이 필요하다. 어떤 영유들은 특정한 감촉이나 소리와 같은 감각에 선택적으로 과잉적 반응을 보이기도 한다.

8) 부모자녀 관계장애

부모의 양육태도 또는 성격특성과 관련되어 부모자녀 관계의 형태가 결정되며 이로 인해 아동은 다양한 영향을 받을 수 있다. 즉 부모가 아동기에 경험한 원부모와의 경험은 부모의 성격을 결정하며, 부모의 성격은 부모의 양육태도 및 양육방식을 결정하는 경향이 있다. 때문에 부모자녀 관계 유형은 자녀의 정서, 행동문제 등의 발생에 영향을 주는 요인 중 하나라고 할 수 있다. 부모가 자녀와의 관계에 개입하는 방식은 몇 가지 유형으로 분류할 수 있다(Zero to Three, 1994).

(1) 과다개입형

과다개입 유형의 부모는 자신과 자녀가 독립된 개체이며 별개의 욕구를 지닌 존재로 지각하지 못하고 자녀의 욕구나 행동에 지나치게 개입하고 통제하며 발달단계에 적합지 못한 요구를 하는 경향이 있다. 이런 부모의 아동들은 산만하거나 혼란스러우며 지나치게 복종적이거나 순종적이다. 반면에 반대로 매우 반항적 행동을 보이기도 한다. 과다개입형과 관련해서는 다음의 부분들을 고려해 볼 수 있다.

표 4-1

나는 아이에게 언어적으로나 감정적으로 화를 낼 때가 있다.
아이의 당연한 요구에 대해 짜증나고 화날 때가 있다.
나는 아이를 때릴 때가 있다.
나는 자주 화가 난다.
아이가 울면 극도로 화가 난다.
나와 내 아이는 서로에게 화를 잘 낸다.
나는 아이에게 퉁명스런 목소리로 분노나 적대감을 표시한다.
나는 아이의 행동을 부드럽게 제한하지 못한다.
나와 아이의 관계가 좋을 때와 나쁠 때의 기복이 심하다.
아이가 고집을 피우고 징징거리는 등의 방식으로 화를 수동적으로 표현하는 편이다.
나는 아이를 지나치게 누르려 할 때가 있다.
나는 아이가 하고자 하는 것을 두고 보기 보다는 내 의도대로 하는 편이다.
나는 아이의 요구나 행동을 일부러 거부할 때가 있다.
나의 감정 때문에 아이와 상호작용을 제대로 못할 때가 있다.
나는 아이를 얕잡아 보는 말을 할 때가 있다.
나는 아이에게 간섭하는 편이다.
나와 아이 모두에게 분노가 많은 편이다.

나는 아이를 신체적으로 거칠게 다루는 편이다.

나는 아이를 들볶는 편이다.

나도 모르게 아이가 나의 기분을 맞춰주길 기대할 때가 있다.

나와 아이 모두 성급한 편이다.

나와 내 아이는 기질이 맞지 않는 편이다.

나는 아이보다 부모의 욕구가 먼저라는 생각을 한다.

아이가 무분별하게 거친 행동을 보일 때가 있다.

아이가 충동적인 편이다.

아이가 말을 듣지 않고 반항적이다.

아이가 산만할 때가 있다.

아이가 나에게 빈정거리거나 조르는 편이다.

아이의 행동이 잘 조절되지 않을 때가 있다.

아이가 자주 아프다.

나는 우울할 때가 있다.

나와 아이 모두 행복하다는 느낌이 별로 없다.

(2) 불안-긴장형

이 유형의 부모들은 자녀나 주변에서 일어나는 단서들에 지나치게 민감하며 그 단서들을 부정적으로 지각하여 지나치게 염려하고 불안해하는 경향을 보인다. 특히 자녀의 안정, 행동, 장래에 대한 관심과 불안이 커서 자녀들을 지나치게 통제하는 경향이 있다. 또한 적절한 규칙 제시와 훈육 등이 부족하고, 아이들의 요구가 부모에게 좌절적인 것으로 받아들여지며, 기분에 따라 지나친 죄책감으로 인해 일관성 없는 과잉반응을 보이기도 한다. 아동 역시 부모의 행동과 언어에 매우 민감해서 아동 역시도 과잉적으로 반응하는 경향이 있다. 때문에 이런 아동들은 불안과 관련된 증상을 보이기 쉽다. 불안-긴장형과 관련하여 다음의 부분들을 고려할 필요가 있다.

표 4-2

아이가 불안해하는 편이다.
아이가 무엇인가를 두려워할 때가 있다.
아이가 불안정해 보일 때가 있다.
아이가 긴장되어 보인다.
아이가 잘 놀라는 편이다.
나와 아이 모두 위축되어 있는 편이다.
나와 아이 사이에 긴장감이 있고 서로의 눈치를 보는 편이다.
나는 불안해하는 편이다.
나와 아이 모두 얼굴 표정이나 행동등에 불안이 나타나는 편이다.
아이가 무엇인가를 경계하고 회피적인 모습을 보일 때가 있다.
아이가 지나치게 요구가 많다.
나는 아이를 과잉보호하는 편이라는 말을 들을 때가 있다.
나 자신의 감정을 아이의 감정이라고 생각할 때가 있다.
아이가 나에게 매달리는 편이다.
나와 아이가 서로에게 과잉반응하는 편이다.

(3) 과소개입형(억압형)

이 유형의 부모들은 자녀의 욕구나 표현에 민감하지 못하고 자신의 기분에 따라 자녀를 대하는 경향이 있다. 대체로 우울한 부모들이 많아 지쳐 있거나 신체적으로 피곤한 상태인 경우가 많아 자녀의 욕구를 지각한다 하더라도 그것을 돌볼 만한 에너지가 없다. 자녀가 발달에 적합하지 않게 과도히 독립적일 것을 요구하거나 자녀 스스로 또는 다른 형제가 보살필 것을 기대한다. 이런 부모의 자녀들은 발달적으로 충분히 성장하지 못하며, 상호작용을 통한 자극이 부족하고, 또래관계에서도 어려움을 겪는 경우가 많다.

과소개입형과 관련하여서는 다음의 부분들을 고려할 필요가 있다.

표 4-3

나는 아이에게 일관성이 없는 편이다.

나는 아이와 상호작용을 하려 노력하지만 오래 지속하지 못한다.

나는 아이의 행동이나 반응을 잘 알아차리지 못하는 편이다.

나는 아이를 다루는 것이 서툴거나 어색하다.

나는 아이의 감정을 잘 읽어 주지 못한다.

나는 부모로서 아이에게 어떻게 해줘야 할지 모를 때가 있다.

나는 아이한테 느낀 것에 적절히 반응하거나 상호작용하지 못하는 편이다.

나는 아이를 잘 달래지 못하는 편이다.

나는 아이가 울거나 고집피우거나 소리지르는 이유를 잘 모르는 편이다.

나는 아이를 적절히 챙겨 주지 못한다.

나는 아이가 아프거나 예방적 처치가 필요할 때 잘 못해 주는 편이다.

나는 아이의 행동이나 반응을 잘못 이해하는 경우가 있다.

나와 아이 모두 감정표현이 서툴다.

나는 다른 사람의 반응이나 요구에 둔감한 편이라는 말을 듣는다.

나는 아이와 잘 놀아 주지 못한다.

나와 아이 모두 덤덤하다.

아이의 상상력이 풍부해 보이지 않는다.

나는 아이에게 먹을 것을 제때 주지 못하는 편이다.

아이에게 위험한 것을 집안에 방치해 두는 경우가 있다.

(4) 분노-적대형

어떤 부모들은 자신의 감정이나 기분을 통제하지 못하고 폭발적으로 화를 낸다. 이런 부모들은 주로 어린 시절에 부모로부터 받은 가혹한 양육으로 인한 분노와 적개심을 해결하지 못한 채 부모가 된 경우가 많다. 이런 부모들은 자녀의 정서적 욕구에 대해서는 둔감하며 아동의 정상적인 요구에 대해 특히 분노와 적대감을 보이는 경향이 있다. 부모들은 자신의 분노와 적대감을 어린 자녀에게 투사하여 마치 자녀가 분노와 적개심을 표현한 것처럼 반응한다. 이런 아동들은 부모의 감정 기복을 예측하기 힘들어 하기 때문에 상상능력과 추상능력의 발달이 손상을 입기도 한다. 또한 충동적이거나 공격적 행동을 보이기도 하고, 경계적이고 회피적인 행동을 보이기도 한다.

(5) 학대형

학대적 부모는 자녀에게 신체적, 정서적으로 학대할 수 있으며, 특히 언어적 학대를 동반하는 경우가 많다. 언어적 학대는 비난하기, 헐뜯기, 얕잡아 보기, 거부하기, 과잉통제하기 등이 특징이며 외부로는 잘 드러나지 않을 수 있다. 이런 부모의 자녀들은 위축되고 경계적인 태도를 보이는 경우도 있고, 공격적 행동 등 다양한 행동양상을 보일 수 있다.

(6) 복합형

위의 5가지 양육패턴 중 어느 한 가지가 중심적으로 나타날 수 있지만 많은 경우에 중복되어 나타나는 경우가 많다. 때문에 부모-자녀관계를 탐색할 때에는 복합적인 측면을 고려해야 한다.

2. DSM-IV

1) Introduction

정신장애의 진단 및 통계편람(Diagnostic and Statistical Manual of Mental Disorders : DSM)은 미국정신의학협회(American Psy- chiatric Association : APA)에서 정신장애 진단과 정신병리학 연구를 목적으로 발간한 정신의학 지침서(Manuel)다.

정신건강(mental health) 분야에서 국제적으로 가장 많이 정신장애 진단도구로 활용되는 이 편람은 임상현장, 사회적 현상에서 보고된 심리적 이상, 정신장애 자료들을 모아 연구자 및 정신건강전문가들의 오랜 기간 축적된 경험적 연구 결과를 토대로 편찬되었다. 1952년 첫 발간 후 지금까지 여러 차례 개정 · 보안되었으며, 2013년 DSM-V의 발간을 앞두고 있다.

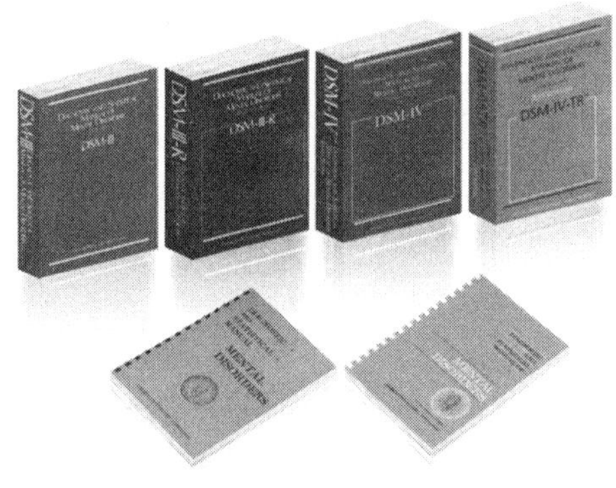

DSM-I(1952년) : ICD-6(국제질병분류 International Classification of Disease) 참조
DSM-II(1968년), DSM-III(1980년), DSM-III-R(1987년), DSM-IV(1994년), DSM-IV-TR(2000년)

편람은 임상현장의 길잡이로서 임상심리학자, 정신과 의사 등 정신건강 관련 전문가들과 연구원 및 사회 각 분야의 정신건강 종사자들의 정신장애의 진단을 돕는 실제 진단도구로서의 역할을 하고 있으며, 정신장애의 분류와 각 정신장애들의 증상이 설명되어 있다.

이 편람의 출판 목적은 두 가지로 크게 나누어 볼 수 있다. 먼저 실제 임상현장에서의 진단 및 치료를 돕기 위한 목적이며, 둘째, 대학이나 연구기관 등에서 수업, 교육 및 정신병리학 연구를 위한 목적으로 하고 있다. 주된 편찬 목적에 따라 정신장애 진단을 돕기 위해 정신장애의 분류, 각 증상의 설명하는 도구로서 그 기능이 크다. 질병과 장애에 대한 정확한 진단은 효과적인 치료를 위한 필수 선행 조건이다. 이 편찬의 출판으로 임상현장의 정신건강전문의들이나 연구자에게 진단기준을 제시함으로써 보다 체계적이고, 효율적인 치료효과와 연구를 기대할 수 있게 되었다.

DSM-IV는 진단에 있어 다축평가체계를 취함으로써 보다 다양한 측면에서 장애를 살펴볼 수 있다는 장점을 가지고 있다. 5개의 축으로 평가되어지는 진단 목록들은 자칫 평가자의 편향적인 사고로 흐르기 쉬운 부분을 잡아주거나, 진단과정에서 지나칠 수 있는 부분을 확인하게 해 준다.

DSM은 증상들에 대한 구체적인 각 분야들간의 전문가들이 교류를 통한 적절한 합의점을 도출해 내고자 했다는 데서 그 의의점을 찾을 수 있다. 이러한 다양한 견해의 통합은 다축평가의 부분에서 명확히 드러나고 있다.

문화적인 요소와 실제 생활간에서 드러나는 증상들의 구체적인 모습들을 통하여 평가 항목들이 실제로 어떻게 작용되어져야 하는지를 보여주고 있다.

아래 세 질문을 중심으로 DSM의 편찬 목적과 그 활용에 대해서 살펴보도록 하자.

- 이 편람의 개발 편찬 동기는 무엇인가?
- 정신장애를 분류하는 것은 왜 필요한가?
- 이 정신장애의 분류는 어떠한 목적에 활용되는가?

(1) 정신장애 및 통계편람의 편찬 동기

정신장애 분류 체계 개발은 아래와 같은 몇 가지 이유에 의해 동기화되었다. 정신장애의 진단 및 통계 편람의 편찬 동기에 대해서 먼저 살펴보자.

① 전염병 관리

실용적이고 통계적인 전염병학 분류를 위해 질병이 어떠한 증상을 보이는지, 질병의 여파 범위는 어디까지인지, 질병의 파급효과, 즉 공동체 내 확산문제의 범위를 평가하고 통제하기 위해서는 각 질병을 분류하고, 그 분류에 따른 진단명이 필요하다. 이러한 질병의 분류와 진단명의 분리는 보다 용이한 공중보건 관리와 체계적이고 합리적인 전염병 관리를 위해 내려야 하는 결정을 돕는다.

② 정신장애 연구

두 번째 동기는 정신장애의 발생 원인, 정신장애 치료에 대한 평가 등 정신장애 관련 연구를 위한 것이다. 연구계획과 실제적인 연구를 위해서는 통계적 결과가 뒷받침되어야 하며, 그러한 과학적 평가는 계속적인 연구를 위해서 필요하다. 이러한 연구활동을 위해서 정신장애의 분류는 필수적인 부분이다.

③ 효율적인 정보 교환

보편적이고 통일적인 정신장애의 분류는 건강전문가와 공중보건 전문행정가,

의료시스템 관리종사자 간의 기준을 제시하고 의사교환을 위해 필요하다. 정신전문의나 임상심리학자와 환자 가족 간의 대화를 보다 효율적이고 일관성 있게 이끌어 나가 치료에 효과를 더 할 수 있다.

때때로 정신장애의 진단과 통계편람(DSM)의 표면적이고 형식적인 정신장애의 분류와 설명 때문에 논란이 일기도 했지만, 오랜 기간 동안 축적된 정신건강 전문의들과 정신의학 분야 종사자들의 통합적이고 광범위한 경험과 합의와 결과물로서 새로이 이루어지는 과학적 사실의 발견과 발전하는 정신의학 분야의 변화, 심리치료법의 개발 등 정신건강 지식의 진화와 확장된 연구 결과들도 반영되어 있는 전문서다.

보다 정확하고 체계적인 정신장애 진단을 위한 참조 지침서로 전 세계의 정신건강 종사자들의 매뉴얼로 자리매김되었다. 임상에서 관찰되어진 심리적 장애 대부분이 편람에 기록되어져 있다.

DSM-IV을 이해하는데 필요한 몇 가지 기본 개념을 알아보고자 한다.

(2) 기본 개념

- 분류(classification) : 대상(objets) 또는 현상(phenomenon)을 그 특성에 따라 각 범주별로 배치하는 것이다.
- 분류체계(system of classement) : 각 범주의 집합들로 각각의 범주 안에 개체 또는 현상이 분류되어 있다.
- 장애(disorder) : 신체기관이 본래의 제 기능을 하지 못하거나, 정신 능력에 결함이 있는 상태로서 개인이 느끼는 증상 또는 그 증상에 따른 고통이 수반된다.
- 진단(diagnosis) : 증상에 대한 명료한 기록으로 진단기록에는 그 질병과 관련된 개인의 병력이나 가족력, 발생 원인, 치료 방법, 병의 진행 과정이 들어가 있다.
- 확인 진단 : 내린 진단이 어떠한 장애의 범주에 속하는지 확인한다.
- 분류학/계통학 : 다양한 분류 전략의 연구다.
- 질병 분류학 : 장애/질병에 이름을 정하는 작업이다.
- 질병학/ 병리학 : 이론적 배경에 따른 장애, 질병의 증상, 징후, 증후군의 하위 개념 분류다.

(3) 정신장애 분류

의학적 접근이란 과학적 접근을 말하며, 범주의 생성, 분류와 분류학이 포함된 과학적 접근 방식과 진단의 기준은 연구자들의 의미 있는 통계적 모델에 기초하고 있다.

정신장애의 기술과 분류는 정신병리학적 진단에 의거함을 의미한다. 각 정신장애들은 개인적으로 독립적이고 특이성을 구분해야 하며, 일관적인 진단 기준에 의해 진단이 내려져야 한다. 이러한 납득할 수 있는 진단을 위해서는 구체적이고 합리적인 진단 기준이 필요하다. 뿐만 아니라 중복 정신장애 증상을 보이는 사람의 진단도 DSM의 진단 기준에 의해 분류된 장애 범주 안에서 설명되고 정의되어야 한다.

문화권이 다른 세계 각국의 편찬위원회로부터 받은 자료와 의견 교환은 임상가와 정신건강 분야 연구원들간의 합의를 용이하게 하였다. 합의된 용어의 사용은 각 분야의 전문가(인지주의자, 정신분석학자들, 심리 구조주의자들, 인본주의자 등) 간의 정보교환과 서로를 이해하는 것을 더욱 쉽게 할 수 있도록 하였다. 같은 기준과 개념의 정의에 대한 기초는 서로의 이해를 돕고 학술 교류와 정신장애 진단의 정보교환 및 공동작업 그리고 장애의 치료를 위한 선행 조건이다.

신체적 질병과 장애를 다루는 의사들은 Gold Standards를 통해 그들이 내린 진단이 증상과 일치하는 진단이었음을 확인받았다. Gold Standards란 X-Ray나 혈액검사와 같은 임상병리실에서 이루어지는 검사들로 가장 객관적인 관찰법이나 검사법이다. 신체의학 연구자들은 수치로 나타난 객관적인 관찰 검사 결과와 환자에게 나타나는 증상과의 연관성을 찾아 증상을 재편성하고 진단범주를 만들었다. 그러나 신체의학계와는 반대로 정신병리 기술을 위한 객관적이고 과학적인 정신병리 검사법은 존재하지 않았다.

(4) DSM의 편찬 기준

미국정신의학협회(American Psychiatric Association)는 1970년대에 Gold Standards 대신 납의 표준을 만들기로 결정했다. 영어로 납은 'LEAD'이다. 납의 이니셜로 만든 DSM의 출판 방향을 보면 다음과 같다.

- Leading
- Expert opinion, based on
- All Available
- Data

우선시(Leading)되는, 전문가의 의견(Expert opinion)에 기초하고(based on), 모두에게 유효한(All Available) 데이터(Data)를 근거로 한 정신장애 진단 기준을 만들고자 하였다.

DSM은 4개의 기준에 의해 편찬되었다.

① 무이론주의(atheorism)와 객관성의 보장

② 정신질환의 개념 대신 정신장애 개념으로 대치

③ 다축체계

④ Monothetic Criteria(진단을 위해서는 증상이 꼭 있어야 함)와 Polythetic Criteria (진단을 위한 증상 리스트 중 모든 항목(item) 조건을 충족하는 것이 아니라 최소한의 몇 가지의 항목 증상이 나타나도 진단 가능)

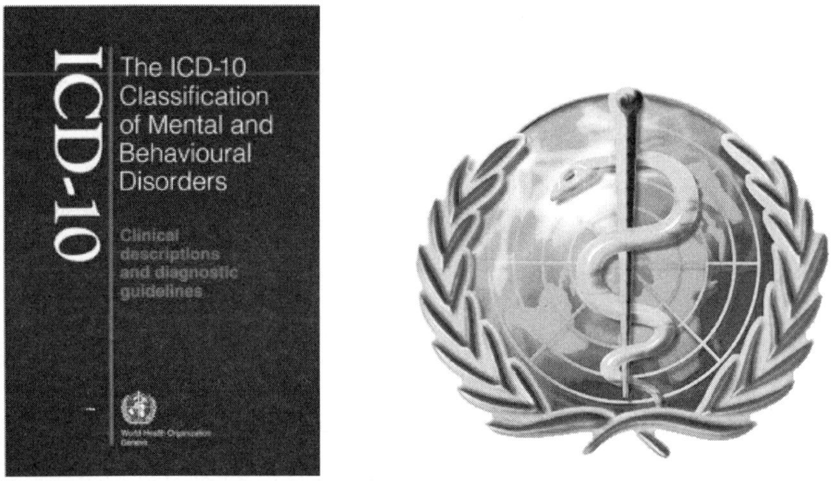

World Health Organization(WHO)

DSM의 진단과정은 Polythetic Criteria를 기준으로 삼는다.

DSM과 비슷한 진단체계로 WHO에서 편찬한 정신건강 분야를 넣은 국제질병분류 ICD-10이 있다(World Health Organization, 1992).

2) DSM의 편찬 역사

정신장애의 진단 및 통계편람은 지금까지 여러 차례의 수정 · 보완판을 내어 놓았다. DSM의 역사와 출판 개정판의 특징을 살펴보자.

(1) DSM-I과 DSM-II

1952년 DSM-I이 세상에 모습을 드러내었으며 60개의 정신장애를 분류하였다. '반응'이란 용어를 사용하고 있는데, 이는 정신장애가 심리적, 사회적, 생물학적인 요인에 대한 성격적 반응이라는 심리생물학자인 아돌프 메이어(Adolf Meyer)의 심리생물학적 견해를 반영한 것이다. 진단범주를 기술한 용어해설이 포함되어 있고, 임상적 유용성을 중요시한 최초의 공식적인 정신장애 진단편람서다.

1968년 DSM-II가 출판되었다. 정신분석적 모델에 크게 영향을 받은 제2판에서는 145개의 정신장애 증상을 구분하였다. 이론적 배경을 살펴본다면 장애의 분류는 정신의학병리의 두 산맥인 정신증(psychosis), 즉 심리적 부적응 현상과 신경증(neurosis)이라는 두 주요 개념에 의해 나누어졌다.

정신병리란 정상(normality)에서 병리적인 상태로 점점 그 상태가 깊어져 가는 것을 말한다.

결론적인 부분부터 먼저 말한다면, 우리가 정상(normality)적인 상태라 부르는 상태의 기준과 병리(비정상 : abnormal/pathological), 비정상적인 상태, 즉 정상과 비정상의 경계선을 어디에서부터 두어야 할지에 대한 명확한 개념 정의는 없다.

제2판에서는 장애의 정도에 중요성을 두었고, 개인과 상호간의 기능의 저하, 신체 기능의 어려움의 평가에 있다. DSM-II는 수많은 논쟁거리를 낳았다. 한 예로 1973년 편람에서 제외된 동성애(homosexuality)의 병리적 원인을 둘러싼 논쟁이다. 동성애를 병리적인 상태로 보아야 하는가와 관련하여 60년대 말까지는 동성애를 정신질환이나 성도착증의 일종으로 간주해 왔다. 많은 사람들이 아직도 동성애를 부자연스러운 것으로 보고는 있지만 동성애자가 늘어나면서 서구에서는 동성애를 개인의 성적 취향으로 구분할 뿐 불법적인 행위나 정신질환으로 더 이상 취급하지는 않는다.

(2) DSM-III의 주목할 만한 변화

3번째 출판인 DSM-III은 Robert Spitzer의 책임 지도 아래 1980년 편집 · 출판되었다. 이 판의 가장 큰 특징은 정신병리 장애의 분류에 있어 큰 변화를 기록한 것이다. 즉 생체의학 분야가 미친 주요 영향이 그것인데 이 생체의학 모델을 통해 DSM은 지금까지 지지되었던 모든 정신의학, 정신병리의 이론들에서 자유로워짐을 선언하였다. 무이론, 즉 병인론에 의한 이론적 배경을 제외시키고 중립적인 입장을 취했다.

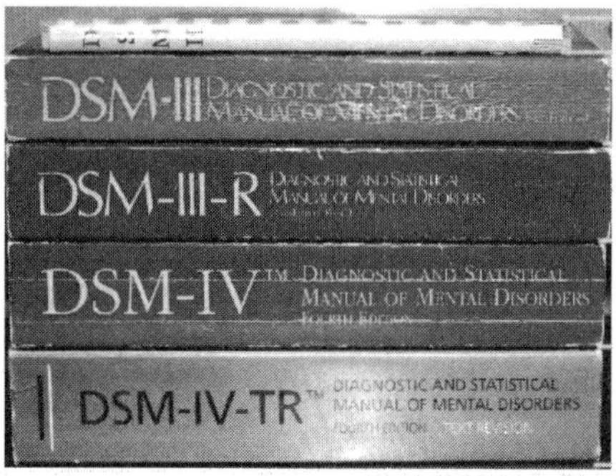

이 새로운 정신장애의 개념은 경험적 · 조작적 기준에 의거한다. 550명의 임상가들이 12,000명의 환자들의 케이스를 연구한 결과를 토대로 230개의 정신병리 장애를 구분해서 범주화 분류하였다.

DSM-III의 분류 기준의 변화를 문맥상으로 명시하였다. 변화를 문맥상으로 제시한 첫 번째 이유는 치료방법의 진화와 그 실제적인 적용이다. 정신건강 영역까지 확장된 화학적 · 약물적 치료는 여태껏 이루지 못한 정신의학 분야의 획기적인 발전과 변화를 이루었다. 정신약학 분야의 진화는 새로운 약물치료의 효과의 확증을 위해 연구제안서에 넣어야만 했다.

두 번째 이유는 진료와 치료의 정보화가 가능해짐이다. 여러 변인들이 있는 많은 데이터를 한꺼번에 분석할 수 있는 방법이 생긴 것이다. 이는 연구조사원들과 임상가들의 광범위한 자료수집과 그 분석을 가능하게 하였다. 이는 또한 정신건강 분야 종사자들간의 통일된 진단기준이 필요함을 의미한다.

또 다른 이유는 평가척도의 사용의 증가와 정신작용 현상의 측정 기술의 발전이다.

마지막으로 북미인의 경제적 이유에 의한 실용주의적 관점으로서 행정적인 질병보고서와 의료보험 지불시 명확한 진단 기준이 도움이 된다는 이유에서다.

(3) DSM-III의 발달

미국정신의학협회(APA)는 정신장애의 정의와 진단을 위한 조작적 기준(operational criteria) 방법으로 DSM-III를 개발하였다. 진단 체계의 일치 확인을 위해 필요한 간단명료한 관찰법 정의를 조작적 기준 방법에 의해 시도하였다. 이 관찰법은 증상(symptom)과 징후(signe)로 나누어져 정의되었다. 증상은 환자가 호소하는 고통이나 불편함을 간단한 문장이나 단어로 정의된 것이고, 징후는 직접 관찰이 가능한 행동 또는 진단 검사의 결과에 기준한 것이다.

명백한 기준, 다축체계와 무이론 입장을 취한 DSM-III은 임상가와 연구자들을 위한 의학적 진단을 제공하려는 부차적인 목적에 의해 보다 보강된 기준과 세부화된 증상이 포함된 1987년 DSM-III-TR(text revised)를 발간하였다.

(4) DSM-IV와 DSM-V

1994년 410개의 정신장애가 포함된 DSM-IV가 출판되었는데, DSM-IV의 개발, 발달은 부분적으로 DSM-III판에 의해 자극된 진단 연구 발전에 힘입어 이루어졌다. 오늘날 우리가 임상현장에서 주로 사용하고 있는 진단지침서는 DSM-IV의 내용을 대부분 활용해 재편찬한 DSM-IV-TR로 2000년에 출판되었다. 2013년 출판을 예정하고 있는 DSM-V는 2010년 초 첫 수정판이 인터넷에 배포되었으며, 지금 현재 활발한 인터넷 토의가 이루어지고 있는 중이다(APA, 2010).

3) DSM의 사용 : 다축평가

DSM의 다축체계를 통하여 임상가는 정신장애의 병인에 영향을 미치는 서로 다른 영역의 정보를 수집할 수 있다. 따라서 치료계획과 결과 예견에 도움이 되는 정보를 〈다축평가보고형태〉에 기록함으로써 정신장애를 앓고 있는 사람의 총체적인 정보들을 한눈에 볼 수 있다. 다축체계를 통하여 정신병리에 있어서의 생물심리

사회적 접근을 가능하게 되었다.

다축평가(multiaxial assessment)를 통하여 DSM은 각 영역별 장애를 구분하려고 시도한다.

- 정신증적 장애 : 망상과 환각에 의한 현실감 상실
- 신경증적 장애 : 현실적 판단력에는 별 문제가 없지만 사회적 적응에 여러 가지 주관적인 불편함을 유발하는 심리내적 갈등
- 기능적 장애 : 신체적 손상이 없고 병인을 알 수 없는 성격장애
- 기관장애 : 특이 요인으로 인한 기관장애는 인지기능 장애와 관련된 구조적 변경 유발

다축평가 보고 형태

다음은 다축평가를 보고하는 하나의 가능한 형식을 제시하고 있다. 어떤 장면에서는 이 형식이 이와 같이 정확하게 사용될 수 있고, 다른 장면에서는 특정한 요구에 따라 수정될 수도 있다.

축 1 : 임상적 장애
임상적 관심의 초점이 되는 기타 상태

DSM-IV 부호	DSM-IV 진단명
— — — — —	______________________
— — — — —	______________________
— — — — —	______________________

축 2 : 인격장애
정신지체

DSM-IV 부호	DSM-IV 진단명
— — — — —	______________________
— — — — —	______________________
— — — — —	______________________

축 3 : 일반적인 의학적 상태

ICD-9-CM 부호	ICD-9-CM 진단명
— — — — —	______________________

— — — — — ____________________

— — — — — ____________________

축 4 : 심리사회적, 환경적 문제

표시할 것 :

- □ 일차적인 지지 집단과의 문제 세분할 것 : ____________
- □ 사회적 환경과 관련되는 문제 세분할 것 : ____________
- □ 교육적 문제 세분할 것 : ____________
- □ 직업적 문제 세분할 것 : ____________
- □ 주거의 문제 세분할 것 : ____________
- □ 경제적 문제 세분할 것 : ____________
- □ 건강 서비스 문제 세분할 것 : ____________
- □ 법적 체제와 범죄와의 관계 문제 세분할 것 : ____________
- □ 기타 심리사회적 문제 세분할 것 : ____________

축 5 : 전반적인 기능 평가척도 **점 수 :** ____________

평가기간 : ____________

(1) 다축체계 : 5축

DSM-IV는 5개의 축으로 구성되어 있다. 이 5대의 축을 각 축별로 살펴보면서 실제 임상에서 어떻게 활용할 수 있는지 알아보자.

- 축 I : 임상적 장애(Clinical Disorders) — 임상적 관심의 초점이 될 수 있는 기타 상태 (Other Conditions That May Be a Focus of Clinical Attention)
- 축 II : 성격장애(Personality Disorders) — 정신지체(Mental Retardation)
- 축 III : 일반적인 의학적 상태(General Medical Conditions)
- 축 IV : 심리사회 및 환경 문제(Psychosocial and Environmental Problems)
- 축 V : 전체 기능평가(Global Assessment of Functioning)

① 축 I

임상적 장애(Clinical Disorders)—임상적 관심의 초점이 될 수 있는 기타 상태제2축에 보고되는 성격장애와 정신지체를 제외한 대부분의 주요 정신장애, 발달장애, 학습장애, 물질관련장애(중독) 등이 포함되어 있다.

DSM-IV는 16개의 진단 범주로 정신장애를 분류하고 있는데, 그 중 15개의 범주가 축 I에 배치되어 있다. 16번째 범주는 축 II에 배치되어 있다. 축 I에 배치되어 있는 15개의 범주는 다음과 같다.

- 유아기, 소아기, 청소년기에 흔히 처음으로 진단되는 장애로 정신지체를 제외한 학습장애, 의사소통 장애, 광범의 발달장애 등
- 섬망, 치매 그리고 기억상실장애 및 기타 인지장애
- 다른 곳에 분류되지 않는 일반적인 의학적 상태로 인한 정신장애
- 물질 관련 장애(알코올중독, 마약중독, 약품중독 등)
- 정신분열병과 기타 정신증적 장애
- 기분장애(우울장애, 양극장애)
- 불안장애(신경증적 장애, 공포증)
- 신체형장애
- 허위형장애(가장적, 연극적 태도)
- 해리성장애(다중성격장애)
- 성적장애 및 성정체감 장애
- 섭식장애(거식증, 폭식증)
- 수면장애
- 다른 곳에 분류되지 않는 충동조절 장애(병적 도박, 도벽광, 방화광 등), 적응장애

축 I에는 앞서도 언급했지만 주요한 정신장애가 다 배치되어 있다. 각 정신장애들은 다른 장애분류와 달리 아주 세부적으로 나누어져 분류되어 있다.

② 축 II : 발달장애(정신지체)와 성격장애

축 II는 성격장애와 정신지체를 진단하기 위한 축이다.

성격장애는 영속적인 유형상태와 일반적으로 환경에 적응하는데 있어 특이한 여러 형태의 내용(성격)을 가지고 있음을 뜻한다. 이 장애의 특징은 영속적이고

축 I의 장애보다 더 현저하게 부적응적 성격양상과 방어기제를 기록하기 위한 부분이다. 이 축은 3개의 성격장애 범주로 나누어져 있다 :

group A : 이상행동과 괴이한 생각과 연관된 성격장애
　　편집 성격장애 Paranoid Personality Disorder
　　분열 성격장애 Schizoid Personality Disorder
　　분열형 성격장애 Schizotypal Personality Disorder
group B : 301.7 반사회 성격장애 Antisocial Personality Disorder, 사이코패스 psychopathique
　　301.83 경계선 성격장애 Borderline Personality Disorder
　　301.50 히스테리 성격장애 Histrionic Personality
　　301.81 자기애 성격장애 Narcissistic Personality Disorder
group C : 불안정적 성격
　　301.82 회피 성격장애 Avoidant Personality Disorder
　　301.6 의존 성격장애 Dependent Personality Disorder
　　301.4 강박 성격장애 Obsessive-Compulsive Personality Disorder
　　301.9 달리 세분되지 않는 성격장애 Personality Disorder NOS

③ 축 Ⅲ : 일반적인 의학적 상태

이 축은 일반적인 의학적 병리나 신체적 장애가 정신장애에 미치는 관계성에 대한 보고이다(예 : 암 판정 후 우울증).

이 축의 목적은 의학적 병리와 정신장애 간의 인과 관계를 찾는 것이 아니지만 적절한 치료법을 찾기 위해 두 장애 간의 상관관계를 보는 것이다. 예로 당뇨를 앓고 있는 사람이 정신분열증의 악화로 입원할 경우 인슐린 처치가 기록되어야 한다. 또 다른 예로 309.0 적응장애, 우울 기분 있음. 유방암이라 기록한다. 이를 통해 우리는 정신장애를 가지고 있는 개인을 전반적으로 파악하고 이해해 보다 적극적인 치료를 할 수 있다.

④ 축 IV : 심리 사회 및 환경 문제

심리 사회적 문제와 정신장애를 앓고 있는 사람에 의해 만들어진 환경, 즉 경제적 문제, 가족 문제, 사회적 문제 등이다.

⑤ 축 V : 전체기능 평가

전체기능평가척도를 통한 개인의 전체 기능 평가를 보는 축이다. 이 척도는 심리적, 사회적, 직업적 기능의 측면에서만 평가된다. 개인의 전체기능에 대한 임상가의 판단을 보고하기 위한 부분으로 전체기능평가척도를 통해 보고하는데 개인의 임상적 진전을 살펴보는데 특히 유용하다.

개인이 여러 정신장애를 보일 때, 기억과 언어적 영역의 인지적 평가를 하는 것은 중요하다. 예를 들면, 전문가는 다음과 같은 질문을 해야 한다.

- 환자의 인생은 어땠는가?
- 또는 과거에 지금과 비슷한 증상이 있었는가?

축 V에 수록되어 있는 전체기능평가척도(Global Assessment of Functioning : GAF)에 대해 간략하게 알아보자. GAF 척도는 다음의 10개 범주로 나뉜다.

- 1-10 : 자신이나 타인을 심각하게 해칠 지속적인 위험 또는 최소한의 개인위생 유지에 있어서 지속적인 무능, 심각한 자살 행동 있음.
- 11-20 : 자신이나 타인을 해칠 약간의 위험 또는 최소한의 개인 위생유지 실패, 의사소통의 광범위한 소통 실패.
- 21-30 : 망상과 환각에 의한 행동과 의사소통의 심각한 손상 또는 대부분의 영역에서 기능할 수 없음.
- 31-40 : 현실검증력과 의사소통에서의 손상 또는 직장이나 학교, 가족관계, 판단, 사고, 정서 등 여러 방면에서 주요 손상 있음.
- 41-50 : 심각한 증상 또는 사회, 직업, 학교 기능에서 심각한 손상 있음
- 51-60 : 중간 정도의 손상 또는 사회, 직업, 학교 기능에서 심각한 손상 있음.
- 61-70 : 가벼운 몇몇 증상 또는 사회, 직업, 학교 기능에서 약간의 어려움이 있다. 그러나 일반적인 기능은 원활한 편이며, 의미있는 대인관계에 약간의 문제 있음.

- 71-80 : 증상이 있다면 일시적이거나 심리사회적 스트레스에 대한 예상 가능한 반응이 있으며, 직업, 학교, 사회에서의 기능에서 약간의 손상 정도 이상은 아님.
- 81-90 : 증상이 없거나 약간의 증상, 모든 영역에서 잘 기능하고 다양한 활동을 하고 있으며 흥미를 느낀다. 사회적 효율성이 있으며 대체로 생활에 만족, 일상의 문제나 관심사 이상의 심각한 문제 없음.
- 91-100 : 폭넓은 활동에서 최우수 기능, 생활의 문제를 잘 통제하며, 긍정적인 개인의 특성으로 인해 타인의 모범이 되며, 증상 없음.

(2) 진단부호 사용

진단부호를 사용함으로써 첫째, 의학적 기록의 보존, 둘째, 자료 수집, 셋째, 통계적 정보 검색과 편집의 촉진, 마지막으로 행정적인 보고서 작성과 의료보험 지불을 용이하게 한다.

DSM-IV에서 사용하고 있는 공식적인 부호화 체계는 국제질병분류, 제9판, 임상개정판, ICD-9-CM에서 사용하고 있는 것과 동일하다.

DSM-IV 장애의 대부분은 ICD-9-CM 부호가 있고, 분류체계상 장애의 진단명 앞에 위치하며, 각 장애의 진단 기준이 함께 제시된다.

다음의 예를 들어 살펴보자.

각 장애명(진단명)에 따라 숫자 코드가 주어진다.

DSM-IV의 다축평가에 따른 진단의 예

- Axis I : 300.4 기분부전장애(Dysthymic Disorder)
- Axis II : 301.6 의존성격장애(Dependent Personality Disorder)
- Axis III : 365.23 폐쇄각 녹내장
- Axis IV : 실직
- Axis V : GAF = 57(현재)

DSM-IV의 정신장애 진단군 중의 하나인 불안장애(anxiety disorders)의 하위 분류인 외상 후 스트레스 장애를 예로 들어, Criteria Monothetic과 Criteria Polythetic

에 대한 이해를 돕고자 한다.

- 309.81이란 숫자는 ICD-CM-9의 공식진단코드로 DSM-IV의 질병 진단부호(Code)를 의미한다.
- 외상 후 스트레스 장애(PTSD : Post Traumatic Stress Disorder) : 장애 명
- Monothetic Criteria : E, F
- Polythetic Criteria : A, B, C, D

PTSD의 장애 진단을 위해서는 A, B, C, D, E, F의 증상이 충족되어야 하는데, 여기서 Monothetic Criteria이란 항목이 없는 E와 F 증상을 말한다. A 증상 아래 2개의 항목이 있고, 증상 B를 보면 5개의 항목이 있다. 즉 증상 아래 항목들이 있는 A, B, C, D는 Polythetic Criteria이다. 앞에서도 잠시 설명하였지만 Monothetic Criteria은 단일 증상으로 진단에 있어서 필수적이며 Polythetic Criteria은 증상 항목 중 2~3개의 항목만 충족되어도 진단을 내릴 수 있음을 의미한다.

참고로 DSM-IV는 PTSD의 진단기준(DSM-IV, 1994)을 다음과 같이 제시했다.

309.81 외상 후 스트레스 장애(PTSD : Post Traumatic Stress Disorder)

A. 다음 2가지 항목(item)에 부합되는 외상성 사건에 노출된 것이 있다.

① 자신이나 타인의 실제적이거나 위협적인 죽음이나 심각한 상해, 또는 신체적 안녕에 위협이 되는 사건을 경험하거나 목격 또는 직면

② 극심한 두려움, 무력감 또는 공포를 포함한 개인의 반응

주의 아동에게는 대신 와해되거나 초조한 행동으로 표출될 수 있다.

B. 외상성 사건이 다음 중 1가지(또는 그 이상) 방식으로 지속적으로 재경험 된다.

① 사건에 대해 반복적이고 집요하게 떠오르는 고통스러운 기억(심상, 생각 또는 지각 포함)

주의 어린 아동들에게는 외상의 주제나 양상이 반복적 놀이로 표출될 수 있다.

② 사건에 대한 반복적이고 고통스러운 꿈

주의 아동은 내용을 인지할 수 없는 무서운 꿈을 꾸게 될 수 있다.

③ 마치 외상성 사건이 재발하고 있는 것 같은 행동이나 느낌(경험을 재현하는 듯한 느낌, 착각, 환각 그리고 해리성 환각 재현의 일화들. 이런 경험은 잠에서 깨어날 때 또는 중독 상태에서의 경험을 포함한다)

주의 아동에게는 외상 특유의 재현이 일어날 수 있다.

④ 외상성 사건과 유사하거나 상징적인 내적 또는 외적 단서에 노출되었을 때 극심한 심리적 고통

⑤ 외상성 사건과 유사하거나 상징적인 내적 또는 외적 단서에 노출되었을 때 생리적 반응

C. 외상과 연관되는 자극의 지속적 회피와 일반적인 반응의 마비(외상 전에는 없었던)가 다음 중 3가지(또는 그 이상)로 나타난다.

① 외상과 관련되는 생각, 느낌 또는 대화의 회피

② 외상의 기억을 되살리는 활동, 장소 또는 사람들을 회피

③ 외상의 중요한 측면의 회상불능

④ 중요한 활동에 대한 현저하게 저하된 관심 또는 참여

⑤ 타인들로부터 이탈 또는 소외감

⑥ 제한된 정동 범위(예 : 사랑의 감정을 느낄 수 없음)

⑦ 단축된 미래에 대한 감각(예 : 직업, 결혼, 자녀 또는 정상적인 생애를 기대하지 않음)

D. 증가된 각성의 지속적 증상(외상 전에는 존재하지 않았던)이 2가지(또는 그 이상) 발생한다.

① 수면 시작 또는 수면 상태 지속 곤란

② 자극과민성 또는 분노 폭발

③ 집중 곤란

④ 과잉경계

⑤ 과장된 놀람 반응

E. 장해(기준 B.C.D의 증상)의 기간이 1개월 이상이다.

F. 장해가 사회, 직업 또는 다른 중요한 기능역역에서 임상적으로 심각한 고통이나 손상을 초래한다.

세분할 것

- 급성(Acute) : 증상 기간이 3개월 미만인 경우
- 만성(Chronic) : 증상 기간이 3개월 이상인 경우

세분할 것

지연성(With Delayed Onset) : 스트레스 발생 후 적어도 6개월 이후 증상이 발생하는 경우

4) 유아기, 아동기, 또는 청소년기에 보통 처음 진단되는 장애

여기에서는 DSM-Ⅳ의 진단영역의 세부적인 부분을 유아기, 아동기, 또는 청소년기에 보통 처음 진단되는 장애를 중심으로 간략하게 훑어 보고자 한다. 보다 정확한 진단을 위한 진단 기준과 증상에 대한 상세한 정보는 DSM-Ⅳ을 통해서늘 확인되어져야 한다. 아래에 기술되어지는 진단기준과 유형, 장애의 특징, 소인, 나이 및 성별 특징, 유병률, 경과는 DSM-Ⅳ의 내용을 중심으로 하였다.

(1) 정신지체(Mental retardation)

정신지체는 가벼운 정도의 정신지체, 중간 정도의 정신지체, 심한 정도의 정신지체, 아주 심한 정도의 정신지체, 정도를 세분할 수 없는 정신지체의 5가지로 구분할 수 있으며, 각각의 세분화된 특징을 살펴보면 다음과 같다.

정신지체의 진단기준(DSM-Ⅳ)

A. 심하게 평균 수준 이하인 지적 기능 : 개별적으로 실시된 검사에서 70 이하의 지능지수(유아의 경우는, 지적 기능이 유의하게 평균 이하라는 임상적 판단).

B. 다음 항목 가운데 적어도 두 가지 항목에서 현재의 적응 기능(예 : 개인의 연령이나 문화 집단에서 기대되는 기준을 만족시키는 개인의 효율성)결함이나 장해를 동반한다. 의사소통, 자기-돌봄, 가정 생활, 사회적 기술과 대인관계적 기술, 지역사회 자원의 활용, 자기-관리, 기능적 학업 기술, 직업, 여가, 건강 및 안전.

C. 18세 이전에 발병한다.

지능 장해의 수준을 반영하는 심각도에 근거한 진단부호
317 가벼운 정도의 정신지체 : 지능지수 50~55에서 약 70까지
318.0 중간 정도의 정신지체 : 지능지수 35~40에서 50~55까지
318.1 심한 정도의 정신지체 : 지능지수 20~25에서 35~40까지
318.2 아주 심한 정도의 정신지체 : 지능지수 20 또는 25 이하
319 정도를 세분할 수 없는 정신지체 : 정신지체라는 강한 심증은 있지만, 표준화 검사에 의해 지능을 측정할 수 없는 경우

American Psychiatric Association(1994). Dignistic and statistical manual for mental disorders. 4th ed.

지능검사의 대표적인 표준검사법은 Wechsler(Wechsler D., 1944) 검사다.

- 2살 6개월부터 7살 3개월 : Wechsler Preschool and Primary School Scale of Intelligence(WPPSI-Ⅲ)
- 6살 ~ 16살 11개월 : Wechsler Intelligence Scale for Children(WISC-Ⅳ)

가벼운 정도의 정신지체는 교육적으로 '교육 가능한' 범주라고 말하며, 전체 정신지체 가운데 약 85%를 차지한다. 이 수준의 정신지체는 취학전(0~5세)에 사회적 기술, 의사소통 기술이 발달하고 감각운동 영역 장해가 적어 정신지체가 없는 아동들과 구별이 힘들다. 10대 후반기까지 대략 6학년까지의 학업 기술을 습득하고 성인기에 필요한 사회적, 직업적 기술을 최소한의 정도로 성취할 수 있으나 때로는 감독, 지도, 지원이 필요하다. 가벼운 정도의 정신지체자들은 지역사회에서 대개 독립적 혹은 지도·감독 하에 성공적인 삶을 살 수 있다.

중간 정도의 정신지체는 교육적으로 "훈련할 수 있는" 수준이며, 전체 정신치체자 가운데 중간 정도의 정신지체는 10%를 차지한다. 이 수준은 사회적 기술과

직업적 기술의 훈련을 통해 습득될 수 있으나 초등학교 2학년 수준을 넘기는 어렵다. 적절한 사회적 관습을 학습에 어려움이 이어 청소년기에 또래관계 문제가 발생할 수 있다. 성인기에는 지도 · 감독을 받으면서 지역사회에 적응한다.

심한 정도의 정신지체는 전체 정신지체의 3~4%를 차지하며, 초기 소아기 동안 의사소통을 위한 언어를 약간 학습하거나 전혀 학습이 되지 않을 수도 있다. 학령기 동안 언어를 배우게 되고, 성인기에는 밀착된 지도 · 감독 하에 단순한 작업수행이 가능하다. 특별한 돌봄이 필요하지 않다면 대부분 지역사회에 적응하며 살아간다.

아주 심한 정도의 정신지체는 전제 정신지체의 1~2%를 차지하며, 생의 초기 발달에서 감각운동 기능의 장애가 심하다. 보호자의 지속적인 지도 감독이 이루어지고 체계적인 환경에서 생활한다면 적절한 발달이 가능할 수 있다. 이들 중 일부는 매우 밀착된 지도 · 감독, 보호 하에 단순한 과제를 수행할 수 있다.

정도를 세분할 수 없는 정신지체는 표준화된 검사에 의해 지능이 측정되지 않은 상황에서 정신지체라는 강한 심증이 있을 때이다.

정신지체인들은 기능의 수준, 학교나 직장에서의 활동 능력, 정신지체에 더해 정서적, 신체적, 의학적 질환을 가지는 정도에 있어서 상호간에 큰 차이를 나타낸다. 정신지체인은 세 가지의 주요 특징을 가지고 있다.

첫째, 일정 수준 이하의 IQ점수로 정의되며 정신지체의 지적 성격을 잘 나타내준다.

둘째, 개인적이며 사회적인 생활을 위해 필요한 의사소통, 자조 가정에서의 생활, 사회 기술들, 지역사회 이용, 자기 관리, 건강과 안전, 기능적 학습, 여과와 일들의 영역의 결함이다.

셋째, 생의 초기에 시작된다.

정신지체의 일부 아동들은 수동적, 의존적이며, 또 다른 아동들은 공격적, 충동적이다. 적절한 의사소통이 힘들기 때문에 더욱 파괴적이고, 공격적인 행동이 증가할 수 있다. 또한, 이들은 일반 인구의 3~4배의 정신장애 이환율을 지닌다. 가장 흔히 동반되는 정신장애는 주의력결핍과잉행동장애, 기분장애, 광범위성 발달장애, 상동증적 운동장애, 일반적인 의학적 상태로 인한 정신장애 등이다.

정신지체의 주요 소인은 유전적 원인(약50%), 배발생의 초기 변화(약30%), 임신과 주산기 문제(약10%), 유아기 또는 소아기 때 있었던 일반적인 의학적 상태(약5%), 환경적인 영향 및 기타 정신장애(약15~20%) 등이 있다. 현재까지의 광범위한 노력에도 불구하고, 정신지체의 정확한 원인을 밝히는 것은 어렵다.

가벼운 정도의 정신지체는 사회 경제적 지위가 낮은 아동들과 소수집단의 아동들에게 더 많이 나타나고, 정도가 심한 정신지체의 아동들은 인종이나 사회경제적 수준에 관계없이 숫자가 비슷하다(Mash, E. J. & Barkley, R. A., 2001). 또한, 생물학적 요인이 밝혀지지 않은 경우에는 하류 계층의 정신지체가 더 많다.

정신지체는 남자에게 더 흔하며, 남자와 여자의 비율은 1.5 : 1 정도이며, 정신지체의 유병률은 약 1%로 추정된다.

정신지체가 심할수록 초기에 발견되며, 원인이 알려지지 않은 정신지체는 일반적으로 늦게 발견된다. 정신지체의 경과는 의학적 상태와 환경적인 요인에 의해 영향을 받고 반드시 평생 동안 지속되는 장애는 아니다. 가벼운 정도의 정신지체는 개인의 적절한 훈련과 기회, 학습을 통하여 정신지체 수준에 더 이상 머무르지 않을 수도 있다.

(2) 학습장애(Learning disorders)

학습장애는 읽기, 산술, 쓰기를 평가하기 위해 개별적으로 시행된 표준화 검사에서 나이, 학교 교육 그리고 지능에 비해 기대되는 수준보다 성적이 현저하게 낮게 나올 때 진단된다. 즉 아동의 학습능력과 나이에 맞는 학업성취도에서 평가한다.

학습장애의 진단기준(DSM-Ⅳ)

· 읽기장애(Reading Disorder)

A. 읽기의 정확도 또는 이해능력을 평가하기 위해 개별적으로 실시된 표준화 검사에서, 읽기 성적이 개인의 생활연령, 측정된 지능, 그리고 나이에 적합한 교육에 비해 기대되는 정도보다 현저하게 낮다.

B. A항의 장애가 읽기기술이 요구되는 학업의 성취나 일생생활의 활동을 현저하게 방해한다.

C. 만약 감각결함이 있다면, 읽기장애는 통상적이고 감각결함에 동반되는 정도를 초과해서

심한 정도로 나타난다.

· **산술장애**(Mathematics Disorder)

A. 개별적으로 실시된 표준화 검사에서, 산술 능력이 개인의 생활 연령, 측정된 지능, 그리고 나이에 적합한 교육에 비해 기대되는 정도보다 현저하게 낮다.

B. A항의 장애가 계산이 요구되는 학업의 성취나 일상 생활의 활동을 현저하게 방해한다.

C. 만약 감각 결함이 있다면, 산술 능력 장애는 통상적으로 감각 결함에 동반되는 정도를 초과해서 심한 정도로 나타난다.

· **쓰기장애**(Disorder of Written Expression)

A. 개별적으로 실시된 표준화 검사(또는 쓰기 기술 기능 평가)에서 쓰기 능력이 개인의 생활 연령, 측정된 지능, 그리고 나이에 적합한 교육에 비해 기대되는 정도보다 현저하게 낮다.

B. A항의 장애는 쓰기 능력(예 : 문법적으로 올바른 문장과 체계적인 문단을 쓰는 것)이 요구되는 학업의 성취나 일상생활의 활동을 현저하게 방해한다.

C. 만약 감각 결함이 있다면, 쓰기 장애는 통상적으로 감각 결함에 동반되는 정도를 초과해서 심한 정도로 나타난다.

· **달리 분류되지 않는 학습장애**(Learning Disorder Not Otherwise Specifed)

이 범주는 어떤 특정한 학습장애의 진단 기준에도 맞지 않는 학습장애를 진단하기 위한 것이다.

American Psychiatric Association(1994). Dignistic and statistical manual for mental disorders. 4th ed.

학습장애는 읽기장애, 산술장애, 쓰기장애, 달리 분류되지 않는 학습장애의 유형으로 구분된다.

읽기장애는 읽을 때 잘못 읽고, 단어를 바꾸거나 생략하고 읽는 특징이 있다. 또한, 소리를 내서 읽거나 마음 속으로 읽어도 이해 속도가 느리며, 잘못 이해한다. 미국 학령기 아동 가운데 읽기장애의 유병률은 4% 정도이다.

산술장애는 흔히 읽기장애와 함께 발견되며, 학령기 아동의 1% 정도가 포함된다. 수 개념에 대해 혼란스러워하거나 셈하기 어려워하는 특징이 있지만 2~3학년 정도 되어야 분명해진다.

쓰기장애는 흔히 읽기장애 혹은 산술장애와 함께 발견되며, 글자를 잘 베껴 쓰지 못하거나, 일상적인 단어의 맞춤법을 기억하지 못하는 특징이 있다. 보통 1학년 때에는 진단을 내리지 않고 2학년이 되어서야 분명해진다.

학습장애 아동의 학습 문제는 읽기, 계산하고, 쓰기를 요구하는 학업의 상황이나 일상생활 활동에 큰 영향을 미친다. 학습장애 중의 약 40%는 학교를 중퇴하고 풍기 문란, 낮은 자존심, 사회 기술의 결함의 문제를 동반하기도 한다. 성인기에는 직장생활을 하거나 사회의 일원으로 적응하며 살아가는데 심각한 어려움이 발생할 수 있다. 학습장애의 유병률은 2~10% 범위라고 알려져 있고, 미국에 있는 공립학교 학생은 5% 정도가 학습장애를 지니고 있는 것으로 보고되었다.

(3) 운동근육기술장애(Motor Skills Disorders)

발달성 근육운동 조정장애의 필수 증상은 운동근육의 협응(moter coordination)이 요구되는 일상생활에서의 수행능력이 개인의 생활연령, 측정된 지능에 기대되는 정도보다 현저하게 낮으며, 운동근육 발달의 중요한 과제(예 : 걷기, 기기, 앉기, 단추 잠그기 등)의 현저한 지연, 물건 떨어뜨리기, 서툰 동작을 하며, 운동이나 글씨쓰기에 낮은 수행능력을 보인다. 유병률을 보면 5~11세 아동에게서 6% 정도로 높은 발병률을 보이고 있다.

운동근육운동조정장애가 처음 발견되는 것은 아동이 처음으로 달리기, 단추 잠그기, 지퍼 올리기 등의 행동을 시도할 때이다. 일부는 청소년기, 성인기까지 지속되기도 한다.

발달성 근육운동조정장애의 진단(DSM-Ⅳ)

A. 근육운동의 조정이 요구되는 일상 생활에서이 수행 능력이 개인의 생활 연령, 측정된 지능에 비해 기대되는 정도보다 현저하게 낮다. 이는 운동 발달 과제(예 : 걷기, 기어 다니기, 앉기)의 현저한 지연, 물건 떨어뜨리기, "서투른 동작", 운동이나 글씨쓰기를 잘하지 못함에서 나타난다.

B. 기준 A항의 장애가 학업의 성취나 일상 생활의 활동을 현저하게 방해한다.

C. 장해가 일반적인 의학적 상태(예 : 뇌성마비, 편마비, 근이영양증)로 인한 것이 아니고, 광범위성 발달장애의 진단 기준에 맞지 않는다.

D. 만약 정신지체가 있다면, 운동장애는 통상적으로 정신지체에 동반되는 정도를 초과해서

심한 정도로 나타난다.

American Psychiatric Association(1994). Dignistic and statistical manual for mental disorders. 4th ed.

(4) 의사소통장애(Communication Disorders)

의사소통장애는 말과 언어의 장애와 구어적인 기능에 문제가 있는 것이다. 언어 발달 자체나 발음의 부정확함으로 정확한 언어의 사용이 불가능해지며 언어 자체에 대한 이해가 불가능하다. 의사소통장애는 표현성 언어장애, 혼재 수용-표현성 언어장애, 음성학적 장애, 말더듬기, 그리고 달리 분류되지 않는 의사소통장애의 유형으로 나누어진다.

① 표현성 언어장애 (Expressive Language Disorder)

표현성 언어장애의 진단 기준(DSM-Ⅳ)

A. 개별적으로 실시된 표현성 언어 발달의 표준화 검사 점수가 비언어적 지적 능력과 수용성 언어 발달의 표준화 검사 점수보다 현저하게 낮다. 장애는 현저하게 제한된 어휘, 시제에서의 오류, 단어 회상이나 발달 수준에 맞는 긴 문장이나 복잡한 문장을 만드는 어려움과 같은 증상으로 나타난다.

B. 표현성 언어 장애가 학업적, 직업적 성취나 사회적 의사소통을 방해한다.

C. 혼재 수용-표현성 언어장애나 광범위성 발달장애의 진단 기준에 맞지 않는다.

D. 만약 정신지체, 운동성 언어 결함이나 감각성 언어 결함, 또는 환경적 박탈이 있다면, 언어장애는 통상적으로 이러한 문제에 동반되는 정도를 초과해서 심한 정도로 나타난다.

American Psychiatric Association(1994). Dignistic and statistical manual for mental disorders. 4th ed.

표현성 언어장애의 특징은 제한된 말의 양, 제한된 어휘 범위, 새로운 단어를 배우는 어려움, 단어 찾기나 어휘를 잘못 쓰기, 짧은 문장, 단순한 문법 구조, 제한된 문법 구조, 문장의 중요 부분 생략, 이상한 어순 사용, 그리고 느린 언어발달속도이다. 그러나 언어를 이해하는 능력은 대체적으로 정삼 범주에 속한다. 표현성 언어장애의 진단을 내릴 때에는 문화적, 언어적 배경을 고려해야 하는데 특히 이중언어를 사용하는 환경이라면 더욱 그러하며, 유병률은 3~5% 정도이다.

② 혼재성 수용표현언어장애 (Mixed Receptive-Expressive Language Disorder)

혼재 수용-표현성 언어장애의 진단 기준(DSM-Ⅳ)

A. 개별적으로 실시된 수용성 언어 발달과 표현성 언어 발달의 표준화 검사 점수가 비언어적 지적 능력의 표준화 검사 점수보다 현저하게 낮다. 증상은 표현성 언어장애의 증상뿐만 아니라, 단어, 문장, 또는 공간 용어 등 특정 유형의 단어를 이해하는 어려움과 같은 증상도 포함된다.

B. 수용성 언어와 표현성 언어의 장애가 학업적, 직업적 성취나 사회적 의사소통을 방해한다.

C. 광범위성 발달장애의 진단 기준에 맞지 않는다.

D. 만약 정신지체, 운동성 언어 결함이나 감각성 언어 결함, 또는 환경적 박탈이 있다면, 언어장애는 통상적으로 이러한 문제에 동반되는 정도를 초과해서 심한 정도로 나타난다.

American Psychiatric Association(1994). Dignistic and statistical manual for mental disorders. 4th ed.

혼재 수용-표현성 언어장애는 현저하게 제한된 어휘, 시제에서의 오류, 단어 회상이나 발달 수준에 맞는 긴 문장이나 복잡한 문장과 같은 적절히 언어를 표현하는 표현성 언어장애와 단어, 문장을 이해하는 수용성 언어 발달 장애가 동시에 나타난다. 아동은 상대방이 이야기를 할 때 듣지 않는 것처럼 보이고, 혼동하고 있는 것 같으며, 집중하고 있지 않은 것처럼 보인다. 그리고 지시를 수행하는데 있어 틀리거나, 전혀 못하거나 적절하지 못한 반응을 보이는 특성이 있다. 이중언어를 사용하는 문화권에서는 진단을 내릴 때 유의해야 하며, 3% 정도의 유병률을 보인다.

③ 음성학적 장애 (구 발달 조음장애, Phonological Disorder)

음성학적 장애의 진단 기준(DSM-Ⅳ)

A. 나이와 말씨에 적합한, 발달적으로 기대되는 언어음을 사용하지 못함 (예 : 음의 생성, 사용, 표현, 또는 이것에만 국한되는 것은 아니지만, 한 음을 다른 음으로 대치하기(target에서 / t / 대신 / k /), 마지막 자음과 같은 음의 생략 등 음의 구성에서 잘못)

B. 언어음 생성의 장애가 학업적, 직업적 성취나 사회적 의사소통을 방해한다.

C. 만약 정신지체, 운동성 언어 결함, 감각성 언어 결함, 또는 환경적 박탈이 있다면, 말하기 장해는 통상적으로 이러한 문제에 동반되는 정도를 초과해서 심한 정도로 나타난다.

American Psychiatric Association(1994). Dignistic and statistical manual for mental disorders. 4th ed.

음성학적 장애는 청각장애, 언청이와 같은 구강 말단 언어 기전이 구조적 결함(예 : 언청이), 신경학적 장애(예 : 뇌성마비), 인지장애(예 : 정신지체), 심리사회적 문제의 분명한 원인이 관련이 있기도 하지만 미취학 아동의 2.5%는 원인을 찾을 수 없다. 음성학적 장애는 남자에게 더 많이 나타나며, 이중언어를 사용하는 문화권에서는 진단 시 주의를 요하고 가벼운 정도의 음성학적 장애는 시간이 지나면서 자연히 회복되기도 한다.

④ 말더듬기(Stuttering)

말더듬기의 진단 기준(DSM-Ⅳ)

A. 정상적인 말의 유창성과 말하는 시간 양상에서의 장애로서(개인의 나이에 부적절한), 다음 가운데 한 가지 또는 그 이상이 빈번하게 나타나는 것이 특징이다.
  (1) 말과 음절의 반복
  (2) 말을 길게 하기
  (3) 별안간 내는 소리
  (4) 깨어진 단어 (예 : 한 단어 내에서 머뭇거림)
  (5) 들을 수 있거나 조용한 상태에서의 말 머뭇거림(힘이 주어지거나 힘이 주어지지 않은 말의 멈춤)
  (6) 넌지시 돌려 말하기 (즉, 문제 있는 단어를 피하기 위한 단어 대치)

(7) 과도하게 신체적 긴장이 있는 단어
(8) 단음절의 단어 반복(예 : "난-난-난-난 그를 본다.")

B. 말이 유창하지 못함은 학업적, 직업적 성취나 사회적 의사소통을 방해한다.

C. 만약 운동성 언어 결함이나 감각성 언어 결함이 있다면, 말하기 장애는 통상적으로 이러한 문제에 동반되는 정도를 초과해서 심한 정도로 나타난다.

American Psychiatric Association(1994). Dignistic and statistical manual for mental disorders. 4th ed.

말더듬기는 스트레스나 불안이 가중되는 상황에서 더 심해지며, 불안, 좌절, 낮은 자존심으로부터 기인할 수 있다. 성인의 말더듬기는 직업 선택이나 승진에 걸림돌이 될 수 있다. 유병률은 사춘기 전 아동에게는 1%, 청소년기에는 0.8%이다. 남자와 여자의 비율은 3 : 1로 남자에게서 더 두드러진다. 처음 발병 당시에는 자신이 말을 더듬는 것을 인식하지 못하고 유창하지 못한 말이 빈번해지며, 의미 있는 단어나 구에서 자주 발생하는 특징이 있다. 말더듬기의 과거력이 있는 남자의 경우 딸(약10%)과 아들(20%)에게서 말더듬기가 나타난다.

(5) 광범위성 발달장애(Pervasive Developmental Disorders)

광범위성 발달장애는 발달의 여러 분야, 즉 사회적 상호작용과 의사소통 기술에 있어서 광범위한 장애가 있거나 상동적인 행동 및 관심 활동이 있는 것이 특징이다. 광범위성 발달장애(Pervasive Developmental Disorders : PDD)에 대한 정의는 자폐증이 가장 대표적인 예로 지난 30년 동안 현저한 발전을 하였다. 광범위성 발달장애는 자폐장애, 레트장애, 아동기 붕괴장애, 아스퍼거 장애, 달리 세분되지 않는 광범위 발달장애 유형으로 나누어진다.

① 자폐성 장애 (Autistic Disorder)

자폐성 장애의 진단 기준(DSM-Ⅳ)

A. (1), (2), (3)에서 총 6개(또는 그 이상) 항목, 적어도 (1)에서 2개 항목, (2)와 (3)에서 각각

1개 항목이 충족되어야 한다.

(1) 사회적 상호작용에서의 질적인 장애가 다음 항목들 가운데 적어도 2개 항목으로 표현된다.

(a) 사회적 상호작용을 조절하기 위한 눈마주치기, 얼굴 표정, 몸 자세, 몸짓과 같은 다양한 비언어적 행동을 사용함에 있어서 현저한 장애

(b) 발달 수준에 적합한 친구 관계 발달의 실패

(c) 자발적으로 다른 사람들과 기쁨, 관심, 성공을 나누지 못한다(예 : 관심의 대상을 보여주거나, 가져오거나, 지적하지 못함)

(d) 사회적으로나 감정적으로 서로 반응을 주고 받는 상호 교류의 결여

(2) 질적인 의사소통 장애는 다음 항목들 가운데 적어도 1개 항목으로 표현된다.

(a) 구두 언어 발달의 지연 또는 완전한 발달 결여(몸짓이나 흉내내기와 같은 의사소통의 다른 방법에 의한 보상 시도가 수반되지 않는다)

(b) 적절하게 말을 하는 경우, 다른 사람과 대화를 시작하거나 지속하는 능력의 현저한 장애

(c) 상동증적이고 반복적인 언어나 괴상한 언어의 사용

(d) 발달 수준에 적합한, 자발적이고 다양한 가상적 놀이나 사회적 모방놀이의 결여

(3) 제한적이고 반복적이며 상동증적인 행동이나 관심, 활동이 다음 항목들 가운데 적어도 1개 항목으로 표현된다.

(a) 강도나 초점에 있어서 비정상적인, 한 가지 이상의 상동증적이고 제한적인 관심에 집착

(b) 특이하고 비효율적인, 틀에 박힌 일이나 의식에 고집스럽게 매달림

(c) 상동증적이고 반복적인 동작성 매너리즘(예 : 손이나 손가락으로 딱딱 때리기나 틀기, 또는 복잡한 몸 전체 움직임)

(d) 대상의 부분에 지속적으로 몰두

B. 다음 영역 가운데 적어도 한 가지 영역에서 기능이 지연되거나 비정상적이며, 3세 이전에 시작된다. ① 사회적 상호작용, ② 사회적인 의사소통에서 사용되는 언어, ③ 상징적 또는 상상적 놀이.

C. 장애가 레트장애 또는 소아기 붕괴성 장애로 잘 설명되지 않는다.

American Psychiatric Association(1994). Dignistic and statistical manual for mental disorders. 4th ed.

자폐성 장애는 사회적 상호작용과 의사소통을 위한 눈 마주치기, 얼굴표정, 자세, 몸짓과 같은 다양한 비언어적 행동에 있어서 현저한 손상을 보인다. 또래친구나

타인과의 상호교제나 즐거움, 상대방에 대한 관심 또는 성취감 나누기에 무감각하고, 혼자 놀기를 좋아하며, 특이한 대상(예 : 물건의 한 부분)에 집착을 보인다. 영화 〈레인맨〉에서 더스틴 호프만이 연기한 자폐증을 앓는 암기천재 레이몬드를 통해 자폐의 전반적인 증상을 볼 수 있다. 흔히 좁은 한 가지 관심(기상 또는 야구 통계)에 몰두하며, 똑같은 방법을 되풀이하여 수의 놀이를 하거나 물건을 배열한다. 상대방의 끝말과 배우의 행동을 반복적으로 모방하며, 익숙한 대상이나 물건에 변화가 생기며, 급격한 불안감을 느끼며, 소리를 지르거나 긴장감 해소를 위해 공격적이고 폭력적인 행동을 하가도 한다. 흔히 제한적, 반복적(예 : 같은 길 가기), 상동증 행동(예 : 박수치기, 몸 흔들기, 비정상적인 몸 틀기, 문 열고 닫기 등), 한 조각의 끈이나 고무밴드 같은 생명이 없는 대상에 강하게 애착을 보이기도 한다. 자폐증은 3세 이전에 진단되어져야 하며, 역학적 연구 결과에 따르면 1만 명당 2~5명이 발병한다고 보고되고 있다(DSM-Ⅳ, APA, 1994).

② 레트장애 (Rett's Disorder)

레트장애의 진단 기준(DSM-Ⅳ)

A. 다음 사항 모두
(1) 명백하게 정상적인 출생 전과 주산기 발달
(2) 출생 이후 첫 5개월 동안 명백하게 정상적인 정신운동성 발달
(3) 출생시 정상적인 머리 둘레

B. 정상적 발달 기간이 지난 후 다음의 모든 사항이 시작된다.
(1) 5개월과 48개월 사이에 머리 성장의 감속
(2) 5개월과 30개월 사이에 과거에 습득한 의미 있는 손 기술의 상실과 뒤따르는 상동증적인 손 움직임의 발달(예 : 손을 쥐어틀기나, 손씻기)
(3) 발병 초기 사회적 참여의 상실(사회적 상호작용은 흔히 늦게 발달하지만)
(4) 조정이 안 되는 보행과 몸 움직임
(5) 심한 정신운동성 지체와 함께 수용성 언어 발달과 표현성 언어 발달의 심한 장애

American Psychiatric Association(1994). Dignistic and statistical manual for mental disorders. 4th ed.

레트장애는 출생 이후 정상적인 발달을 하지만 점차 결함이 발달한다. 4세 이전에 발병하고 보통 1~2세에 발병한다. 레트장애의 기간은 평생 동안 지속되며 자폐성 장애보다 드물고 여성에게만 보고되었다.

③ 소아기 붕괴성장애 (Childhood Disintegrative Disorder)

소아기 붕괴성 장애의 진단 기준(DSM-Ⅳ)

A. 출생 후 적어도 2년 동안 분명한 정상 발달이 이루어지는데, 이는 나이에 적절한 언어적, 비언어적 의사소통, 사회적 관계, 놀이, 적응 행동으로 드러난다.

B. 다음 영역 가운데 적어도 2개 영역에서 과거에 (10세 이전에) 습득했던 기술이 임상적으로 심각한 수준에서 상실된다.
(1) 표현성 언어 또는 수용성 언어
(2) 사회적 기술 또는 적응 행동
(3) 대변 또는 방광 조절
(4) 놀이
(5) 운동성 기술

C. 다음 영역 가운데 적어도 2개 영역에서 기능 장애
(1) 사회적 상호작용에서의 질적인 장애(예 : 비언어적 행동 장애, 친구 관계의 발달 실패, 사회적 또는 감정적 상호 교류의 결여)
(2) 의사소통에서의 질적인 장애(예 : 구두 언어의 지연 또는 결여, 대화를 시작하거나 유지하지 못함, 상동증적이고 반복적인 언어 사용, 여러 가지 가상적 놀이의 결여)
(3) 운동성 상동증과 매너리즘을 포함하는, 제한적이고 반복적이고 상동증적인 행동, 관심, 활동

D. 장애가 다른 특정 광범위성 발달장애나 정신분열증으로 잘 설명되지 않는다.

American Psychiatric Association(1994). Dignistic and statistical manual for mental disorders. 4th ed.

소아기 붕괴성 장애는 2세까지는 정상적으로 자라다가 3~4세에 이르러 나타나는 장애다. 이러한 장애 아동은 여러 달에 걸쳐 이전까지 정상이던 지능, 사회성, 언어 기능이 나빠지고(U.S. National Library of Medicine, 2004b), 일반적으로 사회 환경에 대한 흥미, 화장실 사용과 신변자립 기능이 상실되며, 환경에 대한 흥미도 사라진다. 이 아동들은 매우 '자폐성'이 있는 것으로 보인다. 원인은 아직 알려져 있지 않지만 신경 문제와 관련이 있는 듯하다(Yale, Developmental Disabilities Clinic, 2005).

④ 아스퍼거 장애 (Asperger's Disorder)

아스퍼거 장애의 진단 기준(DSM-Ⅳ)

A. 사회적 상호 작용에서의 질적인 장애가 다음 가운데 적어도 2개 항목으로 표현된다.
(1) 사회적 상호작용을 조절하기 위한 눈 마주침, 얼굴 표정, 몸 자세, 몸짓과 같은 여러 가지 비언어적 행동을 사용함에 있어서 현저한 장애
(2) 발달 수준에 맞는 친구 관계 발달의 실패
(3) 다른 사람과 함께 기쁨, 관심, 성취를 나누고자 하는 자발적인 욕구의 결여(예 : 다른 사람에게 관심이 있는 사물을 보여주기, 가져오기, 지적하기의 결여)
(4) 사회적 또는 감정적 상호 관계의 결여

B. 제한적이고, 반복적이며, 상동증적인 행동이나 관심, 활동이 다음 가운데 적어도 1개 항목에서 나타난다.
(1) 강도나 초점에 있어서 비정상적인, 한 가지 이상의 상동증적이고 제한적인 관심에 집착
(2) 특정하고 비기능적인, 틀에 박힌 일이나 의식에 고집스럽게 매달림
(3) 상동증적이고 반복적인 운동성 매너리즘(예 : 손 또는 손가락을 퍼덕거리거나 비꼬기, 또는 복잡한 전신 움직임)
(4) 대상의 부분에 지속적인 집착

C. 장애가 사회적, 직업적 또는 다른 중요한 기능 영역에서 임상적으로 심각한 장해를 일으킨다.

D. 임상적으로 심각한 전반적인 언어 발달의 지연은 없다(예 : 단음절 단어를 2세에 사용하고, 의사소통을 위한 구를 3세에 사용한다).
E. 소아기에 인지 발달이나 나이에 맞는 자기-보호 기술 및 적응 행동의 발달(사회적 상호작용 이외의), 환경에 대한 호기심의 발달에 있어서 임상적으로 심각한 지연은 없다.

F. 다른 특정 광범위성 발달장애나 정신분열증의 진단 기준에는 맞지 않는다.

American Psychiatric Association(1994). Dignistic and statistical manual for mental disorders. 4th ed.

아스퍼거 장애는 사회적 상호작용의 결함과 제한된 반복적인 행동 패턴이 특징적이며, 운동 발달의 지체와 어색함이 관찰된다(Nemours Foundation, 2005). 사회적

상호작용은 학교에 진학하게 되면 더욱 두드러지고 성인이 되어도 공감능력과 사회적 상호작용의 문제를 지속적으로 보인다. 또래와의 상호작용시 일방적으로 오래 끄는 대화를 하고, 상대방이 듣고 있는지, 화제를 바꾸려하는지 알려고 하지 않으며, 대화 주고받기를 이해하기 힘들고 잡담하지 않는다. 또한, 좋은 어휘력을 가졌음에도 불구하고 언어의 뉘앙스를 이해하는 데 매우 융통성이 없을 수 있다. 행동적인 측면에서는 야구 통계, 열차 시간표, 날씨 혹은 뱀과 같은 하나 혹은 둘 정도의 특정주제에 집중하며 정보와 사실을 쉽게 기억하고, 흥미 있는 주제일 경우 더 그러하다. 또한, 이상한 자세, 뒤뚱거리는 걸음걸이처럼 서투르고 협응이 안 되는 동작을 보인다. 심한 분노, 자해 행동, 짜증, 끝장을 보는 행동을 하고 빛, 소리, 질문과 같은 감각 자극에 과민할 수 있다(Roger, P. & George, G. 2008). 종합적으로, 아스퍼거 징후가 있는 사람은 일상생활에서는 잘 기능할 수 있지만 사회적으로는 어느 정도 미숙하게 보이며, 다른 사람이 보기에 이상하고 괴상할 수 있다(Neumours Foundation, 2005). 그리고 여성보다는 남성에게 자주 발병된다.

(6) 주의력결핍 및 파괴적 행동장애(Attention-Deficit and Disruptive Behavior Disorders)

주의력결핍 및 파괴적 행동장애는 주의력결핍과잉행동장애(ADHD), 품행장애, 반항성 장애의 유형으로 나누어진다.

① 주의력결핍 및 과잉행동장애(Attention-Deficit/ Hyperactivity Disorder)

주의력결핍 및 과잉행동장애의 진단 기준(DSM-Ⅳ)

A. (1) 또는 (2) 가운데 1가지 :

(1) **부주의**에 관한 다음 증상 가운데 6가지(또는 그 이상) 증상이 6개월 동안 부적응적이고 발달 수준에 맞지 않는 정도로 지속된다.

부주의

(a) 흔히 세부적인 면에 대해 면밀한 주의를 기울이지 못하거나, 학업, 작업, 또는 다른 활동에서 부주의한 실수를 저지른다.

(b) 흔히 일을 하거나 놀이를 할 때 지속적으로 주의를 집중할 수 없다.

(c) 흔히 다른 사람이 직접 말을 할 때 경청하지 않는 것으로 보인다.
(d) 흔히 지시를 완수하지 못하고, 학업, 잡일, 작업장에서의 임무를 수행하지 못한다(반항적 행동이나 지시를 이해하지 못해서가 아님).
(e) 흔히 과업과 활동을 체계화하지 못한다.
(f) 흔히 지속적인 정신적 노력을 요구하는 과업(학업 또는 숙제 같은)에 참여하기를 피하고, 싫어하고, 저항한다.
(g) 흔히 활동하거나 숙제하는 데 필요한 물건들(예 : 장난감, 학습 과제, 연필, 책, 또는 도구)을 잃어버린다.
(h) 흔히 외부의 자극에 의해 쉽게 산만해진다.
(i) 흔히 일상적인 활동을 잊어버린다.

(2) **과잉행동-충동**에 관한 다음 증상 가운데 6가지(또는 그 이상) 증상이 6개월 동안 부적응적이고 발달 수준에 맞지 않는 정도로 지속된다 :

과잉행동

(a) 흔히 손발을 가만히 두지 못하거나 의자에 앉아서도 몸을 움지락거린다.
(b) 흔히 앉아 있도록 요구되는 교실이나 다른 상황에서 자리를 떠난다.
(c) 흔히 부적절한 상황에서 지나치게 뛰어다니거나 기어오른다(청소년 또는 성인에서는 주관적인 좌불안석으로 제한될 수 있다).
(d) 흔히 조용히 여가 활동에 참여하거나 놀지 못한다.
(e) 흔히 "끊임없이 활동하거나" 마치 "자동차(무엇인가)에 기는 것"처럼 행동한다.
(f) 흔히 지나치게 수다스럽게 말을 한다.

충동성

(g) 흔히 질문이 채 끝나기 전에 성급하게 대답한다.
(h) 흔히 차례를 기다리지 못한다.
(i) 흔히 다른 사람의 활동을 방해하고 간섭한다(예 : 대화나 게임에 참견한다).

B. 장애를 일으키는 과잉행동-충동 또는 부주의 증상이 7세 이전에 있었다.

C. 증상으로 인한 장애가 2가지 또는 그 이상의 장면에서 존재한다(예 : 학교[또는 작업장], 가정에서).

D. 사회적, 학업적, 직업적 기능에 임상적으로 심각한 장애가 초래된다.

E. 증상이 광범위성 발달장애, 정신분열증, 또는 기타 정신증적 장애의 경과 중에만

발생하지 않으며, 다른 정신장애(예 : 기분장애, 불안장애, 해리성 장애, 또는 인격 장애)에 의해 잘 설명되지 않는다.

유형에 기초한 진단 부호

314.01 **주의력결핍 및 과잉행동장애, 복합형** : 지난 6개월 동안 진단 기준 A1과 A2 모두를 충족시킨다.

314.00 **주의력결핍 및 과잉행동장애, 주의력결핍 우세형** : 지난 6개월 동안 진단 기준 A1은 충족시키지만 A2는 충족시키지 않는다.

314.01 **주의력결핍 및 과잉행동장애, 과잉행동-충동 우세형** : 지난 6개월 동안 진단 기준 A2는 충족시키지만 A1은 충족시키지 않는다.

부호화할 때 주의할 점 : 현재 증상을 갖고 있지만, 완전 기준을 충족시키지는 않는 경우(특히, 청소년과 성인) "부분 관해"가 기재되어야 한다.

American Psychiatric Association(1994). Dignistic and statistical manual for mental disorders. 4th ed.

주의력결핍과잉행동장애(Attention-Deficit Hyperactivity Disorder : ADHD)는 신경-행동적 장애로 아동기에서 진단이 가장 많이 되는 장애다. 특히 학령기의 아동들에게서 가장 많이 진단되는 ADHD 주요 증상은 주의력결핍(inattention), 과잉행동(hyperactivity)과 충동성(impulsivity)이다(Barkyley, R. A, 1996). ADHD 장애를 가진 아동은 낮은 학습 능력, 또래관계 및 가족 구성원간의 관계의 어려움, 낮은 자아존중감을 특징으로 가지고 있는데 이러한 중요한 기능 문제를 가지고도 생활을 할 수 있다(Zentall S. S., 1993). ADHD 아동의 또래관계 특성은 언어와 물리적 공격행동, 충동적인 행동, 놀이방해하기, 학습 이탈행동, 규칙 어기기, 주의를 끄는 소란스런 행동, 쉴새없이 움직이기 등으로 인해 친사회적인 행동에 어려움이 있고 적절한 또래관계를 형성하는 아동보다 부정적이고 공격적이며, 자기중심적인 행동의 빈도가 더 많다. 부정적인 또래관계 및 소외를 경험한다. 아동기의 이 장애 문제들이 치료되지 않았다면 청소년기를 거쳐 성인기에까지 장애로 인해 고통받으며 지내게 되는 경우가 많다. 아동기에 쉽게 관찰되는 이 장애 증상들을 아동의 쾌활성이나 적극성으로 간주하고 시간이 흐르면 해결된다는 생각을 하면 치료 시기를 놓치게 된다. 적절한 시기에 아동 정신건강전문가와의 상담을 통해 적절한 치료를 제공하는 것이 필요하다.

지난 20여 년에 걸쳐 ADHD 진단은 수정되고 발전하였다. 미국에서의 통계 조사에 의하면 4~12%의 발병률을 보이고 있고 전체 미국 인구 중 약 8~10%가 ADHD로 고통받고 있다고 추정하고 있다(Green M., Wong M., Atkins D., et al., 1999). 또한, ADHD는 여성보다 남성에게 자주 발견되고 직계가족 중에 ADHD가 있다면 발병률이 더 높은 것으로 보고되고 있다. ADHD를 갖고 있는 가족은 기분장애 및 불안장애, 학습장애, 물질 관련 장애, 반사회성 인격장애의 유병률이 더 높다.

ADHD에 대한 일반인들의 높은 관심은 ADHD의 진단과정과 치료방법의 선택에 대한 여러 대중매체상의 토론에서 볼 수 있다(Gibbs N., 1998). 여기서 우리가 우려해야 할 점은 ADHD 진단을 받은 아동에 대한 약물 치료의 권장이다. 행동수정이나 다른 심리치료법을 통해 치료하기보다는 지나친 약 처방으로 짧은 시간에 치료효과를 보려는 현재의 ADHD 치료 경향은 예상하지 못한 또 다른 후유증을 발생시키고 있다.

② 품행장애 (Conduct Disorder)

품행장애의 진단 기준(DSM-Ⅳ)

A. 다른 사람의 기본적 권리를 침해하고 나이에 맞는 사회적 규범 및 규칙을 위반하는, 지속적이고 반복적인 행동 양상으로서, 다음 가운데 3개(또는 그 이상) 항목이 지난 12개월 동안 있어 왔고, 적어도 1개 항목이 지난 6개월 동안 있어 왔다.

사람과 동물에 대한 공격성
(1) 흔히 다른 사람을 괴롭히거나, 위협하거나, 협박한다.
(2) 흔히 육체적인 싸움을 도발한다.
(3) 다른 사람에게 심각한 신체적 손상을 일으킬 수 있는 무기를 사용한다(예 : 곤봉, 벽돌, 깨진 병, 칼 또는 총).
(4) 사람에게 신체적으로 잔혹하게 대한다.
(5) 동물에게 신체적으로 잔혹하게 대한다.
(6) 피해자와 대면한 상태에서 도둑질을 한다(예 : 노상 강도, 날치기, 강탈, 무장 강도).
(7) 다른 사람에게 성적 행위를 강요한다.

재산의 파괴
(8) 심각한 손상을 입히려는 의도로 일부러 불을 지른다.
(9) 다른 사람의 재산을 일부러 파괴한다(방화는 제외).

사기 또는 도둑질

(10) 다른 사람들의 집, 건물, 차를 파괴한다.

(11) 물건이나 호감을 얻기 위해, 또는 의무를 회피하기 위해 거짓말을 흔히 한다(예 : 다른 사람을 속인다).

(12) 피해자와 대면하지 않은 상황에서 귀중품을 훔친다(예 : 파괴와 침입이 없는 도둑질, 위조문서).

심각한 규칙 위반

(13) 13세 이전에, 부모의 금지에도 불구하고 밤 늦게까지 집에 들어오지 않는다.

(14) 친부모 또는 양부모와 같이 사는 동안 적어도 2번 가출한다(또는 오랫동안 돌아오지 않는 1번의 가출).

(15) 13세 이전에 시작되는 무단결석

B. 행동의 장애가 사회적, 학업적, 또는 직업적 기능에 임상적으로 심각한 장애를 일으킨다.

C. 18세 이상일 경우, 반사회성 인격장애의 진단 기준에 맞지 않아야 한다.

발병 연령에 따라 유형을 세분

소아기 발병형 : 10세 이전에 품행장애 특유의 진단 기준 가운데 적어도 1가지가 발생한 경우.

청소년기 발병형 : 10세 이전에는 품행장애의 어떠한 진단 기준도 충족시키지 않는다.

심각도의 세부 진단

가벼운 정도 : 진단을 내리기 위해 요구되는 정도를 초과하여 나타나는 문제가 매우 적고, 그리고 다른 사람에게 단지 가벼운 해를 끼친다.

중간 정도 : 품행 문제의 수와 다른 사람에게 끼치는 영향의 정도가 "가벼운 정도"와 "심한 정도"의 중간이다.

심한 정도 : 진단을 내리기 위해 요구되는 정도를 초과하여 나타나는 품행 문제가 많거나, 또는 다른 사람에게 심각한 해를 끼친다.

American Psychiatric Association(1994). Dignistic and statistical manual for mental disorders. 4th ed.

품행장애는 타인과의 감정 교류가 없고, 상대방이 의도를 위협적, 공격적으로 인식하며 공격적인 반응으로 대처한다. 이들은 정서적으로 냉담하고 죄책감, 자책감이 결여되어 있으나 현실적인 위기 모면 혹은 처벌을 줄이기 위한 목적으로 거짓 죄책감을 표현한다.

품행장애는 어린 나이에 성행위, 음주, 흡연 등의 경험을 하고, 학교의 휴학 및 퇴학, 직업 문제, 성병, 예기치 않은 임신, 싸움의 경험으로 신체적 손상을 입기도 한다. 학업수행 능력이 낮은 편이며, 품행장애를 일으키는 소인으로는 부모의 거부와 지도의 결여, 어린 시절 수용 시설에서의 생활, 보호자의 잦은 변화, 비행 또래들과의 접촉 등이 있다. 18세 이하의 유병률은 남자 6~16%, 여자 2~9% 정도이며 남자에게서 더 자주 나타난다.

③ 반항성 장애 (Oppositional Defiant Disorder)

반항성 장애의 진단 기준(DSM-Ⅳ)

A. 거부적, 적대적, 도전적 행동 양상이 적어도 6개월 이상 지속되고, 다음 중 적어도 4가지 (또는 그 이상)가 존재한다.
(1) 흔히 버럭 화를 낸다.
(2) 흔히 어른과 논쟁한다.
(3) 흔히 적극적으로 어른의 요구나 규칙을 무시하거나 거절한다.
(4) 흔히 고의적으로 타인을 귀찮게 한다.
(5) 흔히 자신의 실수나 잘못된 행동을 남의 탓으로 돌린다.
(6) 흔히 타인에 의해 기분이 상하거나 쉽게 신경질을 낸다.
(7) 흔히 화내고 원망한다.
(8) 흔히 악의에 차 있거나 앙심을 품고 있다.

주의 : 나이가 비슷하고 동일한 발달 수준에 있는 다른 사람들에게서 전형적으로 관찰되는 것보다 반항적 행동이 더 빈번하게 발생될 경우에만 진단 기준을 고려한다.

B. 행동장애가 사회적, 학업적, 직업적 기능에 임상적으로 심각한 장애를 일으킨다.

C. 이 행동은 정신증적 장애 또는 기분장애의 기간 중에만 나타나지 않는다.

D. 품행장애의 진단 기준에 맞지 않아야 하며, 18세 이상이라면, 반사회성 인격장애의 진단 기준에 맞지 않아야 한다.

American Psychiatric Association(1994). Dignistic and statistical manual for mental disorders. 4th ed.

반항성 장애는 거부적, 도전적(예 : 계속 고집부리기, 지시 거부하기, 논쟁하기)이며 집에서 더 잘 나타나고 학교나 지역사회에서는 나타나지 않는 경우도 있다. 이들은 자신의 행동이 반항적이라고 생각하지 않고 정당하다고 생각한다. 일상생활에서 부모, 교사, 친구와 갈등이 발생하는 사건들이 빈번하고 기분의 변화 폭이 크다. 또한, 이들은 특징은 낮은 좌절 인내력과 낮은 자존감이다. 유병률은 2~16% 정도이고 보통 8세 이전에 분명하게 나타난다.

(7) 유아기 또는 초기 아동기의 급식 및 섭식장애(Feeding and Eating Disorders of Infancy or Early Childhooh)

유아기 또는 초기 아동기의 급식 및 섭식장애는 이식증, 반추장애, 유아기 또는 초기 아동기 급식장애의 유형으로 나누어진다.

① 이식증 (Pica)

이식증의 진단 기준(DSM-Ⅳ)

A. 적어도 1개월 동안 비영양성 물질을 지속적으로 먹는다.
B. 비영양성 물질을 먹는 것이 발달 수준에 부적절하다.
C. 먹는 행동이 문화적으로 허용된 관습이 아니다.
D. 만약 먹는 행동이 다른 정신장애(예 : 정신지체, 광범위성 발달장애, 정신분열증)의 기간 중에만 나타난다면, 이 행동이 별도의 임상적 관심을 받아야 할 만큼 심각한 것이어야 한다.

American Psychiatric Association(1994). Dignistic and statistical manual for mental disorders. 4th ed.

약 18~24개월 이전의 유아에 있어서는 비영양성 물질을 입에 넣고 먹는 일이 비교적 흔한데, 이식증이란 적어도 1개월 동안 발달 수준에 맞지 않는 비영양성 물질을 지속적으로 먹으며, 먹는 행동이 문화적으로 허용된 관습이 아니며, 먹는 행동이 다른 정신장애(예 : 정신지체, 광범위 발달장애, 정신분열증) 중에 나타나거나, 행동이 별도의 임상적 관심을 받아야 할 만큼 심각한 경우를 말한다. 이식증은 어린 아동에게서 많이 나타나지만 때로는 임신한 여성에게서 나타나기도 한다.

② 반추장애 (Runination Disorder)

반추장애의 진단 기준(DSM-Ⅳ)

A. 정상적으로 기능하는 기간이 있고 난 다음 나타나며, 적어도 1개월 동안 음식물의 반복적인 역류와 되씹기 행동이 있다.
B. 이 행동은 동반되는 위장 상태 또는 일반적인 의학적 상태(예 : 식도 역류)로 인한 것이 아니다.
C. 이 행동은 신경성 식욕부진증 또는 신경성 폭식증의 경과 중에만 발생하지는 않는다. 만약 증상이 정신지체 또는 광범위성 발달장애의 경과 중에만 발생한다면, 이 증상은 별도로 임상적 관심을 받아야 할 만큼 심각한 것이어야 한다.

American Psychiatric Association(1994). Dignistic and statistical manual for mental disorders. 4th ed.

반추장애 유아는 많은 음식을 섭취하지만 즉시 토하므로 영향실조에 걸릴 수 있고 안절부절 못하고 배고파하는 특징이 두드러지며, 체중 감소, 예상되는 체중 획득의 실패, 심지어 사망에 이르기까지 한다. 소인으로는 자극의 결여, 무관심, 스트레스, 부모-자녀 관계의 문제 등이 있다. 보통 3~12개월 사이에 발병하는데 유아의 경우 자연스럽게 완화되지만 심각한 일부 경우 지속되기도 한다. 반추장애는 드물게 나타나지만 여성보다는 남성에게 더 많이 나타난다.

③ 유아기 또는 초기 소아기의 급식장애 (Feeding Disorder of Infancy or Early Childhood : un refus de se nourir et une perte de poids)

유아기 또는 초기 소아기의 급식장애의 진단 기준(DSM-Ⅳ)

A. 급식장애는 지속적으로 적절하게 먹지 못하는 것으로서, 적어도 1개월 이상 심각한 체중 획득의 실패 또는 체중 감소가 함께 나타난다.
B. 장해는 동반되는 위장 상태 또는 다른 일반적인 의학적 상태 (예 : 식도 역류)로 인한 것이 아니다.
C. 장애는 다른 정신장애(예 : 반추장애) 또는 유용한 음식의 결여로 잘 설명되지 않는다.
D. 발병은 6세 이전이다.

American Psychiatric Association(1994). Dignistic and statistical manual for mental disorders. 4th ed.

유아기 또는 초기 소아기의 급식장애는 지속적으로 음식을 섭취하지 못하여 영양실조, 빈혈과 같은 신체적 질병을 초래하기도 한다. 급식장애의 유아는 안절부

절못하며, 쉽게 달래지지 않고, 무감동 상태, 위축 및 발달 지연을 보인다. 유아기 또는 초기 소아기의 급식장애 흔히 생후 12개월 이전에 발병하고, 대부분 시간이 경과하면서 성장이 향상된다.

(8) 틱장애(Tic Disorders)

반복적으로 갑작스럽고 빠르게 나타나는 신체 일부분의 움직임이나 상황에 맞지 않는 어떤 형태의 소리를 내는 것을 틱이라 한다. 틱은 통제가 되지 않거나 부분적으로 통제가 되는 움직임이거나 소리, 단어, 근육의 움직임이다. 아이가 자꾸 눈을 깜빡인다거나, 어깨를 으쓱거린다거나, 이상한 소리를 낸다거나 욕설을 하는 경우가 이 예에 해당한다.

틱장애는 뚜렛장애, 만성 운동 또는 음성 틱장애, 일과성 틱장애, 달리 세분되지 않는 틱장애의 유형으로 나누어진다.

① 뚜렛장애 (Tourette's Disorder)

뚜렛장애의 진단 기준(DSM-Ⅳ)

A. 여러 가지 운동 틱과 1가지 또는 그 이상의 음성 틱이 장애의 경과 중 일부 기간 동안 나타난다 - 두 가지 틱이 반드시 동시에 나타나는 것은 아니다(틱은 갑작스럽고 빠르고, 반복적, 비율동적, 상동증적인 동작 또는 음성이다).
B. 틱은 1년 이상의 기간 동안 거의 매일 또는 간헐적으로 하루에 몇 차례씩 (대개 발작적으로) 일어나고, 이 기간 동안에 틱이 없는 기간이 3개월 이상 지속되지는 않는다.
C. 장애는 사회적, 직업적, 또는 다른 중요한 기능 영역에서 심각한 고통이나 장애를 일으킨다.
D. 18세 이전에 발병한다.
E. 장애는 물질(예 : 자극제)이나 일반적인 의학적 상태(예 : 헌팅턴 병 또는 바이러스성 뇌염)의 직접적인 생리적 효과로 인한 것이 아니다.

American Psychiatric Association(1994). Dignistic and statistical manual for mental disorders. 4th ed.

뚜렛장애는 여러 가지 운동 틱과 1가지 또는 그 이상의 음성 틱을 동반한다. 전형적으로 틱의 증상은 머리에서 많이 나타나고 몸체와 다른 신체에도 발견된다. 음성 틱은 고함지르기, 그르렁거리기, 기침하기, 코 킁킁거리기 등으로 발견된다.

보통 틱장애는 한 가지 증상으로 시작되고 눈 깜빡이기 증상이 대표적이다. 뚜렛장애와 동반되는 증상은 강박적 사고, 강박적 행동, 과잉행동, 주의 산만과 충동성 등이다. 또한, 사회적 불편감, 수치심, 우울 등의 정서반응도 두드러진다. 인구 1만 명당 약 4~5명의 유병률을 보이고 대체적으로 아동기에 발병하여 청소년기, 성인기를 거치면 감소되거나 소실된다.

② 만성 운동 또는 음성 틱장애 (Chronic Motor or Vocal Tic Disorder)

만성 운동 또는 만성 음성 틱장애의 진단 기준(DSM-Ⅳ)

A. 1가지 또는 여러 가지의 운동 틱 또는 음성 틱 (갑작스럽고, 빠르고, 반복적, 비율동적, 상동증적인 동작 또는 음성)이 장애의 경과 중 일부 기간 동안 존재하지만, 두 장애가 함께 나타나지는 않는다.
B. 틱은 1년 이상의 기간 동안 거의 매일 또는 간헐적으로 하루에 몇 차례 일어나고, 이 기간 동안에 틱이 없는 기간이 연속적으로 3개월 이상 지속되지는 않는다.
C. 장애는 사회적, 직업적, 또는 다른 중요한 기능 영역에서 심각한 고통이나 장해를 일으킨다.
D. 18세 이전에 발병한다.
E. 장애는 물질(예 : 자극제)이나 일반적인 의학적 상태(예 : 헌팅턴 병 또는 바이러스성 뇌염)의 직접적인 생리적 효과로 인한 것이 아니다.
F. 뚜렛장애의 기준에 맞지 않아야 한다.

American Psychiatric Association(1994). Dignistic and statistical manual for mental disorders. 4th ed.

만성 운동 또는 만성 음성 틱장애는 운동 틱 또는 음성 틱 중 1가지만 나타나는 것이 특징이며, 다른 부분들은 뚜렛 장애와 동일하다.

③ 일과성 틱장애 (Transient Tic Disorder)

일과성 틱장애의 진단 기준(DSM-Ⅳ)

A. 1가지 또는 여러 가지의 운동 틱 또는 음성 틱 (갑작스럽고, 빠르고, 반복적, 비율동적, 상동증적인 동작 또는 음성).
B. 틱은 적어도 4주 동안 거의 날마다 하루에 몇 차례씩 일어나지만, 연속적으로 12개월 이상 지속되지는 않는다.
C. 장애는 사회적, 직업적, 또는 다른 중요한 기능 영역에서 심각한 고통이나 장애를

일으킨다.
D. 18세 이전에 발병한다.
E. 장애는 물질(예 : 자극제)이나 일반적인 의학적 상태(예 : 헌팅턴 병 또는 바이러스성 뇌염)의 직접적인 생리적 효과로 인한 것이 아니다.
F. 뚜렛장애, 만성 운동성 장애, 또는 음성 틱장애의 진단 기준에 맞지 않아야 한다.

세분화 : 단일 삽화 또는 재발성

American Psychiatric Association(1994). Dignistic and statistical manual for mental disorders. 4th ed.

일과성 틱장애는 1가지 또는 여러 가지의 운동 틱 또는 음성 틱이 나타나며, 4주 이상 증상이 지속되지만 12개월 이상 지속되지는 않을 때 진단 내려질 수 있다.

(9) 배설장애(Elimination Disorders)

배설장애는 유분증, 유뇨증의 유형으로 나누어진다.

① 유분증(Encopresis)

유분증의 진단 기준(DSM-Ⅳ)

A. 적절치 않는 곳(예 : 옷 또는 마루)에 불수의적이든 의도적이든 반복적으로 대변을 본다.
B. 이러한 사건이 적어도 3개월 동안 최소한 매달 1회 발생한다.
C. 소아의 생활 연령이 최소한 4세이다(또는 그와 동일한 발달 수준).
D. 행동이 전적으로 물질(예 : 하제)이나 일반적인 의학적 상태(변비를 일으키는 기전을 제외한)의 직접적인 생리적 효과로 인한 것이 아니어야 한다.

다음과 같이 기록한다.
- 변비와 변실금 있음 Encopresis (with constipation and overflow incontinence)
- 변비와 변실금 없음 Encopresis (without constipation and overflow incontinence)

American Psychiatric Association(1994). Dignistic and statistical manual for mental disorders. 4th ed.

유분증이 있는 아동은 수줍음이 많으며 학교에서 야영을 하거나 난처한 일이 일어날 수 있는 상황을 피하려고 노력한다. 유분증의 정도는 아동의 자존심, 또래들의 놀림, 처벌, 거부에 의해 영향을 받고 유뇨증을 경험하기도 한다. 남아에게 더 흔히 나타나며, 5세 아동 중 약 1% 정도 유분증을 경험한다. 유분증은 최소한 4세가 되기 전까지 진단을 내리지 않으며, 대소변 훈련 시기의 일관성 부족, 입학 및 동생의 출산과 같은 스트레스로 인하여 발병하기도 한다.

② 유뇨증(일반적인 의학적 상태로 인한 것이 아닌) Enuresis(Not Due to a General Medical Condition)

유뇨증의 진단 기준(DSM-Ⅳ)

A. 침구나 옷에 반복적으로 소변을 본다(불수의적이든 고의적이든).
B. 이 행동이 적어도 연속 3개월 동안 주 2회의 빈도로 일어나고, 사회적, 학업적(직업적) 또는 다른 중요한 기능 영역에서 임상적으로 심각한 고통이나 장애를 일으킨다는 점에서 임상적으로 중요하다.
C. 생활연령이 적어도 5세(또는 이에 해당하는 발달 수준)이다.
D. 이런 행동이 전적으로 물질(예 : 하제)이나 일반적인 의학적 상태(예 : 당뇨병, 척수 이분증, 경련 질환)의 직접적인 생리적 효과로 인한 것이 아니어야 한다.

유형을 세분할 것 : 야간형, 주간형, 주야간형

American Psychiatric Association(1994). Dignistic and statistical manual for mental disorders. 4th ed.

유뇨증은 야간형이 가장 흔하며, 단지 밤에 잘 때에만 증상이 나타난다. 아동은 소변 보는 꿈을 기억하기도 하고 종종 REM 수면 단계에서 나타난다. 깨어 있는 낮 동안 소변을 보는 것은 주간형이며 9세 이후에는 잘 나타나지 않는다. 이것은 불안감과 학업 및 놀이에 집중한 탓에 화장실을 가기 싫어질 때 발생한다. 주간과 야간 모두 동시에 증상이 나타나면 주야간형이라 부른다. 5세의 아동 가운데 남아 7%, 여아 3%의 유병률을 보이고 있다. 또한, 10세의 아동에게는 남아 3%, 여아 2% 정도이다.

(10) 유아기, 소아기, 청소년기의 기타 장애(Other Disorders of Infacy, Childhood, or Adolescence)

유아기, 소아기, 청소년기의 가타 장애는 분리불안장애, 선택적 함구증, 유아기 또는 초기 소아기의 반응성 애착장애, 상동증적 운동장애, 달리 분류되지 않는 유아기, 소아기, 청소년기의 장애의 유형으로 나누어진다.

① 분리불안장애 (Separation Anxiety Disorder)

분리불안장애의 진단 기준(DSM-Ⅳ)

A. 집 또는 애착대상과의 분리에 대한 불안이 발달 수준에 부적절하게 지나친 정도로 나타나며, 다음 3가지(또는 그 이상) 상황에서 드러난다.
(1) 집 또는 주된 애착대상과 분리되거나 분리가 예상될 때 반복적으로 심한 불안을 느낀다.
(2) 주된 애착대상을 잃거나 그에게 해로운 일이 일어날 거라고 계속적으로 심하게 걱정한다.
(3) 운 나쁜 사고가 생겨 주된 애착대상과 분리될 거라는 비현실적이고 지속적인 걱정을 한다(예 : 길을 잃거나 납치되는 것).
(4) 분리에 대한 불안 때문에 학교나 그 외의 장소에 지속적으로 가기 싫어하거나 거부한다.
(5) 혼자 있거나 주된 애착 대상 없이 지내는 데 대해 지속적이고 과도하게 두려움을 느끼거나 거부한다.
(6) 주된 애착 대상이 가까이 있지 않은 상황이나 집을 떠나는 상황에서는 잠자기를 지속적으로 싫어하거나 거부한다.
(7) 분리의 주제와 연관되는 반복적인 악몽을 꾼다.
(8) 주된 애착 대상과의 분리가 예상될 때 반복적인 신체 증상을 호소한다(예 : 두통, 복통, 오심, 구토)

B. 장애 기간이 적어도 4주 이상이어야 한다.
C. 18세 이전에 발병한다.
D. 사회적, 학업적(직업적), 또는 다른 중요한 기능 영역에서 임상적으로 심각한 고통이나 장애를 일으킨다.
E. 광범위성 발달장애, 정신분열증, 다른 정신증적 장애 기간 중에만 증상이 나타나는 것이 아니어야 하고, 청소년과 성인에서는 광장공포증이 있는 공황장애로 잘 설명되지 않아야 한다.

세분할 것
조발성 : 6세 이전에 시작된 경우

American Psychiatric Association(1994). Dignistic and statistical manual for mental disorders. 4th ed.

분리불안장애는 집이나 애착대상과 분리되거나 분리가 예상될 때 반복적으로 심한 불안이 발달수준에 부적절하게 지나친 정도로 나타나는 것으로 분리에 대한 불안으로 정상적인 생활(예 : 학교 가기)에 지장을 초래하는 경우를 말한다. 이들은 대부분 매우 밀착된 가족 관계 속에서 성장하고 자신을 사랑하고 돌보아 주는 대상이 없다고 느끼기도 한다.

분리주제에 관련된 악몽을 계속해서 꾸며, 애착대상이 없으면 먹기, 잠자기 등을 거부한다. 분리가 예상되면 반복적 신체증상(예 : 두통, 복통, 메스꺼움, 구토)을 보이기도 하고 분리를 강요하는 사람에게 화를 내거나 구타하기도 한다. 진단은 장해 기간이 4주 이상 되어야 하며, 만 18세 이전에 발병하여야 한다. 분리불안장애는 유아나 아동에게서 4%의 빈도로 발생하는 비교적 발병률이 높은 장애다. 가족이나 친척, 애완동물의 죽음, 전학, 이사 등으로 인한 환경의 변화와 같은 스트레스 후에 발생할 수 있으며, 학령기 이전의 이른 나이에 발생하며 청소년기 이후에는 흔하지 않다.

② 선택적 함구증(Selective Mutism)

선택적 함구증의 진단 기준(DSM-Ⅳ)

A. 다른 상황에서는 말을 할 수 있음에도 불구하고 특정한 사회적 상황에서는 지속적으로 말을 하지 못한다(예 : 말하기가 요구되는 상황, 학교).
B. 장애가 학업적, 직업적 성취나 사회적 의사소통을 저해한다.
C. 장애의 기간은 적어도 1개월은 지속되어야 한다(입학 후 처음 1개월은 포함되지 않는다).
D. 말하지 못하는 이유가 사회생활에서 요구되는 언어에 대한 지식이 없거나 그 언어에 대한 불편과 관계가 없는 것이어야 한다.
E. 장애가 의사소통장애(예 : 말더듬기)에 의해 잘 설명되지 않아야 하고, 광범위성 발달장애, 정신분열증, 다른 정신증적 장애의 기간 중에만 발생되는 것은 아니어야 한다.

American Psychiatric Association(1994). Dignistic and statistical manual for mental disorders. 4th ed.

선택적 함구증은 말을 잘 하지만 말을 해야 하는 특정한 상황에서 말을 하지 못한다. 심한 수줍음, 사회적 상황에서의 두려움, 위축, 거절감, 분노 등의 특징을 가지고 있다. 특히 집에서는 통제가 불가능할 정도의 반항적 행동을 반복한다. 심리적 불안감, 심리 사회적인 스트레스 상황과 관련이 많은 장애이다. 때로는 또래들에게 놀림거리가 되어 심리적 불편함이 더욱 가중되기도 한다. 여성들에게 더 흔한 진단이며 1%의 유병률을 보인다. 보통 5세 이전에 발병하고 발병 후 몇 개월 정도 지속되고 때로는 더 오랜 기간 동안 지속된다.

③ 유아기 또는 초기 아동기 반응성 애착장애 (Reactive Attachment Disorder of Infancy or Early Childhood)

유아기 또는 소아 초기의 반응성 애착장애의 진단 기준(DSM-Ⅳ)

A. 대부분의 상황에서, 심하게 손상되고, 발달적으로 부적절한 사회적 관계 형성이 5세 이전에 시작되고, 다음 (1)이나 (2)와 같이 표현된다.
(1) 지속적으로 대부분의 사회적 관계를 시작하지 못하고, 발달적으로 적절하지 못한 방식으로 반응한다. 지나치게 억제적이고, 경계적이며, 심하게 양가적이고 상반된 반응을 나타낸다(예 : 소아는 양육자에 대해 접근, 회피가 혼합된 태도로 반응하고, 안락감에 저항하고, 냉정하게 경계한다).
(2) 확산적인 애착이 무분별한 사교성, 적절한 선택적인 애착 능력의 결여로 드러난다 (예 : 낯선 사람에 대한 지나친 친근감, 애착대상을 선택하지 못함).

B. 진단 기준 A항에 속하는 장애가 단지 발달 지연(정신지체에서와 같이)으로만 설명되지는 않으며, 광범위성 발달장애의 기준에 부합되지 않는다.

C. 병적인 보살핌이 다음 항목 가운데 적어도 1개 항목에서 드러난다.
(1) 안락함, 자극, 애정 등 소아의 기본적인 감정적 욕구를 지속적으로 방치
(2) 소아의 기본적인 신체적 욕구를 지속적으로 방치
(3) 돌보는 사람이 반복적으로 바뀜으로써 안정된 애착 형성을 저해(예 : 양육자의 빈번한 교체).

D. 진단 기준 C항의 병적 보살핌이 진단 기준 A항의 손상된 행동에 영향을 미쳤을 것이라고 추정된다(예 : 진단 기준 A항의 장애는 진단 기준 C항의 병적 보살핌 이후에 시작되었다).

유형을 세분할 것
억제형 : 임상 양상에서 A1의 기준이 우세할 때
탈억제형 : 임상 양상에서 A2의 기준이 우세할 때

American Psychiatric Association(1994). Dignistic and statistical manual for mental disorders. 4th ed.

유아기 또는 초기 소아기의 반응성 애착장애(Reactive attachment disorder of infancy or early childhood : RAD)는 양육자에 대한 애착행동을 무시하거나, 거부하고 사회적 상황에서 부적절하게 손상된 사회적 관계를 형성하며, 주 양육자의 병적인 보살핌과 관련이 있다. RAD는 5세 이전에 발병하고 억제형과 탈억제형으로 구분된다.

억제형의 아동은 지나치게 상대방을 억제하고 경계하며 양가적인 행동 양상(예 : 대상에게 계속 매달려 있다가 갑자기 싫어하는 등의 행동)을 보인다. 탈억제형의 아동은 낯선 사람에게 지나친 친숙함을 표현하면서 막연한 애착행동을 보인다. 애착대상이 선택적이지 않고 처음 보는 사람에게도 달려가 안기는 등의 행동을 보인다.

이러한 행동의 원인은 주 양육자가 아동이 원하는 기본적인 감정적 욕구, 신체적 욕구를 인식하고 충족해 주지 않고 방치하였기 때문이며, 주 양육자의 잦은 교체로 인한 결과이다. 이러한 병적인 보살핌은 아동의 사회적 관계 형성 능력을 저해하고 RAD와 같은 결과를 초래한다. 또한, RAD는 발달 지연, 신체적 학대의 증거가 종종 발견되고, 적절한 환경을 제공해 주면 증상이 호전된다. 그러나 환경의 변화, 양육자로부터 안정적인 태도 및 지지적 심리 자원, 욕구 충족과 같은 변화 등이 없다면 반응성 애착장애는 지속적으로 경과한다.

④ 상동증적 운동장애(Stereotypic Movement Disorder)

상동증적 운동장애의 진단 기준(DSM-Ⅳ)

A. 반복적이고, 억제할 수 없는 것처럼 보이고, 비효율적인 운동 행동이다(예 : 손 흔들기, 손 장난하기, 몸 흔들기, 손가락을 무의미하게 움직이기, 머리 부딪치기, 물어뜯기, 피부 또는 몸의 구멍을 후비기, 자기 몸을 때리기).
B. 정상적인 활동을 심하게 방해하고, 치료를 받아야 할 만큼 자기 신체에 해로운 결과를 초래한다 (또는 보호 장비를 사용하지 않았다면 그와 같은 손상을 초래할 것이다).
C. 만약 정신지체가 있는 경우라면, 상동증적 행동 또는 자해적 행동이 치료의 초첨이 될 만큼 충분히 심각하다.
D. 이런 행동은 강박적 행동(강박장애), 틱(틱장애), 광범위성 발달장애의 증상인 상동증, 머리카락 뽑기(발모광)에 의해 잘 설명되지 않는다.
E. 물질이나 일반적인 의학적 상태의 직접적인 생리적 효과로 인한 것이 아니다.
F. 이러한 행동이 적어도 4주 동안 지속되어야 한다.

세분할 것

자해적 행동이 있는 것 : 이런 행동이 특별히 치료를 요하는 신체 손상을 일으켰을 때(또는 보호 장비를 사용하지 않는다면 신체 손상을 일으킬 경우).

American Psychiatric Association(1994). Dignistic and statistical manual for mental disorders. 4th ed.

상동증적 운동장애는 손을 흔들거나 몸을 흔들고, 자신을 물어뜯고 자신을 때리는 등의 자신이 조절할 수 없는 행동을 보인다. 지나치면 도구를 사용해 자신을 공격하며, 신체적인 손상 및 생명의 위협감을 주기도 한다. 심하면 출혈, 파열, 감염, 실명 등의 결과를 초래한다. 그래서 보호 장비를 착용하거나 본인 스스로 행동 조절을 위한 방법(예 : 셔츠, 바지 주머니 속에 손을 넣기)을 시행한다. 이들의 행동은 타인들로 하여금 혐오감을 주고, 사회적 관계에서 소외되어 심리 사회적 문제가 발생될 수도 있다. 상동증적 운동장애는 정신지체를 동반하는 경우가 대부분이며 지체의 정도가 심할수록 자해적 행동과 위험도 커진다. 이 증상은 모든 연령에서 발병할 수 있으며 남성에게는 머리를 부딪치는 행동, 여성에게는 자신의 신체를 물어뜯는 행동이 더 많다. 보통 청소년기에 가장 심각해지고 점차 감소한다.

이상과 같이 유아기, 아동기 또는 청소년기에 흔히 처음으로 진단되는 장애에 대해서 간략하게 살펴보았다. 이를 정리해 보면, 정신장애 진단 및 통계편람(DSM)은 정신장애의 진단에 있어 가장 널리 사용되고 있고, 비슷한 목적으로 많이 사용되는 책으로는 세계보건기구(WHO)에서 발간하는 질병 및 관련 건강 문제의 국제적 통계 분류(ICD : International Statistical Classification of Diseases and Related Health Problems)가 있다. DSM은 정신질환에 집중하는 반면, ICD는 모든 종류의 질병을 다룬다. 즉 DSM이 여러 질환 중 정신질환만을 다루었다면, ICD는 지금 현재 존재하는 모든 질병과 그 증상, 진단 기준이 수록되어 있고, 정신장애도 질병의 하나로서 다루고 있다.

DSM이나 ICD의 원활한 활용을 위해 주의해야 할 점이 있다. 정신장애 진단을 위해 이 편람을 사용하는 사람들은 모두 의학적 전문훈련을 받은 자로서 기본적인 의학적 개념들을 인지하고 있는 것을 전제조건으로 두고 있다. DSM의 최신 버전인 DSM-Ⅳ-TR은 정신건강 분야의 전문가들을 위해 만들어졌으므로, 의학적 훈련을 받지 않은 사람은 편람의 내용을 부적절하게 적용할 수 있다고 명시하고 있다. 공동 저자들에 따르면, '일반인이 DSM을 사용할 경우 진단을 용도가 아닌 단순히 정보를 얻는 용도로만 사용해야 하며, 정신장애가 있는 것으로 의심되는 사람은 전문적인 상담이나 치료받을 필요가 있다'라고 명시되어 있다.

참고로 DSM-Ⅳ의 목차를 실어 DSM에서 다루는 정신장애 진단에 대한 이해를 돕고자 한다. 현재 간편 정신장애 진단통계편람(DSM-Ⅳ-TR MINI-D) 한국어 번역본이 나와 있다. 이 MINI-D는 실제 임상현장에서 DSM의 활용도를 높이고자 간략하게 편집한 것으로 명확한 정신장애 진단을 위해서는 DSM-Ⅳ와 함께 사용되어 한다.

〈DSM-Ⅳ의 목차〉

1. 편람의 사용
2. DSM-Ⅳ 분류
3. 다축평가
4. 유아기, 소아기, 청소년기에 흔히 처음으로 진단되는 장애
5. 섬망, 치매 그리고 기억상실장애 및 기타 인지장애
6. 다른 곳에 분류되지 않는 일반적인 의학적 상태로 인한 정신장애
7. 물질 관련 장애
8. 정신분열병과 기타 정신증적 장애
9. 기분장애
10. 불안장애
11. 신체형장애
12. 허위형장애
13. 해리성 장애
14. 성적장애 및 성정체감 장애
15. 섭식장애
16. 수면장애
17. 다른 곳에 분류되지 않는 충동조절 장애
18. 적응장애
19. 인격장애
20. 인상적 관심의 초점이 될 수 있는 기타 장애
21. 추가보호

현대사회와 정신건강

제 5장

1. 스트레스
2. 다문화가족과 정신건강
3. 아동의 죽음 이해와 청소년의 자살
4. 외상 후 스트레스장애(PTSD)

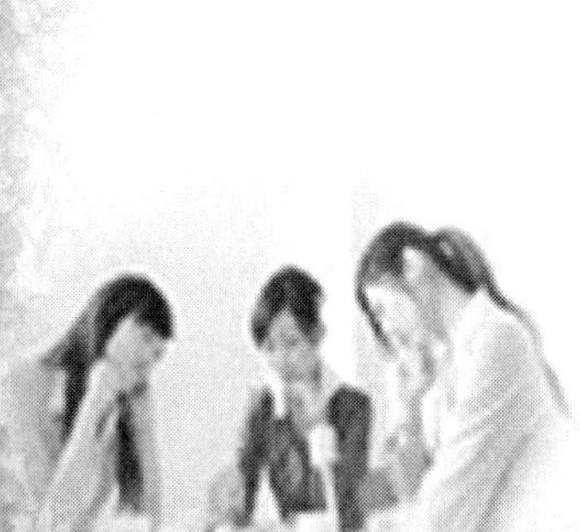

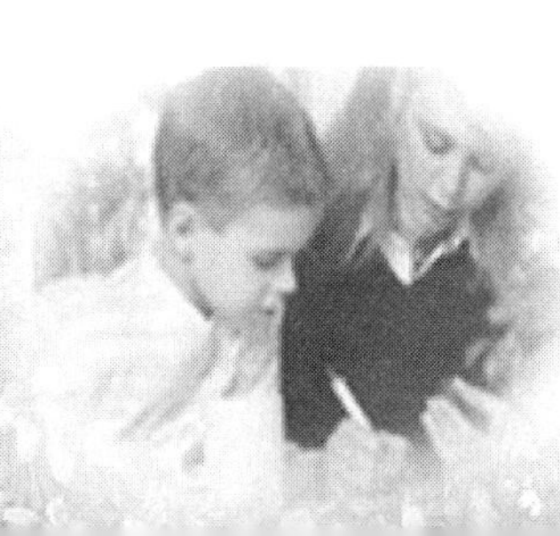

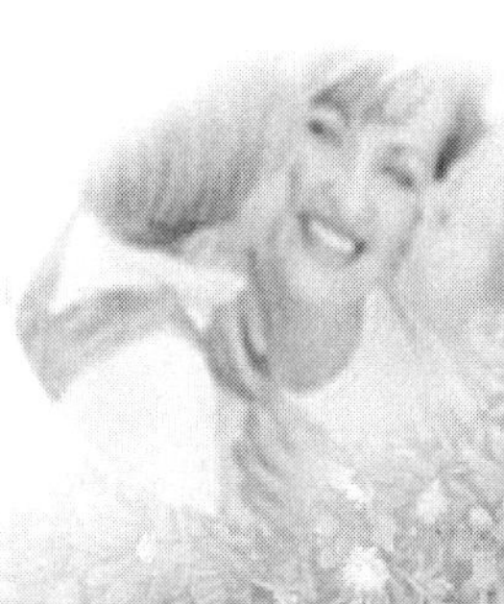

1. 스트레스

1) 스트레스의 개념

현대인의 하루 일과는 매우 빠르게 지나가고 있으며, 우리 사회 역시 고도의 빠른 성장을 추구한다. 하루가 다르게 변화하고 진보하는 사회의 일원으로 잘 적응하며 살아가기 위해 현대인은 더욱 빠르게 달려가고 있다. 현대인은 이렇게 복잡하고 치열한 갈등에서 수많은 스트레스를 경험하고 있다. 어쩌면 현대인에게 스트레스는 필수 요소처럼 느껴지기도 한다. 그러므로 현대사회를 살아가는데 스트레스와 정신건강은 매우 밀접한 관련이 있다고 볼 수 있다.

스트레스(stress)라는 어원은 라틴어의 strictus 또는 stringere라는 말로서, "팽팽하게 죄다"라는 뜻에서 유래되었다. 이 어원은 스트레스를 경험할 때 느끼는 답답한 느낌 및 근육의 긴장을 반영한 뜻으로 쓰이다가, 17세기경에는 공학이나 건축분야에서 일반화되어, 역경(hardship) 또는 곤란(adversity)의 의미로 받아들여졌다. 즉 환경에서 오는 어려움 및 경제적인 곤란을 의미한다. 20세기에 들어서면서부터는 의학적 맥락에서 스트레스(stress)라는 용어를 쓰기 시작하였으며 질병이나 정신질환의 원인으로 간주되기 시작하였다(김광웅, 2010). Selye(1974)는 스트레스를 신체가 수행하는 일반적, 비특정적 반응이라고 정의하였고, 적응을 필요로 하는 것에 대한 반응이라고 하였다. 스트레스의 개념은 크게 3가지 모델로 ① 반응으로서의 스트레스, ② 자극으로서의 스트레스, ③ 역동적 상호작용으로서의 스트레스로 나눌 수 있다.

(1) 반응으로서의 스트레스

반응으로서의 스트레스는 Seyle(1956, 1982)와 초기 연구자들에 의한 외적 조건에 대한 신체적 반응으로서의 초기 스트레스 개념이며, 적응을 요구하는 모든 자극에 대한 반응을 스트레스라고 보았다. 즉, 우리 신체는 어떤 사건으로 인하여 항상성이 깨지면 스스로를 보호하기 위해 내적인 반응태세를 갖춘다고 보는 개인의 반응에 초점을 맞춘 이론이다. 반응으로서의 스트레스는 스트레스를 일으키는 요인을 스트레스원(stressor)이라 부르며, 추위, 질병, 외상, 흥분 등으로 인한 생리적 반응의 스트레스를 다룬다. 인간의 신체가 스트레스원에 노출되면 스트레스는 대뇌피질로 전달되어 간뇌를 거쳐 부신피질로 전달된다. 이때 부신피질 호르몬 분비가 촉진되며 스트레스원에 대처할 수 있는 에너지원이 공급된다. 동시에 신체적으로 병균을 방어할 수 있는 면역력이 증가되어 신체가 항상 일정한 상태를 유지하려는 항상성 기능을 한다.

(2) 자극으로서의 스트레스

자극으로서의 스트레스는 일정한 상황을 유지하고 있는 상태에서 긴장, 갈등, 혼란을 일으키는 변화 자체를 말한다. 반응으로서의 스트레스가 신체적 반응의 결과적인 측면이라면 자극으로서의 스트레스는 원인이다. 즉, 객관적인 사건이 스트레스가 된다. 그러나 그 자극을 받아들이는 대상의 개인차 문제에 대해서는 적절한 설명을 해 주지 못한다.

Lazarus와 Cohen(1977)은 스트레스 자극을 세 가지 유형으로 제시하였다.

첫째, 대다수 사람들에게 영향을 주는 중대한 변화로서 통제할 수 없는 자연재해, 전쟁과 같은 사건들이다.

둘째, 한두 사람 정도의 소수에게 영향을 주는 중대한 변화로 사랑하는 사람의 죽음, 불치병, 이혼, 출산 등과 같은 부정적 경험들이다.

셋째, 일상적인 문제 거리라고 불리는 생활 사건들이다. 늦잠으로 인한 지각, 부모님의 잔소리, 친구와의 다툼 등과 일상생활에서 자주 일어나는 생활 사건들은 자연재해나 가족의 사망과 같은 격변적이고 위험한 자극은 아니지만 적응과 건강의 문제에는 더욱 영향을 미치기도 한다(강승호 · 정은주, 1999).

(3) 역동적 상호작용으로서의 스트레스

역동적 스트레스는 환경과 개인의 역동적인 상호작용을 의미한다. 특정 자극이 개인에게 영향을 주고, 개인의 인지, 능력, 심리적 자원, 특성도 외부 자극에 영향을 주는 역동적 상호작용 관점이다. 즉, 일정한 스트레스 유발 요인이 모두에게 동일한 반응을 일으키는 것이 아니라 개인의 특성 및 개인적 요인에 따라 누군가에게는 스트레스가 될 수 있으나 누군가에게는 스트레스가 되지 않는다는 것이다. 그러므로 스트레스를 이해하기 위해서는 외부적인 환경의 변화뿐 아니라 개인의 내적, 심리적 과정에 대한 이해도 요구된다. Lumsden(1981)은 스트레스란 고통받는 개인이 자신의 괴로움에 대해 자기 자신에게나 다른 사람에게 말하는 방식을 의미한다고 보았다.

2) 스트레스의 긍정적 효과

일반적으로 사용하는 스트레스 용어는 부정적으로 인식되는 경우가 많으나 스트레스가 모두 부정적인 것은 아니다. 스트레스는 인간이 살아가는 전 생애를 걸쳐 경험하는 것이며 오히려 스트레스를 배제한 생활은 불가능할 정도다. 그러므로 다양한 외적 요인으로 인한 스트레스는 일정 상황에서 부정적인 스트레스이나 적정수준의 스트레스는 오히려 성취동기에 자극을 주는 긍정적인 스트레스로 작용한다.

스트레스는 심리적 및 신체적 건강상태나 과제 수행에 긍정적인 영향을 주는 유스트레스(eustress)와 부정적인 영향을 주는 디스트레스(distress)로 구분할 수 있다(Bernard. 1968).

스트레스의 긍정적 효과는 크게 세 가지로 요약될 수 있다(장연집 외, 2008).

첫째, 스트레스 상황은 자극을 받고 도전을 하려는 우리의 욕구를 자극한다. 여러 가지 연구들은 대부분의 사람들이 그들의 삶에서 아무런 스트레스가 없는 상태보다 적정수준의 자극과 모험을 선호한다는 사실을 밝혀냈다.

둘째, 스트레스는 개인적 성장이나 자기 향상을 증진시키는 기능을 할 수 있다. 스트레스 사건은 사람들로 하여금 새로운 기술을 발달시키고, 새로운 통찰을 하게 하며, 새로운 힘을 얻게 한다. 스트레스에 도전하고 이를 극복함으로써 특정한 대처능력을 향상시킬 수 있으며, 자기-개념이 고양된다.

셋째, 스트레스를 경험함으로써 앞으로 닥쳐올 미래의 더 큰 스트레스에 대해 예방접종과 같은 면역기능이 생길 수도 있다. 어떤 연구들은 스트레스가 과도하지 않는 한 스트레스에 노출시키는 것이 스트레스에 대한 내성을 증가시킬 수 있다고 제안한다. 예를 들면, 적은 액수로 사기를 당한 다음에는 더 큰 액수의 사기를 당하지 않는 것은 처음 당한 스트레스로 인해 대비책을 강구했기 때문일 수도 있다.

3) 스트레스의 요인

스트레스는 어떤 자극에 대한 각성 반응이며, 각성 반응을 일으키는 자극은 스트레스의 유발인자라고 할 수 있다. 우리는 주변에서 일어나는 여러 가지 스트레스원(stressor)으로부터 영향을 받고 있지만 왜 스트레스를 받는지 모를 때가 있다. 스트레스를 일으키는 요인은 외적인 환경조건으로부터 내적인 생리적 현상까지 다양한 자극들을 포함한다(김광웅, 2010). 스트레스의 요인은 크게 외적 요인과 내적 요인, 심리적 요인, 그리고 생리적 요인으로 구분할 수 있다.

(1) 외적 요인과 내적 요인

스트레스의 요인은 외적 요인과 내적 요인으로 구분할 수 있고 그 내용을 살펴보면 다음과 같다.

① 외적 요인

인간이 스트레스를 받는 외적 요인은 날씨, 시간, 강렬한 빛, 사회의 빠른 변화, 직장에서의 업무 처리, 새로운 작업 혹은 환경의 변화 등 다양하다. 대도시의 소음과 과밀현상도 오늘날 스트레스를 일으키는 외적 요인이다. 장시간 시끄러운 소음에 노출되면 청력에 손상을 가져오고, 호흡기계 순환기 또는 소화기에 영향을 미쳐 자율신경 장애를 일으킬 수 있다. 뿐만 아니라 소음은 짜증과 불쾌감 및 분노를 일으키고 인지능력의 저하, 수면장애, 그리고 식욕과 성욕의 감퇴를 초래한다(김정호 · 김선주, 2010).

우리가 소속되어 있는 계층이나 책임감에 따라 외적 요인도 다르게 작용한다.

예를 들면, 전업주부에게는 양육과정에서의 어려움, 집안 청소 및 음식 준비에 대한 부분들이 스트레스 요인으로 작용할 수 있으며, 한 집안의 가장에게는 가족 구성원을 경제적으로 부양해야 하는 책임감, 사회의 변화로 인한 기업의 구조조정, 실직의 위협, 과중한 업무와 일 등이 스트레스 요인으로 작용할 수 있다. 특히, 우리나라 청소년의 경우에는 좋은 대학, 대기업의 취업을 매우 선호하는 사회 전반적인 분위기로 인하여 입시, 학력, 취업에 대한 스트레스가 매우 높다.

2010년 통계청의 '사회조사' 결과에 따르면 청소년들의 가장 큰 스트레스 요인은 학업(39.2%)과 직업(22.9%)이었다. 또한, 2010년 15~24세 청소년의 8.8%가 지난 1년 동안 한 번 이상 자살하고 싶다는 생각을 했다(통계청, 2010)는 조사결과는 매우 놀랍다. 이것은 청소년기의 학생들이 외부적인 대학입시와 취업에 대한 스트레스가 높아지는 현상을 반영한다고 볼 수 있다.

외적 스트레스 요인 가운데 가장 큰 부분은 외상적 사건(traumatic events)이다. 외상적 사건은 개인이 매우 충격적인 상황에 노출된 것을 의미한다. 외상적 사건은 엘리베이터에 갇히는 경험, 교통사고, 도둑의 침입, 가정폭력 등 다양하다. 그리고 개인의 의지와 상관없이 경험하게 되는 외부적 재난 역시 외상적 사건이다. 대표적인 외상적 사건은 성수대교 붕괴(1994), 삼풍백화점 붕괴사고(1995), 대구지하철 방화사건(2003), 911 테러사건(2003), 동남아 해일(2004) 등이며, 최근의 일본 대지진 참사(2011) 역시 대표적인 외상적 사건이라고 볼 수 있다. 이러한 외상적 스트레스 사건을 경험한 개인은 위협적이었던 사고에 대한 반복적 회상이나 악몽에 시달리며, 외상적 스트레스 사건과 관련 있는 것들을 지속적으로 회피하는 반응을 보이기도 한다. 외상적 사건의 강력한 스트레스는 심리적 영역을 피폐하게 만들기도 한다. 이러한 증상이 지속적으로 반복되면 외상 후 스트레스 장애(Post Traumatic Stress Disorder)라는 정신장애 진단을 받는다.

대다수의 사람들은 위의 재난들로 인한 외상적 사건을 경험하지는 않지만, 인생을 살아가다 보면 질병, 이혼, 결혼, 가까운 사람의 죽음과 같은 외적 환경의 커다란 변화를 겪게 된다. Homes와 Rahe(1967)는 인생의 다양한 사건들이 스트레스를 받는 외적 요인이라고 보았다. 인생사건은 긍정적, 부정적 인생 사건들이 모두 포함된다. 이들은 인간이 다양한 인생 사건들로 인한 변화를 받아들이고 적응하는 과정에서 스트레스를 경험한다고 보았다. Homes와 Rahe(1967)의 인생사건척도

(life events scale)는 지난 한 해 동안 일어난 인생 사건들을 체크하고 해당되는 여러 항목들의 점수를 합산하여 스트레스의 정도를 알아보는 것이다. 이 척도는 43개로 이루어져 있고, 점수의 합산이 높을수록 신체 혹은 정신장애에 대한 심각성 수준 역시 높아진다고 볼 수 있다.

표 5-1 인생사건척도(life events scale)

인생사건	척도	인생사건	척도
배우자의 사망	100	직장업무 변화	29
이혼	73	자녀의 출가	29
별거	65	시집 식구와의 문제	29
형무소 복역	63	우수한 개인적 성취	28
가족의 사망	63	아내의 맞벌이 시작 및 중지	26
개인적 질병, 상해	53	학교 입학 및 졸업	26
결혼	50	주거환경의 변화	26
직장 해고	47	개인습관의 변화	25
별거 후 재결합	45	상사와의 갈등	23
직장 은퇴	45	근무시간/근무조건의 변화	20
가족의 건강문제	44	거주지 변화	20
임신	40	학교의 변화	20
성적인 고민	39	취미활동의 변화	19
새로운 가족구성원의 증가	39	교회활동의 변화	19
직장 재적응	39	사회활동의 변화	19
재정적인 변화	38	수면시간의 변화	16
친한 친구의 사망	37	식사습관의 변화	15
다른 분야로 직업 전화	36	휴가	13
배우자와의 말다툼 빈도변화	35	사소한 경범죄 위반	11

출처 : Holms, T. H. & Rahd, R. H. (1967). The social readjustment rating scale. Journal of Psychosomatic Research, 11, 213-218.

지난 1년간의 스트레스 인생사건 총점을 합산한 후 아래의 총점과 비교해 봄으로써 자신의 외적 스트레스 상태를 확인해 볼 수 있다.

0~150점 : 스트레스 관련 질병의 가능성이 없음
200~199점 : 경증의 생의 위기(35%에서 질병 발생 가능)
200~299점 : 중증도 생의 위기(50%에서 질병 발생 가능)
300 이상 : 중증의 생의 위기(80%에서 질병 발생 가능)

② 내적 요인

똑같은 상황이라도 개인이 지각하는 스트레스의 정도는 여러 이유와 관련하여 다를 수 있다. 즉 자신이 처한 그 상황을 어떻게 해석하는지, 예측했던 것이었는지 아닌지, 혹은 성격성향이 어떤지에 따라 다를 수 있다. 예를 들면, 자신이 처한 상황을 아주 위협적인 것으로 해석하게 될 때, 또 전혀 예측했던 결과가 아닐 때 겪게 되는 스트레스는 그렇지 않은 경우보다 더욱 심각할 것이다. 따라서 개인의 성격 및 행동 특성과 스트레스와의 관계를 이해하는 것은 중요하다(장연집 외, 2010).

ⓐ **A/B 성격 유형**

성격 유형은 A/B 유형으로 구분할 수 있고, A/B 성격 유형 개념은 1950년대부터 심장병 환자를 관찰한 심장학자인 Friedman과 Roseman에 의해 소개되었다. 이들은 관상성 심장질환이 시간에 대한 조급함, 통제할 수 없는 상황에서 공격성과 적대감이 높아지는 성격 유형을 가진 사람들에게서 많이 발생한다는 결과를 제시하였다. A성격 유형의 특징은 야망이 강하고 성질이 급하여 끊임없이 과도한 경쟁적 노력을 하며, 성급함을 가지고 시간에 쫓기는 성격유형이다. 그리고 A성격 유형의 사람들은 자주 조급하고 안절부절하는 모습을 보이며, 적개심, 공격성, 신경질적 경향을 보인다(Mattews, 1982).

과도한 성취를 위해 자기 자신에게 지나치게 투쟁적, 적극적인 태도를 요구한다. 이러한 특성들이 A성격 유형의 사람들에게 스트레스 요인으로 작용하여 결국 본인 스스로를 더욱 괴롭고 힘든 생활을 하도록 만든다.

상대적으로 B성격 유형은 시간의 긴박, 조급함이 없으며, 적대감이 없고, 경쟁을 통한 우위를 가릴 필요가 없고, 마음을 편안하게 갖는다. 또한, 서두르지 않고 일과를 수행하며 하루 일과에 비교적 자유스러움을 느낀다(Friedman & Roseman, 1974).

외부적인 스트레스를 동일하게 받아도 A성격 유형의 사람들과 B성격 유형의 사람들이 받아들이는 강도는 큰 차이가 나며, 개인내적인 성격의 차이가 스트레스를 유발시키는 상당한 요인과 관련이 있음을 보여 준다.

표 5-2 A/B 성격 유형 평가 질문지

*다음 질문을 읽고 자신에게 해당되는 항목에 답하시오.

1. 나는 약속 시간에 늦거나 일이 느리게 진행되는 것을 참기 어렵다.
   a. 거의 항상 그렇다. b. 종종 그렇다.
   c. 조금만 그렇다. d. 전혀 그렇지 않다.

2. 나는 줄을 서서 기다리는 것을 싫어한다.
   a. 거의 항상 그렇다. b. 종종 그렇다.
   c. 조금만 그렇다. d. 전혀 그렇지 않다.

3. 사람들이 나에게 쉽게 흥분한다고 말하곤 한다.
   a. 거의 항상 그렇다. b. 종종 그렇다.
   c. 조금만 그렇다. d. 전혀 그렇지 않다.

4. 나는 일을 하거나 오락을 할 때 경쟁적으로 하는 편이다.
   a. 거의 항상 그렇다. b. 종종 그렇다.
   c. 조금만 그렇다. d. 전혀 그렇지 않다.

5. 나는 내가 할 일을 미루고 잠시 쉴 때 죄의식을 느낀다.
   a. 거의 항상 그렇다. b. 종종 그렇다.
   c. 조금만 그렇다. d. 전혀 그렇지 않다.

6. 나는 대화할 때 다른 사람의 말을 가로챈다.
   a. 거의 항상 그렇다. b. 종종 그렇다.
   c. 조금만 그렇다. d. 전혀 그렇지 않다.

7. 나는 심하게 압박을 느끼면 쉽게 흥분하고 화를 낸다.
   a. 거의 항상 그렇다. b. 종종 그렇다.
   c. 조금만 그렇다. d. 전혀 그렇지 않다.

8. 나는 시간을 정한 뒤 거의 강박적으로 일하는 편이다.
   a. 거의 항상 그렇다. b. 종종 그렇다.
   c. 조금만 그렇다. d. 전혀 그렇지 않다.

9. 나는 내가 하고나 하는 일을 할 때 다른 사람에 의해 좌우되거나 방해받는 것을 싫어한다.
   a. 거의 항상 그렇다. b. 종종 그렇다.
   c. 조금만 그렇다. d. 전혀 그렇지 않다.

10. 나는 현실적으로 그렇게까지 할 필요가 없을 때에도 나 자신을 몰아세우곤 한다.
   a. 거의 항상 그렇다. b. 종종 그렇다.
   c. 조금만 그렇다. d. 전혀 그렇지 않다.

* 각 문항의 채점 기준은 a-4, b-3, c-2, d-1이며 각 점수의 합으로 총점을 계산한다. 평가는 총점 24점 이상을 A유형으로 본다.

출처 : 장연집 외(2010).

ⓑ 불안반응성

불안은 우리가 의식하지 못하는 두려운(주로 성적, 공격적) 충동들이 어떤 계기에 의식되려고 할 때 자아가 느끼는 정서 상태이다. 우리는 아무 일이나 불안해지지 않고, 자아가 위협받는다고 느낄 때 불안을 체험한다. 그 위협의 정체를 제대로 파악하고 거기에 대처할 수 있을 때는 불안이 없어지지만, 그렇지 않을 때는 불안이 지속되거나 커진다(홍숙기, 2010). 즉, 불안은 어떤 상황을 자신이 통제할 수 없다고 판단할 때 생기는 정서적 결과이다.

불안은 현실적 불안과 신경증적 불안이 있다. 현실적 불안은 전쟁, 사고, 질병, 상실 등과 같은 실제로 존재하는 위험요소에 대한 근거 있는 불안이며, 현실적 불안은 오히려 우리를 보호해 주는 역할을 하기도 한다. 신경증적 불안은 실제 위험요소와는 상관없이 자신이 무엇으로 인하여 불안을 경험하는지 근원을 알 수 없는 상태이다. 근원을 알 수 없는 막연한 불안감은 일상생활 전반에 영향을 주어 작은 상황에도 초조해지고, 긴장을 하며 대인관계나 사회적 적응에 장애를 주기도 한다.

예를 들어, 대학생들이 시험을 보는 상황에서 예상하지 못한 문제가 출제되었다. 적절한 불안 반응성을 소유한 학생은 예상하지 못한 문제에 대해 조금 당황하고 긴장감을 느끼지만 나름대로 자신의 답안을 작성한다. 그러나 불안 반응성에 예민한 학생은 심장의 두근거림과 현기증, 지나친 긴장으로 식은땀이 흐르며, 펜을 잡고 있는 손이 떨리기도 한다. 이와 같이 외적 상황은 동일하지만, 개인의 내적 불안 반응성에 따라 스트레스를 받는 정도는 차이가 있다.

ⓒ 자아개념

자아개념은 한 개인이 자신에게 어떤 생각, 태도, 느낌, 역할, 특성 등을 가지고 있는지를 나타낸다. 아울러 자아개념이란 그가 처해 있는 생활의 장에서 자기 자신 및 그의 주변 환경을 어떻게 느끼고 있는가를 말하는 것이다. 개인이 행동해야 할 방향을 결정하는 개념, 가치관, 목적, 이상 등이 역동적으로 결합된 조직체로 정의하며, 인성의 중요한 부분으로서 행동결정에 결정적인 역할을 하는 요인이다 (정원식, 1968). 자신에 대한 신체, 학업, 가정 등의 다양한 요소로 이루어지는 자아개념은 스트레스 대처양식을 결정하는 중요한 요인이다.

동일한 스트레스 상황에 노출되어도 자신에 대한 자아개념이 높은 사람들은 스트레스를 효과적으로 대처할 수 있으나, 자아개념이 낮으면 스트레스에 취약하여 질병에 걸릴 수도 있다.

표 5-3 자아개념 질문지

* 당신이 일반적으로 행동하는 것을 잘 요약했다고 보는 번호를 고르시오.

1. 나는 어려운 일에 직면하면 최선을 다하려 하며, 대개는 성공한다.
   a. 항상 그렇다. b. 종종 그렇다.
   c. 좀처럼 그렇지 않다. d. 전혀 그렇지 않다.

2. 나는 이성이 주위에 있을 때 마음이 편하다.
   a. 항상 그렇다. b. 종종 그렇다.

c. 좀처럼 그렇지 않다. d. 전혀 그렇지 않다.

3. 나는 나를 좋아하는 사람들이 많다고 느낀다.
   a. 항상 그렇다. b. 종종 그렇다.
   c. 좀처럼 그렇지 않다. d. 전혀 그렇지 않다.

4. 나는 내 능력에 상당한 자부심을 가지고 있다.
   a. 항상 그렇다. b. 종종 그렇다.
   c. 좀처럼 그렇지 않다. d. 전혀 그렇지 않다.

5. 나는 누군가가 나를 위해 결정해 주는 것과는 항상 반대로 행동하기를 좋아한다.
   a. 항상 그렇다. b. 종종 그렇다.
   c. 좀처럼 그렇지 않다. d. 전혀 그렇지 않다.

6. 나는 윗사람이 옆에 있으면 안심이 되고 마음이 편안한다.
   a. 항상 그렇다. b. 종종 그렇다.
   c. 좀처럼 그렇지 않다. d. 전혀 그렇지 않다.

7. 나는 낯선 사람들 앞에서는 지나치게 수줍어한다.
   a. 항상 그렇다. b. 종종 그렇다.
   c. 좀처럼 그렇지 않다. d. 전혀 그렇지 않다.

8. 뭔가가 잘 안 될 때 나는 자신을 비난하는 경향이 있다.
   a. 항상 그렇다. b. 종종 그렇다.
   c. 좀처럼 그렇지 않다. d. 전혀 그렇지 않다.

9. 나는 실패를 하게 되면 당연히 느낄 수 있는 것 이상으로 우울해 하는 편이다.
   a. 항상 그렇다. b. 종종 그렇다.
   c. 좀처럼 그렇지 않다. d. 전혀 그렇지 않다.

* 채점 : 1–6번 a–1 b–2 c–3 d–4
  7–9번 a–4 b–3 c–2 d–1
* 평가 : 10~19점은 강한 자아개념, 20~25는 적당한 자아개념,
  26점 이상은 자아개념의 강화가 필요함.

출처 : 장연집 외(2010)

ⓓ 부적절한 인지

Lazarus(1966)는 개인이 지금 이 순간까지 살아오면서 구성해 온 현상학적 세계가 스트레스 상황을 해석하는데 중요한 역할을 한다고 보았다. Lazarus는 실험 참가자들에게 각각 다른 3가지 음성 지시를 들려주고 스트레스 유발 영화(손가락이 회전 톱날에 잘려 피가 나는 사고 장면)를 보여주었다. 그는 각각 다른 음성 지시를 들은 실험군에 따라 스트레스 반응이 어떻게 다른지를 관찰하였다. 각각 부인('이 영화 속의 주인공들은 실제로 다친 것이 아니다'), 거리두기('영화 속의 사고는 사람들에게 어떻게 사고를 피할 수 있는지를 가르치기 위해 사용되고 있다'), 스트레스 유발하기('영화 속의 주인공들은 심한 고통과 감염으로 고생을 하였다')의 음성 지시를 들려주었다. 그 결과, 스트레스 유발하기 집단이 부인, 거리두기 집단보다 스트레스 반응이 증가한 것으로 나타났다. 이것은 스트레스를 경험하는 개인의 인지적 양식에 따라 스트레스 상황을 다르게 해석할 수 있다는 것을 보여 준다.

Seligman(1975)은 자신에게 일어난 부정적인 상황의 원인을 어떻게 인지하는가 하는 귀인양식을 설명하였다. 문제를 내부적인 요인으로 돌리는 것을 내부 귀인, 문제를 외부적인 요인으로 돌리는 것을 외부 귀인이라 한다. 예를 들어 학생이 시험에서 자신이 생각했던 것보다 낮은 학점을 받았다고 생각해 보자. 이 상황에서 학생이 공부를 열심히 하지 않았기 때문에 좀 더 노력이 필요하다고 생각했다면 내부 귀인의 양식을 사용하는 것이다. 그러나 담당 교수가 학점을 주는 과정에 문제가 있었다고 생각한다면 외부 귀인 양식을 쓰는 것이다. 외부 귀인 양식을 쓰는 사람들은 무기력하고, 우울해지기 쉽다.

(2) 심리적 요인

한 개인이 경험하는 스트레스의 요인은 독립적이지 않고 다양한 상황과 행동을 해석하는 과정에서 일어나는 복잡한 상호작용의 결과이다. 심리적 스트레스의 요인도 개개인마다 독특성이 존재하며 심리적 스트레스의 중요한 요인으로 작용하는 좌절, 갈등, 압력을 들 수 있다.

① 좌절

좌절은 하고자 하는 어떤 행동을 못하게 되거나 또는 희망했던 목표를 달성하지 못하였을 때 나타난다. 이러한 좌절을 겪게 되면 정서적으로 분노나 공격감정이 나타나며, 이것이 스트레스로 작용한다(이영실 · 이윤로, 2010). 좌절을 경험하는 상황은 크게 다음의 5가지로 나누어서 볼 수 있다.

첫째, 시간의 가치를 강조하는 현대사회는 지연, 지체로 인한 좌절을 경험한다. 출퇴근 상황에서 자주 이용하는 버스나 지하철, 버스 등이 평소와는 다르게 늦게 도착하여 목적지에 예상하던 시간보다 늦어지면 우리가 좌절감을 경험하게 된다.

둘째, 경제적인 빈곤으로 좌절을 경험한다. 우리는 일상적인 생활을 하면서 필요로 하는 물건을 구입하거나 혹은 만족스런 생활을 하기 위해 경제적인 능력은 꼭 필요한 요소이다. 그러나 경제적인 빈곤으로 인해 개인이 필요로 하는 것을 가지지 못할 때 큰 좌절을 경험한다. 특히 현대사회와 같이 경제적인 요인들이 중요하게 작용하게 되면 경제적 빈곤으로 인한 좌절은 스트레스의 큰 요인이 된다.

셋째, 사랑하는 사람의 죽음 등의 상실로 인해 심리적 좌절을 경험한다. 한 개인에게 사랑하는 사람은 부모님, 친구, 이성 친구, 배우자, 자녀 등 다양하다. 한 개인에게 매우 중요한 대상과의 상실은 슬픔을 동반하는 동시에 좌절을 경험하는 요인이 될 수 있다.

넷째, 실패가 좌절을 일으키는 원인이다. 실패는 우리의 생활에서 일반적으로 일어나는 상황이다. 특히 현대사회의 특성 중의 하나인 과도한 경쟁은 개인이 경험하는 실패를 증가시킨다. 동시에 심리적인 좌절감은 스트레스로 작용한다.

다섯째, 인생에서 진정한 의미를 발견하지 못하는 상황에서 좌절을 경험한다. 자신이 설정한 목표를 달성하기 위해 매우 열심히 살아왔지만 삶의 진정한 의미와 가치를 발견하지 못한다면 심리적 좌절을 경험한다.

② 갈등

갈등은 좌절의 개념과 밀접하며, 두 가지 이상의 동등한 욕구, 목표 중에서 한 가지를 선택할 때 일어난다. 우리는 일상생활에서 수많은 갈등 상황에 직면한다. 크게는 전공 분야를 선택해야 하거나, 직장을 선택해야 하거나 혹은 배우자를 선택할 때에도 선택을 하고 동시에 갈등상황을 경험한다. 작게는 오늘 점심은 무엇을 먹을지, 어떤 대중교통을 이용할 것인지, 어떤 친구와 함께 영화를 볼 것인지, 어떤 책을 살 것인지 등의 매우 많은 상황에서 갈등을 한다. 이 가운데 한 가지를 선택하게 하고 나머지 욕구, 목표는 포기하거나 미루게 된다. 정서적 갈등상황에서 한 가지에 대한 선택은 언제나 만족스런 결과를 가져오지 않을 수 있다. 그러나 선택의 결과가 만족스럽지 않다는 이유로 타인 혹은 상황을 탓한다면 성숙하지 못한 행동을 보이는 것이다. 성숙한 인간은 자신이 선택한 다양한 선택에 대한 결과 또한 책임질 수 있어야 한다.

Lewin(1931)과 Miller(1994)는 갈등을 네 가지 유형으로 구분하였다.

- **접근-접근 갈등** : 이 유형은 두 가지의 긍정적 목표를 추구하려는 상황에서 한 가지를 선택해야 하는 갈등이다. 예를 들면, 마음에 드는 2가지의 옷 가운데 어떤 것을 입을지를 고민하는 경우, A영화를 볼 것인지 B영화를 볼 것인지를 선택하는 경우, 신혼여행을 가고 싶은 장소가 2가지 일 때 어느 여행지를 선택할지를 결정하는 것이다. 이것은 모두 긍정의 형태를 지니고 있으며, 즐거움이 동반하는 특성이 있어 갈등을 선택하기가 비교적 쉽다. 그리고 접근-회피 갈등 상황에서 선택하는 것보다 덜 심각한 갈등이다.

- **회피-회피 갈등** : 이 유형은 두 가지 모두 부정적 결과를 동반하게 되는 상황에서 한 가지를 선택해야 하는 갈등이다. 예를 들면, 직장생활과 가정생활을 동시에 하는 여성이 직장에서의 과중한 업무와 스트레스로 인해 회사를 다니고 싶지 않지만, 회사를 그만두면 경제적인 여유가 없어지는 것 또한 싫은 상황에서의 갈등이다. 2가지의 결과를 모두 피해야 하지만 어쩔 수 없이 한 가지는 선택해야 한다. 이러한 회피-회피 갈등은 매우 불쾌하게 느껴지며 큰 스트레스가 된다.

- **접근-회피 갈등** : 이 유형은 긍정적인 목표가 부정적인 결과를 동반하게 되는 상황의 갈등이다. 예를 들면, 어떤 교수의 강좌가 학생에게 매우 유익하다는 것을 알지만, 그 강좌에는 다른 강좌들보다 제출해야 하는 레포트가 많을 때 겪는 갈등이다. 우리가 일상생활에서 내리는 많은 선택들이 이 접근-회피 갈등의 유형에 포함된다. 이 유형의 갈등은 매우 일상적인 갈등이지만 매우 큰 스트레스를 준다.

- **이중접근-이중회피 갈등** : 이 유형은 두 가지의 목표에 각각 긍정적, 부정적 결과를 모두 포함하고 있는 상태에서 일어나는 갈등이다. 예를 들면, 중요한 시험 준비를 하는 싱글이 이성교제를 할 것인지 말 것인지를 선택해야 하는 상황이다. 싱글인 채로 생활하면 시험공부에 좀 더 전념할 수는 있는 긍정적인 결과가 있지만, 쓸쓸하고 외로운 정서적 공허함을 느끼는 부정적 결과도 있다. 이성교제를 한다면 정서적으로 즐겁고 기쁨을 누릴 수 있는 긍정적인 결과는 있지만, 시험 준비를 하는 과정에는 좀 더 소홀해 질 수 있는 부정적 결과도 있다.

(3) 심리적 압박감

우리는 내적 혹은 외적 요소에 의해 많은 심리적 압박감을 느낀다. 현대와 같은 경쟁사회에서 느끼는 심리적 압박감은 주로 경쟁에서 비롯된다. 학업성적이나 좋은 직업 등 어느 것 할 것 없이 살아가는 동안 우리는 수많은 경쟁을 해야 한다. 이 과정에서 한 번 실패하면 다음에는 꼭 성공해야 된다는 강한 심리적 압박감을 갖게 된다. 비록 성공했다 하더라도 앞으로 더 나아가고자 하는 심리적 압박감을 느끼게 마련이다.

생활하면서 받는 심리적 압박감은 스트레스의 원인이 되는 것으로 그 종류와 강도는 개인에 따라 다양하다. 일상생활에서 심리적 압박감을 느끼는 스트레스 요인은 사회적 편견 · 차별, 범죄와 폭력, 외로움이 있을 수 있다.

- **사회적 편견 · 차별** : 사회적 편견 · 차별도 스트레스 요인이 될 수 있다. 사회적 편견 · 차별에는 인종, 성, 학력, 출신 지역 등에 따른 편견 · 차별이 대표적이다 (김정호 · 김선주, 2010). 그 동안 우리나라는 한민족 국가였기 때문에 인종에 대한 심각한 편견 · 차별이 문제화되지 않았지만 최근들어 베트남, 중국, 필리핀, 우즈베키스탄, 일본, 미국 등 외국인과의 국제 결혼이 증가하여 다양한 국가에서 이주해온 외국인들과 함께 생활하게 되었다. 국제 결혼뿐 아니라 외국인 노동자들의 증가로 다양한 외국인과의 생활이 불가피하게 되면서 사회적 편견 · 차별이 사회적 문제로 대두되고 있다. 또한, 학력과 출신 지역으로 인한 사회적 편견 · 차별도 발생하고 있다. 일류 대학 출신의 사람들은 마치 인격적

성숙도가 매우 높은 것처럼 대우를 받기도 하고 반대로 학력이 낮다는 이유로 입사를 하는 데 불이익을 받기도 한다. 또한 특정 지역 출신이라는 이유만으로 경험해 보지도 않고 편파적인 시선을 보내기도 한다. 이와 같은 사회적 편견 · 차별로 피해를 보는 사람들은 심리적 압박감을 느끼고 조절하기 힘든 스트레스를 경험한다.

- **범죄와 폭력** : 사회가 복잡해지고 급격한 변화와 성장을 거듭하면서 각종 범죄와 폭력은 세계적으로 심각한 문제로 대두되고 있다. 우리는 성범죄와의 전쟁, 아동성폭력과의 전쟁, 마약범죄와의 전쟁, 심지어 학교 폭력과의 전쟁 등의 용어를 흔하게 듣고 있다. 뉴스에서 이러한 범죄와 폭력에 대한 소식을 쉽게 접하는 것은 우리 일상에서 범죄와 폭력이 매우 증가했다는 것을 단편적으로 보여 준다. 또한, 얼마 전에는 가장 안전한 장소라고 생각했던 학교에서조차 아동 성폭력 범죄가 일어났다. 범죄를 저지르는 연령대 또한 낮아지고 있다. 2008년 경찰청 범죄 통계에 의하면 14세 미만의 범죄자가 2004년에는 1,503명, 2005년에는 1,679명, 2006년에는 1,718명, 2007년에는 2,602명으로 지속적으로 증가하고 있다. 이러한 사실을 접하게 되면 매우 높은 불안감을 느끼게 되고 범죄와 폭력의 피해자가 내가 될지도 모른다는 두려움, 불안감에 휩싸이게 된다. 이와 같이 범죄와 폭력도 높은 심리적 압박감을 느끼게 하는 스트레스로 작용한다.

- **외로움** : 인간이 추구하는 자극은 대부분 타인과의 친밀한 인간관계를 통해서 얻어진다. 부모나 보살펴 주는 사람이 적절하고 세심하게 주의를 기울이지 않은 아이들은 자극 결여를 느끼는 것으로 알려졌다. 정서적으로 결여된 아동들은 성장 호르몬 형성이 감소되어서 성장과 발달이 지연될 수 있다(Girdano & Everly, 1985). 이렇듯 인간이 극심한 외로움은 우리의 몸과 마음을 병들게 하는 요인으로 작용한다. 사람들은 다른 사람들과 지속적인 대인관계를 바탕으로 정서적 지지를 받기도 하고 생활의 활력을 느끼기도 한다. 그러나 자신이 속해 있는 집단에서 외로움을 느끼게 되면 긴장과 위축의 정서를 경험하는 동시에 자존감이 낮아지기도 한다. 극심한 외로움을 경험하는 것은 학교에서의 왕따, 직장 내에서의 따돌림, 가족과 같은 공간에 머물지만 정서적인 거리감

으로 인한 외로움, 노부부가 느끼는 외로움, 배우자를 상실하였을 때 느끼는 외로움 등 다양하다. 이와 같은 정서적 외로움 역시 심리적 압박감을 느끼게 하는 스트레스 요인이다.

(4) 생리적 요인

스트레스원으로 작용하는 생리적 요인은 생리적 리듬과 영양섭취로 구분할 수 있다.

① 생리적 리듬

인간 신체의 모든 체계는 주기성을 가지고 있다. 인간의 생리적 리듬은 신경계와 호르몬 체계가 지배하는 생물학적인 활동의 자연스러운 주기다. 이를 바이오리듬(biorthythm)이라고도 하며 분, 시간, 일연이라는 시간적 주기를 나타낸다. 자신의 신체 리듬에 대한 지식은 자신의 기분, 감정 및 민감성을 잘 이해하고 기대하도록 하며, 앞으로의 변동까지도 예측할 수 있게 한다(김광웅, 2010). 현대인들은 주기적인 생활을 하기가 매우 힘들다. 바쁜 일상을 살다보면 자주 늦은 시각까지 일에 매달리게 되는 경우가 빈번하고 과도한 업무 스트레스를 해소하기 위해 퇴근 후 동료들과 함께 술을 마시고는 한다. 이런 생활을 반복하다 보면 잠이 부족하게 되고, 체력적인 관리를 제대로 할 수 없다.

> '잠이 보약인데……' 40대 후반의 직장인 정모씨는 연말을 맞아 업무량이 많아지면서 밤에 잠을 못 자는 날이 많아졌다. 다음 날 할 일에 대한 걱정으로 뒤척이며 새벽까지 비몽사몽이기 일쑤다. 회사에 출근해서도 자주 졸고, 어느 날은 지각까지 해서 눈총을 받다 보니 성실하지 못한 사람으로 간주될까봐 또 걱정이다. 참다 못해 병원을 찾은 정씨에게 의사는 '일시적으로 발생하는 스트레스성 불면증'이란 진단을 내렸다(경향신문, 2010. 12. 30).

건강한 사람은 1분에 맥박이 70~80번 뛰고, 체내의 호르몬 분비가 적절하며, 여성의 경우에는 월경 주기가 일정하다. 그러나 생리적 리듬이 깨지면 맥박이 불규칙하게 뛰어 부정맥이 생길 수 있고, 호르몬 분비 이상으로 인한 당뇨병, 갑상선기능항진증 등의 질병에 걸리기 쉽다. 생리적 리듬은 재충전과 스트레스를 해소하기 위해 다녀온 긴 휴가로 인해 깨지기도 한다. 휴가를 다녀오기 전과 휴가 동안의 생활 주기 차이가 크다면 오히려 일상생활로 복귀했을 때 스트레스로 작용하여 적응을 방해할 수 있다.

② 영양섭취

신체가 필요로 하는 영양분을 적절하게 공급하는 것은 건강한 생활을 유지하는데 도움을 주지만, 특정한 음식의 과다 섭취는 스트레스를 유발할 수도 있다.

예컨대 커피에 들어있는 카페인은 교감신경자극 성질을 갖고 있는 크산틴 약물속에 속하는 화학물질로서 자연히 커피를 많이 마시게 되면 신진대사를 증가시키고 높은 각성수준과 활동상태를 일으킨다. 이것은 심장박동수를 촉진하거나 혈압을 상승시키고, 심장박동에 따른 산소 소모를 증가시킬 수 있는 스트레스 호르몬을 방출시킨다. 카페인은 하루에 250mg 이상 섭취하는 것을 삼가는 것이 좋고 적정수준 이상의 카페인을 섭취하게 되면 불안, 초조, 설사, 불규칙적인 심장박동, 주의력 상실 등의 증상이 나타날 수 있다. 커피 이외에 홍차, 콜라, 초콜릿도 카페인을 포함하고 있다.

또한 스트레스와 밀접한 영양분은 비타민이며 비타민이 부족할 때 스트레스에 더욱 취약해 질 수 있다. 스트레스를 받으면 신경계와 내분비계의 기능이 원활하게 발휘하도록 B복합 비타민이 필요하다. B복합 비타민과 비타민 C는 스트레스를 대응하는데 중요한 역할을 한다. 지속적인 스트레스는 B복합 비타민을 고갈시키며, 백설탕과 사탕처럼 당분이 많이 함유된 식품들도 B복합 비타민을 고갈시킨다. 그 결과 스트레스에 대한 대처능력을 저하시킨다.

또한, 염분 함량이 높은 음식도 혈압을 상승시키면서 스트레스 반응을 일으킨다. 흔히 사람들은 스트레스를 해소하기 위해 흡연을 한다고 말하지만 담배 속에 포함된 니코틴 성분은 오히려 스트레스 반응을 야기한다. 니코틴 성분이 인체에 들어오면 심장박동, 혈압, 호흡수를 증가시키게 되고 포도당의 분비를 자극하여 결국 스트레스 반응을 일으킨다. 만성적인 흡연은 스트레스 반응을 증가시키는 동시에 호흡기 질환 및 폐암의 발생률도 증사시킨다.

4) 스트레스의 반응

(1) 신체적 반응

지속적인 스트레스는 인간에게 다양한 신체적 반응을 일으킨다. Cannon(1932)은 스트레스를 경험이 신체 교감신경계의 작용으로 심장이 빨라지고 많은 양의 혈액이 근육으로 흘러 들어가는 현상을 발견하였다. 이러한 변화는 신체적인 혈당수준, 맥박, 호흡, 혈압이 증가하는 반응이 나타나고, 스트레스 호르몬을 증가시킨다. 또한 면역기능이 저하됨으로써 고협압, 위궤양, 편두통, 천식 등과 같은 신체적 반응들이 나타난다.

Selye(1974)는 괴로운 외적 스트레스에 지속적으로 노출되면 신체적, 생리적 반응을 일으킨다는 일반적응증후군(General Adaptation Syndrome : GAS) 이론을 제시하였다. 일반적응증후군은 1단계 경고반응, 2단계 저항반응, 3단계 탈진반응의 3단계로 진행된다.

① 1단계 경고반응(alarm reaction)

경고단계는 스트레스원이 신체에 들어왔을 때 주의를 주는 경고단계이다. 스트레스 반응은 인류가 원시인이었을 때 주로 느끼던 신체적 위협과 현대 문명사회에서 심리적 위협감을 느낄 때 나타난다. 이러한 위협감을 느낄 때 인간의 신체는 스트레스 요인에 대한 적절한 대응을 하기 위해 에너지원을 생산하고 생화학적인 변화가 일어난다. 그리고 에너지를 소모하거나 비축하는 방식에 영향을 주는 교감신경계에 영향을 준다. 교감신경계의 활성화는 에피네프린과 노에피네프린이라는 호르몬을 혈액 내로 방출 시키고 온몸에 영향을 미친다. 또한, 심장혈관계에 영향을 주어 심장의 심박수와 수축력을 증가시킨다. 이러한 결과로 피곤함을 호소하고 입과 혀가 헐기도 하며 식욕부진, 투통, 발열, 소화불량 등의 신체적, 생리적 증상이 나타나게 된다. 그리고 맥박과 호흡의 빠른 변화, 혈압의 상승, 기초대사량 증가, 근육 및 피부혈관의 수축, 산소 소모량의 증가 등의 신체적 반응을 동반하기도 한다.

② 2단계 저항반응(resistance)

저항단계는 신체에서 경고 메시지를 여러 가지 형태를 통하여 주었음에도 불구하고 스트레스 상황이 지속적일 때 나타나는 매우 강렬한 반응이다. 이 시기에 신체적 스트레스 반응은 경고 반응과 유사해 보이나 부신피질 호르몬인 코티졸을 다량 분비하여 신체의 저항 능력을 높인다. 코티졸 뿐만 아니라 코티코스테론, 코티손 호르몬도 분비되지만 코티졸이 스트레스 대응에 가장 중요한 역할을 한다. 호르몬의 수치가 높아지면서 스트레스 상황에 대한 저항력이 증가하게 되며 경고단계의 증후들이 사라진다. 겉으로 보기에는 경고단계의 증후들이 사라져 스트레스 상황이 종료된 것처럼 보일 수도 있지만, 만성적인 신경증 및 불안이 발생할 수도 있다.

③ 3단계 탈진반응(exhaustion)

탈진단계는 경고와 저항단계를 거쳤음에도 불구하고 반복적인 스트레스 상황에 노출될 때 나타나는 단계이다. 즉, 저항단계에서 중요한 역할을 하던 내분비선의 호르몬의 증가에도 불가하고 스트레스 요인을 제거 혹은 감소시키지 못했을 때 이들의 기능은 탈진된다. 이 시기는 경고단계에서 나타났던 생리적, 신체적 증후들이 다시 나타나는데, 신체에 저항능력이 한계에 달하면 경고단계에서의 증후들보다 심각한 수준의 질병이 발생할 가능성이 매우 높다. 경고단계에서 심장의 두근거림 정도의 신체 증상이었다면 탈진단계에서는 심장병이 될 수도 있다. 그 외에도 위궤양, 고혈압 등의 신체기관의 기능부전이 생긴다. 또한, 심리적 불편감은 심리적 불균형으로 인하여 정신분열증과 같은 심각한 정신 장애를 초래한다. 이 단계에서는 더 이상의 회복이 되지 않기 때문에 더 큰 질병이 생기게 되며 스트레스 요인이 지속된다면 죽음에 이르기도 한다.

특히 아동의 경우는 스트레스 요인에 대처할 수 있는 신체적 또는 심리적 자원이 부족하기 때문에 성인들이 보기에는 별일 아닌 상황에도 긴장과 갈등을 경험하기도 하며, 그 스트레스 요인이 지속된다면 심리적 외상으로 받아들일 수 있다. 점차 성인이 될수록 다양한 상황에 대한 적응력과 대처 능력이 길러지나 노화가 진행되어 노인이 되면 점차 적응력이 감소되면서 탈진단계에 머무르게 된다.

(2) 심리적 반응

스트레스에 대한 대표적 심리적 반응은 무기력, 불안, 분노와 공격, 우울이 있다.

① 무기력

무기력은 어떤 사건이나 현상에 대해 스스로 통제하는 것이 불가능할 때 경험하는 심리적 상태이다. 인간은 자신의 주변 환경에서 일어나는 다양한 일을 지배하고자 하는 욕구와 자신에게 중요하고 의미 있는 사건들을 스스로 통제하려는 욕구가 있다. 이러한 욕구들을 충족하지 못할 때 무기력을 경험한다. 즉, 자신이 욕구를 충족하기 위해 다양한 노력을 기울임에도 불구하고 실패를 거듭한다면 무기력해진다. 무기력은 인간이 살아가는데 필요한 의지와 결정에 영향을 미친다. Seligman은 '개의 공포실험'을 실시하였다. 어떤 개는 전기쇼크를 피할 수 없는 상황에서 반복적으로 노출시켜 쇼크를 받게 하였다. 또 어떤 개는 스스로 통제 가능한 전기쇼크를 경험하게 했다. 그 다음 날 낮은 칸막이를 설치하여 스스로 노력을 한다면 전기 쇼크를 피할 수 있는 상황을 만들어 실험을 하였다. 그 결과 스스로 전기쇼크를 통제할 수 있었던 개는 전기 충격을 피해 옆 칸으로 도망갔다. 그러나 전기쇼크를 경험할 수밖에 없었던 개는 옆 칸으로 이동할 수 있음에도 불구하고 도망가려는 시도를 하지 않았다. Seligman은 이 실험을 통해 '학습된 무기력(Learned Helplessness)'개념을 발표하였다. 또한 Seligman은 학습된 무기력이 동물에게만 적용되는 것이 아니라 인간에게도 적용된다고 하였다. 스트레스를 성공적으로 대응하는 경험은 그 이후에 있을 스트레스 상황을 극복하는데 도움이 되지만 스트레스 대응에 반복적인 실패는 또 다른 스트레스 대응에서 무기력해질 수 있다.

② 불안

불안은 신체적 위협에 대한 즉각적인 반응이 아니라 상징적이고 심리적이거나 혹은 사회적인 상황에 대한 반응이다. 불안은 불확실성에 대한 반응이며 자기통합감이나 자기응집력, 자기연속성 혹은 주체성이 위협을 받을 때 일어난다(Leslie & Sandr, 1997).

프로이드는 일차적으로 대뇌피질에 지나친 자극이 생기면 불안이 형성된다고 하였다. 개인이 이러한 자극에 대처할 수 없을 때 느끼는 심리가 불안이다. 불안을 경험하게 되는 상황과 대상은 성장하면서 다양해지고 복잡해진다. 아동기에 느끼는 불안은 주로 부모와의 분리, 애정관계, 양육의 상황에서 느끼는 경우가 많고 점차 성장하면서 친구, 권위적인 대상, 위협적인 상황 혹은 대상, 예기치 못한 상황에서 불안을 경험한다.

스트레스의 심리적 반응 중 가장 흔한 반응이 불안이며, 불안은 정상적인 불안과 신경증적 불안으로 나눌 수 있다. 신경증적 불안을 노이로제(neurosis)라고 부른다. 운전을 하다가 사고가 났을 때 느끼는 불안은 정상적인 불안에 속한다. 그러나 가스불이 꺼졌는지를 확인했음에도 계속 신경을 쓰는 것과 같이 사소한 일에 매우 신경을 곤두세운다면 노이로제 증상으로 볼 수 있다. 또한, 명확한 대상이나 원인이 없이 막연한 불안감을 호소하는 것은 개인의 무의식적 갈등과 연관이 있는 노이로제 증상이다.

이러한 노이로제 증상은 개인이 통제할 수 있는 범위를 벗어난 것이므로 심리상담전문가 혹은 의사의 도움이 필요하다.

③ 분노

분노는 인간이 자주 경험되는 정서이며, 사람이 다른 사람과 함께 살아가는 과정에서 종종 발생하고 인간의 적응 행동과 밀접한 관련이 있는 생존을 위한 정상적인 반응이다. 그리고 분노는 공격적인 행동으로 표출되기 쉽고, 상대방의 기분을 나쁘게 하는 폭언 등이 방법으로 드러난다. 분노는 분노를 경험하는 자신과 타인의 감정까지 매우 불쾌하게 만들며 인간관계를 악화시킬 수 있다.

분노를 유발하는 스트레스 요인은 자신이 부당한 처벌을 받았거나 신뢰하던 사람에게 배신을 당했을 때와 같은 외적 스트레스 자극들이다. 또한, 배신감. 굴욕감, 공포 등의 감정, 과거의 회상, 미래에 대한 생각 등의 내적 자극들도 분노를 유발한다.

분노는 사건이 자신의 복지와 관련성이 높고, 자신의 사적 영역을 침범했으며, 기대나 규범에서 어긋나고, 자신의 목표 달성을 방해한 정도가 높고, 통제 가능한 행동을 상대가 고의적으로 범했다는 평가와 밀접하게 관련된다(김교헌 · 전겸구, 1997). 그리고 자신의 대처능력과도 관련된다. 심리적 분노를 경험하는 상황에서 자신이 그 상황을 효율적으로 대처할 수 있다고 판단되면 분노를 느끼는 정도가 감소한다.

분노 표현의 방식은 분노 표출, 분노 억제로 구분할 수 있다(Spielberger, 1988). 분노 표출은 자신의 분노를 느끼게 한 대상 혹은 타인에게 표현하는 것이다. 분노 표출은 공격적인 행동으로 표출되기 쉽고, 상대방의 기분을 나쁘게 하는 폭언 등으로 드러난다. 이러한 사유로 분노를 경험하는 본인은 물론 타인의 감정까지 매우 불쾌하게 만들고 인간관계를 악화시킬 수 있다. 분노 억제는 내적으로 분노를 통제하는 것이다. 억제된 분노는 의식 속에 오랫동안 남아있게 되고 불안, 우울, 초조 등의 증상으로 나타날 수 있다.

사회 문화적 요인도 분노 표현에 영향을 미친다. 우리나라의 문화는 자신의 부적절한 감정을 직접적으로 표현하는 것을 바람직하지 않게 보는 경향이 있다. 이러한 사회적 분위기는 개인의 화 또는 분노의 감정을 표현보다는 억제하도록 만들며, 때문에 이러한 사회 문화적 요인으로 전통적으로 우리나라의 중년 여성들은 오래전부터 참아서 생긴 화병이라는 증상을 호소하여 왔다. 분노 억제가 너무 지나치면 화병과 같은 증상이 나타나고, 분노를 표출하지 못하고 억제하려는 노력이 반복되면 신경계와 심장혈관계에 영향을 주어 고혈압, 관상성 심장질환 등을 유발하게 된다.

④ 우울

우울이란 정상적인 기분 변화에서부터 병적인 상태에 이르는 근심, 침울감, 무기력감 및 무가치감을 나타내는 상태이다(Battle, 1978). 우울의 원인은 많지만 급성 및 만성 스트레스가 가장 주요한 위험요소로 생각된다. 많은 사람들은 외상적인 생활 사건을 겪은 후에 우울해진다. 이혼, 사랑하는 사람의 사망, 학대, 방치, 무시를 경험하는 사람들은 우울해지기 쉽다. 직장이든 집이든, 만성적인 스트레스 환경은 우울을 촉발할 수 있다. 어떤 경우에는 심리적 스트레스가 생의 초기에 경험한 상실적 사건(예 : 결정적 발달단계에서 부모의 사망이나 이혼에 따른 상실)을 활성화시켜서 우울을 촉발할 수 있다(김정호 · 김선주, 2010).

인간은 누구나 스트레스를 경험하면 일시적으로 우울감과 열등감을 느끼고 인정하기 싫은 상황이 현실이 되면 부정하고 싶어진다. 예를 들어 암진단을 받은 환자들은 의사가 무능하다고 오히려 화를 내면서 자신의 건강이 위험한 것을 인정하지 않는다. 사랑하는 사람에게 이별통보를 받은 사람들은 상대방이 자신에게 다시 돌아올 것이라고 믿기까지 한다. 사람들은 스트레스 상황을 인정하지 않다가 일정 시간이 소요하면서 현실을 인정하게 되고 자신이 할 수 있는 일이 없다는 것을 받아들인다. 이러한 무력감은 점차 우울감으로 확장되며, 우울한 사람들은 만사에 의욕과 흥미가 없고, 문제를 해결하기 전에 포기하는 성향이 있다.

5) 스트레스와 질병

스트레스는 질병의 직접적 혹은 간접적인 원인으로 작용한다. 앞에서 언급했던 것처럼 위협적인 스트레스 경험은 심리, 생리적 반응을 일으키고 이러한 반응들은 다양한 신체적, 정신적 질병의 잠재적 병인으로 작용한다. 예를 들면, 사람들은 스트레스를 받으면 흡연, 음주 등의 욕구가 증가하고 흡연과 음주를 통해 스트레스를 해소하려고 한다. 그러나 이것은 신체에 직 · 간접적으로 부정적인 영향을 끼치며 결국 신체의 기능 항상성을 깨뜨리게 된다. 또한, 스트레스는 정신적인 질병에 중대한 영향을 미치는 요인이다. 스트레스의 심리적 반응에서 언급했던 것과 같이 자신이 외부적인 상황에 대응할 수 없다는 결과를 받아들이면서 느끼는 무기력, 불안, 분노, 우울 등의 정서 상태가 지속되고, 심각해지면 정신적인 질병이 된다. 여기서는 스트레스로 인해 유발되는 신체적 질병과 정신적 질병으로 나누어서 살펴보기로 하겠다.

(1) 스트레스와 신체적 질병

만성적인 스트레스로 인해 생체면역체계의 저항력이 감소되고 신체 기능에 변화가 일어나면 질병이 발생하며, 치유력도 약화된다. 현대인들이 스트레스로 인해 호소하는 신체적 질병은 소화기계 장애, 내분비계 장애, 심혈관계 장애, 통증 장애, 피부질환 등으로 나눌 수 있다.

① 소화기계 장애

병원에서는 환자의 소화기 증상을 설명할 만한 기질적 질환이 없는 경우 ‘기능성 위장관질환'으로 광범위하게 분류하는데, 이런 경우 스트레스가 원인 및 증상의 악화요인으로 작용했을 수 있다(이종철, 1997). 소화는 자율적인 평활근의 수축과 소화액의 분비에 의해 통제된다. 스트레스 상태에서의 음식섭취는 위의 수축을 격렬하게 하고 위액 분비를 3배로 증가시켜 위산을 과다 분비한다. 결국 위장 내벽의 손상이 생기고 위장 장애가 발생할 수 있다. 특히, 궤양이 많이 발생하는 사람들을 살펴보면 가족 중에 궤양의 질환을 경험했거나 경험하고 있는 가족력과 관련이 높고 도시인, 경영자, 고소득자에게서 많이 발생하기도 한다. 정신분석학적으로 살펴보면 무의식적인 의존욕구가 좌절되었을 때 의존 욕구가 무의식화되면서 미주신경이 활성화되어 위궤양이 발생한다고 한다.

조원호(1989)는 흰쥐와 스트레스 궤양의 관계를 알아보는 실험을 실시하였다. 이 실험은 9일 동안 흰쥐를 활동 바퀴장에 구금을 하고 운동을 시키면서 하루에 1시간만 먹이를 주는 실험이다. 실험결과 실험 9일 동안 10마리 중 6마리는 사망을 하였고 9마리는 위궤양이 발생하였다. 구금을 하는 공간이 좁으면 좁을수록 위궤양 발생확률이 높았고, 음식의 제공에 제한이 있을 때에도 위궤양을 일으켰다. 이렇게 스트레스는 소화기관과 관련이 높기 때문에 '스트레스궤양'이라고 불리기도 한다.

② 내분비계 장애

내분비계는 신체의 항상성을 유지하기 위해 필요한 호르몬을 분비, 생산하는 역할을 담당한다. 내분비계 호르몬은 혈액으로 분비되어 신체의 여러 기관으로 전달되며 각 기관의 기능을 돕는다. Selye(1976)는 만성적 스트레스가 부신피질의 증대, 림프선의 확장, 갑상선의 위축, 뇌하수체의 질량 증가를 초래한다고 하였다. 서희정(2008)은 성숙한 쥐를 만성 스트레스 상황에 노출시켜 내분비계에 영향을 미치는 코르티코스테론(cortisterone)의 변화를 관찰하였다. 코르티코스테론은 부신피질 호르몬 중의 하나이며 탄화수소의 합성과 단백질 분해를 촉진하는 역할을 한다. 실험 결과, 만성적인 스트레스 경험은 쥐의 코르티코스테론을 감소시켰다. 만성적인 스트레스는 호르몬의 작용을 통해 정신 신체 질환과 같은 이차적인 문제를 유발시킨다.

스트레스 호르몬의 분비는 성호르몬의 분비를 방해하게 된다. 그 결과 스트레스는 성적 욕구나 반응과 관련된 문제를 일으킨다. 우울, 피로, 스트레스 상태를 수반하는 심각한 생리적 및 내분비의 변화는 성적 동기의 상실을 초래한다(김정호 · 김선주, 2010).

월경 전 증후군(premenstrual syndrome : PMS)도 내분비계의 호르몬 변화로 인한 증상이다. 월경 전 증후군은 월경 시작 전 2~6일 전에 나타나는 심리적, 신체적 증상이다. 기분이 우울해지거나, 신경이 날카로워져 짜증이 늘어나며, 사소한 일에도 화를 내는 등의 증상으로 인해 사회적 관계의 어려움 등이 발생한다. 또한, 흥미의 감소, 피로감의 호소, 수면의 어려움, 젖가슴의 통증, 두통, 관절의 통증, 배에 더부룩한 느낌 등의 증상이 나타나기도 한다. 이러한 증상들은 월경이 시작되면 사라진다.

이 외에도 만성적인 스트레스로 인한 내분비계 장애는 갑상선기능항진증, 당뇨병, 고혈압 등이 있다.

③ 심혈관계 장애

심장전문의인 Friedman과 Rosenman의 연구에 의해 경쟁적이며 성취 지향적이고, 시간에 대한 조급함이 있고 쉽게 분노나 적개심을 느끼는 소위 “A형”의 성격이 심근경색과 관련이 있다고 알려졌다. 특히, 환경에 대한 적개심이 가장 중요한 인자로 알려져 있다. 혈중 콜레스테롤 농도도 스트레스와 연관되어 있다. A형 성격은 목표 지향적이어서 경쟁적, 적대적으로 목적을 성취하려 하며 공격적인 특징이 있다. 또 가능한 한 일을 빨리 끝내려는 조급증을 보이며, 참을성이 없고 쉽게 화를 내곤 한다. 목소리도 격양되어 있고, 표정이나 자세는 과도하게 긴장되어 있다. 이들은 빨리 말하고, 바쁘게 걸어 다니며, 쉴새없이 무엇인가를 하고 있다.

스트레스가 신체에 미치는 영향을 연구한 결과 지속적인 스트레스는 분노의 감정을 일으키고 분노가 조절되지 않으면 심장 질환, 고혈압, 암, 화병 등의 의학적 문제를 야기한다(김교헌. 전겸구, 1997). 스트레스로 인한 분노 표출은 범죄나 가족 폭력과 밀접한 관련이 있으며 심장 질환과 관련성도 있다.

스트레스는 관상동맥질환을 유발시키기도 한다. 관상동맥질환은 심장으로 가는 동맥관이 좁아지거나 폐쇄되어 산소가 원활히 공급되지 않는 질환이다. 가슴에 압박감이 느껴지고, 구토, 호흡곤란 등의 증상을 동반할 수 있으며, 심장마비로 사망할 수도 있다.

④ 통증 장애

스트레스를 받으면 흔히 나타나는 증상이 두통이다. 두통은 편두통, 긴장성 두통 같은 1차성 두통과 뇌출혈, 뇌종양, 뇌졸중 등에 의한 2차성 두통이 있다. 일상생활 속에서 경험하는 90% 정도의 두통은 1차성 두통이다. 1차성 두통은 대부분 스트레스로 인해 발생하며, 스트레스로 인한 두통은 편두통, 긴장성 두통이 있다.

긴장성 두통은 스트레스로 인한 두통 중 가장 많이 나타나는 것이며, 스트레스 호르몬이 교감신경계를 자극하여 나타난다. 이러한 긴장성 두통은 머리 주위와 목 뒤의 근육이 수축되는 증상을 보이고, 성격이 조급한 사람들이 많이 호소한다.

또한 만성적인 스트레스는 근육을 긴장시켜 통증을 유발하고, 등의 아래 부위에서 느껴지는 요통도 만성적인 스트레스의 결과이다.

⑤ 피부질환

스트레스를 받으면 피부에 트러블이 생기거나 여드름이 악화되는 경험은 누구나 한번 쯤 있을 것이다. 스트레스는 피부에 직접적인 영향을 준다.

지진 등 자연재해 스트레스도 혈중 스트레스 호르몬인 코티솔의 분비를 증가시켜 알레르기 질환에 영향을 준다. 1995년 일본 한신 대지진 발생 후 1457명의 아토피 환자를 조사한 결과, 가장 심각한 피해를 입은 지역의 아토피 환자는 증상이 38% 악화됐다. 중간 수준의 피해를 입은 지역은 34%, 지진 피해를 겪지 않은 지역의 환자는 7%에 불과했다. 극심한 스트레스가 아토피 피부염의 증상을 악화시킨 결과였다(조선일보, 2011. 5. 18).

이 외에도 스트레스는 습진, 탈모 등의 피부병에 큰 영향을 미친다.

(2) 스트레스와 정신적 질병

20~30대 성인남녀 10명 중 4명 이상은 스트레스로 인해 자살까지 생각해 본 적이 있는 것으로 조사됐다. 취업포털 사람인에 따르면 2030세대 성인남녀 1837명에게 조사한 결과 42.5%는 '스트레스로 자살을 생각해 봤다'고 답했다. 특히, 22.5%

는 "실제로 자살을 시도해 봤다"고 해 스트레스의 심각함을 보여줬다. 스트레스로 인해 겪는 증상으로는 '심리적 불안감'(55.4%)이 가장 많았다. 스트레스 등으로 인한 질병이나 정신적인 변화 등은 대수롭게 넘길 것이 아니라 전문가의 도움을 받는 것이 필요하다(아시아경제신문, 2011. 5. 30).

이렇듯 심각한 스트레스는 정신적 질병을 가져올 수 있으며, 대표적인 질병으로 범불안 장애, 공황 장애, 우울증, 외상 후 스트레스 장애가 있다.

① 범불안 장애

범불안 장애는 끊임없이 근거 없는 걱정을 한다. 특정한 불안의 원인이 있는 것이 아니라 막연한 불안함을 지속적으로 경험한다. 자신과 관련된 걱정뿐만 아니라 자녀, 배우자에 대한 걱정을 멈추기 어렵다. 또한, 앞으로 일어날 수 있는 모든 상황에 대해 걱정과 염려를 가지고 있다.

범불안 장애의 전형적인 증세는 심장이 빨리 뛰고, 맥박이 빠르고, 땀이 나고, 몸이 떨리고, 호흡이 가쁘고, 초조하고, 가슴이 아프고, 속이 메스껍고, 위가 따끔거리고, 손에 감각이 없어지고, 얼굴이 찌릿찌릿하는 것이다. 그 외 신열이 오르거나 오한이 들기도 한다. 입안이 마르거나, 목이 조여드는 느낌이 들거나, 삼킬 때 목이 아프기도 한다. 어지럽고, 불안정한 느낌이 들고, 나른하고, 머리가 멍해서 '환각상태'로 돌아다니는 느낌이 들기도 한다(Borwin, 2004).

범불안 장애 환자는 항상 긴장, 초조해하며, 쉽게 흥분하고, 회의적, 신경질적인 특징이 있다. 끊임없는 스트레스로 두통, 불면증, 만성 통증, 근육통, 우울감을 호소한다.

이들은 자동차 수리를 어떻게 할지, 약속 시간에 늦게 되면 어떻게 할지, 지나가다가 강도를 만나면 어떻게 할지, 지금 타고 가는 버스가 사고가 나면 어떻게 할지를 계속 걱정하며 불안해한다. 특히 이들은 텔레비전 뉴스에서 테러, 비행기 추락, 화재 등의 안 좋은 소식을 접하면 자신에게 일어나게 될까봐 밖을 나가는 것조차 불안해한다. 통계적으로 매우 낮은 가능성이지만 이들에게는 항상 불리한 쪽으로 더 생각된다.

② 공황 장애

공황 장애는 스트레스, 흥분, 피로를 경험한 후 증상이 나타나기도 하지만 아무런 신호 없이 나타나기도 한다. 공황 장애의 신체적 증상은 심장이 불규칙하게 뛰고, 가슴의 통증과 답답함을 호소하며, 호흡이 빨라지게 되면서 숨을 쉴 수 없을 것 같은 공포감을 느낀다. 또한, 손발, 얼굴이 저리거나 손이나 온몸이 떨리고, 어지러운 느낌 때문에 금방 쓰러질 것 같은 기분이 들기도 한다. 가끔씩은 마비 증세를 동반하기도 하며, 주로 왼쪽에 마비 증세가 나타난다. 공황 장애 환자들은 이인증(이인화) 증상을 경험하기도 한다. 이인증은 자신을 자신이 옆에서 지켜보는 것 같은 느낌이다.

공황 장애 환자들은 자신이 미치거나 죽게 될까봐 매우 두려워한다. 자신이 통제력을 상실할지도 모른다는 공포와 또 공황 발작을 일으킬지 모른다는 불안을 가지고 있다. 공황 장애 환자들은 발작 증세가 나타나면 심장이 터질 것 같은 호흡곤란 증상을 보고하지만 실제로 발작 중의 심장 박동은 평소와 거의 다르지 않다. 심장 박동이 달라졌다 하더라도 큰 영향을 미치지 않은 정도이다. 공황 장애 환자들은 이런 증상을 매우 위험하게 인식하지만 실제로 이런 증상으로는 죽지 않는다. 공황 장애 환자들은 이것을 항상 기억해 두어야 한다. 그들은 공황 장애가 죽을지도 모르는 병이라고 해석하는데 공황 장애는 신체 기능의 문제보다는 인지적 구조의 문제다.

공황 장애 증상은 10분 정도 후면 대체적으로 사라진다. 공황발작을 일으키는 빈도는 개인마다 차이가 있다. 개인에 따라 1년에 1번 일어날 수도 있고, 일주일에 1번 일어날 수도 있으며, 하루에 몇 차례씩 일어날 수도 있다. 일부 공황 장애 환자들은 공황 장애가 생기거나 악화되면 일상생활에서 대인관계의 상실, 직장을 그만두거나 학교를 못 다니게 된다.

공황 장애의 유병률은 1.5~3.5% 이며, 발병률은 청소년 시기가 가장 높고, 30대 중반에도 발병 가능성도 매우 높다. 공황 장애 환자 중 50~60%는 우울증을 동반한다. 전체 인구의 10% 정도는 평생 동안 한 번 이상 공황발작을 경험하고, 전체 인구의 2~3%는 평생 동안 한 번은 공황 장애를 겪는다는 연구 결과가 있다. 현재 우리나라에는 40만~50만 명 정도가 공황 장애를 가지고 있거나 과거에 경험한 것으로 의료계는 추산한다. 대체로 소심하거나 예민한 성격일수록 발병 위험이 크며, 유전적 요인도 있는 것으로 추정된다. 특별한 질환이 발견되지 않고 13가지 진단 항목〈체크리스트〉 중 4가지 이상 증상이 심한 공포감 · 불쾌감과 함께 나타나면 공황발작으로 진단한다(조선일보, 2010. 06. 02).

공황발작 체크리스트

아래 증상 중 4가지 이상이 갑자기 나타난다. 대개 10분 이내에 가장 심해졌다가 20~30분 안에 사라진다. 1시간을 넘는 경우는 드물다.

① 두근거림, 심장이 마구 뛰거나 맥박이 빨라지는 느낌
② 땀이 남
③ 손발이나 몸이 떨림
④ 숨이 가빠지거나 막힐 듯한 느낌
⑤ 질식할 것 같은 느낌
⑥ 가슴 부위의 통증이나 불쾌감
⑦ 매슥거리거나 속이 불편함
⑧ 어지럽고 휘청거리거나 혹은 실신할 것만 같은 느낌
⑨ 비현실감(세상이 달라진 것 같은 이상한 느낌, 혹은 자신이 달라진 듯한 느낌)
⑩ 자제력을 잃거나 자신이 미칠 것 같아 공포를 느낌
⑪ 죽음에 대한 공포
⑫ 손발이 저리거나 마비되는 것 같은 이상한 감각
⑬ 오한이나 몸이 화끈거리는 느낌

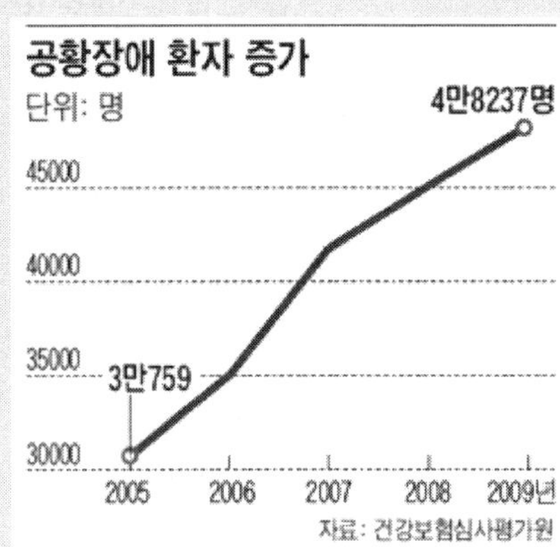

자료 : 서울아산병원.

③ 주요 우울장애

주요 우울장애의 주요 특징은 기분이 우울하거나 슬프고, 흥미가 없고, 즐거움의 상실이다. 이들은 에너지가 거의 없고, 체중의 변화, 식욕의 변화, 불면 혹은 과다수면, 피로감의 호소, 부적절한 죄책감, 주의집중의 어려움, 제한된 사고, 죽음에 대한 생각 및 구체적인 자살 계획 등의 증상을 보인다. 때로는 기분이 슬프다고 표현하기보다 신체적인 통증을 호소한다. 그리고 분노와 짜증의 감정 표현을 먼저 드러낸다. 주요 우울장애 환자들은 한 가지 일을 집중하지 못하고 쉽게 산만해져 작업의 효율성이 떨어진다. 또한, 이들은 논리적으로 생각하고 판단하는 능력이 부족하다.

유병률은 여자에게 10~25%, 남자에게 5~12%로 여자에게 2배 이상 더 흔한 장애이다. 발병연령은 어떤 연령대에서도 시작될 수 있으나 특히 20대 중반에 발병하는 경우가 많다.

주요 우울장애는 심한 스트레스(사랑하는 사람의 죽음이나 이혼)와 대인관계에서의 스트레스(결혼, 가족 관계, 직장 상사나 동료들과의 갈등) 등이 원인이 된다.

④ 외상 후 스트레스 장애

외상 후 스트레스 장애(Post Traumatic Stress Disorder : PTSD)란 외상 사건을 겪은 후 그 사건을 재경험하며 극심한 공포, 무력감, 고통을 느끼는 것이다. 대표적인 증상은 그 상황을 떠올리고 싶지 않지만 강제적으로 떠올리게 되며, 그 사건에 대한 악몽을 꾸고, 드물게는 그 사건을 몇 분, 몇 초, 몇 일 동안 재경험하기도 한다. 심지어 외상 사건과 관련된 것을 보기만 해도 심리적 고통이 매우 크다. 결국 외상 사건과 관련된 자극을 회피하고 사건에 관한 모든 것(생각, 느낌, 대화 등)을 거부한다. 이들은 외상 사건을 경험한 후 관심의 폭이 좁아지며, 타인들에게 소외감, 거리감을 느끼고, 정상적인 생활을 하기 힘들 것 같은 불안을 느낀다. 또한, 지나친 경계심과 폭발적으로 화를 내는 등의 변화를 경험한다.

6) 스트레스 대처

급변하는 사회에서 스트레스는 선택사항이 아니다. 우리가 원하든 원하지 않든

관계없이 스트레스는 우리와 매우 밀접한 관계이며 정서적, 생리적 반응을 유발한다. 아무리 능력이 뛰어나고 완벽한 사람이라도 스트레스 상황을 피할 수는 없다. 그러므로 만족스러운 삶을 살아가기 위해서는 스트레스를 어떻게 효율적으로 대처할 것인지, 즉 대처 방법이 중요하다.

(1) 스트레스 대처의 개념

대처(coping)는 심리학에서 스트레스가 인간의 적응에 주는 영향을 다루기 시작한 1950년대 이후에 나타난 개념으로써, 인간의 적응에 관한 핵심적 개념이다. 대처란 스트레스에 직면한 순간 스트레스 요인으로부터 받는 피해를 최소화하기 위하여 개인이 행하는 노력이다. 개인이 그의 환경과의 관계에서 개인의 역량을 넘어서는 것으로 평가되는 구체적인 내적, 외적 요구들을 다루기 위해 끊임없이 변화하는 인지적, 행동적 노력이다.

(2) 스트레스 대처 방법

Folkman & Lazarus(1984)는 스트레스 대처 방법을 문제중심적 대처 방법, 정서중심적 대처 방법, 문제-정서 혼합 대처 방법의 3가지로 제시하였다.

① 문제중심적 대처 방법

문제집중적 대처 방법은 환경 지향적 대처와 내부 지향적 대처 2가지로 구분할 수 있다. 환경 지향적 대처는 현재 발생한 문제가 무엇인지 문제를 정의하고 공식화한 후 문제를 해결할 가능성이 있는 대안책들을 제시한다. 제시된 다양한 대안책들 중 현재의 스트레스 상황을 가장 효과적으로 대처할 수 있는 것이 무엇인지를 비교, 분석, 검토한다. 그리고 난 후 가장 효과적이라고 판단한 대안책을 수행하고 그것이 타당한지를 검증하는 과정을 걸친다.

내부 지향적 대처 방법은 자신이 원하던 성취수준을 바꾸거나 대안적인 만족 방법을 모색하는 것이다. 또한, 새로운 행동 기술을 익히거나 개발하는 것과 같이 스트레스 상황을 바꾸기보다 자신의 내부적인 동기, 인지의 변화를 통해 스트레스에 대처한다.

D'Zurilla & Sheedy(1986)는 체계적 문제해결 4단계를 설명하였다.

첫째, 문제의 명료화 단계이다. 문제가 무엇인지 분명하게 명료화하는 것이다. 문제를 직접적으로 해결하기 위해서는 현재 상황의 문제를 구체적이고 명확하게 파악해야 한다.

둘째, 행동의 대안적 과정 산출 단계이다. 이 단계에서는 문제 상황을 해결할 수 있는 다능한 대안을 찾는 것이다. 여기서 제시된 대안책은 완벽하게 해결 할 수 있는 정답을 요구하는 것이 아니라 문제 상황을 개선할 수 있는 대안책이다. 가능한 많은 대안을 산출하는 것이 중요하다.

셋째, 대안의 평가와 행동과정의 선택 단계이다. 가능한 많은 대안 가운데 현실적인 계획, 부담과 위험, 결과의 바람직성을 고려하여 대안의 가치를 평가한다. 이러한 평가 과정을 거쳐 가장 효과적인 대안과 행동과정을 선택한다.

넷째, 융통성을 가지고 행하기 단계이다. 선택한 대안과 행동과정을 실제 문제 상황에 실행하는 것이다. 이 때 중요한 것은 융통성을 유지하는 것이다. 선택한 행동과정만을 고집하는 것이 아니라 좀 더 효율적인 접근 방법이 있다면 행동과정을 수정할 수도 있어야 한다. 결과를 자세히 살펴보고 전략의 수정이 필요하다면 융통성을 가지고 바꿀 수 있다. 그리고 결과가 만족스럽지 않았다면 미처 고려하지 못한 요인이 무엇인지를 살핀다. 실패를 통해 문제에 재도전할 수 있는 정보를 얻는 것도 중요하다.

② 정서중심적 대처 방법

정서중심적 대처 방법은 스트레스로 인한 부정적 정서 상태를 통제하려는 노력이다. 스트레스 원인의 회피, 스트레스 상황의 인지적 재구성, 긍정적 측면에 선별적으로 주의를 기울여 정서적 고통을 감소시키는 방법이다.

- **소망적 사고** : 이미 발생한 스트레스 상황에 대한 행동이나 생각을 바꾼다(예 : 바닥에 우유를 엎었을 때 "어차피 청소를 해야 했어"라고 생각하는 경우, 접촉사고가 났을 때 "이건 액땜이야…… 이 사고가 아니었으면 더 큰 일이 있었을지도 몰라…… 차라리 다행이야"라고 생각하는 경우).
- **거리두기** : 스트레스 상황의 불편함, 어려움 및 스트레스 상황과 관련된 모든 것을 잊으려고 노력한다(예 : "잊어버리고 떠올리지 말자").

- **긴장해소** : 스트레스로 인한 불안, 공포, 분노 등의 감정을 없애기 위해 운동, 음주, 게임, 흡연 등의 다른 일에 집중한다(예 : 노래방 가서 노래 부르기, 등산, 대청소 등).
- **고립** : 다른 사람들은 알지 못하고 자신만 마음 속에 담아 놓는다(예 : "다른 사람에게 절대로 알려주지 말아야지……", "나만 아는 비밀……").
- **사회적 지지 추구** : 주변 사람들로 하여금 이해받고, 수용되며, 지지를 받고자 한다(예 : "아주 많이 괴로웠지…… 얼마나 슬펐는지 이해해……" 라고 주변 사람들이 표현해 주기를 원함).
- **책임수용** : 스트레스의 원인이 자신이라는 것을 인식하고 책임있게 받아들인다(예 : "물컵이 깨진 것은 내가 물컵을 식탁에 잘 올려놓지 않고 바닥에 두었기 때문이야").

③ 문제-정서 혼합 대처 방법

대체적으로 사람들은 스트레스 상황을 변화시킬 수 있다고 판단되면 문제집중적 대처 방법을 사용하고, 스트레스 상황을 변화시킬 수 없다는 판단이 서면 정서집중적 대처 방법을 사용하는 경향이 있다. 그러나 어떤 스트레스 상황에서든 문제중심적 대처 방법만을 사용하거나 정서 중심적 대처 방법만을 사용하지는 않는다. 문제집중적 대처 방법과 정서 집중적 대처 방법 두 가지 방법을 혼용하여 사용한다. 스트레스 상황에서 해결해야 하는 문제가 무엇인지 정확하게 파악하는 과정에서 자신의 책임을 인정할 수도 있으며, 너무 지치고 힘들어 주변 사람들에게 지지를 받을 수도 있다. 그 결과 처음엔 해결하기 어려운 일처럼 인식되고 느껴졌던 상황이 수월하게 해결될 수도 있다. 문제-정서 혼합 대처 방법은 성장지향과 직면하기가 있다.

- **성장지향** : 스트레스를 받는 상황이 자신의 성장에 어떤 도움을 주는지 찾으려고 노력한다(예 : 과중한 업무처리로 매우 힘들어 한다면 이 업무가 다음 승진심사에 긍정적 영향을 줄 것이라고 믿는다).
- **직면하기** : 스트레스를 일으키는 상황 자체를 바꾸기 위해 공격적으로 행동한다(예 : 본인 스스로 업무가 과중하고 편중 되었다고 생각하면 상사에게 직접 가서 업무분장을 요구한다).

7) 발달단계별 스트레스

발달단계란 발달상에서 어떤 과제의 성취와 특정한 측면의 발달이 강조되는 삶의 기간을 말한다. 각 발달단계는 고유한 특징이 있어서 그 이전단계나 이후단계로부터 구분되며, 그러면서도 발달을 위한 방향이 있고 새로운 단계는 그 이전의 단계까지 이루어진 발달을 통합한다(이인정 · 최해경, 2007). 발달단계는 영유아기, 아동기, 청소년기, 성인기, 노년기로 구분할 수 있다. 각 발달단계는 보편적인 생물학적, 지적, 심리적, 정서적 발달 과정이 있고 성취해야 하는 발달과업이 있다. 발달과업을 성공적으로 수행하면 성취감, 행복감을 느끼게 되고 이후의 발달과업도 성공할 가능성이 높지만 실패하게 되면 좌절감, 불행감을 느끼고 이후의 과업을 수행하는데 어려움이 있을 수 있다. 또한, 발달단계에 따라 스트레스 유발 요인이 다를 수 있다. 발달단계별 주요 과업 및 발달을 살펴보고 각 단계에서 경험하는 스트레스를 살펴보고자 한다.

(1) 영아기와 스트레스

영아기는 출생 시부터 만 2세까지의 시기를 말하고 이 시기의 신체적, 인지적, 사회적, 정서적 발달은 매우 빠르게 성장한다.

출생 시 3.2kg~3.5kg 정도이던 체중은 생후 2년 정도가 되면 약 3배 정도 증가한 12kg 정도가 되며, 출생 시 50cm 정도이던 키도 생후 2년 정도가 되면 약 85cm 정도로 자라 성인키의 반이 된다. 또한, 운동능력은 생후 1개월에는 엎드려 놓았을 때 턱을 들 수 있고 , 24개월경에는 혼자서 계단을 오르내리기, 달리기를 할 수 있게 된다. 조작능력은 생후 1개월에는 손으로 고리를 쥘 수 있는 정도지만, 생후 24~30개월 정도가 되면 숟가락을 효과적으로 사용할 수 있으며, 대소변 통제도 가능하게 된다.

영아기의 인지적 발달은 환경을 탐색하고, 대상의 독특한 특성들을 알기 위해 자신의 본능적인 반응을 수정한다. Piaget는 인지발달 과정에서 가장 중요한 시기를 영아기(출생시~24개월)라고 하였고, 이 시기를 감각운동적 사고가 발달하는 시기라고 보았다. 또한 영아를 둘러싸고 있는 주변의 환경의 대상들은 그 존재가 영속적이며, 자신의 눈앞에서 또는 자기가 잡을 수 있는 거리에서 사라진다 해도 그 존재가 끝나지 않는다는 것을 알게 되는 시기로 보았다(이인정 · 최해경, 2007). 즉 영아기의 발달과업은 감각운동적 사고의 발달과 대상영속성의 획득이다.

또한 영아기에 중요한 발달 과업 중의 하나는 안정된 애착을 경험하는 것이다. 이 시기의 긍정적인 애착경험은 친근한 사회적 관계를 형성할 수 있는 능력의 기초가 된다.

Freud는 아기와 엄마 사이에 형성된 유대관계에 대해 매우 큰 관심을 보였다. 그는 아기가 첫 애착을 느끼는 것은 엄마의 젖이며, 바로 엄마의 젖이 구강기 동안 아기에게 가장 큰 즐거움을 주는 원천이라고 하였다(김광웅 · 방은영, 1997). 이와 같이 중요한 발달들이 이루어지는 생의 초기인 영아기에 스트레스를 경험하는 것은 이후 타인과의 관계를 불편하게 여길 수 있고 불신감을 조장할 수 있는 등의 문제를 일으킬 소지가 된다.

Karraker와 Lake(1991)는 영아의 스트레스 요인을 생리적인 요인과 심리적인 요인으로 구분하여 설명하였고, 심리적인 요인에는 대인관계의 스트레스 요인과 환경적인 스트레스 요인이 포함된다.

영아의 생리적인 스트레스 요인으로는 신체적 사건이나 자극이 신체적 상처나 불편함을 주는 것을 들 수 있다. 영아에게 배고픔, 젖은 기저귀를 차고 있는 신체적 불편함 등은 비교적 약한 스트레스를 경험하게 하는 자극이 되며, 예방접종 및 높은 곳에서의 떨어짐 등은 심한 스트레스를 경험하게 하는 자극이 된다. 또한, 시끄러운 소음, 밝은 빛, 불쾌한 냄새나 맛, 호흡곤란 등도 영아의 생리적인 스트레스를 일으키는 요인이 될 수 있다.

영아의 심리적인 스트레스에는 대인관계의 스트레스 요인과 환경적인 스트레스 요인이 포함된다. 먼저, 대인관계의 스트레스 요인으로는 애착대상과의 분리, 낯선 사람과의 접촉, 괴로움을 주는 상호작용 등을 들 수 있으며, 이러한 경험은 영아들의 스트레스를 증가시키는 원인이 된다.

둘째, 환경적인 스트레스 요인에는 영아의 신체, 사회적 환경의 변화 등이 포함된다. 영아는 환경이 익숙한 곳에서 낯선 곳으로 바뀌면 짜증을 내거나 쉽게 잠을 이루기가 어려워한다. 이러한 스트레스 요인 이외에도 새로운 형제 자매의 출생, 부모의 이혼, 위험한 장난감의 접촉, 입원 등으로 인해 발생되는 환경적인 변화도 영아의 스트레스 요인이 될 수 있다.

(2) 유아기와 스트레스

유아기는 매우 활동적이며, 끊임없이 움직이는 행동 특징이 있어 잠자는 시간을 제외하고는 잠시도 가만히 있지 않는다고 말할 만큼 활동적인 시기이다.

유아기는 영아기처럼 급격한 신체적 성장을 보이지 않지만 꾸준히 성장을 하며 여전히 빠른 신체적 발달을 보인다. 3세 정도가 되면 걷기의 정교화, 달리기, 뛰기, 던지기의 운동능력이 증가한다. 또한 유아의 연령이 높아지면서 공을 던지는 능력이 보다 정교해지는 등 이동조작, 비이동동작, 조작동작 등 기초운동 능력의 발달이 일생 동안 가장 급격히 이루어지는 시기이다.

유아기는 소근육 발달에 있어서도 급격한 발달을 보이는 시기이다. 대략 4~5세 정도에는 소근육을 이용해 가위, 종이, 풀 등을 사용하는 능력이 증가하고, 만들기 활동에 흥미를 느끼고 선호하는 경향을 보인다. 그림그리기 발달에서 유아기 초기에는 간단한 원을 자주 그리지만, 점차 자동차, 인형 등의 구체적인 사물을 그리기 시작하여 차츰 사실과 비슷하게 사물을 그리게 된다.

유아기의 인지적 발달은 Piaget 전조작기의 초, 중기에 해당하며, 비언어적 상징 행동이 증가하면서 가상적 놀이가 가능해진다. 유아기 사고의 특징으로는 자신의 입장과 타인의 입장이 같다고 생각하는 자기중심적 사고, 모든 사물에게 생명이 있다고 믿는 물활론적 사고, 마술적 사고, 추론 등을 들 수 있다.

유아기에 습득해야 하는 중요한 발달과업으로 자기통제(self-control) 능력을 들 수 있다. 자기통제는 유아가 사회적으로 수용되는 행동과 그렇지 못한 행동을 구별하여 자신의 행동을 상황에 맞게 잘 조절할 수 있는 능력이다. 자기통제 능력의 형성으로 지금 당장 원하는 결과가 눈에 보이지 않아도 궁극적으로 욕구 충족이 된다는 만족 지연을 수용하게 된다. 이것은 유아가 욕구 불만 상태에서 느끼는 분노, 초조, 좌절감 등의 정서를 완화시켜 주며, "괜찮아", "조금만 참아, 엄마가 해 줄거야" 등의 표현을 함으로써 스스로를 위로하는데 도움이 된다.

7, 8세 이하의 유아들은 일상생활에서 상황을 제대로 이해할 수 없어 불안해하고, 스트레스를 받으며(Seefeldt, 1984), 부모와의 격리, 괴물, 귀신, 유령 등과 같은

상상 속의 존재들을 떠올릴 때나 무서운 동물, 어둠, 죽음 등으로 인한 두려움을 느낄 때 스트레스를 경험한다(Kellerman, 1984). 스트레스를 경험하는 유아들은 손톱 물어뜯기, 신체적 적대행위, 잦은 싸움, 경련, 신경질적 웃음, 주의 집중의 어려움, 불안정감, 신체적인 두통, 복통을 수반하고 우울증에 걸릴 확률도 높다(Burts, 1990).

우리나라 중 · 고등학생이 경험하는 학업관련 스트레스와 대인관계 관련 스트레스는 이미 초등학생부터 보편적으로 경험하는 스트레스가 되었고, 최근 들어서는 유아의 발달수준과 개인의 능력을 벗어난 과도한 조기 · 특기교육 붐으로 인해 유아 또한 더 일찍부터 학업과 관련된 스트레스를 경험하게 되는 실정이다. 실제로 소아정신과에서 치료를 받는 사례가 점차 증가하고 있다. 또한, 유아는 아동과 성인에 비해 인지적, 사회적, 정서적으로 미성숙하여 스트레스 요인이 무엇인지 스스로 인식하기 힘들며 대처방안을 적극적으로 모색하기도 어렵다. 그리고 발달 정신병리학적 관점에서 유아기의 과도한 스트레스로 인한 행동문제는 장기적으로 아동기, 청소년기, 성인기의 부적응 행동에 영향을 미친다(김선희, 2004).

Hoing(1986)은 유아의 스트레스 요인을 내적인 것과 외적인 것, 급성적인 것과 만성적인 것으로 설명하였다. 내적인 자극은 유아의 성, 연령, 지적 능력, 유전적 기질 등이며, 외적인 자극은 가정, 이웃, 학교, 천재지변, 전쟁, 테러, 이사, 새로운 환경, 배변 통제의 실수 등을 말한다. 급성적인 자극은 유치원에 처음 가는 날이나 병원에 입원하는 경우와 같이 갑자기 일어나는 사건을 말하고, 만성적인 자극은 알코올 중독 부모, 학대하는 부모, 이혼 등의 문제로 지속적인 어려움을 보이는 가족의 환경 등을 말한다.

한국 유아들은 부모나 교사에게 야단이나 매를 맞을 때, 친구와 싸울 때, 친구로부터 공격받을 때 가장 높은 스트레스를 경험한다. 그 다음으로 불안 · 좌절감을 경험할 때 스트레스를 많이 경험한다(김선희, 2004).

(3) 아동기와 스트레스

아동기는 6~7세부터 11~12세를 말하며, 이전 시기보다 신체적 발달속도는 느리지만 점진적인 성장은 계속된다. 이 시기 동안 아동의 키는 1년 동안 약 5%씩 증가하고, 몸무게는 약 11% 정도씩 증가한다. 특히 근육이 발달하고 힘이 커져

유아기 때보다 공을 2배 이상 멀리 던질 수 있으며, 야구, 농구, 축구 등의 스포츠를 즐길 수 있다. 아동기 후반이 되면 제2차 성징이 나타나며 성인으로서의 성숙을 준비한다.

Piaget의 구체적 조각기에 해당하며 과학적 사고, 논리적 사고와 문제해결이 가능하다. 가역적 사고가 가능한 것이 특징이며 보존개념, 분류조작, 서열조작도 가능하다. 도덕성도 이 시기에 발달하는 중요한 발달이다. 아동기 초기의 타율적인 도덕성의 발달에서 아동기 후기의 자율적인 도덕성이 발달한다.

아동기는 성역할의 발달과 자아개념이 형성되는 사회적 발달을 이루며, 학교 경험을 통해 사회적 규범의 학습과 또래들과의 친밀한 경험을 중요하게 여긴다. 또한, 성격과 사회성의 발달에 있어서 그들의 관심은 주관적 세계에서 객관적 세계로 옮겨간다(강승현 외, 1996).

이 시기에는 가족 외의 다른 성인이나 또래, 다양한 매스컴의 영향을 받게 되며 학습으로 인한 스트레스를 경험하게 되면서 환경에 대한 적응력이 요구된다. 아동들은 일상생활 전반에서 스트레스를 받고 있다. 성장 자체가 스트레스 요인이며 동생이 태어날 때, 새집으로 이사 갈 때, 학교 입학, 친구와의 갈등 상황, 부모의 사회적 위치에 따른 긴장감 등이 스트레스이다(Brenner, 1984). Schultz(1980)는 아동이 대처하기 어려운 요구로 인하여 발생하는 신체적 소모의 증가를 아동 스트레스라고 하였고, Band & Weise(1988)는 일상생활에서 경험하는 기분 나쁜 일, 속상한 일, 놀랐던 일, 겁먹은 일, 누구에게나 흔히 일어날 수 있는 것들을 아동 스트레스라고 하였다.

아동 스트레스 요인은 가정환경과 학교환경으로 구분할 수 있고, 가정환경에서의 학년별 스트레스 요인은 저학년인 경우 학업관련 요인, 형제 때문에 야단맞을 때, 부모의 지나친 간섭이고, 고학년인 경우 부모의 지나친 간섭, 학업관련 요인, 형제 때문에 야단맞을 때, 가족 불화 등이다. 또한, 학교환경에서의 학년별 스트레스 요인은 저학년의 경우 학업관련 요인, 친구로부터 놀림을 당할 때, 교사로부터 꾸중받을 때, 친구와 다툴 때 등이고 고학년은 친구로부터 놀림이나 망신을 당할 때, 학업관련 요인, 교사의 간섭, 교사의 무시나 편애, 학교폭력 등이다. 이 중에서 공부나 숙제, 성적 등의 문제를 포함한 학업관련 요인이 가정과 학교 모두에서 상당한 스트레스 요인으로 작용하고 있는데, 이는 현행 교육문제의 심각성을 단적으로 보여 준다(우희정, 1997).

(4) 청소년기와 스트레스

청소년기는 신체적, 심리적, 사회적으로 다양한 변화를 경험하는 시기이다. 이 시기의 신체적 발달은 급속한 성장과 제2차 성징의 출현, 생식 능력의 획득이다.

인지적 발달은 Piaget의 형식적 조작기에 해당하며 조합적 사고, 가설 검증적 사고, 명제적 사고가 가능하다. 조합적 사고는 문제해결을 위한 다양한 대안을 검토하고 결론을 내릴 수 있는 능력이고, 가설 검증적 사고는 문제 상황에서 가설을 도출하여 논리적인 사고를 통해 해결방안을 찾는 능력이다. 명제적 사고는 주어진 상황에서 둘 또는 그 이상의 명제를 구성하여 논리적 관계를 추리하는 능력이다. 청소년기는 또래간의 소속감을 중시 여기고, 또래집단에서 인정받고 싶은 욕구가 크다.

이 시기의 또래집단 경험은 성인의 집단 활동의 전초적 경험이라 볼 수 있다. 또래집단의 경험을 통해서 청소년들은 집단조직을 평가하고 조직 내에서 자신의 위치를 평가하는 기술을 배우게 된다. 이러한 사회적 기술이 후에 사회적 집단 내에서의 기능에 대한 기초가 된다(이인정 · 최해경, 2007). 또한, 이 시기는 이성관계의 관심이 증가하고 이성 친구와 교제를 하기도 한다. 이것은 성인기를 준비하는 중요한 발달이며, 성인이 필요로 하는 성역할과 성적 행동에 대한 기초적인 태도를 실험하는 단계이다. 또한, 청소년기 후기가 되면 가족으로부터 독립하기 위한 자율성을 획득하고, 자신의 신념, 가치관을 확립하는 자아정체성을 형성한다. Erikson(1963)은 이 시기에 자아정체성을 성공적으로 확립하면 성실성이 발달하여 사회적 관습, 윤리, 가치 등을 지킬 수 있다고 보았고, 자아정체성 확립의 실패는 불확실성을 초래한다고 하였다.

청소년기는 인지적 능력의 향상으로 자아 인식과 자기비판이 강화되는 반면 가족 간의 심리적 지지는 감소되어 스트레스에 취약하다. 청소년기의 스트레스 요인은 가족의 사회 경제적 지위, 부모와의 관계, 또래와의 관계, 학업 스트레스로 나눌 수 있다. 청소년들은 자신이 속한 가족의 사회 경제적 지위가 낮을수록 스트레스를 더 많이 경험한다. 여학생들은 사회 경제적 지위가 높을수록 경제 스트레스,

외모 스트레스, 친구 스트레스를 덜 경험하며, 남학생들은 사회 경제적 지위가 높을수록 경제 스트레스, 친구 스트레스를 덜 경험한다(이근복 외, 2008). 또한, 청소년기의 부모가 거친 언행, 다른 아이와 비교, 화를 자주 내는 것, 심한 체벌 등으로 부적절한 부모-자녀 관계를 형성할수록 청소년들의 스트레스는 증가한다. 또래관계에서의 소외감 및 부정적인 관계는 청소년들에게 큰 스트레스 요인으로 작용하며 심리적 불안정을 초래한다(우채영 외, 2010). 입시 위주의 우리나라 교육 현실은 청소년들에게 과도한 스트레스를 유발시키고 있다. 국가청소년위원회(2007)는 학업 스트레스를 경험하는 학생이 1998년 57.1%에서 2006년 67%로 약 10% 증가했다고 보고하였다. 이는 대다수의 청소년들이 학업 스트레스를 경험하고 있음을 보여준다.

청소년의 학업 스트레스와 정신건강에 있어 정서적 조절 능력의 조절효과를 살펴본 연구(문영주 · 좌현숙, 2008)에서 정서적 조절 능력이 높은 청소년은 정서적 조절 능력이 낮은 청소년에 비해 정신건강 상태가 더 나으며, 특히 학업 스트레스가 높더라도 정서적 조절 능력이 높은 청소년의 경우 학업 스트레스가 정신건강에 미치는 부정적 영향을 완화시킬 수 있다고 하였다.

2. 다문화가족과 정신건강

1) 다문화가족의 개념

다문화가족이란 우리와 다른 민족 또는 다른 문화적 배경을 가진 사람들이 포함된 가족을 총칭하는 용어이다(www.naver.com). 우리나라에서는 다른 인종이나 민족과 결혼한 사람들에 대한 차별을 완화하고자 2003년부터 다문화가족이라는 용어가 제안되어 현재까지 사용하고 있다. 다문화가족은 점점 많아지는 추세며, 외국인과 결혼하는 사례가 증가하면서 국가 역시 다문화가족에 대한 관심이 증가하였다. 최근에는 다문화가족의 정의에서부터 다문화가족을 위한 시도까지 다양한 소리가 전개되고 있다.

다문화가족에 대한 개념은 크게 협의와 광의로 구분할 수 있는데 그 기준은 다문화가족을 바라보는 시각의 차이에서 비롯된다. 일반적으로, 지금껏 외국인과의 결혼이 생소했던 문화적 배경을 가진 한국 사람에게 다문화가족의 등장은 다소 충격처럼 느껴질 수 있었다. 그러나 세상은 변하고 있고 그 변화 현상에 따라 사람들도 변해야만 하는 측면이 있다. 기존의 닫힌 생각과 눈으로 다문화가족을 바라본다면 세상의 변화에 대한 갈등과 고민은 날로 심화될 수 있다. 이에 다문화가족에 대한 협의와 광의의 개념을 살펴봄으로 다문화가족에 대한 우리의 생각을 정리해 보아야 할 것이다.

(1) 다문화가족에 대한 협의의 개념

다문화가족에 대한 협의의 개념으로 법적 정의를 살펴보기로 하자.

다문화가족지원법

다문화가족이 증가함에 따라 비로소 국가에서도 다문화가족지원법을 제정하기에 이르렀다(2008년 3월 21일). 다문화가족지원법에서는 그 목적과 정의를 다음과 같이 밝히고 있다(www.klaw.go.kr).

- 제1조(목적) 다문화가족 구성원이 안정적인 가족생활을 영위할 수 있도록 함으로써 이들의 삶의 질 향상과 사회통합에 이바지함을 목적으로 하고 있다.
- 제2조(정의) 이 법에서 사용하는 용어의 뜻을 다음과 같이 규정하고 있다.

  "다문화가족"이란 다음 각 목의 어느 하나에 해당하는 가족을 말한다.
  - 「재한외국인처우기본법」 제2조 제3호의 결혼이민자와 「국적법」 제2조에 따라 출생 시부터 대한민국 국적을 취득한 자로 이루어진 가족
  - 「국적법」 제4조에 따라 귀화허가를 받은 자와 같은 법 제 2조에 따라 출생 시부터 대한민국 국적을 취득한 자로 이루어진 가족

  "결혼이민자 등"이란 다문화가족의 구성원으로서 다음의 어느 하나에 해당하는 자를 말한다.
  - 「재한외국인처우기본법」 제2조 제3호의 결혼이민자
  - 「국적법」 제4조에 따라 귀화허가를 받은 자

종합하면, 다문화가족지원법에서는 다문화가족이란 귀화허가를 받은 자와 결혼이민자 및 출생 시 대한민국 국적을 취득한 자로 이루어진 가족을 지칭한다. 다문화가족이란, 대개 법적 정의를 따르는 협의의 개념을 다문화가족으로 인정하는 것이 현재의 보편적인 상황이다.

(2) 다문화가족에 대한 광의의 개념

다문화란 무엇일까? 다문화(多文化)란 말 그대로 '문화가 많다'라는 것으로 받아들일 수 있다. 그럼, 문화란 무엇인가? Singleton(1974)은 문화를 한 집단이 공유하는 학습의 산물로 규정하고 있다(조용환, 1997). 이때 집단은 한 시대를 같이 살아가는 사람들로 구성된다. 이는 문화가 생활세계와 문화가 동떨어져 있지 않음을 나타내고 있다. 여기서 한 집단이란 국가도, 가족도 포함된다. 그러므로 한 가족이 살아가면서 터득하는 학습의 산물은 문화를 형성하는 중요 과정이 된다. 그런 맥락에서 본다면, 모든 가족은 다문화가족이다. 각 가족의 생활 세계가 다르고 가치관이 다른 것은 그 가족이 공유했던 학습의 산물이 다를 수 있기 때문이다. 많은 신혼부부들이 결혼 초기에 갈등을 겪게 되는 것도 그런 까닭이다. 예를 들면, 결혼 후 남편 쪽 가족은 가족 행사 때마다 집안에서 식사를 차리고 대접하는 것이 익숙한 집안인 반면 아내 쪽 가족은 가족 행사면 의례히 외식을 하는 것을 선호하는 집안일 때 결혼한 아내는 그러한 시댁의 분위기에 익숙하지 않을 수 있다. 남편 역시 아내 가족이 무성의하다고 비난할 수 있다. 이 맥락에서 아무도 틀린 사람은 없다. 다만 가족들의 가치관이 서로 다를 뿐이다.

이렇듯 국가, 아니 세계를 구성하는 모든 가족들은 다문화가족이다. 그런 까닭에 국제결혼을 해 가족을 구성한 사람들은 틀린 것이 아닌, 다른 문화에서 생활해 온 사람들과 조율을 통해 또 다른 가족문화를 창출해 내야 하는 것이다.

(3) 다문화사회 전환으로의 난점

한국인 정서상, 아직 광의의 개념을 수용하기에는 어려운 점이 많다. 가부장적이고 유교적인 정서가 지배적인 상황에서 다문화가족의 다양성을 인정하기란 쉽지 않다. 현재 진통을 겪으며 그 정서가 변화하고는 있지만 수백 년 간 한국인은 남성이 가족을 이끌고 목소리를 크게 내어 한 가정을 잘 이끌어 나가는 것이 미덕이라는 정서가 지배적었이기 때문에 변화를 꾀하기에 어려움이 있다. 이끌어 나가는 측면에서 주변의 다양성을 다 고려하면서 효율적이기란 쉽지 않은 일이다. 더군다나 폐쇄적인 체계에서는 더욱 그러하다.

대한민국은 이제 더 이상 단일민족국가는 아니다. 하지만 마치 사회현상에도 뉴튼의 제1법칙인 관성의 법칙이 적용되는 듯 사람들은 이러한 현실을 받아들이기가 쉽지 않아 보인다. 단일민족으로 단일문화를 고수하는 것을 자랑으로 여겼던 사람들에게 외국인과의 결혼으로 인해 발생된 다인종, 다문화사회로의 변화는 아직은 불편한 일인 듯하다.

다음은 다른 문화의 배우자와 결혼한 사람들의 이야기로서 신문에 소개된 글이다.

> "외국인 남성 노동자와 결혼한 한국여성에게 '외국인 노동자 수준으로 급료를 받으라'고 한 사업장도 있다."
>
> "사람들 시선이 부담스러워 외국인 남편하고 지하철을 못 탄일도 있다."
>
> "외국인 신부들에게 하는 '한국에 시집 잘 왔다'는 말에 차별이 숨어 있다."
>
> 한국인 남성과 결혼한 남아시아 지역 여성들은 "한국에 시집 잘 왔다"라는 말에서 느끼는 비애와 모멸감이 있다는 지적도 나왔다.
>
> 베트남 출신의 한 여성은 그런 말에 '가난한 나라 출신이 운이 좋았다'는 생각이 담겼다며 "모국에서 결혼했어도 그렇게 가난하고, 못 살지는 않았을 것"이라고 말했다.
>
> – 중략 –
>
> 한 전문가는 "한국의 제도와 정서에 인종주의적, 외국인 혐오주의적 생각이 담겨 있고 심지어 여러 법률도 한국인만을 우선 보호하고 외국인에 대해 권리를 제한하고 있다"고 비판한 후 "고용허가제도 이주 노동자 권익을 보호한다기보다 이들을 차별하고 제한하기 위해 마련됐다"고 비판했다.
>
> 인종차별을 막고 개선하는 방법에 대해 이날 토론회에서는 "인종차별을 못하도록 하는 법률의 정비가 시급하다"는 의견과 함께 "먼저 학교 교사 등 교육자들을 대상으로 인종차별이나 편견을 막도록 하는 교육이 이뤄져야 한다"는 지적도 나왔다.
>
> – 2009. 8. 27일자 경향신문 중에서 –

위에서 언급하고 있는 문제들을 살펴보자.

다른 문화권 사람들과 결혼한 한국 국적의 사람들은 한국 내에서 외국인과 결혼한 것 때문에 급여나 시선 등에서 상당한 불편을 겪고 있다. 역으로 결혼을 통해 한국인이 된 사람들은 한국인의 우월주위와 차별로 인해 상처를 받고 있다. 전문가들은 한국인 정서에 뿌리 깊이 박힌 폐쇄주의에 대한 비판을 통해 교육과 제도적 개선이 이루어져야 할 것이라 강조한다.

다문화에 대한 의견이 다양하지만 한국에서 다문화의 개념은 아직 다분히 협의적이다. 그러므로 본 장에서 논하는 다문화가족에 대한 설명은 외국인, 특히 이주여성과의 국제결혼을 중심으로 형성된 가족을 중심으로 전개될 것이다.

2) 다문화가족의 형성과 적응과정

(1) 다문화가족의 형성

1950년대 한국전쟁과 더불어 이루어진 국제결혼은 1990년대 이전까지는 드문 현상 중 하나였다. 그러나 그 이후 국제결혼은 양적으로 팽창되었고, 2006년에는 전체 혼인신고 건수의 11%가 국제결혼이었고, 농어촌 남성의 결혼 건수 중 41%가 국제결혼이었다(박경동, 2008).

양적인 팽창과 더불어 또 하나 드러나는 형태는 국제결혼의 국적이 다양해지는 추세이다. 조선족 출신의 여성과 결혼하던 경우가 많았던 과거에 비해 필리핀, 베트남, 태국 등 동남아시아 여성들이 한국 농어촌 남성과 결혼하게 되면서 결혼 여성의 국적이 다양해지고 있다.

"베트남 여성과 결혼하세요."

길거리를 가다보면 불과 몇 년 전까지만 해도 심심찮게 볼 수 있던 플래카드 문구이다. 이처럼 베트남 여성은 피부색이 한국 사람들과 유사하고 중국의 영향을 많이 받아왔기 때문에 한국과 유사한 풍습이 있다고 광고되어 실제로 이들과의 결혼이 유행처럼 번진 적이 있다. 한 예로, 통계청(2006)에 따르면 베트남 여성과의 결혼이 2005년에는 전년대비 136.5%나 증가했다고 보고하고 있다. 이것은 한국 사람들의 국제결혼 배우자 선택에 대한 분위기를 보여주는 일이다. 보다 한국 사람처럼 보이는, 보다 유사한 풍습을 공유할 수 있는 외국 사람들을 아내로 맞이하기를 희망한다는 것이다. 우리나라의 전통적 견지에서 보면 어차피 외국 사람과 결혼을 하려면 보다 유사한 풍습과 외모를 가진 사람과 결혼하려는 것이 인지상정일 수 있다. 보다 자신과 가까운 쪽을 택하려는 경향이다.

결혼에서 중요한 요소 중 하나가 '근접성'인데 이것은 또한 '지리적 근접성'과 '관계적 근접성'으로 나눌 수 있다(이철우, 2008). 이철우(2008)에 따르면, 지리적 근접성이란 두 사람의 사는 곳이나 일하는 곳이 지리적으로 가까워야 한다는 것을 말한다. 한편, 관계적 근접성은 인간관계에서 얼마나 친밀한가를 말한다. 그런데 결혼에서 가장 중요한 것은 지리적 근접성으로 지리적 근접성과 관련 있는 직장, 일 관계, 학교, 동호회, 아르바이트, 이웃이라는 응답을 합하면 60% 이상의 사람들이 지리적으로 가까이 사는 상대와 결혼하고 있다(이철우, 2008).

그러나 지리적으로나 관계적으로 결혼에 적합한 상대를 못 만난 사람들은 인위적으로 결혼의 상대자를 구하려고 한다. 그러다 보니 외모와 풍습이 최대한 한국 사람들과 근접한 사람들을 구하려는 경향으로 나타난다. 그러한 결혼에도 불구하고 막상 한국 사람과 결혼한 외국의 이주여성들은 한국 문화에 대한 구체적인 설명을 듣거나 이해할 여유를 갖지 못한 채 일상생활 속에 투입된다. 서로를 충분히 알아갈 시간도 없이 필요에 의해 결혼이란 것이 성사된 셈이다. 그러니 문화가 다른 곳에서 온 이주여성들은 힘든 문화학습과 일상의 체험을 통한 터득을 위해 몸부림치지만 주변 가족들은 여성이 빨리 한국 문화에 흡수되기를 바라고 또한 강요하고 있다. 조율이란 상대방을 이해하고 배려하는 것이 선행되어야 가능하다. 그러나 결혼을 위해 한국에 온 여성이민자에 대한 이해 없이 한국의 일상과 문화에 깊숙이 동화되라고 하는 강요는 이주여성들을 매우 힘들게 하고 있다. 한국 적응에 힘들어 하는 여성과 함께 사는 남성과 남성의 가족들 역시 힘들 수밖에 없다. 강요보다는 이해하려는 노력이 선행되어야 한다.

국제결혼은 아는 사람의 소개, 직접 만남, 종교 단체 및 결혼중개업체를 통해 이루어지고 있으며 그 중 중개업체를 통한 중개가 가장 많다. 중개업체의 결혼중개는 유사중개행위까지 포함하면 50% 이상에 달한다(여중철, 2009). 결혼중개업체는 약 94%에 달하는 경우 비용을 지불하고 있으며 여기에 허위 정보 공개, 인권 침해 문제 등이 내재되어 있어 결혼 후 마찰의 여지가 많다(여중철, 2009).

(2) 다문화가족의 적응과정

다문화가족의 형성과 적응이 천편일률적으로 똑같은 것은 아니다. 그러나 동남아시아를 비롯한 한국에서 살게 되는 많은 이주여성과 한국남성의 결혼경로와 구성은 대략 다음의 과정을 겪고 있었다. 왜냐하면 도시와 농촌 간의 생활격차로 인해 농촌에 시집가기를 꺼려하는 한국여성들이 많아졌기 때문에 농촌에는 결혼을 하고 싶으나 그런 뜻을 펼치지 못한 사람들이 증가하게 되었다. 그러니 어쩔 수 없이 이들을 위해 여성 배우자를 외부, 외국에서 데려오게 되었고 이 때 성행하게 된 것이 국제결혼중개업이다. 빈곤과 실업문제로 어려움을 겪고 있는 저개발, 개발도상국가의 여성들은 '한류(韓流)' 열풍을 타고 접하게 된 드라마를 통해 한국이라는 나라에 대한 기대와 소망을 갖고 한국남성과의 결혼에 관심을 갖게 되었다. 또한 자본이 없는 여성들은 상대적으로 거래 비용이 적게 드는 분야로 이주할 수밖에 없는데 초기의 거래비용 모두를 남성이 지불하는 '결혼'을 통해 계층 상승의 꿈을 갖고 비교적 부유한 국가로 이동하고자 하는 현상이 심화되었다(박경동, 2008).

① 배우자의 선택과 결정

배우자를 선택하고 결정하는 데 있어서 여성결혼이민자와 한국남성은 차이를 보인다. 박경동(2008)은 이주여성과 한국남성의 배우자 선택 상황을 다음과 같이 구분하고 있다.

ⓐ 이주여성의 배우자 선택 상황

- **계층상승에 대한 열망** : 국제결혼을 선택한 이주여성의 많은 수는 한국보다 비교적 가난한 국가의 여성이다. 자국에서 겪는 가난한 현실을 탈피하고자 한국남성과의 결혼을 선택했지만 대개 한국에서도 낮은 계층으로 편입됨으로 하향적 계층이동이 이루어지고 있다.
- **자국남성에 대한 실망** : 아버지나 주변의 자국남성에 대한 실망은 비교적 이미

지가 좋은 한국남성에 대한 기대로 이어진다. 자국의 남성을 불성실하고 여성을 무시하는 존재로 파악하는 여성은 한국남성은 그렇지 않은 것이라고 기대하며 국제결혼을 선택하게 된다.

- **꿈과 이상 실현에 대한 기대** : 결혼을 통해 자신이 가진 꿈을 실현하려는 목적을 가지고 국제결혼을 선택하기도 한다. 물론 언어적 장벽이 있고 자국에서 배우고 익힌 것들이 한국 땅에서 효용가치가 없을 것을 알면서도 이주여성들은 한국남성과의 결혼이 이러한 것을 보상해 줄지도 모른다는 기대를 가지고 불확실한 미래에 도전을 하게 된다.

ⓑ 한국남성의 배우자 선택 상황

- **이주여성의 순종에 대한 기대** : 중개업소를 통해 이주여성과 결혼하게 되는 한국남성들은 한국여성들이 여러 조건을 따지며 남편의 권위에 도전하는 데 반해 이주여성은 순종적일 것이라고 기대한다. 이주여성은 조건을 따지지 않고 순결하며, 가정을 중시하여 남편 말이라면 무조건 순종한다고 소개하는 중개업소의 특성화된 광고도 한국남성의 기대심리를 상승시킨다.
- **저렴한 결혼비용** : 국제결혼중개업소를 통해 결혼을 하려는 농촌총각들은 이주여성과의 결혼을 경제적인 상황으로 판단하기도 한다. 즉 이주여성들과의 결혼비용이 저렴한데 비해 이주여성은 결혼하면 시부모와 함께 살고 나이도 한국남성보다 훨씬 어리며 학력도 높다는 점을 높이 평가하는 것이다.
- **가문의 존속에 대한 가족의 강요** : 적당한 결혼상대자를 만나지 못한 한국남성들 중에는 국제결혼을 하려 하기보다 결혼을 포기하려는 사람도 있다. 그러나 가부장적인 색채가 많이 남아있는, 특히 농촌사회에서는 자식이 부모를 봉양하고 대를 이어야 한다는 생각이 지배적이기 때문에 결혼에 대한 가족의 강요는 심할 수밖에 없다. 가족의 강요에 시달리던 한국남성은 궁여지책으로 국제결혼중개업소를 통해 이주여성과의 결혼을 선택하게 된다.

② 결혼생활과 적응

한국남성과 이주여성의 결혼생활은 적응의 과정이라 할 수 있다. 즉 개인이 새로운 문화에 적응하면서 겪는 어려움이 문화적응 스트레스인데(Berry et al., 1988) 이주여성은 결혼을 통해 새로운 문화에 적응하면서 문화적응 스트레스를 경험하게 된다. 문화와 가치관의 차이는 정신적, 육체적 적응의 고통을 안겨 준다. 익숙하지 않은 얼굴들, 그리고 관계에 대한 적응, 판이한 의식주 등 생활양식의 차이에 대한 적응, 기대와 다른 여러 상황의 수습과 적응은 문화적응 스트레스를 심화시킨다.

이주여성의 결혼생활 적응 과정에서 겪게 되는 갈등과 적응의 양상을 살펴보면 다음과 같다.

ⓐ 기대와 다른 한국남편의 경제적, 사회적 상황에의 적응

결혼방식과 절차는 비교적 간단하다. 특히 결혼중개업소를 통한 국제결혼은 돈을 매개로 이루어지는 경우가 많기 때문에 자신이나 본국의 친정식구가 자신의 결혼으로 인해 경제적 혜택을 받을 것이라 생각하는 경우가 많다. 그러므로 서로를 알아 갈 연애기간이나 이해 정도가 그리 길거나 깊지 않다. 한류에 대한 동경으로 한국 사람에게 시집오는 경우도 있지만 그보다는 경제적 혜택을 누리려는 이주여성의 기대가 많다. 그러나 결혼 후 이주여성이 겪는 한국 사회는 생각보다 윤택하지도 화려하지도 않다. 특히 농촌에서 국제결혼중개업소를 통해 결혼한 한국남성들은 많은 경우, 결혼 전부터 부모의 도움을 받아 생활해 온 사람들로서 부모로부터 자립하지 못한 편이다. 부모가 남편 대신 돈을 지불하고 국제결혼이 성사되었기 때문에 이주여성들은 시부모를 모시고 대가족 생활을 하는 경우가 많다. 그런 까닭에 남편과의 갈등과 더불어 시댁 어른과의 갈등도 적지 않게 드러난다.

이주여성 중 상당수는 남편이나 시댁의 경제력이 결혼 전에 생각했던 것보다 어렵다는 것과 실제로 자신이 한국에서 경제활동을 할 가능성이 낮다는 점을 인식하고 나서 고민하고 갈등하는 경우가 많다(한건수, 2006). 특히 남편의 경제적 상황뿐만 아니라 한국 농촌의 주거 및 생활환경은 이주여성에게 좌절로 다가오기도 한다. 특히 본국의 대도시에서 생활하던 이주여성에게 농촌의 생활양식은 정리되지 않고 지저분한 상태로 비춰지기도 한다. 기대와 실제의 불일치는 한국남편과 이주여성 적응의 어려움과 갈등을 심화시킬 수 있다.

ⓑ 의식주 차이에 대한 적응

때로 이주여성이 겪는 문제는 한국음식과 주거형태를 일방적으로 받아들이는 어려움에 그치지 않는다. 주로 한국 농촌 문화에 빠르게 동화되어 한국음식과 풍습 등을 자발적으로, 어려움 없이 해내기를 바라는 시댁과 남편의 기대가 크다. 의복에 대해서는 한국이 국제적 교류가 활발해지면서 이주여성의 차림과 생활에 크게 어려움에 영향을 미치지 않는다 하더라도 주거환경은 이주여성들이 적응하기에 여간 힘이 드는 것이 아니다. 특히 주로 침대와 의자를 중심으로 본국에서 생활해 온 여성들은 좌식생활이 익숙하지 않다. 농촌에서 아직 개량주택이 아닌 곳에서 결혼생활을 시작하는 여성들에게 한국 농촌 환경에 적응하기는 쉽지 않은 일이다. 이들은 이러한 어려움을 극복하기도 하고, 갈등하기도 하면서 한국문화에 서서히 적응해 나간다.

ⓒ 확대가족 생활에의 적응

한국 사회는 결혼은 가족과 가족이 만나 형성되는 것이라는 개념이 확고하다. 그러므로 한국인의 그러한 입장을 강조하는 측면에서 보면, 외국에서 한국으로 시집 온 이주여성에게 남편 이외의 친족은 남이 아니라 챙겨야 할 가족인 셈이다. 한국 사람끼리 결혼한 경우에도 확대가족과 핵가족 간 관계의 갈등이 부각되는 경우가 무척 많은데 이러한 문화적 배경을 이해하지 못하는 이주여성에게 친족관계까지 책임져야 하는 상황은 갈등과 고민을 일으킬 수 있다.

한건수(2006)에 따르면 이주여성과 시어머니 간의 갈등이 상당히 큰데, 그 원인은 문화적 차이와 경제권을 박탈한 채 며느리를 아이로 취급하는 듯한 어머니의 행동에 대한 갈등, 그리고 이주여성은 '살기 힘들면 도망갈 것'이라는 이주여성에 대한 편견과 억압이 갈등을 유발하는 큰 요인이 된다. 이러한 상황을 조금 더 부연하면 다음과 같다.

우선 첫째, 시부모와의 문화적 갈등이 있다. 시어머니는 며느리인 이주여성의 문화에 대해서 전혀 아는 게 없을 뿐만 아니라 알려고도 노력하지 않는다. 가난하고 낙후된 나라에서 시집왔다는 것만으로 이주여성의 개인적 차이를 인정해 주지 않고 여성의 국가와 여성자체를 무시하는 경향이 있다. 이주여성들은 시부모가 그렇게 자신의 모국을 무시하는 발언을 하는 것에 대해 불만이 많다(설동훈 외, 2005).

이주여성과 결혼한 남성들은 주로 어머니에게 의존적인 경우가 많다. 왜냐하면 시부모가 성화와 노력으로 아들의 결혼을 강행한 상황이 적지 않으므로 결혼한 이후의 아주 사소한 일상생활 역시 사사건건 시부모의 간섭에서 벗어날 수 없다.

둘째, 경제적 통제이다. 한국말이 서툴고, 한국적 상황을 모르는 이주여성이 한 가정의 경제를 도맡아 살아가기란 쉽지 않다. 그렇기 때문에 이주여성의 신혼의 삶에는 시부모나 남편이 살림살이의 경제권을 맡아 책임지는 경우가 많다. 문제는 처음에는 이주여성을 보호하는 차원에서 아이처럼 취급해 왔던 여성에 대한 시각과 상황이 시간이 지나도 여전히 개선되지 않는다는 점이다. 한국말과 문화가 점점 익숙해짐에도 불구하고 경제적 통제와 박탈은 이주여성의 자율을 속박한다. 일일이 용돈을 타거나 경제권을 관할하는 시부모나 남편 아래서 이주여성은 여전히 안주인 역할도 마음대로 하기 어렵다. 이러한 과잉보호와 무시는 이주여성으로 하여금 적극적인 자세로 한국 사회에 적응하지 못하게 하고 오히려 위축되게 해 소극적인 자세로 사회생활을 경험하게 하는 결과를 낳을 수 있다(한건수, 2006).

셋째, 이주여성에 대한 편견이다. 이주여성 개인과 문화에 대한 무지는 편견과 그로 인한 억압을 불러일으킬 수 있다. 특히 국내연고가 없기 때문에 며느리가 가출한다면 찾을 수 없을 것이라는 시부모나 남편의 불안은 이주여성에 대한 억압과 통제로 이어진다. 이주여성이 가출했다는 소문이나 방송을 통한 보도가 불안을 가중시켜 감시와 의심으로 이주여성을 옭아매는 경우도 있다.

물론 모든 시부모가 이주여성을 문화적 차이로, 경제적 박탈로, 편견과 억압으로 힘들게 하는 것은 아니다. 국제결혼을 한 아들은 둔 많은 시부모는 나이가 차도록 장가가지 못한 아들과 오순도순 생활하고 재미있게 살아가는 며느리인 이주여성에 대해 감사와 애정을 가지고 포용하는 경우도 많다.

ⓓ 핵가족(부부, 모자 관계) 내에서의 적응

이주여성의 가족관계의 핵심은 남편과의 관계이다. 국제결혼 부부 간의 만족도가 한국인 부부 간 만족도보다 높게 나타난 조사결과는 국제결혼 부부가 갈등은 있지만 나름대로 적응해 가고 있다는 것을 보여 준다(한건수, 2006).

이들 부부 간 갈등에는 우선 남편과의 친밀감을 어떻게 형성하느냐와 관련이 있다. 우선 이 부부 간에는 언어와 문화적 차이가 있고 나이차 및 학력의 차이도 있다. 친밀감을 형성하기 위해서 언어적 소통은 매우 중요하다. 그런데 대다수의 남편은 아내의 언어와 문화를 배우려고 노력하기보다는 아내가 한국어와 문화를 빨리 습득하기를 원하면서 학습의 부담을 아내에게 부가한다. 남편은 아내가 한국어와 문화를 배우는 과정을 답답해 하고 관심 없이 결과에만 치중하기보다 과정을 함께하고, 습득의 즐거움을 함께 해야 한다. 이러한 과정에서 부부 간 친밀감은 형성될 수 있다.

친밀감 형성에 중요한 측면은 또한 얼마나 정서적 교감이 있느냐 하는 것이다. 그것은 정서적 표현과 관련되며, 한국남성들은 정서적 친밀감을 느끼더라도 그것을 언어나 행동으로 표현하는 것을 쑥스러워하는 경향이 있다.

나이 차이 역시 세대차나 친밀감 형성에 장애가 될 수 있다. 박경동(2008)의 연구에 따르면, 국제결혼을 하는 이주여성과 한국남성인 남편의 나이차는 평균 12년이었으며, 베트남 여성들은 평균 16.9년의 차이가 났다. 이처럼 국제결혼을 하는 남편과 아내는 나이차가 많기 때문에 남편이 아내에게 하는 간섭과 통제가 보다 쉬운 형태로 나타난다.

나이차는 때로 세대 차이로 나타나기도 한다. 남편과 아내가 서로 나이로 인해 공유하지 못하는 부분이 많다. 마치 십대가 좋아하는 노래를 부모세대가 이해하지 못하는 것처럼 발달단계에 따라 관심 있는 분야나 과업이 다를 수 있기 때문이다. 언어적 소통이 어려우면 대화를 통한 공감은 불가능하기 때문에 서로를 이해하지 못한 채 차이만 더 두드러질 수 있다.

또한 많은 나이 차이는 이주여성의 불안을 더욱 가중시킨다. 남편이 자신보다 빨리 죽을 수 있다는 생각은 자녀 양육과 경제적인 문제의 해결을 비롯해 주로 한국 농촌과 한국 문화에 익숙하지 않은 이주여성들의 불안이 되고 만다.

자녀를 양육함에 있어서는 이주여성이 자신의 소리를 내지 못하는 경우가 두드러졌다. 특히 언어발달에 있어서 자녀가 한국어를 다른 아동보다 빨리 습득하지 못할까봐 두려워하는 경우가 많았다. 그런 까닭에 아동이 어릴 적에는 이주여성인 어머니는 시댁이나 남편의 양육방식이 마음에 들지 않더라도 자기주장을 하기 어렵다.

이주여성은 이러한 과정을 거쳐 가면서 한국문화와 한국의 결혼생활에 적응해 가고 있다. 이주여성이 결혼 전 기대했던 바와 다를지라도, 한국에서 맞이하는 결혼생활에 어려움이 있을지라도 고민하고 갈등하면서도 그 속에서 공동체를 형성하며 살아가고 있다.

3) 다문화가족의 어려움

한 사람이 배우자를 만나 가정을 꾸린다는 일은 결코 쉬운 일이 아니다. 더군다나 결혼 상대자에 대한 애정과 이해가 없는 결혼은 당사자들에게 긍정적 의미를 갖기 어렵다. 그런데 다문화가정을 이루는 상당수의 사람들이 '결혼'을 목적으로 둔 채 충분히 고려해야 할 여러 가지 상황들을 무시하는 경우가 있다. 그로인해 많은 결혼 피해자가 양산되고 있다. 다음 신문기사는 정신질환을 겪고 있는 한국남성에 대한 정보를 제대로 갖지 못한 채 한국으로 시집와서 억울하게 살해당한 한 여성의 사례를 담고 있다.

> 20대 베트남 여성이 한국에 시집온 지 8일 만에 남편에 의해 무참히 살해되는 비극적인 사건이 발생했다. 그는 아내를 죽이라는 환청이 들려 범행을 저질렀다고 말하고 있다. 지난 8년 동안 57번이나 정신과 치료를 받았다는 사람이다. -중략- 무분별한 국제결혼에 따른 부작용은 어제오늘의 일이 아니다. 폭행과 이혼 등 피해 상담 사례도 2005년 64건에서 두 배 이상 늘어났다. 국제결혼중개업체들이 인신매매하듯 돈만 주면 아무런 자격 제한이나 절차 없이 결혼을 알선해 주고 있기 때문이다. 캄보디아 정부는 자국 여성들의 인권피해를 막기 위해 2008년에 이어 지난 3월 또 다시 한국인과의 국제결혼을 잠정 금지했다. 현재 전국의 국제결혼중개업소는 1,250여 군데나 된다. 미등록업체도 적지 않다. 그러나 정부는 이들의 불법행위를 방관만 하다 최근에야 결혼당사자 간의 신상정보를 사전에 상대방이 이해할 수 있는 언어로 제공하는 것을 의무화하는 '결혼중개업의 관리에 관한 법률'을 개정해 10월 11일부터 시행하기로 했지만, 얼마나 실효를 거둘지 미지수다. -중략- 개인의 결혼문제를 국가가 관리하고 통제하는 데 한계가 있지만 사라지지 않고 있는 인신매매성 국제결혼 관행만은 무슨 일이 있더라도 바로잡아야 한다. 1년에 3만여 명이 한국으로 시집온다. 그들도 한국인으로 행복한 가정을 꾸리며 살아갈 권리가 있다.
>
> \- 인터넷한국일보, 2010. 7. 11일자 -

위의 베트남여성이 만약 한국남성이 정신질환을 앓고 있다는 것을 미리 알았더라면, 과연 그 베트남여성은 그 한국남성과 결혼을 했을까? 모르긴 해도 결혼을 하지 않았을 수 있다. 그 여성은 자신의 삶에 지대하게 영향을 미칠 결혼배우자에 대해 제대로 알거나 이해하지 못한 채 팔려오듯 시집을 온 것일 수도 있다. 신문기사에서 밝히고 있듯 이러한 인신매매성 국제결혼은 개인차원, 사회차원, 국가차원에서 모두 지양되어야 할 일이다.

이해 없는 결혼은 이혼이라는 다문화가족의 해체로 이어지기도 한다. 이혼이 갈등의 결과라면 과정 중에서 겪는 어려움들은 다음과 같은 것들로 표출된다.

다문화가족의 어려움은 다음과 같은 상황에서 야기된다(남윤주, 2009).

(1) 문화적 차이로 인한 갈등

다문화가족은 아내와 남편 간 이중문화가 존재하기 때문에 일상생활 속 갈등이 가정을 불안정하게 만들 수 있다. 우리나라는 음식문화의 차이, 관혼상제 등 풍습과 전통이 다른데서 오는 차이를 이주여성이 일방적으로 동화되어야 한다고 생각하는 가부장적 상황이 많기 때문에 아내의 적응이 빨리 이루어지지 않을 때 갈등은 더욱 커지게 된다. 반면, 이주여성은 낯선 한국의 문화를 받아들이고 적응해야 하는 데에도 많은 에너지가 들어가는데 그것을 지지하지 않고 빠르게 동화되기만을 바라는 가족들에게서 심한 스트레스를 받게 된다.

그러는 과정에서 이주여성에 대한 간섭과 통제는 매우 커지게 된다. 즉 이주여성을 한국 사회 및 가족의 구성원으로 받아들이고 적응하도록 돕는 것이 아니라 지속적인 간섭과 통제로 결국 고립을 경험하도록 함으로 견디다 못한 이주여성들이 가출이라는 상황을 선택하도록 만들기도 한다.

(2) 언어적 소통의 어려움

이주여성은 한국어를 모르는 상태로 빠르게 국제결혼을 하게 된다. 국제결혼에 대한 안 좋은 시선과 한국국적 취득이라는 위장결혼 우려에 대한 경계로 한국어를 마음껏 배울 수 있는 기회 역시 방해받게 된다. 언어가 다르다 보니 깊이 있는 소통과 이해에 한계가 있다. 더군다나 일방적으로 한국문화에 동화되기를 바라는 가부장적 한국가정의 분위기는 소통을 위한 노력보다는 비교와 비난으로 이주여성을 힘들게 하는 경우가 많다. 이주여성의 의사소통의 어려움은 가족과의 대화를 점점 단절시키고 스스로를 고립시키게 된다. 더군다나 이러한 상황을 이해해 주지 않고 '한국말도 제대로 못 한다'고 윽박지르고 무시하는 가족의 태도는 이주여성을 더욱 힘들고 우울한 사태로 몰고 간다. 관계를 유지시키려는 애착이나 의존감 없이 한쪽만 변화되기를 바라는 상태는 문제를 더욱 어렵게 만들 수 있다. 어머니의 모국어에 노출되지 못하고, 이중 언어를 습득할 기회를 받지 못한 자녀 역시 서툰 어머니의 한국어와 가족 간 질적인 상호작용이 부족하고 의사소통의 어려움이 있는 것으로 나타났다. 설령 아동이 한국어를 잘 한다하더라도 어머니의 한국어 능력 부족은 상호작용의 결핍으로 나타나기도 한다.

(3) 가정의 잦은 불화

국제결혼의 경우 사랑이 아닌 다른 목적에 의해 이루어지는 경우가 많다. 가정불화는 폭력으로 이어지기도 하는데 이들 대부분 형식적으로 맞선만 본채 국제결혼을 하기 때문이다. 여기에는 금전적 거래가 상당수 이루어지기 때문에 '진정한 관계'를 추구하기 보다는 '도구적 수단'으로 배우자를 평가하는 경우가 상당하다. 그렇기에 상대방에 대해 쉽게 싫어질 수도 있고 돈을 매개로 이루어진 상업화된 결혼, 시댁과 친지의 비우호적 환경, 남편의 정서적 불안정 등으로 가정폭력과 불화로 이어지는 경우가 적지 않다(남윤주, 2009). 이런 까닭에 다문화가족의 이혼이 급증하고 있는 상황이다.

Tip

현대사회에서 부부의 이혼에 영향을 미치는 요인(이경성, 2001)

- **결혼만족의 정도** : 결혼생활과 배우자에 대해서 지니고 있는 긍정적 태도
- **배우자에 대한 애정**(Sternberg, 1988) : 배우자와 서로 연관되어 맺어져 있다는 정서적 친밀감, 로맨틱한 감정, 혹은 신체적 매력, 성적 결합을 이루게 하는 욕망과 열정, 배우자를 지속적으로 사랑하고 있다는 감정과 책임감
- **상호의사소통** : 부부 간 의사소통의 문제가 있을 경우, 애정과 성적 매력, 헌신(commitment), 신뢰 등에 어려움 야기

- **헌신**(commitment) : 관계에 대한 애착이나 의존감, 그리고 애착과 의존감을 지속시키려는 생각도 포함
- **대안**(alternatives) : 현재 관계의 해체를 결정하는 기준으로 사용되거나 관계 해체에 직접적 영향을 미치는 요인. 즉 사회경제적 지위, 독립성과 자기실현 정도, 배우자 외의 성관계 상대(Levinger, 1979)
- **관계에 대한 투자** : 시간이나 정서적 노력, 자기노출, 배우자의 친구나 공유기억(추억), 공유재산
- **이혼장애 요인** : 이혼하는데 소요되는 비용, 결혼생활에 대한 의무감, 종교적 제약, 주변인들의 압력, 자녀들에 대한 감정
- **주변사람들의 영향** : 배우자 가족이나 친구 등과 친밀한 관계 유지여부가 이혼에 영향
- **비교** : 결혼한 주변사람들의 결혼관계에 만족하는 수준과 비교
- **성차** : 육아, 가사, 사회생활 등 결혼생활에 대한 만족 수준에 대한 성별의 차이

이상에서 살펴보았듯 이혼의도 및 시도, 계획에 영향을 미치는 요인들은 다소 복잡하다. 다문화가족의 결혼, 그리고 이혼은 더욱 복잡하다.

다문화가정의 이혼의도에 가장 큰 영향을 미치는 변인은 결혼만족도였고, 한국적 상황에서 실제 이혼시도나 계획에 영향을 미친 변인은 주변사람들과 관계된 것이었다(이경성, 2001). 한국의 사회적 맥락에서는 결혼을 개인의 유대라고 보기보다는 가족이나 집안 간의 결합으로 보는 경향이 크기 때문에 결혼은 물론 이혼에 있어서도 가족 및 주변 사람들의 영향력은 클 수밖에 없다. 더군다나 다문화가족의 이혼은 더욱더 그러할 수밖에 없다. 특히 농어촌이라는 가족 결속과 영향력이 큰 영역에서 문화가 다른 사람들끼리 결혼해 서로 갈등하다가 이혼하게 되는 다문화가족의 경우, 이처럼 결혼 당사자의 문제가 아닌 가족의 문제임일 가능성이 더 높다. 특히 주변사람들 중에서도 자녀와 관련된 어려움은 부모에게 자신의 이혼의도와 시도, 방향에 대한 재고를 가져온다. 다문화가족의 자녀는 다른 문화의 결합이이라는 장점과 함께 '어느 한쪽에도 온전하지 못하다'는 단점을 스스로 인식하는 경향이 있다. 주목할 것은 장점보다는 단점에 자녀들이 더욱 힘들어 하고 있다는 것이다.

(4) 사회적 편견과 차별

한국 사람들은 순혈주의를 중시여기는 관습이 내재되어 있기 때문에 이주여성

과 그 자녀를 바라보는 시각이 곱지만은 않다. 이주여성이 비교적 경제적으로 빈곤한 나라 출신이 많다는 것 때문에 하위민족이라는 열등감을 이주여성에게 의식화함으로 심하게는 가족의 일을 전담하는 하녀쯤으로 생각하는 경향도 있다(박경동, 2008). 이러한 분위기의 확산은 차별이 팽배하는 사회분위기를 반영하는 것이라 할 수 있다.

(5) 경제적 어려움

국제결혼 가족의 경제적 여건은 열악한 경우가 많다. 국제결혼을 선택한 많은 한국남성들 역시 경제적으로나 정서적으로 불안정한 상태에 있는 경우가 많다. 따라서 이들과 결혼한 이주여성들의 삶 역시 매우 빈곤하다고 할 수 있다. 특히 이주여성들은 주택에 대해 불만을 가지고 있었는데 화장실 등 기본적 주거 시설이 미비하고 의식주 생활을 제대로 하지 못할 정도도 있다(남윤주, 2009).

(6) 자녀양육의 어려움

순혈주의를 강조하는 우리나라의 관습은 혼혈에 대한 배타적 감정을 드러내기에 충분하다. 이러한 분위기는 혼혈을 이유로 왕따 등 차별로 이어질 수 있는 우려를 부모에게 안겨준다. 더군다나 한국인들의 다른 가치관에 대한 불인정과 간섭 및 통제는 자녀양육에서도 어려움으로 작용해 어머니의 나라와 어머니에 대한 좋은 감정을 갖지 못하게 한다. 그것은 또한 아동 자신의 어려움으로 나타난다. 왜냐하면 어머니에 대한 부정은 자신을 낳아 준 사람에 대한 부정이며 결국 자신에 대한 안 좋은 감정으로 남는다. 즉, 자신의 반은 어머니인데 어머니에 대한 부정적 시각은 자신을 바라보는 시각으로 자리잡게 된다.

4) 다문화가족 아동의 정신건강

그 동안 한국사회의 많은 다문화가족 구성원들이 외국에서 결혼을 위해 이주해 온 여성에게 일방적인 전환을 바래 왔다. 이주여성들은 한국 문화에 대한 체계적인 설명 없이 일상생활에서 스스로 터득해 나가는 힘든 문화학습과 적응의 과정을 거치는 반면, 가족들은 일방적으로 한국 문화에 빨리 동화되기를 바라고 있었다(한건수, 2006). 또한 문화적 차이를 개인의 성격탓으로 치부해 갈등구조를 양산하고 있다(한건수, 2006).

결혼을 하고 자녀출산을 하게 되면 가족구성원의 수가 늘게 된다. 아직 우리사회에서 국제결혼은 자녀출산과 더불어 고려되고 개선해야 할 여지가 있는 부분이 많다. 이러한 문제를 개선하기 위해서는 우선 다문화가족 아동의 특성을 살펴볼 필요가 있다. 다문화가족 아동의 특성을 다음과 같이 살펴볼 수 있다.

(1) 자아정체성의 혼돈 경험

다문화가족 아동은 각각 다른 국적과 인종의 부모 사이에서 태어나기 때문에 자신을 한국인이라고 인식하기보다는 '한국인과 외국인 모두'라고 인식하는 경우가 많다. 한국에 살면서 한국인이라는 자신의 정체성에 혼란을 일으키고 있다고 할 수 있다. 자아정체성이란 한 개인이 자신이 누구이며, 어디에 있으며, 어디를 향해 가고 있는지에 대한 자기인식이라 할 수 있다. 다문화가족 아동이 자아정체성에 혼돈을 경험하는 것은 자신이 누구인지 어디로 향하며 어떻게 살아가야 하는지에 대한 자기인식에 대한 확신이 없기 때문이다. 물론 사람은 평생 자신이 누구인지를 고민하면서 '더 나은 자신이 되기 위해' 살아가야 하는 숙제를 가지고 있다. 이러한 자아정체성 확립의 큰 틀은 청소년기에 형성된다. 그 과정 속에서 아동이 겪는 자아정체성에 대한 혼란은 크지만 점차 주변 환경을 통해 자신이 누구인지를 공고히 해 나가게 된다.

그러나 다문화가족 아동의 환경은 조금 더 복잡하다. 다른 아동과 다른 외모, 다른 부모, 소통의 불편함 등은 아동이 주변의 친구들과 자신을 비교해 나가게 되면서 더욱 가중된다. 이러한 요소는 아동이 자아정체성을 형성하는 과정에서 조금 더 복잡한 경로를 갖게 한다.

(2) 원활한 의사소통의 부족

소통은 사람들 사이에 이해와 공감을 촉진하는 중요한 수단이자 목적이다. 소통은 대개 언어를 매개로 이루어진다. 그러므로 사람들이 서로를 알아가고, 이해하며, 공감해 가는 데에는 언어적 의사소통이 매우 중요하다. 언어적 의사소통이 안 될 경우, 대개 사람들은 자기감정표현이나 의사주장을 못하므로 위축되고 자신감을 상실하게 된다. 사람들 앞에 나서기를 꺼려하게 되고 결국 대인관계의 어려움을 가져오게 된다. 다문화가족 아동의 14.7%가 말투 등 언어적 문제로 고민하고 있고 19.8%는 언어 배우기가 어렵다(정하성, 우룡, 2007)고 고백한다.

(3) 학교 부적응

언어적 의사소통은 여러 방면에서 파급효과를 가져온다. 다문화가족 자녀가 학교에 입학하게 되면 모든 수업은 말하기, 읽기, 쓰기, 듣기를 바탕으로 이루어진다. 즉 모든 학습의 기본은 언어적 원활함에 있다고 볼 수 있다. 다문화가족 아동은 언어적 원활함과 능숙함에서는 다른 아동에 비해 떨어질 수 있다. 언어적 결핍은 아동이 문화를 이해하고 학습하는 상황의 어려움을 가져올 수 있다. 사회화가 이루어지는 주요 장소인 학교라는 공간에서 다문화가족 아동은 읽고, 쓰고, 듣고, 말하는 그러한 능력의 부재로 학습적 결손을 겪게 된다. 구체적인 예로, 선생님이 말씀하시는 학교 수업 내용을 따라가기 어려울 수도 있고, 시험을 볼 때 예시나 지문을 읽어도 무슨 말인지 이해하지 못하기 때문에 문제의 답을 맞힐 수 없다.

교우관계 역시 언어를 매개로 이루어지므로 또래관계가 한정적이고, 위축될 수 있다. 또한 학교친구들의 놀림이나 왕따 문제는 이들의 어려움을 더욱 가중시킨다.

(4) 문화적 갈등

가정 내에 존재하는 이질적인 문화적 요소는 여러 갈등적 상황을 일으킬 수 있다. 다른 언어, 가치관의 차이, 생활방식의 다름 등은 모든 일상적 모습에서 구석구석 차이를 드러낸다. 상대방에 대한 이해가 전제되지 않으면 '다름'은 곧 '갈등'이 된다. 부모의 문화적 갈등 속에 노출되어 있는 아동은 혼돈과 불안을 경험하며 더군다나 잦은 부모의 갈등이 싸움과 불화로 나타난다. 결국 이러한 모습은 다문화가족의 이혼 증가와 관련된다. 최근 들어 다문화가족의 이혼율이 급증하고 있는 상황은 가정 내 갈등을 반영하고 있는 것으로 해석된다. 부모의 이혼은 자녀에게 많은 아픔과 고통을 안긴다.

부모의 이혼을 경험한 자녀는 특히 이혼 직후 2년 동안은 우울이나 불안의 정서적 문제, 공격적 행동, 위축된 행동 등의 행동적응문제, 대인관계에서의 어려움 등을 호소하고 있는 것으로 나타났다(Hethereington, 1989; Emery, 1999). 특히 대인관계에서 자녀들이 일반가정의 자녀보다 얼마나 어려움을 겪는지를 알아본 결과, 부모의 이혼은 어머니와의 관계, 아버지와의 관계, 가족관계, 또래관계, 데이트관계에서 부정적 영향을 미치는 것으로 나타났다(박한샘, 연문희, 2004). 뿐만 아니라 부모의 이혼을 경험하는 자녀는 부모가 이혼하지 않은 아동에 비해 공격적이고 충동적인 행동을 보임으로 반사회적 행동을 하거나 부모나 권위적인 인물, 혹은 또래 친구들과 적절한 관계를 맺는데 어려움을 나타내는 것으로 보고되었다(Kelly, 2000). 특히 자녀들은 부모의 이혼에 대해 억눌림과 두려움, 죄책감 등과 같은 부정적 감정에 시달리는데 정작 부모는 아동의 어려움을 이해하기에는 역부족이다. 일반가정에 비해 다문화가족의 이혼은 자녀의 문제에 있어서 그 양상이 더욱 복잡하다. 때문에 다문화가족의 이혼 이후의 상황에 대한 보장과 고려가 필요하다.

(5) 열악한 생활환경

다문화가족의 생활주거지는 농촌이나 저소득층이 밀집되어 있는 곳에 많다. 이들 가족의 과반수 이상이 최저생계비 이하의 가구 소득이라고 보고되고 있다(보건복지부, 2005). 다문화가족의 생활환경이 이렇게 열악하기 때문에 다문화가족 아동도 당연히 문화적, 경제적, 사회적 혜택을 많이 누리지 못하는 상황이다. 교육적 혜택은 두말 할 필요가 없다. 한국에서 교육에 대한 이슈는 날로 심화되고, 사교육을 비롯한 부모의 교육열이 뜨거워지는 상황에서 다문화가족 아동들이 소외될 수 있다. 소외 현상은 학습부진이나 학교 부적응으로 연결되고, 아동의 현재관이나 미래관 등 인생전반의 목표와 생활에 큰 영향을 미칠 수 있다.

(6) 대인관계 기술의 부족

다문화가족 아동의 다른 외모와 서툰 한국말은 활발한 대인관계에 방해요소가 될 수 있다. 또한 학습부진이나 학교 적응의 어려움은 다문화가족 아동의 위축과 자존감 저하를 더욱 가중시킨다. 특별히 아동과 적절하게 상호작용하는 부모의 모습이 부재된 경우, 가정 내 잦은 불화로 부모가 아동에게 관심을 충분히 보여주지 못하는 경우에 아동은 대인관계의 적절한 기술을 배우기 어렵다.

다문화가족 아동의 특성을 열거하다 보니 특성이 곧 아동의 어려움임을 발견하게 된다. 이만큼 다문화가족 아동은 여러 장면에서 문제 상황을 직면하고 있다고 해도 과언이 아니다. 그러니 이들의 정신건강, 즉 건강한 심리사회적 적응은 어려움에 봉착할 수 있다. 무엇보다 문제 상황을 극복하는 좋은 길은 상호작용하는 주변 사람들과의 긍정적 관계형성에 있다. 개인 간 이루어지는 미시적 상호작용에서부터 가족, 지역사회로 이어지는 좀 더 큰 맥락으로의 상호작용 확장은 다문화가족 아동에게 긍정적 대인관계 증진, 자존감 향상 및 문제 상황을 해결해 가는 능력을 키울 수 있게 한다. 무엇보다 가족, 친구, 교사 등의 지지와 상호작용이 다문화가족 아동의 생활에 긍정적 영향을 미치는 것으로 나타나(양순미, 2007) 가족과 지역사회의 관심과 지지는 다문화아동의 성장에 매우 중요함을 알 수 있다.

주변과 사회의 관심이 다문화가족 아동에게 긍정적 영향을 미칠 수 있다는 사실은 다문화가족과 그 아동에게 사회와 국가가 어떻게 접근해야 하는지에 대한 방안을 모색할 수 있게 한다.

5) 다문화가족에 대한 접근

다문화가족이 급증하면서 다문화가족 접근을 위한 노력이 다각도로 이루어지고 있다. 아직은 접근 노력의 초기 단계에 있는 상황이라 실효성을 논하기는 어렵지만 다문화가족에 관심을 갖고 노력하는 태도는 바람직하다고 볼 수 있다. 따라서 다문화가족에게 도움이 될 수 있는 접근은 이들이 더 나은 상황을 갖도록 추구하는 사람들의 태도와 관심과 노력일 것이다. 이러한 맥락에서 다문화가족을 위한 접근을 다음과 같이 생각해 볼 수 있다.

(1) 패러다임 전환의 필요성

다음은 매체에서 방영되는 어느 대기업 광고에서 나온 한 장면이다.

한 훈장 선생님이 서당에 있는 학생들에게 문제를 낸다. 대여섯 명의 머리 딴 학생들이 고개를 숙이고 대답을 못하자 훈장님은 곰방대를 입에 물고 실망한 듯 '인재가 없어'라고 힘없이 고개를 가로 저으며 말한다. 그 때, 다른 학생에 비해 얼굴색이 좀 검은 한 학생이 어색한 겸연쩍은 표정으로 손을 들다 만 듯 살짝 든다. 훈장님이 반색하며 그 학생을 시키고 얼굴이 검은 학생은 일어나 훈장님이 낸 문제에 잘 대답한다 ……(중략)…… 마침내 장원급제를 한 어른이 된 그 학생은 고향으로 금의환향해 내려오고 할머니가 된 학생의 어머니는 반가운 마음에 아들과 덩실덩실 아들과 함께 춤을 춘다. 그리고는 "얼굴이 아닌 가능성을 보는 나라"라는 멘트가 나온다. 검은 한 손과 하얀 한 손이 함께 하트표시를 하며 광고는 끝이 난다.

위 광고는 다문화사회로의 사람들의 관심과 인식의 변환을 촉구하는 시대상을 반영하고 있다. 과거를 상황을 빌어 현재의 모습을 표현하고 있다. 바꾸어 말하면 이러한 광고가 나온다는 것은 다문화가족에 대한 사람들의 편견이 긍정적 관심보다 크다는 것을 반영한다. 얼굴보다 가능성이 중시되는 사회를 추구하는 것은 사람들이 가지고 있는 편견이나 선입견을 깨려는 노력에서 찾아볼 수 있다.

칸트(Kant)는 개념은 도식에서 나온다고 말하고 도식은 상상력으로 구성된다고 한다. 즉 사람들이 가지고 있는 개념은 이미 상상력에 의해 만들어진 도식이라는 그림으로 형성된다는 것이다. 다문화가족이 구성하고 있을, 우리 머리에 깊이 박혀진 그림은 다문화가족에 대한 편견으로, 선입견으로 나타날 수 있다. 그래서 그들이 가지고 있을 잠재력과 가능성을 보지 못하는 경우가 있다.

따라서 사람들은 패러다임, 즉 이미 형성하고 있는 신념체제를 바꿀 필요가 있다. 물론 기존의 신념체제를 바꾸는 일이란 쉽지 않다. 도식을 바꾸어야 개념도 변화할 수 있기 때문이다. 그럼에도 불구하고 다문화가족과 그 가족 속의 아동이 건강하고 행복한 삶을 영위하도록 돕기 위해서는 기존에 뿌리 깊은 편견과 인식의 골을 파헤쳐 새로운 방향으로 전환해야 한다. 아동이 학교에서 겪는 왕따 등 부적응 문제 등은 이러한 편견의 실체라고 볼 수 있기 때문이다. '열 번 찍어 안 넘어가는 나무 없는 것처럼' 한 번에 해결되지 않는 신념의 문제라 할지라도 이미 다문화사회로 진입한 우리가 해야 할 일은 인식의 전환을 위한 각고의 노력이라 할 수 있다.

(2) 아동을 위한 다각적 노력

아동은 국가와 사회를 위한 미래의 자원이자 현 상태로도 매우 중요한 국민이며 각각 소중한 존재이다. 다문화가족 아동이 갖는 특수성은 현재에는 많은 어려움으로 해석되고 있지만 보기에 따라서(패러다임의 전환이 일어난다면) 이러한 문제는 장점으로 변환될 수 있다.

이와 관련해 볼 때, 다문화가족 아동이 이중 언어에 노출되어 있는 것은 매우 큰 장점이 될 수 있다.

따라서 다문화가족을 무조건 우리 사회에 동화시키려는 강제성을 갖고 접근하는 것이 아니라 장점을 살려 다문화가족 아동의 이중 언어 학습지원 방안을 마련해 주는 것이 필요하다. 그러기 위해서는 어머니인 이주여성의 모국어 사용을 장려하고 아동이 어머니의 나라에 대해 알고 이해할 수 있도록 다문화교육을 장려하는 분위기를 조성하고 학습적 상황에도 이를 활용해야 할 것이다. 장점의 적극적 활용은 이중 언어의 사용과 생활방식으로 말미암아 현재보다 훨씬 뛰어난 역량을 가진 인재들로 성장하는데 긍정적 영향을 미칠 수 있다.

또한 어머니 국가에 대한 이해와 열린 사회적 태도는 아동의 자아정체성에도 매우 긍정적으로 작용한다.

아동은 자신의 반을 구성하는 어머니의 국가에 대해 알 권리와 의무가 있다. 그러나 지금까지는 어머니의 국가를 알려는 아동의 노력은 용인되지 못한 경우가 많았다. 이미 알려고 노력하는 나이가 되기도 전에 어른들의 폐쇄적인 태도에 그 기회는 박탈되기 일쑤였다. 어머니의 국가에 대해 깊이 알도록 허용되지 못하고 어머니의 언어와 문화를 알 기회가 단절되는 것은 아동이 아동 자신을 부정하도록 하는 결과만 초래한다. 누구든 자신이 누구인지 알 권리가 있으며, 그래야만 자신에 대한 정체성과 미래 목표가 확고해 질 수 있다. 그러므로 아동의 어머니인 이주여성의 문화와 언어를 공개적으로 이해하고 알아갈 수 있도록 사회의 열린 분위기와 구체적인 노력이 너무나도 절실하다.

다문화가족 아동이 건강하게 성장하기 위해서는 주변 환경과의 긍정적 상호작용이 매우 중요하다.

주변 환경을 구성하는 대표적인 사람들로는 가족과 교사, 친구 등이 있다. 다문화가족 내에서는 아버지가 가부장적인 태도를 버리고 어머니 국가에 대해 개방된 태도로 어머니의 문화를 존중해 주는 태도가 필요하다. 다문화가족 가장이 이러한 역할을 할 수 있도록 구체적인 사회복지 프로그램 역시 절실한 상태이다. 교사는 다문화가족 아동을 이해할 수 있는 다양한 프로그램과 교육적 체험을 통해 다문화가족 아동에게 좀 더 깊은 관심으로 다가가도록 해야 할 것이다. 또래관계에서 취약한 다문화가족 아동은 왕따 등의 학교 부적응문제에 휘말릴 가능성이 매우 높으므로 개별상담, 집단상담, 멘토링 프로그램 등을 통해 자존감을 향상시키도록 해야 한다. 또한 일반가정에서도 자녀들에게 다문화가족과 다문화사회에 대한 이해를 돕는 자녀교육을 시켜 아동이 편견 없이, 다함께 어우러져 건강하게 살아가는 것이 무엇인지를 알도록 하는 부모의 관심과 지지가 매우 필요하다.

(3) 다문화가족을 위한 지원의 확대

다문화가족에 대한 관심이 높아지면서 지원의 필요성도 증대되고 있는 실정이다. 물론 정책적, 실제적 지원을 하는 과정에서 시행착오를 거치고 있지만 여러 의견을 수렴하면서 더 나은 상황을 추구하고자 노력하고 있다. 그 일환으로 다문화가족을 위한 공동체 모임이 활성화되고 있다. 다문화가족을 지원하기 위해 이주여성인 어머니를 위해 한국어를 가르치기도 하고 문화상대적 관점에서 이주여성의 문화를 배우려는 시도도 활발해지고 있다. 또한 이주여성의 독립적인 경제활동을 중시하여 취업훈련 및 구직지원 등의 서비스를 실시하도록 하고, 가족 내 돌봄의 공유 및 사회화를 전제로 이주여성이 자녀 출산 시 보육시설의 접근을 더욱 용이하게 만들기도 하였다(이혜경, 2009). 가부장적인 한국 사회에 적응하지 못하는 이주여성들이 부부 간의 의사결정이나 경제권 등을 대등하게 주장할 수 있도록 지지하는 것은 물론 시댁과 친정 간 대등한 의사소통을 전제로 시부모 등의 확대가족을 대상으로 이주여성의 자율성과 권한을 존중하도록 하는 프로그램을 개설하는 등 다각도의 노력이 이루어지고 있다.

이상으로 다문화가족의 개념과 형성 및 적응과정, 그리고 다문화가족의 어려움, 그 아동의 특성, 접근 등을 알아보았다. 우리사회가 본격적으로 다문화가족에 관심을 갖게 된 것은 비교적 최근의 일이기에 앞으로 우리가 해야 할 일은 너무나도 많다. 한 걸음 한 걸음씩 인식을 전환시키며 함께 나아지고자 노력하는 과정은 건강한 다문화사회를 건설하는 일일 것이다. 그러기 위해서는 다문화가족에 대해 제대로 보고 알며 이해하고자 하는 태도가 선행되어야 한다.

3. 아동의 죽음 이해와 청소년의 자살

최근은 생활여건이 좋아지고 과학이 발달함에 따라 과거에 비해 인간의 수명이 크게 연장되었다. 그러나 오히려 현대 문명의 발달로 예측하지 못한 사고가 빈번히 발생하고 있으며, 이로 인해 돌연사, 사고사, 자살 등 예견되지 않는 죽음을 맞이하는 비율도 높아지고 있다.

인간은 누구나 갑작스러운 죽음을 경험할 수 있으며, 이로 인해 상실과 슬픔에 빠질 수 있다. 성인들은 죽음이 누구에게나 일어나는 보편적인 것이고, 비가역적인 것이며 영구적이라는 것을 이해한다. 그러나 아동은 성인과는 다르게 죽음 개념이 발달단계에 따라 다르며, 슬픔에 대한 표현 역시 성인들과 매우 다르게 나타난다.

또 예측하지 못하는 죽음 중 특히 청소년 자살이 해마다 증가하고 있다. 이제 대중매체에서 청소년 자살 소식은 흔히 접할 수 있는 보편적인 소식이 되었다. 따라서 청소년의 자살은 더 이상 가족이나 개인의 일만으로 치부할 수 없는 상황에 이르렀으며, 자살 문제가 점차 저연령화되고 있는 추세에서 청소년의 자살 원인과 예방교육은 시급한 일로 대두되고 있다.

이 장에서는 아동의 죽음에 대한 이해와 아동의 발달수준에 맞는 적절한 죽음대비교육, 그리고 청소년의 자살 원인을 알아보고, 자살 예방 대책에 대해서 다루고자 한다.

1) 아동의 죽음에 대한 이해

요즘의 아동들은 핵가족으로 인해 인간의 생로병사의 과정을 자연스럽게 접할 기회가 적어졌다. 특히 부모의 죽음과 같은 엄청난 사건들 앞에서 어른들은 아동을 보호해야 한다는 이유로 죽음에 대해 왜곡된 설명이나 이야기를 함으로써 죽음에 대한 잘못된 개념을 형성시키고, 불안을 더욱 가중시키기도 한다. 또한 각종 매체에서 보여지는 죽음의 모습은 아동들의 상상과 공상을 자극해 죽음에 대한 오해와 왜곡을 불러일으키기도 한다.

그러므로 아동의 건강한 심리적 성장을 위해서는 죽음에 대해 비현실적인 생각이나 환상을 갖지 않도록 하고, 아동의 발달에 따른 죽음에 대한 올바른 이해와 교육을 돕는 것이 필요하다.

(1) 아동기의 죽음에 대한 개념형성

아동들은 성인이 될 때까지 다음의 세 가지 기본적인 사고에 의하여 죽음을 이해한다. 학자들에 따라 다소 차이가 있지만 세 가지 사고가 획득되는 시기는 대체로 5~7세 사이이며 8세에는 거의 완성되는 것으로 알려져 있다(Bolduc, 1972; Lonetto, 1980; Molear, 1973).

① 보편성(universality)

보편성의 개념은 모든 생물이 마침내 죽게 될 것이라는 사실을 이해함을 의미한다. 즉 어떠한 존재도 죽음으로부터 도망칠 수 없다는 것을 이해하는 것이다. 보편성 개념이 형성되기 이전의 아동은 죽음을 삶의 최종적인 과정으로 인식하지 않는다. 즉, 죽음에 대해 "덜 살아있는 상태"로 인지하며(Nagy, 1948) 죽음을 피할 수 있다고 생각한다. 또한 특정한 인물, 즉 착한 사람이나 가족, 친인척이나 선생님은 죽지 않는다고 생각한다.

② 비가역성(irreversibility)

비가역성의 개념은 한번 죽으면 그 육체는 살릴 수 없다는 사실을 아는 것, 되돌릴 수 없는 것으로서의 죽음, 영구적인 죽음 등을 이해하는 것을 말한다(이주옥, 2005). 즉, 신체가 죽었을 경우 마술이나 약, 음식, 물, 기타 어떠한 수단을 통해도 다시는 살아날 수 없다는 것을 아동이 이해하는 것을 말한다.

전조작기 아동은 자기중심적 사고로 인해 죽으면 다시 살아 돌아올 수 있다고 생각한다. 따라서 이 전 단계의 아동은 죽은 사람이 물을 마시거나 음식을 먹으면 혹은 치료를 받으면 마술의 힘으로 또는 의학적인 힘으로 다시 살아 돌아올 수 있다고 믿으며(정경숙, 2000) 죽은 후에도 느낄 수 있고 숨을 쉴 수 있느냐는 질문에 긍정적인 답을 하는 경우가 많다.

③ 비기능성(non-functionality)

비기능성은 일단 죽음을 맞이하면 살아있을 때 할 수 있는 모든 신체적 기능, 즉 걷거나 먹는 행위, 보고, 듣고, 생각하는 등의 능력들이 중단된다는 사실을 이해하는 것이다. 죽음의 비기능성을 이해하기 전 단계의 아동은 살아 있다는 것과 죽은 것이 다르다는 것을 인지하면서도 개념 구별의 어려움 때문에 죽은 사람도 활동할 수 있다고 생각한다(변상해 · 이판근, 2009).

표 5-4 아동의 죽음 개념형성에 대한 사고

사 고	개 념
보편성(universality)	모든 생물체는 죽는다.
비가역성(irreversibility)	생물체는 한번 죽으면 죽음을 되돌릴 수 없다
비기능성(nonfunctionality)	죽으면 신체, 사고 등의 모든 기능이 중단된다.

우리나라 아동의 죽음 개념 형성과정에서 보편성과 비가역성의 개념은 다른 나라 아동들과 흥미로운 차이를 보여 준다. 서구의 경우 대부분의 아동들은 다른 사람의 죽음에 대해 모든 사람이 반드시 죽는다는 죽음의 보편성을 이해하는 것이 자신의 죽음의 보편성을 이해하는 것보다 빨리 나타난다. 이에 반하여 우리나라 아동들은 다른 특정한 사람들은 죽지 않는다고 하면서 자신은 나쁜 일을 했거나 거짓말을 했거나 또는 건강하지 못하기 때문에 죽는다고 대답했다. 이러한 차이는

우리나라 부모들이 아동의 잘못된 행동이나 죄에 대한 처벌로 죽음을 연관시킴으로써 아동이 죽음에 대해 공포감을 갖도록 하는 것으로 보여진다. 이는 우리나라 사람들이 잠재의식 속에 죽음을 죄에 대한 보상으로 인식하고 있는 문화적 특성의 결과일 수 있다(송명자, 2004).

(2) 인지발달에 따른 아동의 죽음에 대한 이해

아동들의 죽음에 대한 이해는 아동의 인지 능력 수준에 따라 다르게 나타난다. 죽음과 관련된 아동의 질문이나 답변은 물론 그 답변을 뒷받침해 주는 이유에 대한 설명 역시 아동의 인지발달 수준을 고려해서 설명해 주어야 한다. 아동의 인지발달은 Piaget의 인지발달 단계와 관련지어 살펴볼 수 있다.

① 감각운동기(0~2세)

생후 3개월경 영아는 까꿍놀이를 한다. 대상이 사라졌다가 다시 나타나는 까꿍놀이와 그 이후의 숨바꼭질 놀이를 통해 영아는 존재함과 존재하지 않음을 구별하기 시작한다. 이 놀이는 이후 대상영속성의 발달을 이끌어 낸다. 대상영속성은 영아가 주변의 물체는 눈에 보이지 않는다 하더라도 계속해서 존재한다는 것을 배우는 개념이다. 대상영속성의 발달과 함께 6개월경에 분리불안이 나타나기 시작하는데 이때 영아는 낯선 사람을 보거나 부모가 보이지 않을 때 강하게 울며 저항한다. 이후 18개월까지 일상생활에서 영아는 자연스럽게 사람들이 자신의 눈앞에서 사라졌다가 다시 나타난다는 것을 배우게 되며, 점차 눈앞에 사람들이 보이지 않는다고 해도 사물이나 사람은 여전히 존재한다는 것을 알게 된다. 그러나 죽음이란 것은 잠시 떠나는 것이 아닌 '영원히 돌아오지 않는다는 것'이므로 '영영 돌아오지 않는다'라는 죽음개념의 형성은 대상영속성, 분리불안을 거치지 않고서는 발달할 수가 없다(장연집, 1998).

즉, 유아의 시야에서 사라졌다가 다시 되돌아온다는 것을 먼저 경험하고 이해하지 않고서는 "영원히 돌아오지 않는다는 것"을 이해할 수가 없다는 것이다(Papadatou & Papadatou, 1991). 이렇듯 초기 유아에게 있어서조차 죽음과 연결되는 경험과 행동은 아주 우연히 일어나고 있으며, 이러한 경험에 의한 강한 인지적 자극은 죽음에 대한 최초의 경험으로써 후기 유아의 여러 가지 행동에 영향을 준다(변상해 · 이판근, 2009).

② 전조작기(2~7세)

이 시기의 유아는 죽음을 정확하게 알고 있지 못하다. 따라서 죽음을 뒤바꿀 수 있는 것으로 이해한다. 3세 유아는 죽음과 삶을 구분할 수 없기 때문에 죽음을 삶의 연속된 과정으로 이해한다. 따라서 죽음을 단지 움직일 수 없는 것, 잠자는 것, 잠깐 헤어지는 것으로 또 하늘나라로 떠났지만 또 다시 만날 수 있다고 생각한다. 특히 동, 식물이 죽었을 때 가장 당혹감을 보이는 것이 3~5세의 유아들이다. 이들은 사람이 죽은 후에도 살아 있을 때처럼 먹고, 움직이며, 계속 성장한다고 생각한다. 이 시기의 유아들은 주변의 모든 물건에 생명이 있고, 내 마음대로 생사를 조절할 수 있다고 믿는다. 이 단계의 유아들은 마술적 사고와 물활론적 사고를 하기 때문에 죽음의 보편성이나 비가역성을 이해하기 힘들다. Piaget는 전조작기 아동의 인지발달 수준이 제한되어 있으며 물활론과 마술적 사고를 하기 때문에 이 시기의 아동들은 죽음에 대한 이해가 어렵다고 말했다.

이 시기 아동들의 죽음에 대한 개념을 정리하면 다음과 같다(변상해 · 이판근, 2009).

첫째, 죽음을 직관적, 물활론적 사고로 이해한다.

즉, 움직이는 것은 살아 있는 것이고, 움직이지 않는 것은 죽은 것으로 이해한다. 식물은 움직이지 않으므로 죽은 것이고 구름, 자동차, 기차 등은 움직이므로 살아 있는 것으로 본다.

둘째, 죽은 사람도 살아올 것이라고 믿음으로써 죽음을 일시적인 것으로 본다.

셋째, 죽은 사람들도 살아 있는 사람만은 못하더라도 조금은 살아 있는 것으로 본다. 살아있는 사람처럼 잘 볼 수는 없지만 보기도 하며, 살아 있을 때처럼 배고프지는 않지만 먹기도 한다고 본다.

넷째, 모든 사람에게 죽음이 온다는 것을 인정하지 않으며 자신과 결부시키지 못한다. 또 죽음을 잠자는 것과 연결시켜 잠드는 것에 대해 두려워할 수 있다.

예로, 자신을 괴롭히는 형 때문에 괴로워하던 5세 유아는 자신이 죽어서 귀신이 되어 형을 혼내 주고 싶다고 말했다. 이 유아는 죽으면 귀신이 되고, 귀신이 되면 벽도 통과할 수 있으며, 다른 사람들 눈에 보이지 않으므로 형의 보복을 받지 않고 혼내줄 수 있다고 생각하고 있었다. 또 죽으면 단지 보이지 않을 뿐 이전처럼 가족과 같이 살 수 있다고 생각하고 있었다.

③ **구체적 조작기**(7~12세)

이 시기의 아동들은 죽음이 되돌릴 수 없는 것이며 누구에게나 나타나는 일반적인 현상이라는 것을 알게 된다. 그들의 인지, 정서와 그 외의 요인들을 통하여 죽음에 대해 이해하려고 하며 논리적으로 추론을 하기도 한다. 이 시기의 아동들은 병이 났기 때문에 죽었다라고 죽음의 원인과 결과를 말할 수 있다. 또한 "그 사람은 나쁜 사람이기 때문에 죽었어."라고 죽음의 추상적인 이유에 대해서도 구체적으로 말할 수 있다. 그러나 이 단계의 아동의 사고는 미숙하고 완전하지 않기 때문에 아동의 추론에서 벗어나는 죽음에 대해서 이해하는 데는 어려움이 있다. 그리고 죽음이 자신에게도 일어날 수 있는 일이라 생각하여 두려움을 느끼기도 한다. 또한 이 시기의 아동은 죽으면 우리의 신체가 움직이지 않으며 심장, 뇌 등 모든 기능이 멈춘다는 것을 안다. 또 죽음에 대한 부정적인 측면에 관심을 가지며 사후의 신체적 변화에 대해서 관심을 나타낸다. 사람이 왜 죽었는지를 알고 싶어하며 죽은 이후에도 여전히 손톱과 수염이 자라는 것이 사실인지, 여전히 신체가 움직이는지를 궁금해하며 사람이 산채로 묻힐 수 있는지에 관해서도 궁금해한다. 아동은 신체가 관에 담겨져 땅 속으로 묻히는 것을 안다. 아동은 그것이 장례식이라는 것을 인식한다. 그리고 나면 몸은 땅 속에서 뼈만 남을 때까지 썩는다는 것을 안다. 이에 따라 죽음의 과정들과 장례식은 아동의 마음 속에 많은 영향을 주게 된다(Johnson, 1987). 아동은 죽음 이후의 삶에 대하여 자신들의 부모가 지닌 신념을 그대로 받아들이는 경향이 있으며, 죽음 이후의 존재 형태를 천국, 즐거운 놀이터, 부활과 같이 편안한 것으로 보는 경향이 있다(장연집, 2006). 아동의 죽음에 대한 이해는 이 단계에서 더욱 복잡해지며 강화된다. 아동이 죽음을 이해하는 과정에서 여러 요소들을 종합적으로 연계하기 시작하면서 다음 단계인 형식적 단계로 넘어간다.

④ 형식적 조작기(12세 이후)

청소년기로 접어들면서 인지발달의 영향으로 청소년들은 추상적 사고를 할 수 있게 된다. 이 단계에서는 죽음에 대해 논리적이고, 현실적이며, 죽음의 의미와 결과에 대해 심도있게 살펴볼 수 있다. 또 이들은 이제 죽음에 대한 완전한 정의와 영향을 다른 사람과 사회 전체에 결부시켜 생각할 수 있다(이주옥, 2005). 이들 죽음에 대해 많은 생각을 하며, 죽음에 대해서 겁을 내면서도 한편으로는 마치 죽음에 대해 도전이라도 하려는 듯이 위험을 감수하기도 한다. 이들의 죽음에 대한 개념은 성인들과 유사하다. 그러나 청소년들의 죽음개념이 성인들의 개념과 유사해 보일지라도 이들은 성인이 아니다. 이들은 현재를 중심으로 정열적으로 삶을 살아가며 죽음은 자신과 상관없는 일로 생각한다. 이들은 이 시기에 새로운 정체성 형성과 새로운 관계와 역할에 더 많은 관심을 가지며, 죽음에 대해서도 자신의 기존의 개념들을 재검증하고 분석을 하게 되며 자연스럽게 새로운 이해를 창출해 낸다. 반면 이들은 죽음에 대해 상당히 두려워하기도 하며, 두려움이 느껴지면 이를 인정하지 않으려 자신은 죽지 않는다고 믿음으로써 죽음에 대한 두려움에 대처하기도 한다. 그래서 자살을 시도하더라도 자신이 구조될 수 있을 거라고 믿는 경향이 있다(장연집, 2006).

Johnson(1987)은 청소년들은 죽음의 특징이 무엇이고, 죽음 이후의 존재는 무엇인가와 같이 철학적이고 추상적으로 죽음을 생각하며, 어떤 청소년들은 부모들의 종교적 믿음보다 더 깊고 추상적인 수준으로 죽음에 접근하는 경우도 있다고 본다.

(3) 아동의 죽음개념 형성 요인

Kasternbaum(1977)은 죽음 개념을 형성시키는 요인은 아동의 인지발달 수준, 아동의 연령, 인성, 그리고 생활 속에서의 경험과 그들의 부모와 나누는 일반적인 대화유형 등이며, 이에 따라 죽음의 개념이 다르게 나타난다고 하였다.

① 연령과 죽음개념 형성

아동의 연령과 죽음개념 형성요인과의 관계에 대한 많은 연구들의 결과에서 아동의 죽음에 대한 개념이 연령의 증가와 더불어 발달한다고 하였다. Piaget의 제자인 Nagy(1948)는 아동들이 특유한 방식으로 죽음을 이해한다고 하였으며 다음과 같이 연령별로 나누어 접근하였다.

- **1단계 : 3~5세** : 이 시기의 유아들은 죽음을 정확하게 알고 있지는 못하나 죽음을 뒤바꿀 수 있는 것이라고 생각한다. 죽음을 단지 잠을 자는 것으로 생각하며, 특히 5세 이전의 유아들은 죽음의 영원성에 대해서 이해할 수 없기 때문에 죽은 사람이 어디에 있고 언제 오는지를 묻는다. 특히 동화나 이야기 게임 등에서 다루는 죽음과 관련된 내용들이 이 시기의 유아들의 잘못된 인식을 강화시킨다.

- **2단계 : 5~9세** : 이 시기의 특징은 죽음을 의인화시킨다는 것이다. 죽음을 밤에 나타나는 귀신이나 천사로 생각하며 죽음에 관한 이야기나 그림, 그리고 동물이나 식물의 죽음 등에 관심이 많지만 자신도 죽을 거라는 사실에 대해서는 아직 알지 못한다. Nagy(1948)에 의하면 이 단계의 아동들은 죽음을 최종적인 것이라고 생각하며 일단 죽으면 다시 살아 돌아올 수 없다는 것을 깨닫게 되지만 죽음이 반드시 불가피한 것은 아니며 피할 수 있는 것으로 생각한다고 한다 . 그러나 이 연령의 아동들은 죽음에 대한 추상적인 본질에 대해서는 아직 내재화시키지 못한다. 이 시기에 TV나 어른들이 말하는 것에 따라 아동의 죽음에 대한 인식이 왜곡될 수도 있다.

- **3단계 : 9세 이후** : 이 단계에 속하는 아동은 죽음은 최종적인 것이며 원상회복이 불가능하고 피하고 싶어도 피할 수 없는 것임을 인식한다. 즉 죽음은 인간에게 필연적인 것이며, 몸은 결코 소생할 수 없고 꽃이 시들어가듯이 인간의 육체도 죽게 된다는 것을 알게 된다(이주옥, 2005; Pennells & Smith, 1995). 또 죽음은 모든 사람에게 해당되므로 누구에게나 일어날 수 있다는 것을 알게 된다. 친척, 부모, 친구 그리고 자신도 죽게 될 것이라는 것을 알게 되나 아동들은 자신의 죽음보다는 부모가 죽을지도 모른다는 두려움이 더 크며 이를 더 걱정한다. 이 시기에는 부모나 할아버지 할머니가 돌아가시면 자신의 위치가 어떻게 되는가에 관심을 갖고 사랑하는 사람을 잃은 뒤 자기 혼자만 버려진 상태로 놓여질까 봐 걱정한다. 이 시기의 죽음에 대한 이해는 성인들과 거의 같다고 볼 수 있다.

② 종교와 죽음개념 형성

Gartley와 Bernasconi(1967)의 연구에서는 종교집단 아동의 죽음개념을 조사했다. 가톨릭 학교 학생 중 5.5세에서 14세까지 60명을 대상으로 10가지의 비구조적인 형식에 의한 면접을 실시한 결과 첫째, 5세에서 6세의 유아들은 죽음을 아주 큰 사건으로 이야기하며 자신의 죽음을 아주 먼 것으로 느끼는 경향이 있었으며, 7세 아동들은 죽음을 침착하게 받아들이지만 내세에 대해 약간의 불안을 느꼈다. 그리고 7세의 모든 아동들이 죽음이 마지막이라는 것을 알고 있었다. 8세 아동들은 영 · 육을 분리해서 생각하며 장례식 등을 스스럼없이 볼 수 있고, 9세 아동들은 죽음의 원인을 인식했다. 특히 이 나이 또래의 남자 아이들은 죽음의 원인에 대해 사고를 더 많이 생각하는 반면, 여자 아이들은 심장병이나 암과 같은 병으로 인한 죽음을 더 많이 생각하고 있었다.

③ 아동의 경험과 죽음개념 형성

아동의 삶에서 이전에 죽음에 대한 경험이 있었느냐에 따라 죽음개념 형성에서 개인차가 나타나기도 한다. 특히 아동과 친숙했던 사람의 죽음이나 애완동물, 키우던 식물 등의 죽음을 경험한 경우 이로 인해 아동에게 죽음의 영원성을 빨리 학습하기도 한다. 이러한 아동 죽음에 대한 의식적인 이해는 죽음에 대한 적응에 영향을 미친다.

④ 아동의 인지수준과 죽음개념 형성

연령과 연관된 아동의 인지능력 수준 역시 죽음개념 형성에 영향을 준다. Furman(1964)에 따르면 2~3세 유아도 죽음을 인식할 수 있고, 3~4세 유아는 죽음에 대한 인식이 발달하여 사랑하던 대상의 상실을 애도할 수 있다. McDonald(1964)는 엄마가 죽은 3~4세 유아들도 부정이나 퇴행이 담긴 상실반응을 보인다고 했다(장연집, 2006).

⑤ 문화적 차이와 죽음개념 형성

1980년대 초, 스웨덴의 Gotebort대학 Claes-Goran Wenestam은 미국과 스웨덴, 그리스 국적의 5~18세 아동 400명을 대상으로 죽음개념의 문화적 차이를 알아보았다. 그는 아동에게 '죽음' 또는 '죽는다'라는 단어를 들었을 때 자신들의 마음에 떠오르는 것을 그림으로 그리고, 그것에 대해 설명을 해보게 하였다. 그들의 그림 분석 결과 문화 간에 죽음에 대한 유의한 차이가 있음을 발견되었으며, 죽음에 대한 개념형성 단계는 Piaget의 인지발달에 따르는 것으로 나타났다(장연집, 2006).

⑥ 사회적 사건과 죽음개념 형성

아동이 죽음을 이해하고, 개념을 발달시켜 나가는 데는 사회적인 사건이 영향을 미치기도 한다. 특히 사회에서 발생되는 대형 참사, 동 · 식물에 대한 죽음을 경험함으로써 아동은 죽음을 조금씩 인식하게 된다.

1987년에 미국에서 일어났던 우주선 챌린저호의 폭발사건의 예를 보면, 이 우주선에는 교사 1명이 탑승하고 있었다. 우주선이 폭발되었을 때 TV를 통해 이 장면을 그가 가르쳤던 아동들 뿐 아니라 전 세계의 수백 만 명의 아동들이 교사의 죽음을 눈앞에서 목격하게 되었다. 이 사건 이후로 성인들은 아동들에게 죽음에 대한 접근 방법을 모색하지 않을 수 없게 되었다.

⑦ 아동의 놀이와 죽음개념 형성

많은 심리학자들이 죽음에 대한 놀이 상황의 관찰을 통해서 아동의 죽음에 대한 행동과 대화를 직접 관찰해 왔다. 그 중 Rochlin(1967)은 3~5세의 유아들에게서 표현되는 죽음에 대한 유아들의 행동과 대화를 연구했다. 그 결과 유아들은 누군가가 죽었을 때 죽음으로 인하여 자기 자신을 떠났다는 것에 대해 공포를 느끼게 된다. 그래서 그 사람이 어디로 가버렸는지에 대해 질문을 하며, 분리 공포가 점점 증가하면서 죽음에 대한 민감한 반응을 보였다. 그러나 어린 나이에도 잘 발달된 지적 능력을 가진 유아들은 죽음이 삶의 마지막이라는 것을 깨달을 수 있는 능력이 있었으며, 죽음에 관한 놀이는 유아에게 죽음에 대한 두려움의 극복기능이 된다는 것을 알아냈다.

⑧ 불치병 아동과 죽음개념 형성

1955년 Richmond와 Waisman은 불치병을 앓고 있는 아동들에 대한 죽음 개념 반응을 다룬 연구에서 이 아동들은 자신의 질병에 대해 체념하고 수용적인 태도를 보인다는 것을 알아냈다. 또 Kundson과 Natterson이 1960년에 행한 연구에서도 비슷한 결론을 얻었다. 자신이 불치병이라는 것을 알지 못하는 아동들은 신체 불구에 대해 좀 더 두려워하였으며, 자신이 불치병이라는 사실을 아는 아동들은 자신의 병에 대한 심각성을 잘 알고 있었다(Johnson, 1987).

(4) 죽음에 대한 아동의 반응

죽음에 대한 아동들의 반응을 설명한 Segal(1989)는 그의 연구에서 죽음이라는 충격적인 사건이 있은 후의 아동들은 그러한 사실을 부인하거나 죽음에 대해 책임을 느끼며 죄책감을 갖게 된다고 주장하였다.

특히 아동기에 부모의 죽음을 겪은 아동들은 부모의 죽음에 대해 크게 다음의 두 가지 유형의 반응을 보였다. 첫째 사건 이후 몇 주나 몇 달 사이에 즉각적인 반응을 나타내는 경우와, 둘째 부모의 죽음을 겪은 당시가 아닌 이후 시기, 즉 청소년기나 성인기에 지연된 반응을 나타내는 경우다.

아동의 증상에 영향을 주는 요인으로는 아동의 연령, 사별했을 때의 정서적 안정도, 사별한 사람과 살았을 때 맺었던 관계의 질적 수준, 사망한 부모의 성별과 아동의 성별, 아동을 지지해 주는 주변인들의 관심도, 생존해 있는 부모의 재혼 여부, 소속된 문화적 수준, 부모의 죽음 유형과 관련되어 있는 환경 등을 들 수 있다(Osterweis, 1984). 아동은 성인과 달리 감정을 말로 나타나지 않는 경우가 많으므로 성인들은 아동의 비언어적인 행동과 죽음에 대한 반응에 대해서도 알고 있어야 한다.

① 죽음에 대한 즉각적인 반응

어떤 아동은 부모나 형제의 죽음을 겪은 후 정서적, 행동적으로 즉각적인 반응을 나타낸다. 이들은 화가 나 있고, 겁에 질려 있으며, 풀이 죽어 있는가 하면 불안해한다. 이로 인해 수면장애, 퇴행, 학습장애, 섭식장애 등이 나타나기도 하는데 이런 증상은 아동의 연령과 밀접한 관련이 있다. 5세 미만의 유아는 말을 안 하거나 퇴행을 하는 등의 증상을 보일 수 있으며, 학령기 아동은 공포증, 위축 등의 행동을 보일 수 있다.

② 죽음에 대한 지연된 반응

부모나 주변에서의 죽음을 겪은 어떤 아동은 긴 시간 동안 사별로 인한 슬픈 감정이나 행동을 표출하기도 한다. 따라서 사별 경험 후 적절한 개입을 하지 않거나 그로 인한 충격이 아동의 내면에 계속 자리잡게 되면서 장기적으로 아동의 정서나 행동에 영향을 미칠 수 있다.

사별로 인한 정서, 행동적으로 지연된 반응은 사별 1년 이후부터 청소년기, 성인기에 이르기까지 다양한 형태로 나타난다. 어떤 아동은 초기 몇 달 동안에는 아무런 증상이 없다가 사별 후 2년이 지난 후부터 심각한 정서적 손상을 나타내기도 한다. 또 형제의 죽음을 겪은 2세 반에서 14세 사이의 아동들의 반 정도는 떨거나 슬퍼하거나 우는 것으로 죄책감과 관련된 반응을 보였으며, 이런 반응이 최소한 5년 이상 지속적으로 나타났다(장연집, 2006). 특히 생의 초기의 사별 경험은 이후 아동에게 우울, 비행 등의 행동을 유발할 수 있으며, 학업에도 영향을 미쳐 학교거부, 낙오, 시험 실패 등의 부정적인 행동을 표출할 가능성이 높았다.

Kendall(1989)은 아동기 때 중요한 대상인 부모의 죽음은 정신적 충격을 주어 장기간에 걸쳐 인생에 지대한 영향을 끼치며, 사별 경험은 정신분열증, 우울, 자살에 이르는 심각하고, 지속적인 정신병리의 원인과 정서적 상처가 된다고 했다. 또 Kilman은 미국 아동의 5%인 1500만 정도가 15세 이내에 부모의 죽음을 경험하며, 사회 경제적인 수준이 낮을수록 실질적인 비율이 더 높아진다고 보았다(Johnson,1987).

또 다른 연구에서 아동기의 부모를 상실한 남녀죄수를 대상으로 한 연구에서 애정결핍성 범죄를 더 많이 보였으며, Barr-Harris Center에서 정신 치료를 받은 환자들을 대상으로 임상 관찰한 결과 사별을 경험한 아동은 성장하여 자녀를 갖게 되면 부모역할에 어려움을 나타낸다고 주장했다. 이러한 결과는 7~12세 사이에 죽음을 경험하고, 같은 성의 부모가 죽었을 때 더 자주 발생하며, 문제의 원인은 죽은 부모와 자신을 동일시하고 사별 이후 진행된 발달 단계에서 그들과 나누지 못한 경험의 상실에 기인한다고 보고 있다(장연집, 2006).

(5) 아동의 죽음 이해를 위한 교육

갑작스러운 죽음이든, 예견되어 있었던 죽음이든 간에 죽음에 대한 경험은 아동에게 있어 충격적인 일임에는 틀림없다. 특히 친근한 사람의 죽음으로 인해 상실감에 빠져있는 아동은 인지적, 정서적, 신체적, 행동적 측면에서 여러 가지 반응을 나타낸다. 유아기 시절로 돌아가 침대나 옷에 오줌을 싸는 퇴행행동을 보이는가 하면 떼가 늘고, 징징거리며, 손가락을 빨기도 한다. 그러나 어떤 아동들은 상실이나 애도의 상황과는 전혀 다르게 밝게 웃기도 하며, 재잘거리는 등 마치 아무 일도 없었다는 듯이 행동하기도 한다. 또는 죽음에 대한 똑같은 질문을 여러 번 반복하기도 하고 어른들의 반응을 알아보기 위해 돌발적으로 상황과 맞지 않는 행동을 하기도 한다. Bertoia와 Allen은 아동들이 표현하는 슬픔에는 어떤 유형이 있는 것이 아니며 울음, 장난치기, 감정의 갑작스런 기복, 소리치기, 후회 등의 다양한 유형으로 표현된다고 하였다. 왜냐하면 아동들에게 있어 죽음 자체가 너무 무섭고 고통스럽기 때문에 이런 감정을 회피하려고 애쓰거나 상황에 맞지 않는 엉뚱한 행동으로 표현하기 때문이다. 따라서 죽음에 대해 아무런 준비가 없는 상황에서 갑작스럽게 충격적인 죽음을 경험하는 아동들의 충격을 완화시켜 줄 죽음에 대한 교육이 필요하다(장연집, 2006).

오늘날 심리학자들은 어린이들에게 죽음에 관해서 가능하면 빨리 사실적으로 알려줄 것을 권하고 있다(Gorden, 1979). 죽음 교육에 관해서 Furman(1974)은 아동에게 죽음을 이해시킬 때 “죽으면 더 이상 볼 수 없고, 들을 수 없으며, 움직일 수 없고, 숨을 쉴 수 없다”와 같은 간단하고 쉬운 설명으로 ‘죽음’을 감각이 없는 것과 연결시켜 설명을 해 주는 것이 중요하다고 말했다.

그러나 요즘의 아동들은 죽음에 대한 이해가 올바르지 못하고 죽음에 대해 부적절한 두려움이나 공포 또는 환상을 갖는 경우가 많다(Nelson, 1979). TV 프로그램, 만화, 이야기책, 게임 등에서 비현실적이고, 두려움의 대상으로서 죽음을 소개함으로서 죽음에 대해 막연한 공포감을 느끼게 하며, 착한 사람은 죽어서 다시 살아날 수 있는 반면, 나쁜 사람은 반드시 보복을 당하며 영원히 죽게 된다는 잘못된 인식을 심어 주기도 한다. 이렇게 착한 일을 하는 사람은 영원히 살고 나쁜 일을 하는 사람은 죽는다는 내용을 본 아동은 조그만 잘못을 해도 죽게 될 것이라는 공포감에 사로잡히기도 한다. 이와 같이 어린이들은 사람이 자연적인 이유로 죽는 것이 아니라, 잘못을 범하거나, 남을 미워하거나, 공격하거나 또는 권위에 도전했기 때문에 죽는 것으로 인식하게 된다.

또 아동이 죽음에 관해서 질문을 했을 때 아동을 보호한다는 이유로 "아빠는 하늘 나라에 가셨어", "먼 여행 중이야", "해외로 출장 가셨어" 등 현실을 왜곡시키거나 아동의 상상을 자극하기도 한다. 그러나 현재 상황에서 죽음에 대해 함께 생각해 보는 기회를 갖는 것이 아동에게 훨씬 도움이 된다.

그러나 아동이 경험하는 감정의 깊이와 극복하는 능력에 관한 연구들은 크게 두 가지의 상반된 입장을 보인다. 하나는 아동은 감정적으로 연약하므로 죽음 앞에 노출시키는 것은 너무나 가혹하고 잔인한 것이며 아동을 도리어 혼란스럽게 만든다고 생각하는 입장이다. 왜냐하면 아동은 죽음에 대해 회피나 거부와 같은 미숙한 방법으로 극복하려 하며 이후 청소년기에 가서야 죽음을 극복할 수 있는 능력이 생기기 때문이다.

또 다른 입장은 대부분의 아동들이 내적인 의지와 앞으로 나아가고, 성장하고자 하는 결단력과 회복력을 지니고 있다는 입장이다(Johnson, 1987). 아동은 죽음에 호기심이 많기 때문에 왜 그런 일이 일어났는지, 어떻게 일어났는지, 앞으로는 무슨 일이 벌어질 것인지에 대해 알고 싶어하며 이는 정상적인 아동의 발달과정에서 오는 호기심으로도 볼 수 있다는 것이다. 그러나 위의 두 가지 상반되는 입장에도 불구하고 죽음은 누구나 겪을 수 있는 일이며, 연령이 어릴수록 죽음에 따른 충격이 성인기까지 부정적인 영향을 미친다는 사실은 확실하다.

죽음은 너무나 민감하고 충격적인 사건이기 때문에 아동이 처음 죽음에 직면했을 때 죽음을 인식시키는 것은 어려운 일이다. 그러므로 사람의 죽음을 처음부터 다루기보다는 주의의 애완동물이나 식물 등을 통해 부드럽고 간접적으로 죽음의 의미를 다루는 것이 좋다.

아동들은 죽음을 경험했을 때 죄의식, 분노, 슬픔, 걱정, 비탄의 과정을 거친다(Walsh, 1980).

첫째, 느끼는 죄의식은 아동이 죽은 사람에 대해 자기로 인해 그 사람이 죽었을지도 모른다는 생각을 한다.

둘째, 분노감정은 사람들이 흔히 느끼는 감정으로 그들이 느끼는 슬픔을 다른 사람이나 신에게 돌림으로써 화나 분노를 터트리는 것이다. 아동들은 친한 사람이나 부모가 죽었을 때 주변사람들에게 화를 내기도 한다.

셋째로 슬픔, 걱정 비탄의 감정은 아동이 사랑하는 사람이 죽었을 때 슬픔이나 비탄을 자기 스스로의 방법으로 표현해야 한다. 아동이 자신의 방법으로 애도를 표현하는 것이 중요한데 그렇지 않으면 이로 인해 병을 초래하거나 부정적인 행동이나 방법으로 표현할 수 있다. 따라서 아동이 슬픔을 충분히 해소시킬 수 있는 애도 기간을 갖도록 해 주어야 하며, 아동이 나타내는 슬픔의 반응을 왜곡시키지 말아야 한다(이경우 · 서영숙, 1984).

사별경험을 한 아동에게 심리전문가는 아동의 사별에 대한 반응과 이에 대한 전문지식을 갖추고 아동의 주변사람들로부터 필요한 정보를 얻어 내는 등 적극적으로 도움을 줄 수 있어야 한다. 이를 위해 초기면담에서는 죽음이 예기된 것이었는지 알아보고 살아남아 있는 부모가 자녀를 잘 보살펴 줄 수 있는지의 여부, 아동이 자라면서 가족들이 죽음에 대해 어떻게 말해 왔는지를 알아보며, 아동이 장례식에 참석했는지의 여부, 그리고 전문가를 찾아온 시점이 사별 후 얼마나 시일이 지났는지 등을 면밀히 다루어야 한다(Johnson, 1987).

심리적 개입의 목적은 아동들에게 인생이란 때로는 이해하기 힘든 것이며, 상처받을 수도 있다는 것을 이해시키는 것이다. 그리고 이 같은 고통으로 인한 상실감이 해결되지 않을 경우 아동들의 삶에서 나타날 수 있는 인지적, 정서적, 행동적, 신체적 문제점들에 대한 대응과 예방조치를 마련하는데 있다(장연집, 1998).

아동으로 하여금 사별경험에 의한 충격에서 벗어나도록 하기 위한 심리치료의 방법에는 여러 가지가 있다. 예술 활동을 포함한 미술치료나 무용치료, 죽음에 관한 이야기책을 읽고 그것에 대해 대화를 나누는 독서치료, 다양한 놀잇감을 통해 자신의 감정을 표현할 수 있는 놀이치료 등이 있다. 이러한 치료들은 아동의 상황과 발달수준에 맞추어 진행되며, 때로는 통합적으로 접근되는 경우도 있다.

심리치료 개입시 초기단계에서는 래포 형성을 통하여 아동이 혼란을 경험하더라도 죽음에 대한 감정에 부딪치게 할 필요가 있다. 개입과정에서는 아동이 이해하기 쉬운 표현으로 죽음에 대해서 다룬다. 그 결과 아동들은 그것들을 의미 있게 정돈하기 시작하며, 자신이 경험한 충격 상황을 받아들이고 정리해 나가게 된다(Johnson, 1987).

아동들에게 죽음에 대해 건전하게 이해시키고 인식시킬 필요가 있을 때 부모와 교사는 매우 중요한 요인이다. 교사나 부모들이 아동들에게 죽음의 개념에 대한 교육을 효과적으로 실시함으로써 교사나 부모의 종교나 사회 경험 등이 아동들에게 죽음을 이해시키는데 영향을 미치기 때문이다.

부모는 아동의 인지발달 단계를 알고 있어야 하며, 아동의 발달에 적합한 프로그램과 언어를 통하여 죽음에 대한 이해를 도와야 한다. 만약 아동이 전조작기에 속해 있다면 아동은 자신의 잘못된 행동이나 사고로 인하여 사랑하는 사람이 죽었다는 자기중심적인 사고를 할 수 있다. 이때 부모는 주변의 벌레나 동물 등 작은 죽음 등을 통하여 아동이 자책감에서 벗어날 수 있도록 도와줄 수 있다. 또 이 시기의 자녀가 질문을 하면 간단명료하며, 신뢰롭고 조용하게 적절한 대답을 해줌으로써 죽음에 대한 자녀의 이해를 높일 수 있다.

또 구체적 조작기의 발달단계에 있는 아동의 경우 이 수준의 아동들이 지닌 죽음개념 인식수준의 발달에 맞추어 어른들로 하여금 아동들의 감정, 생각, 관심사 등을 함께 공유할 기회를 제공해 주어야 한다.

갑작스런 죽음에 접했을 때 성인들조차도 충격과 고통에 빠지게 되고 죽음 후에 뒤따르는 행사들에 열중하게 되어 아동에 대해선 주의를 기울이지 않는 경향이 있다. 장례가 끝날 때까지 아동을 다른 곳으로 보내 버리는 경우도 있는데 이것은 최악의 실수가 될 수도 있다. 장례 의식을 아동이 싫어하지 않는다면 참여시키는 것이 아동에게 도움이 될 수도 있는데 이는 장례 의식 자체에 치료기능이 있기 때문이다(Johnson, 1987).

부모와 마찬가지로 교사 역시 죽음에 대해 갑작스럽게 다루어야 할 때가 얼마든지 생길 수 있다. 죽음에 대한 교육을 실시할 때 교사는 먼저 죽음의 사실성을 가능한 한 빠른 시간에 인식시켜야 하며 둘째, 아동이 편안한 감정 상태에서 죽음에 대한 언급을 할 수 있도록 교실 분위기를 제공해 주어야 한다. 셋째, 죽음에 대해 정서적인 도움뿐 아니라 인지와 학습적인 도움도 주어야 하는데 예를 들면 '죽음은 삶의 한 부분이다', '죽음은 신체가 기능을 멈추는 것이다', '죽음은 성장의 최종단계이다'와 같은 기본지식이 포함된다.

이러한 접근은 아동의 발달단계에 맞추어 진행되어야 하며, 교사가 죽음에 대해 잘 알고 있을 때 더욱 효과적으로 전해질 수 있다. 즉, 교실의 편안한 분위기에서 죽음에 대한 질문과 대답이 이루어질 때 아동이 죽음을 이해하는 수준은 높아질 것이다(Townley & Thornburg, 1980).

학급의 친구가 죽었을 때 교사와 아동들은 자기의 느낌을 표현하고 자신을 괴롭히는 문제에 대해 토의할 필요가 있다(Gorden, 1979).

죽음에 대한 교육은 필요가 생길 때 혹은 아동들이 호기심을 보이거나 우연히 질문을 했을 때 접근해야 하므로 교사는 죽음에 관한 자료를 미리 모아 두어 수업시간이나 적절한 상황에서 죽음에 대한 교육이 이루어질 수 있도록 준비해야 한다(Formanek, 1974).

2) 청소년의 자살

갈수록 자신의 삶을 포기하는 청소년들이 늘고 있다. 우리나라 청소년 사망원인의 1위가 자살이며, 청소년의 자살률은 해마다 계속 증가하고 있다. 청소년 자살은 더 이상 한 가족의 문제가 아니라 우리 사회가 적극적인 관심을 가지고 개입해야 하는 사회문제로 대두되었다.

청소년기는 자아의식이 발달하고 부모로부터 독립과 억제되어 있는 환경으로부터 이탈하고자 하는 욕구가 많은 시기이며, 이러한 심리적 특성으로 인해 스트레스 상황에 직면하게 될 때 여러 가지 문제행동을 일으키기도 하는데 그 중 하나가 자살이다. 자살은 청소년의 문제행동 중 어떤 행동보다 심각하며 부정적인 결과를 초래하는데 왜냐하면 다른 문제행동의 경우 발생 후 적절한 조치가 가능한 반면 자살은 발생 이후의 개입이 전혀 불가능하기 때문이다. 특히 청소년기에는 인지적으로 미성숙하면서 충동성이 매우 강렬하기 때문에 한순간의 우울한 기분에 의해 충동적으로 자살 시도를 할 위험이 높다(신민섭 외, 1990). 그래서 청소년의 자살은 사전계획이 없는 경우가 많다.

(1) 우리나라의 자살 현황

최근 들어 자살 사건이 대중매체를 통해 자주 방송되어 그 심각성이 널리 알려지고 있지만 그 발생 비율은 과거와는 비교가 되지 않을 정도로 가파르게 상승하고 있다. 더구나 유명 연예인들의 자살로 인한 '베르테르 효과', 즉 모방 자살이 급증하고 있어 자살에 대한 다각적 접근과 검토가 필요하다.

우리나라의 2009년 자살 사망률을 보면, 10만 명당 31명으로 2위인 헝가리 (19.6명) 보다 두 배 가량이 높은 것으로 나타났다. 이는 OECD 평균(11.4명)의 거의 3배 이상인 높은 수치이다.

자살 증가율을 보면 1990년에서 2006년 사이 우리나라의 자살 증가율은 172.2%로 같은 기간 2위인 멕시코의 43.3%보다 무려 4배가 넘을 정도로 급 속도로 증가되었다. 그러나 같은 기간 OECD 평균 자살률은 오히려 20.4% 낮아졌고, 한때 '최대 자살국'이었던 핀란드는 무려 35.5% 줄어든 것으로 조사되었다(Newsway, 2011).

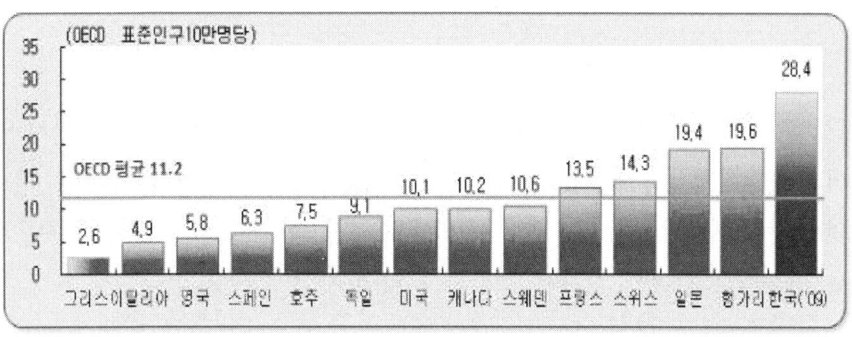

자료 : 통계청 , OECD 국가 자살률 비교 (2009) : Newsway 2011. 6. 1 재인용

자살의 성별 특성을 보면 남성보다 여성이 자살률이 크게 늘었으며, 20대에서 40대의 자살 현상이 두드러졌다. 2000년 대비 2009년 남성과 여성의 자살률은 각각 122%와 179%로 증가했으며, 여성의 자살률은 16.4명으로 2005년 기준 OECD 여성 평균 자살률(5.6)명보다 3배 이상 높았다. 통계청에 따르면 우리나라에서 2009년 15,413명이 자살했으며, 이는 1일 평균 42.2명으로 지난 2008년에 비해

19.3% 증가한 수치다.

특히 19세 이하 아동 청소년 자살의 경우 전년 대비 가장 큰 증가율(41.5%)을 보였으며 10대의 사망 원인 중 자살이 1위로 나타났다(통계청, 2010). 또한 9세 이하 아동의 자살의 경우 2009년도만 해도 무려 4건이나 발생했다(뉴헬스코리아, 2010).

표 5-4 최근 8년간 연도별, 성별 자살사망률

구분 / 연도	사망자 수 (명)			사망률 (십만 명당)			아동	청소년
	계	남자	여자	계	남자	여자	0~9세	10~19
2002	8,612	5,940	2,672	17.9	24.6	11.1	0	234
2003	10,898	7,514	3,384	22.6	31	14.1	1	297
2004	11,492	7,879	3,613	23.7	32.4	14.9	1	248
2005	12,011	8,026	3,985	24.7	32.9	16.4	1	279
2006	10,653	7,227	3,426	21.8	29.5	14.1	1	232
2007	12,174	7,747	4,427	24.8	31.5	18.1	1	309
2008	12,858	8,260	4,598	26.0	33.4	18.7	1	317
2009	15,413	9,936	5,477	31.0	39.9	22.1	4	446

자살 문제는 몇 년 전까지만 해도 어른들에게 해당되는 문제로 인식되어져 왔다. 그러나 패자부활전이 없는 무한경쟁 사회 속에서 학업에 의한 압박감으로 청소년들의 자살이 이어지면서 더 이상 개인의 문제로만 볼 수 없게 되었다. 더구나 최근에는 초등학생 자살도 간간이 보도되고 있어 자살에 대한 심각성을 더해 주고 있다. 초등학생들을 대상으로 자살 생각 경험에 대해 조사한 결과 전체 아동 가운데 무려 53.6%가 자살 생각을 해본 적이 있다고 응답하였다(이정윤 · 허재홍, 2003). 이러한 연구 결과는 아동도 더 이상 자살 문제에 있어서 예외가 안 된다는 것을 입증하고 있다.

(2) 자살의 이론적 관점

자살(suicide)이란 스스로 자기의 생명을 끊는 행위로서, 자유의지에 의해 자신의 생명을 끊는 자발적인 행위를 말한다. 세계보건기구(WHO, 1968)에서는 자살을 '치명적인 결과를 초래하는 자해 행위'라고 정의하고 있으며, '어느 정도의 자살 의도를 가지고 그 동기를 인지하면서 자기 자신에게 가한 상해'를 자살행위라고 정의하고 있다. 그동안 다양하게 연구되어온 자살에 대한 이론적 접근을 보면 크게 사회학적 접근과 심리학적 접근으로 나눠볼 수 있다 .

① Drukheim의 사회학적 접근

Drukheim(1897)은 자살을 개인의 사회적 상호작용 및 사회적 관련성으로 보았으므로 사회적 통합의 결여가 자살에 영향을 미친다고 하였다. 그리고 자살은 개인과 사회적 그룹과의 통합 정도에 따라 변한다고 하였다. Drukheim(1897)은 개인과 사회 사이의 관계성을 반영하는 4가지 자살 유형을 다음과 같이 분류하였다.

첫째, 이기적 자살(egoistic)이다. 이기적 자살은 사회와의 통합이 결여된 개인에게서 보여진다. 사회와의 연계감이 결여된 개인은 지역사회나 다른 사람의 지지에 덜 의존하며 혼자서 모든 일을 감당하게 되면서 보다 고립감을 느끼게 되어 결국 자살 행위를 하기 쉽다(박명실, 2005). 이렇게 사회적 통합이 약화되고 개인주의가 팽배하면 이러한 유형의 자살이 발생할 확률은 매우 커진다.

둘째, 이타적 자살(altruistic)이다. 이타적 자살의 경우는 개인이 과도하게 사회에 통합되어 자신의 희생, 심지어 죽음까지도 그리 중요하지 않게 된다. 이에 대해 자신은 사회에 헌신감을 느끼며, 개인보다는 집단의 복지가 우선되어 자신을 희생하게 되는 유형이다.

셋째, 숙명적 자살(fatalistic)이다. 숙명적 자살은 사회의 규제된 관습에 대처할 수 없는 개인에게서 발생한다. 이러한 자살은 사회가 개인에게 과도한 규제를 가함으로써 런 개인으로 하여금 절망과 미래에 대한 무망감을 안겨줌으로서 을 초래하는 것이다.

넷째, 아노미성 자살(anomic)이다. 아노미 현상이란 사회적으로 통합이 약화되어 사회가 개인을 규제할 힘을 잃은 일종의 무규범 또는 가치 혼란의 상태를 말하는데, 이러한 사회적 혼란의 상황에서 발생하는 자살을 아노미적 자살이라고 한다. 이러한 유형의 자살은 급작스러운 사회적 변동기간이나 사회가 극도로 혼미할 때 발생하기 쉽다.

② Freud의 정신역동적 접근

Freud(1917)는 인간의 모든 행동은 무의식에 의해 동기화된다고 하였다. 그러므로 정신역동적 접근은 자살에 대해 인간의 무의식에 초점을 둔다. Freud(1917)에 의하면, 자살은 개인이 겪는 극도의 심리적 고통과 같은 내적인 갈등에 의해 유발된다고 하였다. 내적인 갈등을 살펴보면, 아동들은 자신의 부모를 통해 인정, 사랑, 도움을 전적으로 받게 된다. 그러므로 아동의 욕구를 충족시켜 주는 부모는 아동에게 있어 주요한 대상 또는 상징적인 대상이다. 아동이 부모, 혹은 주요한 타인을 상징적인 대상으로 간주하고 있을 때 이러한 대상으로부터 자신의 요구가 충족되지 못하거나 거절당했을 때 강한 분노를 느끼게 된다. Freud는 '죽음본능' 이론에서 자살은 곧 세상에 태어나기 전의 상태로 돌아가는 본능적인 행동이라고 하였다.

③ Maslow의 실존주의적 접근

Maslow는 발달위계에서 가장 하위수준은 기본적인 의식주의 생존의 욕구이며 자아실현의 욕구는 가장 상위수준이라고 언급했다. 그의 이론을 보면 인간은 먼저 음식이나 집 등의 기본 욕구가 충족되어야 하며, 하위 수준의 욕구가 충족되었을 때 상위단계인 자아실현에 도달할 수 있다는 것이다. 그러나 Maslow는 만약 어떤 이유로 그들이 삶에서 하위수준의 욕구가 충족되지 못할 경우 그들은 무망감이나 우울감을 경험할 수 있으며 그 결과로 자살 위험이 증가할 수 있다고 하였다(Stillion, McDowell & May, 1989).

④ Beck의 인지적 접근

Beck(1967)에 따르면 사람들이 우울상태에 빠져드는 것은 기본적으로 자기(Self), 세상(world), 미래(future)에 대해 부정적인 인지적 기대를 형성하기 때문이며, 특히 미래에 대한 부정적 기대는 무망 혹은 절망과 밀접한 관련이 있다고 한다. 다시 말하면 무망과 절망은 앞날에 희망이 없으며 그러한 상태가 변화될 기미가 전혀 없을 것이라고 믿는 개인의 인지적 신념이며, 그 원인을 개인의 약함으로 돌리면서 자신을 부정적으로 인식하게 된다는 것이다. Beck(1967)은 이러한 절망이 우울을 구성하는 주요한 요소이며 자살과 밀접한 관련이 있다고 보았다.

(3) 청소년 자살의 특징

청소년의 경우 인지적, 정서적, 행동적 특성으로 인하여 성인과 다른 이유로 자살을 시도할 수 있으며, 때문에 청소년의 자살은 매우 충동적이며, 순간적인 특징을 나타낸다. 매우 잘 기능하던 청소년들에게 갑작스런 스트레스나 어려움을 회피하려는 충동적인 욕구가 자살을 결정하게 하는 중요한 요인이 될 수 있다(Glaser, 1981).

청소년 자살의 특징은 다음과 같다.

첫째, 성인과 달리 자살을 정신질환의 표현이라고만 볼 수 없다(Shiedman, 1987).

성인의 경우에는 우울증이나 정신분열증과 같은 정신질환으로 인해 자살을 시도하지만 청소년의 경우 평소에 잘 기능하던 청소년들도 갑작스런 스트레스가 어려움을 회피하려는 충동적인 욕구나 남을 조종하려는 의도와 자신에게 부당하게 대했다고 생각하는 가족이나 친구들에 대한 보복 등이 자살의 중요한 결정요인이 될 수 있다(Glaser, 1981).

둘째, 자살의도의 문제이다.

대부분이 사전 계획 없이 시도한다는 것이다. 청소년기에 성취해야 할 과업에 비해 미숙하고 충동적이기 때문에 순간의 기분에 의해 자살시도 할 위험이 높으며, 성인들이 이해할 수 없는 이유들로 자살을 시도하기도 한다.

셋째, 자살의도를 가지고 자살하기보다는 자신의 괴로움을 극단적으로 표현하는 수단으로 자살을 선택하는 경우가 많다.

자살을 시도한 청소년 10%만이 1년 안에 자살을 재시도하였고, 90%는 다시는 자살을 시도하지 않았다고 하며, 자살 시도를 한 대부분의 청소년들이 자살 시도를 한지 1개월 후에는 정상적인 기능을 회복하게 된다는 보고는 이들이 최종 목표로서 자살을 선택하는 것이 아니라 괴로운 현실을 도피하기 위한 수단으로 자살을 선택하였음을 보여 준다(Hawton, 1982).

(4) 청소년의 자살에 영향을 주는 요인

청소년기는 신체적, 정신적으로 급격한 변화 과정을 거쳐 성인으로 성장과 발달을 하는 과도기이며, 외적으로 스트레스가 많고 감정의 기복이 많은 격동의 시기인 동시에 부모의 기대와 사회적 요구에 처음으로 직면하는 시기이다. 이로 인해 청소년들은 일시적 정신적 불균형 혹은 부적응에 처하게 된다. 때문에 인생의 어느 시기보다도 자살의 위험이 높은 시기이다(김지영, 2005).

청소년의 자살 요인은 개인의 심리적 차원이나 특정 사회 구조 등의 단일요인에 의해 일어나기보다는 개인의 심리적 특성과 함께 가족, 학교 및 사회적 요인을 포함한 복잡한 상호작용에 의해 일어난다.

① 사회적 요인

ⓐ 학업 실패

청소년의 자살과 자살시도는 학년이 올라갈수록 더 많아지는 것으로 나타났는데(김현실, 2002) 그 이유는 학년이 올라갈수록 학업에 대한 압박감과 더불어 느끼는 스트레스도 과중하기 때문이다. 이는 패자부활전이 없는 사회 구조에서 그 요인을 찾아볼 수 있다. 지금의 무한 경쟁사회 구조는 청소년들에게 공부를 해서 일류대학에 가야 하며, 일류대학에 진학하지 못하면 인생실패자가 되는 것처럼 생각하게 만든다. 이후 저임금을 받게 되거나 실업자군에 속하게 된다는 생각을 하게 되고, 이는 다시 경쟁에서 밀려나면 안 된다는 불안과 압박감을 주어 결국 청소년들을 자살로 몰고 있다는 것이다. 실제 학교성적과 자살 생각과의 관계를 보면 주로 학교 성적이 낮은 학생이 높은 학생보다 자살 생각이나 충동, 시도가 높은 것으로 나타났다(정혜경 외, 2003).

ⓑ 대중매체에서 연예인이나 유명인의 자살 보도

유명한 연예인의 자살소식이 대중매체를 통해 자세히 보도되거나 자살이 미화되거나 자살을 하면 모든 문제가 해결된다는 식의 잘못된 문제해결 방법으로 자살이 부각될 경우 자살충동이 높아질 수 있다. 특히 대중매체는 청소년에게 민감한 영향을 미칠 수 있으며, 대중매체에서 자살 기사를 자세히 다룰수록 이러한 효과는 커진다(Gould & Shaffer, 1986; Phillips & Carsterson, 1986). 이러한 현상이 일어나는 이유는 책이나 TV에서 묘사된 자살 사건은 청소년들에게 특이한 사건이 아닌 친숙하고 일반적인 사건으로 생각되므로 현실과 가상에 대한 구분 능력이 미숙한 청소년에게 자살을 하나의 문제해결 방법으로 쉽게 생각하게 하여 모방 자살을 유발하기 때문이다. 자살에 영향을 미치는 자살보도의 요인에서 연예인이나 유명 정치인의 자살 보도 이후 일반인의 모방 자살이 14.3배 높아졌으며 소설, TV 또는 영화 속 주인공보다는 실제인물이 자살했다는 사실 기사가 더 큰 영향력을 가진다는 사실이 밝혀졌다. 그리고 자살보도를 다루는 언론매체 수가 많을수록 파급효과가 크며 다른 연구에서도 방송에서의 자살보도가 청소년의 자살에 부정적인 영향을 미친다는 결과도 보고되었다(Hawton et al., 1999; 윤우상 외, 1992).

② 가정 환경 요인

ⓐ 부모-자녀 의사소통

부모 자녀간의 효과적인 의사소통은 갈등이나 문제를 해결하고 신뢰와 애정을 발전시키지만 의사소통이 어려울 경우 갈등이 생기고 깊어지기도 한다. 일반적으로 부모 자녀간의 의사소통이 역기능적이면 가족의 결속력과 적응력이 떨어지고 가정문제를 유발시켜 자녀의 자살생각과 자살에 영향을 주거나 청소년의 비행을 유발시킬 수 있다. 또한 부모와의 갈등적 의사소통은 청소년기 자녀의 자살충동과 밀접한 관계가 있다. 부모와의 대화부족, 불만족, 부모로부터 소외감을 느끼는 청소년의 경우 자살의 위험성을 많이 보이고(홍나미, 1998), 자살시도 청소년들의 가족들은 의사소통의 질이 매우 낮다는 연구 결과들도 있다(Michael, Richard, & Eliozabeth, 1995; Talyor & Stansfield, 1984).

ⓑ 가정 폭력

가정환경 중 폭력은 특히 청소년의 자살과 높은 관련이 있다. 가정에서 자녀가 폭력에 노출되는 상황은 다양하다. 가정에서 주로 경험하게 되는 폭력은 부모간의 폭력을 경험하는 경우와 부모로부터 학대를 당하는 경우다. 폭력이 발생한 상황에서 자녀들이 폭력행사 장면을 목격하거나 폭력을 당하기도 한다. 때로는 자녀는 방에서 단지 소리만을 듣고 있을 수도 있으며, 폭력 후의 부모의 상처나 방안을 보면서 폭력에 간접 노출될 수도 있다. 간접 노출이든지 직접 노출이든지 간에 가정폭력은 자녀에게 심리적, 사회적, 행동적으로 부정적인 영향을 미치게 된다. 부모의 폭력에 노출된 자녀는 부모에게 학대를 당할 가능성도 높다. 폭력과 자살의 관계에서 부모에게 학대를 경험한 청소년의 경우 그렇지 않은 청소년보다 자살 생각의 위험이 두 배 이상 높은 것으로 나타났다(Berenson et al., 2001; 김재엽 외, 2009).

③ 또래 관계 요인

또래와 많은 시간을 가지는 청소년기에는 또래들에 의해 심리적으로 지지를 받기도 하지만 또래에 의해 문제행동을 일으키는 경우도 많다. 또래와 관계가 원만하지 못할 경우 빈약한 부모관계와 더불어 우울을 유발하고 결국 자살을 선택하게 될 가능성이 높아 또래관계의 어려움은 자살 위험에 처해있는 청소년에게 있어 심각한 위험요소가 될 수 있다(Kandel, Raveis & Davies, 1991). 실제 자살 시도를 한 청소년이 그렇지 않은 청소년에 비해 또래 간에 수용도가 떨어졌으며(Wichstrom, 2000), 친구들과 원만한 대인관계를 형성하지 못하는 청소년들은 자기 안에 갇혀 고립된 생각을 하므로 자살 생각이 높아진다고 하였다(홍나미, 1998).

또 친구의 죽음은 자살 위험을 증가시킨다는 연구(Brent et al., 1993)가 있으며, 이는 자살의 전염성과 관련이 있는 것으로 특히 청소년 시기에 또래의 영향이 매우 중요하다는 것을 보여주는 것이라고 할 수 있다.

④ 개인적 특성 요인

ⓐ 자아존중감

자아존중감은 개인이 자신에게 부여하는 가치로서 자신의 긍정 혹은 부정적인 평가와 관련이 있다. 자아존중감이 높으면 자신에 대해 긍정적이며 일상에서 스트레스도 적절히 대처할 수 있는 능력이 있다. 그러나 자아존중감이 낮은 청소년들은 자신의 노력의 결과에 대해 부정적으로 생각하는 경향이 있으며 자신의 미래에 대해서도 부정적일 것이라고 생각한다. 만일 청소년 시기에 자아존중감 형성에 결함이 생기면 왜곡된 자기상을 가질 수 있으며, 문제행동을 일으킬 수 있고, 심지어 자살행동에까지 이르게 될 수 있다.

ⓑ 우울

청소년기는 아동기에서 성인기로 향해 가는 시기로 변화가 많고, 정서적으로 불안정한 시기이다. 특히 이때 성취해야 할 발달과업이 많은데 비해 미성숙하기 때문에 그에 따르는 심리적 문제들이 많이 발생한다. 기분이 울적하거나 불행하다고 느끼는 감정들은 사춘기를 전후로 급격히 증가하기 때문에 많은 청소년들은 우울증상을 보편적으로 경험하고 있다고 볼 수 있다. 우울은 청소년기에 증가되는 부적응 행동 중의 하나로 식욕, 수면 증상과 함께 에너지 감소, 무가치감과 죄의식, 사고장애, 일상생활에 대한 흥미감소, 자살에 대한 생각과 자살시도 등의 증상으로 나타난다. Beck은 우울한 사람들은 긍정적인 정보보다는 부정적인 정보를 먼저 받아들이는 인지 도식을 갖고 있기 때문에 자기 자신과 자신의 미래에 대해서도 부정적인 시각으로 본다고 하였다(Beck, 1964). 따라서 우울은 부정적인 사고를 증가시킴으로써 자살행위를 유발하는 요인이 될 수 있다. 또 자살 의도를 가진 사람들에게서 발견되는 가장 일반적인 특징이 우울이라는 연구를 볼 때 우울이 자살충동의 강한 예측인자이며 청소년의 자살과 가장 밀접한 연관이 있다는 것을 알 수 있다.

ⓒ 공격성과 충동성

공격성이란 다른 사람에게 해를 입히려는 의도를 가진 사람의 행동, 사람이나 목표물을 향하여 심리적 혹은 신체적인 해를 입히려는 의도된 행동, 사람이나 사물에게 행하는 파괴적이고 처벌적인 행동이나 상위의 목적을 성취하기 위하여 습관적으로 다른 사람을 단순한 객체로 다루는 성격의 한 측면을 말한다(Kazdin, 1993; 이창호 외, 2005). 또 충동성은 단순하고, 즉흥적이며, 충동적인 행동을 대개 깊이 생각하지 않은 채 즉각적으로 행동하는 것으로서 판단력 결함과 관련된다(이창호 외, 2005). 공격성이 높은 청소년의 경우 충동적으로 자살할 가능성이 높고, 자살 생각과 공격성은 높은 상관이 있다. 때문에 자제력이 약하고, 충동적인 성향이 강한 청소년 시기의 공격성은 자살로 귀결될 가능성이 더 높다.

ⓓ 스트레스

스트레스는 누구에게나 심리적인 영향을 미치지만 정서적으로 불안이 높고 인지적으로 미성숙한 청소년들의 경우에는 성인에 비해 취약성이 높으며, 스트레스가 높아질수록 자살생각 및 자살행동을 보일 위험성이 높은 것으로 나타났다(신민섭 외, 1990). 청소년들은 특유의 신체적 변화를 경험하고 있고, 심리적으로도 매우 불안정한 과정을 겪고 있으므로 자아개념의 위기, 부모 및 가족 구성원들과의 갈등, 사회적 갈등, 동성 및 이성 관계에 있어서의 부적응, 충족되지 않는 성적 욕구 등의 어려움과 학업 및 장래 문제에 대한 갈등과 고민을 가지게 된다(홍나미, 1998). 이처럼 일상생활 스트레스 사건은 자살행동의 위험을 증가시키는 요인(De Wilde et al., 1992)이 된다.

(5) 자살의 예방과 대책

자살이 성공할 경우 치료가 있을 수 없다. 때문에 자살은 예방적인 차원에서의 대책이 매우 중요하다. 특히 청소년의 경우 가족해체나 가족 간 역기능적 의사소통, 가족문제, 학교 교육 등의 문제가 자살에 원인을 제공하는 요인이므로 1차적인 예방차원에서 청소년들을 존중하고, 건강한 의사소통을 할 수 있는 부모교육이나 상담적 접근이 매우 필요하다. 또한 입시위주의 현행 교육제도의 변화가 필요하며, 가르치는 교사뿐만 아니라 학교에서도 2차적인 예방서비스로서 부적응 학생, 고위험 가족문제 학생 등에 대한 프로그램을 활성화 할 필요가 있다(유수현 외, 2011).

청소년의 자살은 이제 가족의 문제를 넘어 사회적인 이슈가 되었으며, 더 이상 부모, 교사, 혹은 가까운 사람들만의 일이 아니기 때문에 가정, 학교, 사회 등 다각적인 접근을 통한 대책이 마련되어야 한다.

먼저 가정에서 자녀를 비난하거나 자극적인 언어를 피하고, 정서적으로 지지해 주어야 한다. 또 자녀에 대한 과잉기대를 내려놓고, 대화시간을 늘리며, 자녀의 성장과 발달을 지원해주면서 정서적인 지지해 주어야 한다.

청소년은 많은 시간을 학교에서 보내므로 학교 또한 청소년 자살의 요인에서 벗어날 수 없다. 청소년 자살에 있어 학교의 역할이 중요한데, 청소년 자살의 유발은 흔히 가정과 학교에서 비롯될 뿐만 아니라 학교가 청소년의 자살을 예측하고 보호할 수 있는 환경이 될 수 있기 때문이다. 학교에서는 청소년기의 특성과 자살에 대한 예방교육을 실시하고, 자살에 대한 프로그램을 만들어 자살예방에 적극적으로 참여해야 한다. 또 자살위험 청소년을 가려내고 집중적인 상담을 통해 그들의 얘기에 귀 기울여야 한다.

청소년들에게 인생을 살아가는 데는 여러 가지 방법이 있을 수 있으며, 이러한 다양성이 인정되고 각 개인은 자기의 적성에 맞는 분야에서 자기가 가진 능력과 노력을 최대한 발휘하고 그 자체가 존중되는 사회 분위기의 조성이 필요하다. 매스컴을 통한 자살 인식의 전환이 필요하며 TV, 라디오, 신문 등이 앞장 서 자살의 비윤리성과 모순성, 생명의 존엄성, 인생 경력의 다양한 선택, 인생 문제의 의미와 다양한 해결 방안 등의 제시를 통해 자살방지 및 사회 분위기와 자살에 대한 인식을 전환시켜야 한다. 이러한 것들을 진행시킴과 동시에 사회 구성원 상호간의 공감적 사랑 관계, 그리고 신뢰는 궁극적 자살 방지의 기본이 되어야 할 것이다(Wright, 2002).

4. 외상 후 스트레스 장애(PTSD)

삶에서 예기치 못한 사고를 경험하는 것은 누구에게나 일어날 수 있다.

누구나 가족이나 친지의 죽음, 부부갈등, 이혼, 폭행, 성적으로 고통을 주는 사건, 아동기의 심한 상처, 스트레스, 죄책감, 공포심, 위험, 낙인, 화재, 교통사고와 전쟁경험, 자연재해, 천재지변 등 충격적인 사건들을 겪는 경우가 흔히 있다. 이런 사건들은 위협적이며 정신적 충격을 주는 사건들로서 사람들은 이런 충격을 받게 되면 신체적, 정신적으로 큰 상처를 받는다.

외상 후 스트레스 장애(Post Traumatic Stress Disorder : PTSD)는 현대사회에서 가장 흔한 심리적 장애 중 하나로 연령, 성별, 그리고 사회적 계층에 상관없이 모든 사람들이 겪을 수 있다. 외상 후 스트레스 장애는 삶의 치명적인 사건들과 관련이 있기 때문에 외상 후 스트레스 장애를 겪은 사람들은 이로 인해 정상적인 삶을 영위할 수 없게 되기도 한다. 외상 후 스트레스 장애 이후 이들의 삶은 전적으로 그 사건에 집중하게 되고, 신체적 증상과 만성 불안 등으로 시달리게 되며, 대인관계에서 매우 힘들어 하고 때로는 정신건강 문제로 인해 평생 고통받을 수도 있다.

특히, 어린 시절의 외상의 경험은 성인기에 정신, 심리적 증상들에 직 · 간접적인 영향을 끼칠 수 있으며, 심하면 정신장애로 이어질 수도 있다. 최근 들어 아동들에게도 성폭행, 교통사고, 납치 등 예측 불가능한 사건들이 발생하면서 외상 위험성이 높아지고 있다. 따라서 외상 후 스트레스 장애에 대한 정확한 이해를 통해 외상의 예방과 더불어 자연재해, 사고사 등의 사건 발생 시 외상 후 스트레스 장애 유발에 대한 신속한 치유책이 필요하다.

1) 외상 후 스트레스 장애의 개념

외상 후 스트레스 장애(Post Traumatic Stress Disorder)란 심각한 외상을 보거나 직접 경험했을 때 나타나는 불안장애이다.

여기에서 외상(trauma)이란 외적인 힘에 의한 정신의 충격적인 상태를 말하며 외상적 사건(traumatic event)이란 거의 대부분의 사람들에게 치명적으로 심한 정서적 스트레스 사건으로서 자신 또는 타인에게 죽음이나 심각한 상해를 주거나 신체적 안녕에 위협을 주는 사건들을 경험하거나 목격한 것을 말한다(최정윤 외, 2000). 외상적 사건으로는 사람들의 생명과 안전에 엄청난 위협이 되는 재난이나 사건, 즉 폭행, 성추행, 고문, 유괴, 강간뿐 아니라 교통사고, 화재, 비행기 사고, 자연재해, 신체적 폭행, 사랑하는 사람의 죽음 등이 예가 될 수 있다. 이 같은 사건은 경험한 당사자 뿐 아니라 이러한 사건을 목격하는 사람도 외상으로 고통받을 수 있다.

이러한 사건에 대한 반응으로 극심한 공포, 무력감, 두려움이 동반되며 극심한 외상에 노출된 후 그 사건을 지속적으로 재경험하고, 그 사건과 관련되는 자극을 지속적으로 회피하며, 일반적으로 반응이 마비되고 각성 상태가 지속적으로 증가되는 등의 증상이 있다.

심할 경우 동반되는 정신과적 증상으로는 불안장애, 우울장애, 적응장애, 공포증 등을 보이며 드물게는 정신증 상태를 보이거나 인격이나 인지기능의 변화를 보이기도 한다(이문인, 2004).

외상 후 스트레스 장애는 모든 연령층에서 일어날 수 있다. 일반인의 유병률은

1~14%로 다양한데 반면, 참전용사나 범죄의 피해자 등의 위험도가 높은 사람들에게서는 3~58%로 훨씬 높다. 남자의 경우 전쟁 경험이 많고, 여자의 경우 물리적 폭행이나 성폭력을 당한 경우가 많다.

외상 후 스트레스 장애는 발생 직후 3개월 이내에 나타나는 것이 보통이나 몇 개월 심지어 몇 년까지 지연되다가 나타나는 경우도 있다. 이러한 외상 후 스트레스 장애의 양상이 1개월 이상 나타나고, 사회적, 직업적, 기타 중요한 기능 영역에서 임상적으로 심각한 고통이나 장애를 초래할 때 외상 후 스트레스 장애로 진단이 가능하다.

2) 외상 후 스트레스 장애의 요인

외상을 입었다는 그 자체만으로 원인이 되지는 않는다. 즉, 어떤 사건이 외상을 일으키지만 외상적 사건을 경험한 모든 사람들이 외상 후 스트레스 장애를 보이지는 않는다. 외상 사건 전의 개인의 취약성, 외상 그리고 외상 후의 모든 요인들이 고려되어야 하며(조수철, 2002), 사건을 경험한 당사자에게 외상적 사건의 의미는 매우 중요한 요소이기 때문에 사건과 사건에 대한 연상, 증상 등도 유심히 살펴야 한다.

(1) 스트레스 요인

외상 후 스트레스 장애와 스트레스에 노출되는 강도는 밀접한 관련이 있다. 전쟁, 살인, 천재지변, 성폭력 등 스트레스의 강도가 분명한 경우는 외상 후 스트레스 장애와의 인과관계가 비교적 명백하다. 그러나 안전하다고 생각한 곳에서 성폭행이나 충격을 입었을 경우 증상이 더 심하게 나타날 수 있다. 최근에는 스트레스 강도보다는 외상 후 스트레스 장애를 겪은 사람의 주관적인 반응을 더 중요시한다. 이는 극심한 스트레스 상황 하에서도 잘 적응하는 사람이 있는가 하면, 사소한 스트레스에도 외상 후 스트레스 장애 증상을 보이는 경우도 있기 때문이다.

외상 사건을 경험한 후에 외상 후 스트레스 장애 증상의 발병 위험요인으로는

① 유아기의 충격적인 경험, ② 경계성, 편집성, 의존성 또는 반사회적 인격 장애의 특성이 있는 경우, ③ 부적절한 가족, 또래의 지지체계, ④ 여성, ⑤ 정신과 질환에 대한 유전적 취약성, ⑥ 최근의 스트레스가 되는 생활변화, ⑦ 내적이기보다는 외적인 조절상황의 인식이 있다(대한신경정신의학회, 2005).

또, 심한 공포감과 무력감, 수치심, 죄책감도 외상 후 스트레스 장애를 일으키는 위험요인이 될 수 있다.

(2) 정신역동적 요인

정신역동적 요인으로는 어린 시절 해결되지 못한 심리적 갈등이 외상에 의하여 재활성화되어 나타나는 것으로 설명한다. 아동들은 이제까지 경험해 보지 못한 사건이 발생했을 때 사건을 효과적으로 처리하거나 적절하게 다루지 못하는 경향이 있다. 아동에게 사건이 적절하게 소화되지 못했을 때 그 사건은 고통스런 경험으로 기억되고, 고통스런 경험은 공포, 위험과 관련된 자극에 관한 정보와 함께 기억의 회로 속에 저장된다. 그 후 외상을 경험할 때 아동기 외상이 재현되며 퇴행을 일으키게 되고, 기억 속에 있던 경험이 쉽게 활성화된다. 그로 인해 안전한 것과 위험한 것 사이의 경계가 모호해지고, 주변 환경에 대하여 조절하거나 예측할 수 없다고 느끼게 된다(조수철, 2002). 방어기제로는 억압, 반동형성, 취소와 함께 사건에 대한 부인과 강박적인 반추가 교대로 나타난다.

(3) 인지행동적 요인

인지행동 요인에서는 외상적 사건을 처리하거나 합리화하는데 실패한 것으로 본다(대한신경정신의학회, 2005). 어떤 개인이 생명에 위협을 느끼는 외상 사건을 경험했을 때 그 사건 당시 존재했던 다양한 자극들과 함께 공포심, 극도의 불안감 등의 감정들도 조건화된다. 이후 예전에는 별다른 반응을 보이지 않던 자극들에 대해 조건화된 후에는 공포심이나 불안을 야기시키고 야기된 불안과 공포심은 다시 주변의 자극들을 조건화시키게 된다. 결국 개인은 주변의 다양한 자극에 대하여 공포심이나 불안반응을 보이게 된다. 결론적으로 사건 당시의 공포와는 상관없는 자극들이 공포와 연합하여 새로운 공포가 만들어지면서 조건화된 자극과 비조건화된 자극 모두를 피하려는 회피양상이 나타난다.

3) DSM-Ⅳ의 외상 후 스트레스 장애 진단기준

증상이 발생한지 한 달 이내의 경우에는 급성 스트레스 장애로 진단한다. DSM-Ⅳ에 제시된 외상 후 스트레스 장애의 진단기준은 다음과 같다.

A. 다음 두 가지 요소의 외상 사건의 노출된 경우
(1) 개인이 자신이나 타인의 실제적이거나 위협적인 죽음이나 심각한 상해, 또는 신체적 안녕에 위협을 가져다 주는 사건(들)을 경험하거나 목격하거나 직면하였을 때
(2) 개인의 반응에 극심한 공포, 무력감, 고통이 동반될 때 (소아는 이런 반응 대신 지리멸렬하거나 초조한 행동을 보인다)

B. 외상적 사건을 다음 중 한 가지(또는 그 이상)로 지속적으로 재경험하는 경우
(1) 사건에 대한 반복적이고 침투적인 고통스러운 회상 (이미지, 생각, 지각 등을 포함) 아동의 경우 외상의 주제나 상황이 표현된 놀이를 반복적으로 하기도 한다.
(2) 사건에 대한 고통스러운 꿈이 반복되기도 한다. 아동의 경우에는 내용을 인식할 수 없는 깜짝 놀라거나 혹은 무서운 꿈을 꾸기도 한다.
(3) 마치 외상적 사건이 재발하고 있는 것처럼 행동하거나 느낌 (사건을 다시 경험하는 듯한 감각, 착각, 환각, 해리적인 환각 재현의 삽화들이 포함되고 이런 경험은 잠에서 깨어날 때 혹은 중독 상태에서 일어나는 경험을 포함한다.) 아동의 경우는 그 외상에 해당되는 특수한 재연이 일어날 수 있다.
(4) 외상적 사건과 유사하다거나 그것을 상징하는 내적 혹은 외적 단서에 노출되었을 때 강렬한 심리적 고통이 동반되기도 한다.
(5) 외상적 사건과 유사하거나 그것을 상징하는 내적 혹은 외적 단서에 노출되었을 때의 생리적 재반응을 보인다.

C. 외상과 관련된 자극을 계속 회피하려고 하거나 일반적인 반응의 마비(외상 전에는 없었던)가 다음 중 세 가지 이상 보일 때에는 외상 후 스트레스 장애로 볼 수 있다.
(1) 외상과 관련되는 생각, 느낌, 대화를 피하려 한다.
(2) 외상이 회상되는 행동, 장소, 사람을 피하려 한다.
(3) 외상의 중요한 부분을 회상할 수 없다.
(4) 중요한 활동에 흥미나 참여가 매우 저조하다.

(5) 타인으로부터 소원해지거나 분리되는 느낌을 가지곤 한다.
(6) 정서의 범위가 제한되어 있다(사랑의 감정을 느낄 수가 없다)
(7) 미래가 단축된 느낌을 가진다(직업, 결혼, 자녀 등 정상적인 삶을 기대하지 않거나 부정적인 느낌을 가지고 바라본다).

D. 증가된 각성반응의 지속적 증상 (외상 전에는 존재하지 않았던) 이 다음 중 두 가지 이상 보일 때
(1) 잠들기 어려움 또는 잠을 계속 자기 어려워한다
(2) 성마름 혹은 분노가 자주 치밀어 올라 폭발하곤 한다.
(3) 무엇엔가 집중하는 것을 어려워한다.
(4) 환경과 사람에 대한 지나친 경계심을 가진다.
(5) 과장된 놀람반응이 나타난다.

E. 장애 (진단기준 B,C,D,의 증상) 이 1개월 이상 지속될 때
F. 장애가 임상적으로 심각한 고통이나 사회적 · 직업적 다른 중요한 기능 영역에서 손상을 초래하는 경우에 외상 후 스트레스 장애로 진단할 수 있다.

외상 후 스트레스 장애의 진단 기준은 크게 세 부분으로 나누어진다.

진단기준 A는 외상 후 스트레스 장애의 본질이라고 할 수 있는 외상 및 외상적 사건의 정의, 그리고 외상에 대한 개인의 반응을 다루며, 진단기준 B에서 D까지는 외상 후 스트레스 장애에서 나타나는 독특한 임상적 특징들이 제시된다. E 이하에서는 외상 후 스트레스 장애의 경과와 하위 유형을 제시한다.

외상 후 스트레스 장애의 독특한 임상적 특징은 다시 일차적 증상(진단기준 B, C)과 이차적 증상(진단기준D)으로 나뉜다. 먼저 일차적 증상은 외상의 경험, 지속적인 회피와 마비, 각성수준 증가로 나눠지는데, 일차적 증상으로 인해 기억이나 꿈에서 외상사건을 지속적으로 재경험을 하거나 외상사건을 생각나게 하는 장소, 사람 등을 피하거나, 지나치게 잘 놀라고, 쉽게 화내며, 주변에 대해 과도한 경계심을 보이는 행동들을 보인다. 일차적 증상과 동반되는 이차적 증상으로 우울, 불안, 충동적 행동, 물질남용, 신체화 증상, 생존자 죄의식 등이 있으며 일차적 증상과 상호작용하면서 이차적 증상들이 나타난다.

4) 외상 후 스트레스 장애의 증상

외상 사건은 여러 가지 방식으로 재경험되는데 이때 나타나는 증상들은 여러 가지가 있다. 주로 플래시백(flashbacks), 우울, 죄책감, 사건에 대한 부정, 악몽, 집중력 저하와 감정적으로 무감각해지거나 압박감을 느끼기도 하며 불면증을 호소하기도 한다.

(1) 외상 사건의 재경험(reexperiencing)

외상 후 스트레스 장애만의 독특한 측면은 외상 사건을 경험했을 때 당사자는 사건에 대해 자주 회상하며, 그와 관련된 악몽을 자주 꾸게 되는 것이다. 여기에서 외상적 사건의 재경험은 다음과 같은 여러 형태로 나타날 수 있다.

첫째, 반복적이고 침투적인 회상이다.

현대인의 90% 이상이 이러한 침투적 회상을 경험하지만 정신 병리인지의 여부는 침투적 회상의 정도와 그에 대한 집착 정도에 따라 달리 판단할 수 있다. 외상 후 스트레스 장애의 가장 일반적인 형태는 외상 사건들이 자신의 의도와는 상관없이 계속적으로 떠오르는 것이다. 이렇게 침투적 회상이나 사건에 대한 정서, 기억이 떠오를 때 당사자는 불안을 느끼게 되고, 이로 인해 공황 상태를 경험하기도 하며 자신이 죽을 것 같다는 느낌에 사로잡히기도 한다.

둘째, 꿈과 악몽의 반복이다.

외상 후 스트레스 장애를 진단하기 위해서는 외상적 사건 경험 그대로를 나타내는 꿈과 악몽들이 반드시 있어야 한다. 외상 후 스트레스 장애를 겪는 사람들은 종종 사건이 그대로 재현되거나 혹은 왜곡되어 나타나는 꿈을 꾼다. 보통 사건 그대로의 재현이 있는 꿈은 보통 외상 후 스트레스 장애 환자들의 꿈 중 45% 이상에서 보이며, 이러한 꿈과 악몽은 몇 년에 걸쳐 계속되기도 하고, 수십 년이 지나도 마찬가지일 수 있다. 또 외상 후 스트레스 장애를 겪는 사람들은 이로 인해 외상적 사건이 재발하고 있는 것처럼 행동하거나 느끼기도 한다.

셋째, 해리적 증상이다.

해리적 반응은 일반적으로 통합적인 기능인 의식, 기억, 정체감, 환경에 대한 지각 등에서 붕괴가 일어나는 것을 말하는데, 외상적 사건이 재발하고 있는 것처럼 행동하거나 느낄 때는 해리적 증상이 동반된다.

넷째, 사건을 연상시키는 상징적 단서에 노출되었을 때이다.

외상 후 스트레스 장애를 겪는 사람들은 외상과 관련된 상징적 단서에 노출되거나 유사한 상황이나 활동에 노출되었을 때에도 외상 후 스트레스 장애의 고통을 겪을 수 있다. 엘리베이터에 갇힌 적이 있는 사람이 숫자가 쓰여 있는 버튼만 봐도 그때의 경험을 떠올리고 고통스러워할 수 있다. 이러한 자극들로 인해 악몽을 자주 꾸거나 플래시백 또는 해리증상이 나타날 수 있다.

(2) 외부 환경에 대한 회피와 반응의 마비

외상 후 스트레스 장애를 경험하고 있는 사람들은 이를 극복하기 위하여 외상을 반복적으로 재검토하게 되는데 기억을 하지 않으려 해도 자꾸 기억이 나게 되어 결국 외상을 떠올리게 하는 자극으로부터 피하려 기억상실 증상을 보이기도 한다. 또 반복적으로 침투하는 사고나 정서로 인한 재경험의 고통을 피하기 위해 약물 등 중독에 빠지기도 하며, 사람을 피하거나 의심하며, 강박 증세를 보이는 등 부적응적인 행동을 보이기도 한다. 또 외상 후 스트레스 장애를 겪는 사람들은 외상 경험을 회상할 때마다 공포와 불안을 경험하며 이에 대한 고통을 감소시키고자 생각 멈추기를 시도한다. 이로 인해 증상이 가벼운 경우 공포와 연관된 단서들이 제거되고 불안과 공포가 감소되는 효과를 얻는다. 그러나 이러한 회피 방법은 증상이 심할 경우 모든 사고, 지각, 감정까지도 기억하지 못하게 되어 심리적 마비상태까지 올 수 있다. 정서적 마비는 주요 활동의 감소로 나타나는데 예전에 참여했던 활동들에 대해 흥미를 상실하며, 심할 경우 직업이나 가사, 친목 활동, 취미 생활 등의 주요 활동에 흥미를 전혀 느끼지 못하게 되기도 한다.

(3) 각성의 증가로 인한 증상

외상 후 스트레스 장애를 겪고 있는 사람들은 대개 가까운 사람이나 타인과 정서적으로 친밀감을 맺는 것을 매우 어려워한다. 이들은 때론 갑자기 화를 내거나 충동적으로 폭력 행동을 하기도 한다. 또한 타인에게 자신의 감정을 잘 표현하지 못하며 가족문제, 결혼문제, 직업문제, 성적인 문제 등으로 고통을 받기도 한다. 또 수면문제로도 고통을 받는데 수면문제는 모든 외상 후 스트레스 장애를 겪고 있는 사람들에게서 보여지는 증상이다. 이 증상으로 인해 대개 잠드는데 곤란을 느끼며, 잠이 들었다 하더라도 그 상태를 유지하기가 힘들다. 또 수면의 질이 현저하게 떨어지고, 수면 시간이 길어지며, 꿈으로 인해 수면을 방해받기도 한다.

(4) 죄책감

외상 후 스트레스 장애를 겪는 사람에게서 보이는 주된 특징은 죄책감이다. 이는 사건 당시 자신이 뭔가를 함으로써 상황을 바꿀 수도 있었다는 자책과 사건 이후에 피해자에 대한 생존자로서의 죄스러운 감정이다. 이후 자기비난이나 자기처벌 같은 방식으로도 나타날 수 있다.

* 만약 다음의 증상에 한 가지라도 해당이 된다면 아래의 연습은 당신이 외상 후 스트레스 장애를 겪고 있는지 여부를 결정하는데 도움을 줄 것이다(Davidson, 1996).

(빈도)
⓪ 전혀 없다　① 1번　② 2~3번　③ 4~6번
④ 매일 그렇다

(심각도)
⓪ 전혀 고통스럽지 않다　① 경미한 고통　② 중등도의 고통
③ 현저한 고통　④ 극심한 고통

빈 도	심각도	증 상
——	——	사건에 대한 고통스러운 심상, 기억 혹은 생각
——	——	사건에 대한 고통스러운 꿈
——	——	사건이 재발되거나 재연되는 느낌

——	——	사건을 연상시키는 단서 때문에 당황함
——	——	사건의 연상에 따른 신체적 동요 (발한, 떨림, 심계항진, 호흡이 가빠짐, 오심)
——	——	사건에 관한 생각이나 느낌을 회피함
——	——	사건을 떠올리게 하는 물건이나 상황을 회피함
——	——	사건의 주요한 부분을 떠올리는 것이 어려움
——	——	일을 즐기는 것이 어려움
——	——	다른 사람들과 멀리 떨어져 있거나 단절된 느낌
——	——	슬픔, 사랑 등의 감정을 느끼지 못함
——	——	긴 인생 여정과 목표 달성을 상상하기 어려움
——	——	수면 곤란이나 과잉 수면
——	——	과민성 또는 분노 폭발
——	——	집중 곤란
——	——	벼랑 끝에 선 기분, 과도하게 산만함, 안전정치가 요구됨
——	——	흥분하거나 쉽게 놀람

점수 __________

빈도와 심각도에 기록한 모든 숫자를 합해서 점수가 높을수록 외상 후 스트레스 장애를 겪고 있을 가능성이 큼. 실제 외상 후 스트레스 장애는 의사만이 진단할 수 있으며 실제적인 진단을 위해서는 한 가지 이상의 침입증상, 세 가지 이상의 회피증상, 두 가지 이상의 신체 각성증상이 나타나야 함.

사례 1 : 천재지변

00백화점 붕괴 참사 당시에 건물 안에 갇혀 있다 별다른 외상 없이 빠져나온 사람들까지 심한 정신적 후유증을 앓고 있는 것으로 드러났다. 이들은 직원 및 주부들로 사고 직후 곧바로 현장을 빠져나와 외상이 거의 없었던 사람들이다. 그러나 그 후 현장에 있었다는 이유만으로 외상 후 스트레스 장애 증상을 보이고 있는 것이다. 이들은 공통적으로 사고가 다시 일어나고 있는 것처럼 착각하고 대형빌딩 등 공사장을 보기만 해도 호흡이 곤란해지며 극도의 신경과민증세로 불면에 시달리고 쿵 소리만 나도 뛰쳐 나가는 등 여러 가지 증세를 보였다. 또 그 중 몇몇은 금방 죽을 것 같다며 심한 소외감과 우울증 증세를 보였다. 이들의 70%가 1개월 뒤, 30%가 2개월 뒤에 외상 후 스트레스 장애 증세를 보였고 1년 뒤에도 치유되지 않는 사람도 있었다.

(출처 : 경향신문, 1996, 6월 28일자)

사례 2 : 자연재해

경기도 00지역에 집중호우로 인해 가옥 및 농경지 침수가 있은 후 수재민들에게서 집단 정신장애가 발병했다. 이런 증상은 천재지변을 겪은 후 나타날 수 있는 증상으로 외상 후 스트레스 장애라고 부른다. 이러한 증상이 나타난 이유는 갑작스런 자연재해의 발생으로 주민들이 정신적 충격을 입고 수해 때문에 1년 동안의 농사와 가축 등의 손실이 순식간에 일어남으로써 나타난 일종의 쇼크현상 때문이다. 이전에도 KAL기 참변 등의 대형사건 이후에 피해의식으로 인한 이러한 증상이 간헐적으로 나타난 적이 있으며 일본 고베 대지진 후 가족과 집, 직장을 잃은 피해자들이 가설주택이나 수용소에 살다가 자살하는 경우도 있었다.

(출처 : 경향신문, 1996년 8월 30일자).

사례 3 : 인재(人災)

대형 기름유출 사고로 고통받고 있는 태안주민 10명 중 2명꼴로 자살충동을 경험하고, 방제작업에 참여한 주민의 62%가 외상 후 스트레스 장애(PTSD)를 겪고 있는 것으로 조사됐다.

태안주민들은 광범위한 건강피해를 겪고 있는데 가장 흔한 증상으로는 두통(70%), 메스꺼움(58%), 어지러움(56%), 눈따가움(51%), 기침(50%) 등의 순이다.
이중 심각한 수준 이상의 외상 후 스트레스 장애를 겪는 주민들이 방제작업에 참여한 주민들의 49.7%로 (외상 후 스트레스 장애 소견자 중 80.1%) 이들이 겪는 정신적 피해정도가 매우 심각한 것으로 드러났다. 전체 정신심리설문(BSI)에서도 심각한 결과가 드러났는데 직접적 피해자 중에서 이상소견을 보이는 사람은 우울증 소견을 보이는 사람이 44%, 강박장애 39%, 불안장애를 보이는 사람이 28%로 각각 조사됐다. 특히 직접적 피해군과 대조군을 비교해 보았을 때 외상 후 스트레스 장애는 피해자들이 4.1배, 적대감이 11배, 강박장애, 불안장애가 약 3배 정도 높게 나왔다.

자살충동에 관한 질문에 대해서는 최근 1주일 동안 죽고 싶다는 생각을 한 사람이 63명(20%)으로 이들 중 41%(65명)가 하루에 한번 이상 자살에 대한 생각을 하는 것으로 나타났다. 자살충동의 이유는 90% 정도가 '기름유출 사고 후의 경제적 문제'였다. 자살생각을 한 사람 중 10%는 자살시도나 계획을 했으며 이미 자살한 3인의 소식을 들었을 때의 느낌도 '나도 같이 죽고 싶다'거나 '이해가 간다'는 응답이 106명(44%)에 해당되었다.

출처 : (메디컬투데이 2008년 3월 4일자)

사례 4 : 교통 사고

40대의 여성이 잠을 못 자고 간신히 잠을 자도 악몽을 자주 꾸며 낮에는 깜짝깜짝 놀라는 증상으로 인해 병원에 찾았다. 이 여성은 2개월 전 길을 걷던 중 지나가는 차에 다리를 치이는 사고를 당하여 넘어지고 다리에 골절상을 당했다. 정형외과에서 입원치료를 받으면서 수일 후부터 자주 놀라고 불안하여 잠들기가 어려워졌다. 두통과 함께 때로 멍한 상태에 있기도 했고 불면, 악몽이 계속되었다. 낮에도 가끔 사고 장면이 떠올라 불안하고 자동차가 무서워 외출하기가 어렵다고 호소하였다.

5) 외상 후 스트레스 장애와 아동

아동의 성장 과정에서 일반적인 범위에서 벗어나 있는 일들은 아동에게 외상 후 스트레스 장애를 일으킬 수 있다. 아동은 감당할 수 없는 외상적 사건에 직면했을 때 스트레스를 받고 심리적 장애를 보이며, 이로 인한 증상이 급성이나 만성으로 나타날 수 있다. 아동에게 있어 외상적 사건이란, 예를 들면 부모의 이혼보다는 아이가 목격한 이혼 과정 중의 폭력이나 아이가 겪은 위협 등이 더 큰 외상적인 사건이 된다. 또한 성인의 경우처럼 외상적 사건이 항상 아동에게 외상 후 스트레스 장애를 일으키지 않는다. 그러나 특이하게도 아동들에게 나타나는 외상 후 스트레스 장애는 성인에게서 나타나는 특징과 다소 다르다. 외상을 경험한 아동은 작은 자극에도 높은 스트레스를 받으며, 이때 발생한 부정적인 정서를 쉽게 되돌리기가 힘들다. 이는 외상에 대한 인간의 뇌의 반응에서 이해할 수 있다.

(1) 자기조절 장치와 아동의 스트레스

인간의 두뇌는 피질과 피질하부, 즉 상부 뇌와 하부 뇌의 두 부분으로 이루어져 있다. 상부 뇌는 사고와 처리, 성찰기능과 관련이 있으며, 하부 뇌는 충동, 분노 등 감정 기능과 관련이 있다. 그리고 상부 뇌에서 하부 뇌로 가는 신경 경로들을 스트레스 조절장치라고 한다. 그 밑에 편도체가 귀 바로 옆 부분 양쪽에 하나씩 위치해 있다. 편도체는 우리에게 위협적인 상황을 경고해 준다. 우리가 무엇인가를 위협으로 인식하면 편도체가 작동하여 뇌와 신체에 적색 경보를 울린다. 이때 신체는 공포에 대비하여 스트레스 물질과 스트레스 호르몬을 분비한다(Margot, 2007).

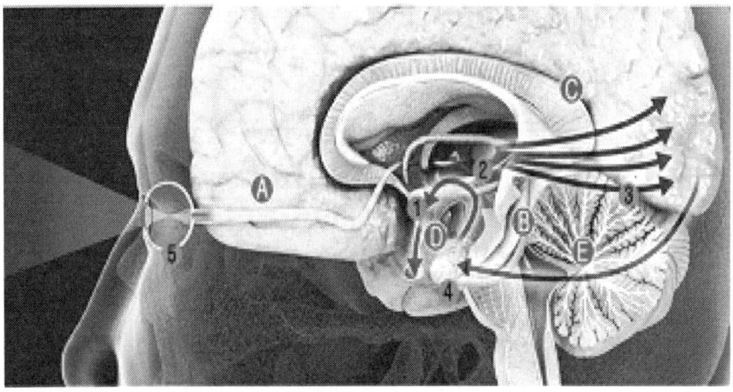

▲ **공포 상황에서의 뇌 반응**
출처 : 공포상황에서의 뇌반응(파퓰러 사이언스, 2008. 1. 9)

예를 들어 쥐를 무서워하는 사람이 쥐가 눈앞에서 달려가는 모습을 목격한 상황을 가정해 보자.

이 정보는

(A) 가장 먼저 눈 ⑤에 입력된 영상이 시상 ②에 보내지며,

(B) 시상은 곧장 이를 편도체 ④와 시각피질 ③에도 전달한다.

(C) 편도체 ④는 제공받은 정보와 과거의 공포기억을 대조, 시상하부 ①에 그에 맞는 신체 행동을 취할 준비를 하라고 명령한다.

(D) 그 동안 시각피질은 시각정보를 바탕으로 보다 고차원적인 사고처리 작업을 하지만 이 합리적 사고는 편도체의 즉각적 반응보다 속도가 느리기 때문에 이미 신체는 비명을 지르며 도망가는 반응을 하게 된다(E) (파퓰러사이언스, 2008. 1. 9).

편도체가 경보음을 울리면 회로가 좀 더 느리게 활성화되는 상부 뇌에서는 충격이 실제 위협적인 것인지 아닌지를 평가한다. 충격이 위협적이지 않다라고 판단되면 상부뇌는 편도체를 진정시키고 하부 뇌에게 스트레스 물질과 스트레스 호르몬이 필요하지 않다는 화학적인 메시지를 보낸다. 상부 뇌의 판단은 자동적으로 '감마

-아미노 낙산' 같은 평온한 정서 화학물질을 발생시키고 스트레스 조절 장치가 활성화되면서 공포나 두려움이 진정된다.

뇌의 스트레스 조절 장치와 비슷한 기능으로 정서 조절기능인 자기-조절 장치는 정서적으로 건강한 어머니와의 좋은 관계에서 의해서 형성된다. Schore(2006)는 유아와 어머니 사이에 정서적 의사소통인 애착에서 잠재적인 "자기시스템"(self-system)이 형성되며 '자기-조절 장치'를 발달시키는 동력 또한 '어머니' 또는 초기 양육자라고 말했다.

어머니가 아동의 신경체계의 발달에서 외부적인 조절자로서 작용하기 때문에 어머니의 긍정적인 정서는 애착을 증진시켜 결과적으로 유아는 활기차고 즐거운 상호작용을 하게 된다. 긍정적인 상호작용은 높은 수준의 도파민과 진정제(opiates)를 생산하고, 이러한 생화학물질은 신경회로의 발달을 안정화시켜 강한 긍정적 정서를 증진시킨다.

이후 유아는 어머니 얼굴에서 정서적 이미지를 저장함으로써 어머니가 없는 상황에서도 유아의 정서적 반응은 조절될 수 있게 되며, 유아는 저장된 표상에 따라 상황에 반응할 수 있게 된다.

유아는 자신과 어머니의 몸을 통해 어머니에 대한 정보를 얻는데 예를 들면, 어머니의 심장박동과 신체적 움직임의 템포와 리듬, 그리고 유연함, 경직됨, 혹은 어머니의 손길과 몸을 밀착할 때의 부드러움과 거칠음 등을 통해서이다. 유아의 자신과 어머니의 몸을 통해 어머니를 느끼며 서로 조율하거나 조율하지 못하게 된다.

만약 유아가 어머니의 표정과 태도에서 불일치를 느꼈다면 유아는 급작스럽게 긍정적 감정보다 수치심과 같은 부정적 감정을 경험하게 된다. 이것은 유아에게 분리 반응과 스트레스를 유발시킨다. 이런 반응은 어머니에 의해 조절되어야 하며 어머니는 유아의 부정적 감정 경험에 대해 정서적 참여를 해 줌으로써 유아의 정서적 표현을 수용하고 담아주어야 한다. 결국 어머니가 유아를 안심시키고 긍정적 감정을 회복시켜 진정시킬 때 유아는 조용한 각성상태로 돌아오게 된다. 이러한 역동을 통해 유아는 매우 스트레스적인 상황에서 견디고 살아남는 것을 배운다.

이런 조건에서 유아는 자기와 양육자에 대해 고통스러운 상황에서도 효율적이고 믿을 만하고 예측할 수 있다는 내적 표상을 발달시키며, 이러한 내적 이미지들은 스트레스 상황에서 자기-조절의 책략을 가질 수 있게 해 준다.

그러나 유아가 고통과 분노와 같은 부정적인 감정을 겪을 때 어머니가 충분히 진정시켜 주지 못했다면 누군가가 주기적으로 부모의 역할을 하기 전까지 유아는 자기-조절 책략을 발달시킬 수 없게 된다. 불행하게도 유아는 자신을 위로해 주거나 달래 주는 경험을 하지 못했기 때문에 부정적인 감정을 다스릴 수 없게 되고 이러한 경험이 반복되면 성격적인 특성으로 고정될 수 있다. 이런 경우 아동은 매우 빈번하게 강렬한 감정을 폭발적으로 표현하며 분노를 하고, 공격적인 행동을 할 수 있다.

외상 후 스트레스 장애를 겪고 있는 사람들의 편도체가 과도하게 활성화되어 있고, 그 결과 아주 사소한 자극에도 민감하게 반응한다는 사실이 뇌 연구에서 밝혀졌다. 또 위스콘신 대학의 Davidson(2000)은 연구를 통해 정서적으로 안정된 사람들은 화난 얼굴의 사진을 보았을 때 심하게 각성되지 않는 반면 외상을 입은 사람들은 스트레스를 받는다는 사실을 보여주었다. 실제 이들의 스트레스 반응은 부정적인 얼굴 사진이 사라진 뒤에도 오랫동안 지속되었다(Margot, 2007). 충격이나 분노 상태에 있는 아동은 모두 과도하게 활성화 된 편도체와 외상 후 스트레스 장애로 인한 고통 때문에 학교에서 문제를 일으킬 수 있다.

(2) 발달 단계별 정신적 외상

Kendall-Tackett 등(1993)은 아동의 발달 단계에 따라 외상적 사건이 미치는 영향이 다르다고 보았다. 아동의 나이도 외상적 증상의 상태나 심각성과 관련이 있으며, 어린 아동일수록 덜 방어적이고, 중재기술이 덜 발달하기 때문에 부정적인 후유증에 더 많은 영향을 받을 수 있으며, 심지어는 인격발달에도 중대한 장애를 초래할 수 있다(Rowan, 2006).

① 유아의 정신적 외상

영유아에게 외상 후 스트레스 장애 진단이 가능한가에 대한 논의가 시작 된지는 불과 20년이 채 되지 않는다. Drell, Siegel과 Gaensbauer(1993)는 10개월 남아가 잔디 깎는 기계가 작동되어 화들짝 놀란 이후에 외출에 대한 공포를 보였다고 보고하였다.

Scheeringa와 Zeanah(1995)는 외상시 18개월 이상의 유아는 18개월 이하의 유아보다 재경험적 증상을 더 많이 보였고, 급성으로 외상을 경험한 유아는 반복적으로 외상을 경험한 아동에 비해 재경험적 증상을 더 보였으며, 외상사건을 목격한 유아가 직접 경험한 유아보다 증가된 각성증상을 더 많이 보였다고 하였다. 또 보호자가 위협당하는 것을 목격한 유아가 그렇지 않은 유아보다 공포와 공격반응, 증가된 각성 증상을 더 많이 보이며 회피나 반응둔화를 적게 보였다(이경숙, 2009).

일반적으로 3세 이하의 영아들은 언어기술이 부족하기 때문에 외상을 말로 설명하기 어렵다. 어떤 사건에 대해 영아는 생명이 위협당할 정도로 압도적인 경험을 할 수 있으나 다른 유아는 그렇지 않을 수 있다. 또 사건의 지각은 유아의 발달능력과 사건을 경험한 유아의 지각에 따라 다르다. 이 시기의 유아는 전반적으로 불안증상, 즉 분리불안, 낯가리기, 동물 또는 괴물에 대한 공포심 등을 보이며, 수면장애나 외상과 관련되거나 관련되지 않은 특정한 상징에 대해 집착을 보일 수도 있다. 유아들은 외상적 사건에 대한 생각이 침입하는 것을 표현하기보다는 외상적 경험에 대한 두려움, 외상 후 놀이, 재연, 꿈이나 야경증 등으로 외상을 표현하기도 한다.

유아가 외상 후 스트레스 장애를 표현할 수 있는 최저 연령에 대해서 정확히 말할 수 없으나 평균적으로 모든 외상 후 스트레스 장애 증상을 표현하는 데는 9개월이 넘어야 한다(이경숙, 2009).

② 아동의 정신적 외상

학령기 아동은 사건에 대한 기억력의 상실, 회피반응은 보이지 않을 수 있다. 수면장애는 매우 흔한 현상이며, 놀이, 그림, 언어 표현 등에서 사건의 내용이 재현될 수도 있다.

Green(1991) 등은 버팔로 재난 자료를 검토하면서 미취학 아동의 경우 회피 행동이 적기 때문에 학령기 아동이나 청소년에 비해 외상 후 스트레스 장애 진단을 덜 받는다는 것을 발견했다. 이후 아동은 자라면서 새로운 발달단계에서 외상을 다시 생각하기도 하고 정서적으로 재경험하기도 한다(Terr, 1990). 시간이 흐르면서 외상 피해아동은 무의식 중에 재연을 함으로써 다시 외상을 입을 수 있다(Russell, 1986). 재연은 경우에 따라 아동이나 다른 사람에게 위험을 초래할 수도 있다. 외상 경험 아동은 외상을 당할 위험성이 높은 폭력적인 가정이나 환경에서 노출되어 있기 때문에 다시 외상을 겪을 가능성이 높다(홍강의, 2005).

③ 청소년의 정신적 외상

청소년의 외상 후 스트레스 장애에 대한 반응은 일부 어른들과 비슷해지기 시작한다. 예를 들어 청소년들도 어른들처럼 빠르고, 불유쾌하고 방해가 되는 플래시백을 경험할 수 있다(Horowitz, 1976; Terr, 1979). 청소년은 잠복기에 비해 놀이를 덜 하기 때문에 외상 후 놀이가 없을 수도 있다. 잠복기 연령 아이에 비해 잠도 덜 자고, 주의력 결핍도 심해지며, 더욱 예민해진다.

청소년의 외상 반응에서 이런 발달상의 변이들은 매우 불규칙하다. 외상을 입은 청소년들은 외상 후 스트레스 장애를 겪게 되지만 특이한 증상은 각자의 발달의 정도에 달려 있다(홍강의, 2005). 특히 학교 폭력 피해 청소년들이 일반 청소년에 비해 외상 후 분노 감정을 억압할 가능성이 높다(진혜경 외, 1999).

6) 아동의 외상 후 스트레스 장애 진단기준

(1) 외상 후 스트레스 장애와 아동의 진단기준

아동은 인지적, 사회적으로 발달과정에 있으며 언어적인 표현이 미숙하기 때문에 성인들의 증상을 그대로 적용할 수 없다. 또 아동에게 외상 후 스트레스 장애 진단이 내려지기 위해서는 그 사건이 아동에게 충분히 위협적인 것으로 지각되어야 한다. 그러나 위협적인 지각에 대해 아동마다 지각의 정도가 다르며, 특히 어린 아동의 경우 사건을 경험한 지각의 정도를 알아내기 더 어렵다. 따라서 외상의 특징과 아동의 발달수준에 따라 개인적으로 평가되어야 한다. 아동에게 외상적 경험이 성립되려면 외상적 사건에 대한 정신적 교감이 필요하다. 그러려면 아동들은, 첫째, 자신이 위험에 처해 있다거나 끔찍한 것을 목격하고 있음을 이해할 수 있어야 하고, 둘째, 자신이 도움을 받을 수 없다는 것을 절박하게 느껴야 하며, 셋째, 외상의 기억을 은연중 혹은 명백하게 기억에 저장해야 한다.

일단 아동들이 위험, 위협, 무력감을 알고 나서 이런 기억저장이 진행되면, 외상 후 스트레스 장애 증상을 경험하게 된다(홍강의, 2005).

Terr(1979, 1983, 1985)는 어른과 아동의 외상 후 스트레스 장애 간의 유의미한 차이점에 대해 다음과 같이 언급하였다(신응섭 · 채정민, 1996).

- 세네 살 이상의 어린이들은 부분적으로나 전체적으로 기억상실이 되지 않는다.
- 그들은 현실의 부정을 사용하지 않는다.
- 어린이들은 다량의 억압을 사용하지 않는다.
- 어른들과 반대로 어린이들은 정신적 마비를 보이지 않는다.
- 어린이들은 그들의 행동이나 주의집중을 방해하는 갑작스럽고 기대하지 않는다.
- 시각적 과거 장면 회상을 경험하지 않는다. 어린이는 그들의 체험에 대해 생각하는 것을 의식적으로 선택한다.
- 어린이들의 학업수행은 일반적으로 외상 후 단지 몇 개월만 곤란하며 이는 많은 성인들에게서 장기간의 직무 문제들이 있는 경우와 대비된다.
- 외상 후 놀이와 외상의 재행위는 어린이들에게서 훨씬 더 자주 일어난다.
- 시간 오용은 어린이들에게서 더 공통적이고 더욱 극적으로 표현된다.
- 어린이들은 가끔 그들의 미래관에서 현저한 단축을 보인다.

7) 외상 후 스트레스 장애를 겪은 아동의 증상

외상을 겪은 아동들의 외상 후 증상은 수분 또는 수일에서 몇 개월이나 몇 년이 지나기까지 각각 다른 양상으로 나타난다. 아동에게서 나타나는 증상은 아동 각각의 발달수준이나 주변 환경, 그리고 문화 등에 의해서 달라지므로 어른들보다 훨씬 복잡하다.

(1) 아동의 외상 초기 증상

외상을 겪은 후 수분 내지 수일 후에도 아동들은 신체 및 정서적으로 평정을 유지하고 있다. 대개 아동들은 말을 할 수 있더라도 사건을 겪으면서 침묵한다(Terr, 1979). 어떤 아동들은 신체적으로 어지럽거나 피부에서 이상한 감촉을 느끼거나 위장에서 묘한 느낌을 느낄 수 있다. 사건 후 아이들은 왜 그런 사건이 일어났는지 그것을 피하기 위해 무엇을 할 수 있었는지 등의 '인지적 재검토'를 한다(Joseph et al., 1991). 아동들은 충격적인 사건에 대해 아주 자세히 기억하는데 애매한 기억을 갖고 있는 경우는 있어도 잊어버리는 일은 드물다. 시간에 대해서는 실제 발생한 사건의 시간보다 단축되거나 연장되어 기억된다.

간혹 사건을 지각하는 과정에서 사건의 앞뒤가 바뀌거나 사건에 연관된 사람의 모습을 잘못 기억하기도 하고, 환시를 경험할 수 있다. 환상이나 착시 경향은 외상 후 스트레스 장애의 경과 중 오랫동안 지속되기도 한다. 이런 경향으로 인해 아이들의 언어 기억의 일부가 왜곡된다(Terr, 1994). 외상 후 스트레스 장애 초기에는 잘못 지각하지 않았더라도 후에 잘못 지각하거나 왜곡하는 일이 생기기도 하며, 때론 유령을 보았다고도 하고, 실제로 죽거나 감옥에 있는 가해자가 잠깐씩 눈앞에 나타나는 경험을 할 수 있다(홍강의, 2005).

어린 아동의 경우 놀이 도중 외상의 이미지가 떠오른다. 아동은 지각을 통한 과거 사건의 재경험을 하는 대신 반복놀이를 함으로써 사건의 재현을 통해 재경험하기 때문이다. 따라서 징후를 나타내지 않은 아동의 놀이 상황에서 사건과 관련된 부정적인 경험이 반복되는 재현놀이가 나타난다면 이는 아동이 겪은 사건으로 인해 외상을 경험한 것으로 추정할 수 있다(Mondock, 2001). 사건 후 수면문제는 매우 흔한 증상이다. 아동은 외상 경험 후에 며칠 안에 그 사건에 관한 고통스러운 꿈을 꾸기도 하는데 점차 꿈은 괴물이 나타나거나 남을 구출하거나 자신이나 타인이 위협받는 일반적인 악몽으로 변화되기도 한다. 또 꿈은 고통스럽고 반복적으로 나타나며 때론 잠꼬대나 몽유병 증세를 보인다. 내용을 기억하는 꿈을 꾸는 것은 한 단계 성장하고 발달한 것이다(Mark, 1968). 따라서 아주 어릴 때 외상을 경험한 아동에게는 외상에 대한 꿈을 기대하기 어렵다(Terr, 1987, 1988). 청소년의 경우 갑작스런 플래시백(flashback) 때문에 행동과 학습에 지장을 받는다.

외상 직후에는 두려움을 느끼는데 외상 사건 어느 부분이 반복되는 두려움과 부모와 분리되거나 혼자 버려질 것 같은 두려움이다. 초기에 나타나는 두려움은 비교적 오랫동안 지속되는데 특히 아동에게는 회피반응보다 두려움이 더 자주 나타난다.

(2) 외상 후 스트레스 장애 후 몇 달 동안의 증상

외상 후 스트레스 장애 후 몇 달 동안 대부분의 아동의 증상은 명백해진다. 대부분의 증상은 부분적으로 사라지나, 두려움은 확대된다. 수면문제와 행동문제, 학습문제 역시 대부분 회복되나 간혹 사건에 대한 단서를 보면 사건이 떠올라 괴로움과 고통을 겪을 수도 있다. 밖에서 사건을 겪었다면 점차 외출을 하기 싫어하며 사건에 대한 방어로 인해 새로운 반복적인 행동이 생기기도 한다. 만약 외상 후 스트레스 장애가 가족 내에서 생겼다면 반복적이고, 오래 지속되며, 심한 정신 병리를 가져올 수 있다.

(3) 외상 후 스트레스 장애 후 수년 내의 증상

수년 후 아동들은 외상과 관련된 두려움은 사라진다. 그러나 오랜 시간이 흐른 뒤에도 두려움에서 완전히 자유로운 경우는 드물다. 미래에 대한 위축된 느낌은 아동기 외상에서 발견되는 중요한 문제로 파우칠라 유괴사건의 4~5년 추적 검사에서 25명 중 23명의 아동들이 오랫동안 결혼, 직업, 삶에 대한 계획을 세울 수 없었으며 세상을 재난으로 생각했다(Terr, 1983a).

외상 후 스트레스 장애를 경험한 아동은 외상경험으로 인해 성숙될 수도 있으나 외상으로 인한 충격으로 무력해질 수도 있다. 또 외상 후 스트레스 장애의 반응에 대해 무기력과 무능감을 느끼고 멍한 감각을 느끼게 될 수 있다(American Psychiatri Association, 1995). 결국 증상이 두드러지게 드러나지 않을 수도 있는데 이는 회복으로 보기보다는 방어적인 억압으로 인한 회피로 볼 수 있다. 또한 신체화 증상이나 회피적 행동과 함께 파괴적인 행동을 하기도 하며, 참을 수 없는 정서, 예를 들면 강한 불안이나 슬픔 등을 유발하여 물질남용이나 기타 위험한 행동을 초래하기도 한다(Hernandez. L. & DiClemente, 1993). 때로 외상이 있는 아동의 행동은 외상 후 스트레스 장애보다 ADHD, 과잉불안장애, 우울과 적대적 반항장애 등의 진단기준에 더 적합하게 보인다(이홍림, 2004).

16세 이전에 충격적 외상을 경험한 아동과 일반 아동들이 보이는 일반 정신증상, 즉 우울, 불안, 신체화, 예민성 등과 관련성에 관한 연구에서 관련성이 거의 없다는 연구 결과가 보고되었다(연규월 · 우행원, 1996; Beitchman, Zucker, Hood, daCosta & Akman, 1991; Chu & Dill, 1990; Silk, Lee, Hill & Lohr, 1995; Kendall-Tacker, William & Finkelhor, 1993).

그러나 이에 상반되는 연구결과도 있는데 Frederick(1985)은 외상 후 스트레스 장애에 관해 반응지표(the reaction Index)를 사용하여 재난피해 아동 50명, 물질중독 아동 50명, 학대피해 아동 50명 등 총 150명의 아동을 대상으로 연구한 결과 모든 사례에 걸쳐 77%의 아동이 외상 후 스트레스 장애를 경험하는 것으로 진단하였다. 이는 같은 절차를 이용하여 성인 300명을 대상으로 평가하였을 때의 결과인 57%에 비해 훨씬 높은 비율임을 알 수 있다(신응섭 · 채정민, 1996). 또한 Frederick(1985)은 300개의 아동폭력 사례에서 6세 이상 아동의 경우 모든 사례에서 외상 후 스트레스 장애를 보였다고 보고하였다.

이렇게 아동과 성인의 결과가 다르게 나타나는 이유는 아동의 경우 성인과 인지적, 정서적으로 큰 차이가 있기 때문이다.

Frederick(1985)은 외상을 경험한 아동에 대해 부모와 임상가에게 외상 후 스트레스 장애를 경고하는 일반적은 현상들을 다음과 같이 제시하였다(신응섭 · 채정민, 1996).

1. 며칠 이상 지속되는 수면장애. 이때 외상적 사건에 대한 꿈은 있을 수도 있고 없을 수도 있다.
2. 학교로 되돌아가기를 주저하는 등의 분리불안이나 밀착행동
3. 외상사건의 피해를 상기시키는 고통 자극(예, 학교건물, TV장면 또는 사람)에 대한 공포증
4. 가정과 학교에서 일어나는 문제들을 포함하여 불안과 욕구좌절의 반응으로 나타나는 행동장애
5. 신체적 혼란, 자아가치, 철수의 욕망에 대한 언급을 포함하여 자아에 대한 의심

외상 후 스트레스 장애를 겪은 후의 성인이 정서적으로 보이는 활동의 감소나 직업, 가사 친목활동에 대한 흥미 상실 등의 증상과 달리 아동의 경우는 성인과

다른 방식으로 증상이 나타나는데 예를 들면 배변훈련, 말하기 등의 기술이 상실되기도 하며, 아동의 모든 영역의 발달에 영향을 미칠 수도 있다.

많은 연구들에서 아동기에 겪은 외상 경험은 개인의 성격발달에 영향을 미쳐 정서조절이 어려워지고, 대인관계 형성에 어려움이 따르며, 전반적으로 자아손상과 성격적 문제로 이어질 수 있으며, 아동기 외상 경험이 이후 성인기 외상적인 사건에 노출될 위험을 높이고, 또한 이후 성인기에 정신장애나 심리적 증상들에 직접적인 영향뿐 아니라 간접적인 영향을 끼친다(Van der Kolk, 1987; Herman, 1992; Cole & Putman, 1992; 안현의, 2005).

8) 아동의 정서와 진단되지 않은 외상 후 스트레스 장애

(1) 분노와 외상 후 스트레스 장애

부모가 서로 싸우거나 사랑하는 엄마가 맞는 것을 본 아동은 충격과 공포로 울음을 터트리며 비명을 지르거나 온 몸을 떠는 것과 같은 반응을 보인다. 그러나 아동은 상황에 대해 어찌할 수 없다는 무력감을 느끼고 자신이 느낀 충격과 공포를 덮어 버린다. 자신의 감정에 대해 적절한 도움을 받지 못한 아동은 이후 자기 스스로 공격자가 되거나 폭력적이 된다. 아동은 감당하기 힘든 감정들을 불안이나, 분노, 공격, 잠자리에서 오줌을 싸는 것으로 분출할 수 있다. 아동의 폭력과 공격적인 행동이 계속된다면 일부 아동은 진단되지 않은 외상 후 스트레스 장애로 고통받는 경우인지 확인해야 한다.

(2) 성학대로 인한 수치심과 외상 후 스트레스 장애

성 학대받은 아동의 10~20%가 성 학대 피해를 받은 후 증상이 악화되는 경향을 보인다(Kendall-Tackett, Williams & Finkelhol, 1993). 그러나 다른 장애와 달리 성학대 경험 아동에게서 특이하게 발견되는 증상, 즉 어떤 문제가 수년이 지난 후에야 발견되는 수면효과(sleeper effect)로 인해 학대받은 시점에 바로 개입하지 못하는 경우가 많다(우주영, 2005). 즉각적으로 개입하지 않은 경우, 아동의 몸은 성적 자극에 견딜 수 있을 만큼 충분히 발달하지 않았으므로 성적으로 학대를 받은 아동은 매우 높은 스트레스와 분노로 가득 차게 된다. 아동은 성적 학대로 인해 수치심을 느낀다. 수치심은 아동으로 하여금 자신에게 결함이 있고 희망이 없으며 사랑받지 못한다고 느끼는 감정이다. 이 감정은 아동에게 전적으로 무가치하고 귀하지 않다는 느낌을 지속적으로 주기 때문에 수치스러운 감정은 아동을 정서적으로 취약하고 무력하고 속수무책으로 만든다. 이런 감정들이 우울, 불안이나 공격적인 행동으로 표출되기도 한다.

(3) 방임과 외상 후 스트레스 장애

유아를 혼자서 침대에 남겨 두어 허공을 응시하게 만들거나 좀 커서는 TV 앞에 몇 시간이고 앉혀 두거나 혼자서 놀게 내버려 두는 것 등의 상황들이 발생되면 아동은 자극이 너무 부족하고, 외로우며 관심을 받지 못한다고 느낀다. 이런 아동은 심리적으로 죽음과 공허를 경험하게 된다. 왜냐하면 인간은 다른 사람과 같이 있을 때에 생기와 삶의 활력을 느낄 수 있기 때문이다. 내적 죽음과 낮은 각성상태는 아동에게 자신을 방어하도록 만들며, 아동은 방어벽을 사용하여 삶의 활력까지 지나치게 차단하기 때문에 이후 정서를 느끼기 어렵게 된다. 나중에, 이런 아동은 쾌감을 통해 자신이 살아있다는 느낌을 느끼려고 시도한다. 낮은 각성상태로 고통받는 아동은 무언가를 느끼기 위해서 도둑질이나 싸움이나 다른 범죄행위를 저지르는 아동처럼 각성상태를 느끼기 위해 자해 행동을 하는 경우가 있다.

(4) 분리로 인한 상실과 외상 후 스트레스 장애

Bowlby(1978)는 어머니가 출산을 위해 병원에 가 있는 동안 다른 곳에 맡겨진 아동의 심리적 퇴행을 보면서 아동이 저항- 절망- 탈 애착 단계를 거치는 변화에 대해서 알아냈다.

유아나 어린 아동은 며칠 떨어져 있는 동안 엄마가 영원히 가버리지 않을 것이라는 것을 이해하지 못했으며, 필사적으로 우는 시기를 거친 다음 점차 자포자기 상태로 갔다. 자포자기 상태에서 그들은 놀거나 먹으려 하지 않았고, 오랫동안 그저 바닥에 생기 없이 주저앉아 있었다(Margot, 2007). 엄마의 출산으로 인해 엄마와 9개월간 떨어져 아동은 이후 매우 긴장하고 불안해했으며, 자신에 대한 사랑을 재차 확인하다가 이유 없이 적대적인 행동을 보이곤 했다(Robertson &, Robertson, 1969).

분리 후 아동은 삶에서 가장 중요한 사람을 잃는다는 충격으로 비탄과 극심한 고통과 분노를 경험하기도 한다. 이런 '상실'은 아동의 세계가 산산이 조각나는 것으로 느껴지며 그에 대한 배신과 버림받았다는 느낌은 아동에게 분노를 야기시킨다. 따라서 분리로 인한 고통 역시 유아나 아동에게 진단되지 않은 외상 후 스트레스 장애일 수 있으므로 아동의 분리와 상실로 인한 정서를 살펴야 한다.

사례 1 : 성추행 아동의 PTSD 증상

초 3 여아가 학원 화장실에서 고등학교 남학생에게 성기추행을 당했다. 남학생은 여아를 화장실에 가둬 놓고 바지를 내린 후 카메라로 사진을 찍었으며 입을 막은 후 성기추행을 하다가 친구에게 전화를 하는 사이 여아가 문을 열고 뛰쳐나가면서 소리를 질렀고 이에 놀란 남학생은 잽싸게 도망쳤다.

이후 여아는 화장실 앞에만 서면 몸이 굳어지면서 몸을 떨었고 자신의 집 화장실 외에는 어느 곳에도 들어갈 수 없었다. 등굣길에도 남학생들과 마주칠까 봐 엄마에게 교문까지 매일 데려다 달라고 했고 길을 가다가 모르는 남학생이 오면 숨거나 돌아서 뛰어갔다. 저녁마다 땀을 흘리고 소리를 지르는 악몽을 꾸고 tv에서 성 학대, 성추행이라는 기사가 나오면 자리를 피하던지 엉뚱한 얘기를 큰 소리로 말함으로써 가족들이 tv를 보지 못하도록 했다. 또 남자 목소리에 예민해서 갑자기 남자 목소리가 들린다면서 문을 모두 닫았는데 이에 대해 여아는 그때 남학생이 핸드폰으로 친구에게 전화를 해 여자 아이 하나 잡아 놨으니 빨리 오라는 말을 했는데 그 소리가 자꾸 들리는 것 같아서 무섭다라는 말을 했다.

이후 놀이치료를 통해 갇히는 장면을 재현하고 반복놀이를 하면서 PTSD 증상이 감소되었으며 6개월 후에는 학교에도 잘 가게 되었고, 교회에서 남학생들과도 잘 어울리게 되었다.

사례 2 : 교통사고 목격한 아동의 PTSD

5세 남아가 도로 건너편에서 아빠가 차에 치는 것을 본 후 말수가 적고 표정이 어두워졌다. 그러나 밥도 잘 먹고 유치원에도 잘 가서 모는 괜찮을거라고 생각하고 별다른 조치를 취하지 않았다. 이후 자주 잠을 깨고 뒤척이더니 6세 때는 집중을 잘 하지 못하고 친구들을 밀치고 때리다 갑자기 우는 등 돌발적인 행동이 늘어나기 시작했다. 돌발적인 행동문제로 놀이치료가 진행되었는데 아동의 놀이에서 자주 부딪치는 놀이들이 표현되었다. 치료자는 아동의 놀이에서 부모가 자주 다투는 모습을 보고 마음 속으로 아빠를 미워하게 되었고 아빠가 없었으면 좋겠다고 생각을 하던 중 아빠가 교통사고를 당하자 자신 때문에 생긴 일이라고 생각했다는 것을 알게 되었다. 치료 후 아동은 밝아졌으며 또래아이들과도 긍정적인 상호작용을 하게 되었다.

9) 외상 후 스트레스 장애를 보이는 아동을 위한 치료방법

외상 후 스트레스 장애를 경험한 아동의 치료적 목표는 본질적으로 성인과 같으나 아동의 특성상 언어로 표현하는 능력이 부족하기 때문에 아동에게 적절한 방법을 찾아야 한다. 아동이 외상 후 스트레스 장애를 경험했을 때 일반적으로 약물치료, 심리치료, 집단치료로 접근하고 있다.

(1) 예방

학교에서 흔히 일어나는 따돌림, 폭력, 친구의 자살, 지진, 태풍 등과 같은 응급사건이 발생했을 경우 학교에서는 즉각적인 개입을 해야 한다. 외상 후 스트레스 장애 예방을 위한 소집단을 구성하여 교사와 함께 그룹 토론을 실시할 수 있다. 토론 과정에서 아동들은 사건에 대한 충격과 두려움에서 벗어날 수 있는 방법과 자기조절 방법을 모색할 수 있다. 또 심각한 증상으로 인해 고통받는 아동이 발견되었을 경우 개별 상담 등으로 연계하여 치료를 의뢰하여야 한다.

(2) 약물치료

외상 후 또는 급성 스트레스 장애의 초기단계에서 아이나 가족에게 약물이 필요할 수도 있다. 약물은 증상에 따라 다르게 처방되며 약물이 외상 후 스트레스 장애 증상 자체를 소거할 수는 없기 때문에 보조치료제로 사용된다.

(3) 치료적 접근

① 놀이치료

놀이치료는 상처 입은 아동의 개별 치료에 대단히 유용하다(Gardner, 1971; Gil, 1991; Webb, 1991). 아동은 놀이에서 재현놀이 행동을 통해 자신의 외상을 표현한다. 아동의 놀이는 같은 놀이가 반복되기도 하며 때론 단조롭고 때론 극적이기까지 하다. 치료사는 아동이 표현하는 놀이에서 주제를 면밀히 관찰하고 그에 대해 상호작용하고, 아동의 놀이에서 의미 있는 것들을 해석하거나 아동의 감정을 담아 주는 역할을 한다.

② 인지행동치료

인지행동치료에서 체계적 감감법이나 자극 홍수법은 널리 쓰이는 방법이다. 두 방법 모두 아동이 공포나 불안을 느끼는 상황을 피하는 것이 아니라 직접 대면하는 방식으로 아동의 불안이나 공포를 감소시킨다. 이러한 인지- 행동요법은 강박장애나 강박적 행동을 취하는 아동들에게 사용되는데 특히 생각하지 싶지 않은 생각이 자꾸 떠오르거나 하고 싶지 않은 행동을 강박적으로 하는 아동에게 효과가 좋다.

③ 집단치료

외상 후 스트레스 장애의 경우 비슷한 사건을 겪은 아동들로 구성된 집단치료가 매우 효과적이다. 집단에 참여한 모든 아동들에게 증상에 대해 말하도록 격려하는 것이 중요하며, 증상이 전염될 경우 리더는 즉시 다루어 주어야 한다. 집단에서 증상에 대한 노출이 심한 아동과 그렇지 않은 아동이 분류되어야 하며, 증상을 나타내지 않는 아동은 집단에서 제외해야 한다.

아동의 정신건강을 위한

심 리 치 료

제 6장

1. 아동중심 놀이치료
2. 정신역동적 놀이치료
3. 대상관계/주제 놀이치료
4. 부모놀이치료
5. 발달놀이치료
6. 모래놀이치료
7. 미술치료
8. 인지행동치료

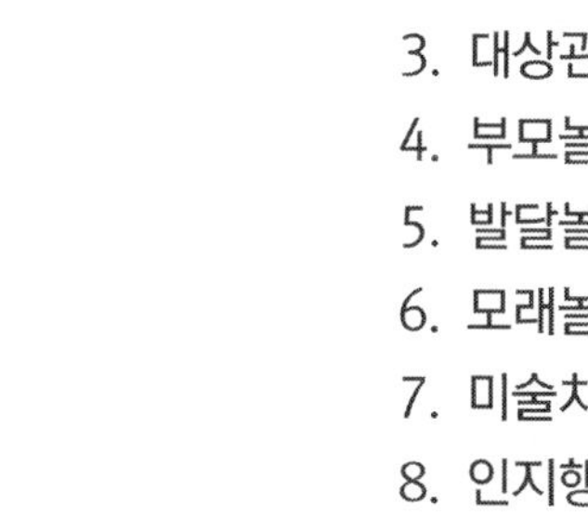

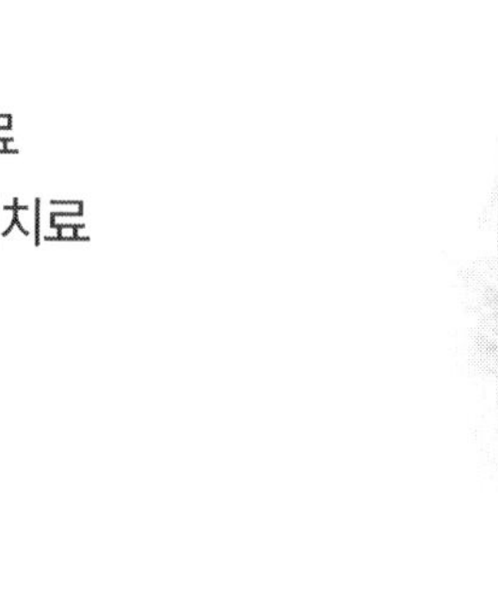

1. 아동중심 놀이치료

1) 역사적 배경

아동중심 놀이치료는 인간중심 또는 내담자중심 상담이론에 이론적 배경을 두고 있고 내담자, 즉 아동을 가장 중요시한다. 즉 아동중심 놀이치료는 Carl Rogers(1951)의 내담자중심 상담이론의 영향을 받았으며 그의 제자이자 동료였던 Virginia Axline(1947)이 이를 놀이치료에 적용하여 발전시켰다. Rogers는 놀이치료가 관계형성, 부정적 · 긍정적 감정인식, 금지되고 억압된 감정의 표현, 통찰의 획득 등의 측면에서 성인심리치료와 동일한 기능을 갖고 있다고 보았다. 아동중심 놀이치료는 내담자중심 상담과 같이 아동과 '함께 함'의 과정을 중시한다(Landreth, 1991; Landreth & Sweeny, 2003). 최근에는 아동중심의 놀이치료 접근에서도 무의식의 과정을 조합하려는 움직임이 있기도 하다(West, 2002).

2) 아동중심 놀이치료의 이론

아동중심 놀이치료 이론의 핵심은 아동 자체에 있다. 아동이 갖고 있는 조건이나 처한 상황, 즉 연령이나 신체적, 심리적 발달상태, 또는 문제 등과 상관없이 아동 자체를 볼 것을 강조한다. 아동의 문제에 대한 배경 또는 진단명에 따라 편견을 갖고 아동을 보는 것을 지양하고 아동에게는 변화해 갈 능력이 있음을 발견하고 변화과정을 향한 타고난 힘, 즉 내적 역동성을 중요하게 본다. 아동중심 접근에서 발달은 물결모양의 역동적이고 성숙해가는 되어짐(becoming)의 과정이라고 본다(Rogers, 1989).

아동은 성장을 촉진하는 적절한 환경이 주어질 때 환경적 제한으로부터 스스로 벗어나 성장하고, 치유할 수 있는 힘을 가지고 있다. 모든 사람들에게는 되어짐의 과정을 가져오는 형성적 성향(formative tendency)이 있어서 적절한 환경은 개인의 능력과 관계능력의 발달을 가져온다. 아동중심 놀이치료의 기초를 보려면 Rogers(1951)가 기술한 인격의 기본 구인을 먼저 보는 것이 중요하다.

첫 번째로 사람 또는 유기체를 강조하는데 이는 아동이 신체뿐 아니라 사고, 감정, 행동을 포함한 자기지각으로 구성되어 있음을 의미한다. 아동은 개인적 세계와 지속적으로 변화하는 경험세계와 상호작용하고 거기에 반응하며 결과적으로, 하나의 전체 체계이자 자기실현을 향해 투쟁하는 존재로 모든 아동에게서 지속적이고 역동적인 대인상호작용이 일어난다.

두 번째 구인인 현상학적 장은 아동이 경험한 모든 것으로 이루어진다. 즉, 각 아동에게 존재하는 아동의 현실이라고 할 수 있다. 이러한 경험들에는 특정한 시간에 의식적 수준이든, 내적 또는 외적으로든 개인이나 유기체에게 일어난 지각, 사고, 감정, 행동을 포함한 모든 것들이 포함된다. 현상학적 장은 삶을 바라보는 내적 준거다. 다시 말하면 아동이 지각하는 것은 무엇이나 아동의 현실이 되고 따라서 아동의 수만큼 현실이 존재하게 된다(Landreth & Sweeney, 1999, p. 4). 이러한 점은 아동중심 놀이치료의 기본원리를 이룬다. 치료사가 아동 개인과 관계 맺으려 한다면 객관적 사실이나 사건 자체보다 아동이 현실을 판단하고 받아들이는 현상학적 세계와 먼저 접촉하고 이해해야 한다.

세 번째 구인은 자기(Self)로서, 자기는 타인들과의 상호작용에서 발달해 온 아동의 현실인 현상학적 장이 분화된 것이다. 아동의 정서 및 행동에 사람들이 반응한 방식은 '나(me)' 개념을 형성한다.

Rogers는 현상학적 장과의 지속적인 상호작용 때문에 아동의 자기가 성장, 변화한다고 보았다. 이러한 아동의 현상학적 장을 이해하고 수용하는 치료사의 비판단적 분위기를 경험하게 하는 놀이치료는 아동이 자기를 발견할 수 있는 현상학적 장이 된다. 놀이치료를 통해 아동의 행동과 자기 개념을 일치시킬 뿐 아니라 자기개념을 긍정적으로 변화시킨다.

아동중심 놀이치료는 자기발견과 자기탐색의 여정을 아동과 함께 떠나는 것이다. 아동중심 놀이치료는 선별된 놀잇감을 아동에게 제공하고 아동의 자연스런 의사소통 매체인 놀이를 통해 자기를 표현하고 탐색할 수 있는(감정, 사고, 경험, 행동) 안전한 관계발달을 촉진하며, 이러한 과정에 대해 잘 훈련받은 놀이치료사가 아동과 맺는 역동적인 대인관계라고 정의할 수 있다(Landreth, 1991). 이런 놀이치료 정의는 관계를 중시하고, 치료의 성패는 치료관계의 발달과 유지에 달려 있다고 본다.

아동중심 놀이치료에서 강조하는 내용들을 요약하면 다음과 같다.

- 문제보다는 아동 개인
- 과거보다는 현재
- 생각이나 행위보다는 감정
- 설명보다는 이해
- 교정보다는 수용
- 치료사의 안내보다는 아동의 안내
- 치료사의 지식보다는 아동의 지혜를 중요하게 여긴다.

아동중심 놀이치료의 일반적 목적은 자기실현을 위한 아동의 내적 자기안내 노력과 일치한다. 다음과 같은 측면에서 아동중심 놀이치료는 아동에게 도움을 주는 것을 목표로 한다(Sweeney & Landreth, 2003).

① 긍정적인 자기개념을 계발하게 한다.
② 자기책임을 받아들이게 한다.
③ 자기안내 능력을 갖게 한다.
④ 자기 수용적이게 한다.
⑤ 자기 의존적이게 한다.
⑥ 자기 결정적 의사결정에 참여하게 한다.
⑦ 통제감을 경험하게 한다.
⑧ 대처과정에 민감하게 한다.
⑨ 내적 평가출처를 개발하게 한다.
⑩ 자신을 신뢰하게 한다.

이러한 목적을 달성하려면 아동에게 치료사는 진정한 수용과 이해적인 태도를 보여주어야 한다. 그럴 때 아동은 자신의 내적 가치를 인식할 수 있다. 이런 진정한 이해와 수용의 촉진을 위해 아동중심 놀이치료에서는 가능한 한 질문을 하지 않는다. 질문은 아동이 정서세계가 아닌 인지세계에 집중하게 만들기 때문이다. 또한 아동을 치료사에게 의존하지 않도록 하기 위해 칭찬도 피한다. 칭찬을 피하는 것은 기존의 교육 장면에서 강조하는 것과는 상당히 달라 보이는 접근이라 할 수 있지만 인간의 부적응과 건강하지 못한 의존은 평가적인 관계패턴에서 생기는 것이다. 평가적 관계패턴은 관계의 주체가 아동이 아닌 성인에게 있음을 암시적으로 전달하는 것이기 때문에 아동에게서 내적 동기를 박탈한다고 본다(Sweeney & Landreth, 2003). 이러한 이론적 가정 때문에 치료사는 아동이 놀이를 주도하도록 허용하며, 아동의 놀이에 대한 평가를 피하고 아동 스스로 자기안내, 자기평가, 책임을 배울 수 있도록 격려한다.

3) 개입의 실제

(1) 치료적 제한설정

아동중심 놀이치료를 논할 때 치료적 제한설정을 배제할 수는 없다. 그만큼 이 접근에서는 제한설정을 중요시하고 치료적으로 필요하다고 본다. 아동이 실제로 살아가는 환경은 완전히 자유롭거나 허용적이지 않기 때문에 이에 대한 적응이 필요하며 환경을 예측하고 안전을 느끼기 위해서는 제한설정이 필요하다. 그런 의미에서 제한설정은 치료적이라고 할 수 있다. Moustakas(1959)는 관계를 위해 반드시 제한이 필요하다고 하였는데 그 이유는 모든 인간은 어떤 면에서든 제한적 요소 속에 살아가기 때문이라고 할 수 있다. 관계를 맺고 유지한다는 것은 관계 내에 존재하는 규칙을 지켜야 한다는 것이며 관계가 대인관계의 건강한 적응, 치료적 맥락에서 관계적 회복을 위해서는 이 제한에 따라 자신의 잠재력을 발휘토록 하는 것이 필요하다.

아동중심 놀이치료 과정에서 제한설정의 목표는 구체적 행동보다는 과정을 중시한다. 제한설정의 기본 근거는 다음과 같은 것들이 있다(Sweeney & Landreth, 2003).

① 제한은 치료관계의 경계다.
② 제한은 아동에게 신체적, 정서적 안전을 제공한다.
③ 제한은 아동을 안전하게 하려는 치료사의 의도를 보여주는 것이다.
④ 제한은 치료가 현실에 근거를 두게 한다.
⑤ 제한은 치료사가 아동에게 긍정적이고 수용적인 태도를 갖게 한다.
⑥ 제한은 해를 입거나 보복에 대한 두려움 없이 아동이 부정적 감정을 표현할 수 있게 한다.
⑦ 제한은 안정성과 일관성을 제공한다.
⑧ 제한은 아동의 자기책임감과 자기통제를 촉진하고 증진한다.
⑨ 제한은 상징적 방식으로 정화(catharsis)를 제공한다.
⑩ 제한은 놀이치료실을 보호한다.
⑪ 제한은 법적, 윤리적, 전문적 기준을 유지할 수 있게 해 준다(Landreth, 2002; Landreth & Sweeney, 1997, 1999; Sweeney, 1997).

Landreth(2002)는 제한설정 과정을 ACT로 요약하였다.

- **인정하라**(Acknowledge) : 아동의 감정, 소원, 바람을 인정하라. 이런 것들은 반영과 수용을 필요로 하는 것들이다. 아동들은 자신의 감정과 의도를 인정받았을 때 제한에 더 잘 반응한다.
- **전달하라**(Communicate) : 비처벌적이고 비권위적 방식으로 제한이 있음을 전달하라.
- **제공하라**(Target) : 사회적으로 수용 가능한 대안을 제공하라. 이는 아동의 자기표현을 막지 않으면서도 사회적으로 수용 가능한 범위 안에서 자신을 표현할 수 있게 하는 것이다.

제한이 필요한 상황이 발생할 때 제한이 존재한다는 것을 아동에게 알려 준다. 위축된 아동들의 경우 놀이치료 초기에 금지행위 목록을 알려 주면 아동의 탐색과 표현을 위축시킬 수도 있다. 제한이 필요할 때 치료사는 담담하고 확고한 접근을 하여 아동이 질책당한다는 느낌을 갖지 않게 한다. 치료사는 부모나 권위인물이 아니어야 하며 제한은 촉진적이고 구조화된 것이어야 한다. 또한 제한은 전체에 해당하는 것이어야 하며 조건적(조건적 제한은 혼란스러우며 힘겨루기를 일으킨다)이어서는 안 된다.

(2) 놀잇감과 놀이도구

아동중심 놀이치료에서는 주로 크레용, 신문지, 둔한 가위, 플레이도 점토, 하드 막대기, 접착테이프, 젖병, 인형, 플라스틱 접시와 컵, 가족인형, 인형집 가구, 인형집, 가면, 고무칼, 다트총, 수갑, 군인 인형, 자동차, 비행기, 손인형, 전화기(2대), 끈, 장신구 등과 같은 놀잇감들을 사용한다(Landreth, 2002).

하지만 모든 놀잇감이 놀이치료 경험에 적합한 것은 아니다. 그 이유는 놀잇감 자체가 아동의 감정, 욕구, 경험의 탐색을 자동적으로 촉진하는 것은 아니기 때문이다. 카드나 보드게임 자체가 성장을 촉진시키는 것이 아니라 그것을 매개로 이루어지는 상호작용하는 과정이 중요하다. 때문에 지나치게 기계적이거나, 복잡하거나, 고도로 구조화되었거나, 놀이치료사의 도움을 필요로 하는 놀이도구는 아동의 경험이나 감정의 표현을 촉진하지 않으며, 아동에게 좌절경험을 주고, 이미 무력감과 부적절감을 느끼는 아동들의 의존을 더 조장할 뿐이다(Sweeney & Landreth, 2003; Landreth; 1991).

놀잇감은 아동의 단어이고 놀이는 아동의 언어이기 때문에 신중하게 선별한 놀잇감과 놀이도구는 아동중심 놀이치료의 관계와 과정에 반드시 필요하다고 본다.

2. 정신역동적 놀이치료

1) 역사적 배경

정신분석가가 아동의 심리적 문제를 도울 수 있는 구체적 치료기법들은 1920년대까지만 해도 존재하지 않았는데, Freud에 의해 성인의 정신분석치료에서 얻은 통찰을 아동치료에 적용할 수 있는 길이 열리게 되었다. Freud는 아동에 관한 직접 관찰을 통해 유아의 본능적 삶에 관한 그의 가설을 만들었다.

가장 잘 알려진 아동치료는 Freud가 손자에게 행한 분리게임(S. Freud, 1909)과 어린 한스 치료였다. 어린 한스의 치료는 Freud의 지도를 받아 내과의사인 그의 아버지에 의해 이루어졌다.

Hug-Helmuth(1920, 1921)는 아동상담 기법으로 놀이치료를 처음으로 사용한 임상가였다. 아동상담의 주요 개척자 중의 한 사람인 그는 아동의 무의식적, 성적 환타지에 집중되었던 기존의 통찰중심의 상담기법을 발달적 관점과 조화시켰다.

또 다른 개척자라고 할 수 있는 Anna Freud(1946)와 Melanie Klein(1932)은 아동에게 사용할 수 있는 정신분석적 치료기법을 발전시켰다. 베를린 정신분석학파였던 Klein은 아동의 놀이를 성인의 자유연상과 동일한 것으로 보았다. 아동이 갖고 있는 불안이 분석가와의 관계에서 활성화되고 적절히 해소되기 위해서는 무의식적 환타지가 언어화(해석)에 의해 동기화되어야 한다고 보았다. 그녀는 유아일지라도 치료사가 처음부터 아동과 해석적 관계를 수립해야 한다고 주장했다.

Klein은 투사과정에 대한 직접적 해석 작업을 중요하게 보고 아동이 자신에게 있는 감정을 다른 사람에게 전이하여 탐욕이나 시기심 같은 원치 않는 감정이 다른 사람에게 있다고 지각하는 것이 아동기의 공통적인 무의식적 환타지라고 하였다. 아동의 자기감(sense of self)이 이런 식으로 파편화되는 것이 정상유아의 발달에서 정상적으로 나타나는 과정이긴 하지만 유아기를 지나 지속될 때에는 병리의 원인이며 해석의 핵심대상이라고 하였다. 그녀는 투사적 동일시(projective identification)의 개념을 제안하면서 치료사에게는 투사적 동일시가 스트레스를 주긴 하지만 아동이 받아들일 수 없는 감정을 치료사가 "담아 주는(containing) 역할"을 하게 한다는 점에서 치료적으로 긍정적이라고 보았다.

Klein의 영향을 받은 Winnicott(1965, 1971)도 아동분석의 새로운 기법을 소개하면서 아동의 초기경험이 병리에 중요한 영향을 미친다고 보았으며 초기 삶이 중요하다는 Klein의 주장을 강조했다. Winnicott은 담아 주는 역할과 유사한 개념인 "안아 주는 환경(holding environment)"을 강조하고 그림그리기와 같은 치료사의 비언어적인 개입기법을 강조하였다.

그는 자기와 대상 사이의 중간영역(transitional area)에 관한 개념을 제안했는데 이는 주관적 대상과 실제로 객관적 대상이 동시에 인식되는 곳으로 현실과 환타지가 함께 존재하는 곳이라고 할 수 있다(Winnicott, 1971). 이러한 중간영역을 과도기적 단계로 거쳐야만 아동은 건강하게 현실 세계로 나아갈 수 있다고 보았다. 그의 이론에서 놀이는 중간영역 또는 중간현상이라고 할 수 있다.

아동권리의 맥락에서 상담자가 불완전하게 발달한 아동의 자아를 위해 부모처럼 지지적 환경이 되어 주어야 한다고 주장하는 Pine(1985) 같은 사람들도 나오게 되면서 Klein학파의 아동분석가들의 절제된 해석과는 질적으로 다른 지지적 맥락에서의 해석과 치료상황에서 치료사가 적극적이고 "실제적인" 참여자가 되어야 한다는 여론이 정신역동적 치료사들 사이에서 최근 들어 더욱 강해지고 있다(Altman, 1992; Warshaw, 1992).

2) 정신역동적 놀이치료의 이론

모든 정신분석학파가 동의하는 한 가지 공식화된 요소가 없음에도 불구하고, 다소 다르긴 해도 정신역동 치료사들이 기술하는 가정의 공통적 핵심은 존재한다. 이를 Fonagy와 그의 동료들(2002)이 제시한 것을 중심으로 요약하면 다음과 같다.

(1) 심리적 인과관계

정신역동 치료사들은 인간의 의식적인 생각과 행동에는 의식적 인식 밖에서 작용하면서 인과관계적 영향을 미치는 무의식적 세계가 있다고 본다. 과거처럼 무의식을 금지된 또는 부인된 감정과 생각이 저장되는 단순한 물리적 공간이라는 의미로 보지 않으며, 만족이나 안전에 대한 소망과 연관된 무의식적 환타지가 아동의 행동 그리고 정서를 조절하고 이들의 사회적 환경을 적절히 다루는 능력에 깊은 영향을 준다고 본다.

(2) 대인관계적 상호작용

타인에 대한 아동의 기대를 결정하고, 자기와 타인표상 그리고 아동의 내적 세계의 특성을 결정짓는 것은 부모를 비롯한 다른 사람과의 대인관계적 상호작용이며,

이는 아동으로 하여금 대인관계 상호작용의 정신 표상적 구조를 만들게 한다. Bowlby(1973, 1980)가 초기 부모와 아동의 관계경험을 기초로 개념화한 "자기-타인에 대한 작동모델" 개념은 대표적인 정신표상 구조 모델이다.

(3) 갈등

정신역동이론에서는 아동의 정신내적 갈등으로 인해 아동에게 고통(또는 안전감의 결여로 느껴진다; Brenner, 1982)을 일으킨다. 불운한 아동기 환경은 아동을 압도하는 갈등을 일으키거나 생애 초기경험에서 기인한 갈등을 정상적으로 적절히 다루는 능력을 갖지 못하게 한다(Winnicott, 1965). 양육자의 상실과 같은 외상이나 장기간의 학대는 양립할 수 없는 이상적인 소원(예 : 지나치게 이상적인 부모상을 만들어 냄)을 만들어 내 건강한 성격을 저해한다.

(4) 방어

아동에게는 아동의 정신내적 세계에 존재하는 갈등의 의미와 강도를 낮출 수 있는 정신기제를 가지고 있으며 이를 통해 수용할 수 없는 무의식적 소원을 수정하게 된다. 그것이 바로 방어기제인데 방어기제는 개인이 현실에 적응하고 수용할 수 없는 무의식의 충동을 조절하는 기능을 하지만 발달단계상 매우 초기 방어기제인 분열이나 투사적 동일시 등은 심각한 병리를 일으킬 수 있다.

(5) 전이

아동에게 존재하는 내면화된 대인관계 표상이 외부세계에서 타인에 대한 아동의 행동을 결정하고 치료 장면에서 활성화되는데 이것을 전이라고 한다. 치료사와의 관계에서도 이 전이는 활성화되기 때문에 치료사는 이를 통해 아동이 타인에 대해 갖고 있는 기대를 객관적으로 볼 수 있다.

현대 정신역동 치료사들은 아동이 놀이에서 치료사에게 주는 암시적 역할에 대한 주관적 반응을 광범위하게 해석하는 경향이 있어 아동이 준 역할탐색을 통해 치료사들은 아동이 갖고 있는 역할관계의 표상과 그것에 대한 감정을 잘 이해할 수 있게 된다.

(6) 전인(whole person)

현대의 정신역동 아동심리치료는 환경에서 아동의 현재 상태, 과거의 관계 역사, 그리고 관계에 대한 적응을 강조한다. 심리치료사들은 일반적으로 그들이 제공하는 심리치료가 아동의 삶에 중요한 안아 주기나 담아 주기 기능을 갖고 있다고 생각하며, 이는 해석과 통찰을 넘어 아동의 적응적 발달을 촉진하는 내면세계의 재통합이나 조직화를 이루어 내는데 목표를 둔다. 따라서 아동치료사는 아동에 대한 전인적 조망을 가지고 아동의 생물학적, 환경적, 정신내적 모든 측면을 다루어야 한다. 개방적이고 착취적이지 않은, 성인과의 관계형성은 병리적 경험의 건강한 해결을 가져오면서 새로운 내면화의 기초 역할을 한다.

3) 개입의 실제

정신역동적 개입은 주로 신경증적 증상을 가진 아동에게 보다 효과적인 것으로 알려져 있으며 아동의 정신표상의 모양이나 조직을 변화시키는 것이 목표다(Sandler & Rosenblatt, 1962).

이를 위해서 주로 해석적 치료방법을 사용하는데 이는 왜곡된 생각의 해소와 거부된 또는 일관성 없는 자기와 타인개념을 통합하는데 목적이 있다. 즉 분열적이고(억압된) 유아적 생각을 아동의 발달에 적합한 정신구조로 재통합하는 것이 치료목표다(Abrams, 1988).

예를 들어, 아동들은 자신들의 무의식적 공격성을 수용할 수 없어 이를 왜곡시켜 아버지를 잔인하고 격렬한 모습으로 표상한다. 그러나, 이러한 왜곡은 초기발달단계에나 적절한 것이기 때문에 아동에게 깊은 혼란을 가져온다(Abrams, 1988).

치료사는 아동의 언어, 놀이, 꿈 또는 기타 행동을 활용하여 아동의 의식적, 무의식적 생각과 감정의 모델을 만들어 낸다. 이런 모델에 기초해 치료사는 아동들이 비합리적이거나 부적절한 감정을 이해하도록 돕는다. 이러한 과정들이 잘 진행된다면 이런 종류의 이해는 발달과정상 초기의 사고양식을 보다 성숙하고 연령에 적절한 틀로 통합하는 결과를 가져온다.

이런 과정에 놀잇감이나 게임을 사용하는 치료사들이 있는가 하면 좀 더 아동들이 자기탐색 과정에 개입하도록 격려하는 치료사들도 있다. 대부분의 치료사들은 아동행동의 무의식적 요소에 주의하며 아동의 정서적 어려움의 원인을 찾기 위해 아동에 관한 부모나 교사의 정보를 가지고 아동의 환타지와 놀이를 해석하려는 경향이 있다. 주로 치료사가 관심을 가지고 살피는 주제들은 아동의 신체에 대한 염려, 의식적 또는 무의식적 · 파괴적 충동, 그리고 양육자, 형제, 또래들과의 관계 문제 등이다.

정신역동적 치료사들이 대부분 사용하는 표준기법이라는 것이 있는데 이 기법에는 다음과 같은 것들이 포함된다.

① 치료사의 제안, 재보증(reassurance) 또는 정보제공을 통해 아동의 불안을 낮추거나 역량감과 숙달감을 증진시킬 목적의 지지적 개입하기
② 아동과의 치료적 교류를 지지하고 발전시키기 위해 아동의 언어나 행동을 요약 진술하거나 의역하기
③ 아동의 언어나 정서를 명료화하기. 이러한 것은 자기 패배적이고, 자기 파괴적인 행동, 반복적인 경향성과 같은 행동의 측면에 주의를 환기시키거나 그에 대한 해석을 받아들일 준비를 시킨다.
④ 아동들이 인식하지 못해 찾기 어렵거나 받아들이기 어려워하는 것들의 표상을 확인한 후 해석을 통해 제거하기. 이런 이유로 아동들은 언어화에 어느 정도 저항하기 때문에 해석은 아동이 최대한 받아들일 수 있도록 시기에 적절해야 한다.

치료사의 개입은 방어, 소원, 과거 또는 현재 경험을 조합한 것에 대한 개입이다. 정신역동적 상담활동은 '전이 속에서의 작업'이라고 할 수 있다(Strachey, 1934). 아동과 치료사의 상호작용은 관계에 대해 아동이 갖고 있는 내적 표상이 치료사와의 관계에서 표현되는 것이며 치료가 진행할수록 표상에 얽혀 있는 정서적 에너지도 증가한다. 치료과정에서 불안, 갈등, 방어에 대한 아동들의 반응을 이해하도록 아동을 돕는 일이 치료 작업의 핵심이라고 할 수 있다.

전이관계 속에서 치료사와의 작업을 통해 아동의 왜곡된 정신표상이 확인되고,

명료화되고, 이해받으며, 아동사고의 성숙한 측면으로 재통합된다(Abrams, 1988).

치료를 종결할 때는 ① 증상의 개선, ② 가족 및 또래관계 개선, ③ 정상적 발달기회를 이용할 수 있는 능력, ④ 새로운 환경스트레스를 다룰 수 있는 능력, ⑤ 치료를 보다 효과적으로 활용할 수 있는 능력(치료를 유용한 것으로 경험하고, 치료사가 해석작업을 계속하도록 허용하며, 비난과 분노뿐 아니라 감사를 나타내며, 통찰, 유머, 건강한 자기냉소를 나타낼 때) 등이다(Kernberg, 1995). 이런 종류의 '전통적인' 정신역동적 치료는 1주일에 1회씩 1년 여에 걸쳐 이루어진다.

3. 대상관계/주제 놀이치료

1) 역사적 배경

대상관계 이론은 정신역동 이론의 부분이기도 하지만 여기서는 특히 대상관계 이론과 애착발달 이론을 접목하여 아동치료에 적절하게 사용한 이론적 접근을 제시하고자 한다. 이 아동상담은 Helen Benedict가 Glickauf-Hughes & Wells (1997)가 성인치료에 적용한 대상관계 유형과 애착이론을 통합하여 아동치료에 응용한 것으로 주로 대상관계/주제 아동상담이라고 부른다. Benedict에 따르면, 아동의 대상관계 유형에는 다섯 가지가 있으며 유형에 따라 각기 다른 치료목표를 세우게 된다. 이 접근은 혼란된 대상관계 출현의 무대가 되는 아동-보호자 관계와 아동에게 나타나는 구체적인 내적 작동모델(internal working model)의 틀을 가지고 아동의 초기경험을 강조하는 접근이다. 이 접근에서는 또한 대상관계 유형에 따라 나타나는 아동놀이의 주제를 분류하고 해석하려 한다. 여기서는 Helen Benedict(2002)가 제시한 접근을 중심으로 요약 · 기술하였다.

2) 대상관계/주제 놀이치료의 이론

대상관계/주제를 중심으로 한 아동상담은 기본적으로 부모-자녀관계의 발달과정을 모형으로 한 관계치료다. 치료의 초기단계는 항상 아동과 치료사 사이의 안전기지관계(secure base relationship)를 형성해야 하는 것이다. 이러한 치료관계가 구축되면 치료 작업 단계가 시작되며 이 때 치료사의 과제는 영유아기에서 멈추었거나 왜곡된 관계에 도전하는 것이다. 치료사와의 관계 안에서 이루어지는 이러한 도전을 통해 아동은 왜곡된 작동모델을 보다 건강한 대상관계로 수정할 수 있게 된다. 아동에게 필요한 구체적인 도전은 아동이 보여주는 대상관계 발달유형에 따라 치료사가 결정하게 된다.

(1) 무애착(unattached) 대상관계

생애초기에 부모로부터 방임이나 거부를 당하거나 안전한 애착관계를 형성하지 못한 아동들은 어릴 때 아동이 표현한 욕구가 충족되지 않았던 아동들로서 이럴 때 자기파편화의 감정이 나타나게 된다. 아동은 이러한 감정을 피하기 위해 다른 사람들로부터 방어적으로 위축되며 아동의 자기(Self)는 사람과의 관계를 거부한다. 이런 문제는 생애 첫 몇 달 동안 부모-자녀관계에 문제가 있을 때 발생할 수 있는 대상관계 유형이다. 즉, 생애초기의 전공생적 단계에 고착된 수준이라고 할 수 있다.

아동에게 미성숙, 신경학적 문제, 또는 감각결손 등이 있어 아동이 외부세계에 반응할 능력이 없거나 양육자에게 심각한 우울증, 약물중독 또는 성격장애와 같은 문제가 있으면 상징적 관계가 발달하지 않아 영아의 대상관계는 신뢰, 대상관계, 양육을 받아들이는 능력이 왜곡되고 자기조절에 문제가 발생하게 된다.

이런 아동들은 주로 영아기와 아동기 초기의 반응성 애착장애를 보이는 아동들로 정서나 행동을 조절하는 능력이 손상되며, 2~11개월 사이에 조화로운 양육자와의 관계에서 습득되는 자기조절 능력발달이 이루어지지 않는다(Schore, 1994).

아동상담 장면에서 나타나는 이들의 놀이는 공격성, 고집, 자기양육, 불안정성이 특징이다. 놀이에서 표현되는 대인관계는 치료사의 통제, 경계설정, 그리고 아동의 경계파괴가 주로 나타난다. 이런 아동에게 필요한 아동상담의 목표는 여러 가지가 있으며 그 중 첫 번째는 양육에 대한 수용을 증가시키고 방어를 감소시키는 것이다. 두 번째 목표는 자신의 욕구를 스스로 수용하는, 응집된 자기감(sense of self)을 발달시키는 것이다. 이러한 목표들을 달성하기 위해 필요한 것은 퇴행을 촉진하고, 치료사에 대한 공생적 전이가 발달하도록 하는 것이다. 공생적 유대로부터 점차 분리/개별화를 이루어가면서 인내력이 증가하고 결과적으로 감정표현과 자기조절기술이 증진된다.

(2) 양가적 대상관계

유아가 24개월경이 되면 인지능력과 더불어 운동근육 기능이 발달하면서 엄마로부터 떨어져 환경을 활발하게 탐색하게 되고 그 과정에서 자신이 엄마와 분리되어 있음을 점점 강하게 느낀다. 자신이 혼자라는 것을 인식하게 되며 자신의 능력의 한계를 깨달으면서 다시 엄마에게 의존하게 되는 시기로, 이 시기의 아동들은 새로운 능력과 기술을 통해 얻어진 자율과 엄마와 다시 친밀해지고 싶은 마음 사이에서 갈등을 겪는다(최영민, 2002).

이 시기의 아동들은 정상적인 분리불안을 느낀다. 양가적 대상관계에 머무는 아동들은 이러한 라프로치망(재결합)을 획득하려고 노력하는 시점에서, 공생적 유대로부터 분리/개별화로 나아가려는 아동의 노력이 양육자의 심각한 병리나 양육자 상실로 인해 양육자의 관심, 지지, 인정 등의 철회를 불러일으켰을 때 나타난다.

이러한 아동들은 자신의 행동에 대해 극도로 양가적이며 매달림과 분노를 번갈아 나타낸다. 자기표상은 일관성이 부족하고 자기와 타인 모두에 대해 전적으로 좋거나 전적으로 나쁜 내적 작동모델 사이를 동요한다. 기분과 감정에 빠른 변화가 있으며 삼켜져 버릴 것 같은 공포와 버림받음의 공포 사이에 사로잡혀 있는 것으로 보인다.

이런 아동들의 놀이에서 자주 나타나는 놀이주제는 항상성(일관성), 분리, 착한 사람과 나쁜 사람 놀이 등이다. 또한 모든 어른동물들을 한 줄로 쌓아올리는 놀이와 같이 분류하고 명명하는 활동을 많이 하는데, 이러한 활동은 이들에게 통제감을 주기 때문이다. 이들의 관계는 통제에 대한 욕구로 점철되어 있다고 할 수 있다.

양가적인 대상관계를 보이는 아동들을 위한 주요 치료목표는 분리/개별화 과정을 다시 시작하는 것이다. 치료사는 아동이 자신과 타인에 대해 갖고 있는 분열된 표상을 통합하도록 도우며 그로 인한 대상항상성의 증진과 함께 각각의 것을 통합하도록 촉진해야 한다. 또한 좌절을 인내하는 능력을 기르도록 해야 한다.

(3) 수동 공격적/의존적 대상관계

이 유형의 대상관계를 보이는 아동들은 어느 정도 자기인식을 가지고 있으나 통합된 자기가 부족하고 자아의 힘이 불균형하다. 이들은 자기조절, 만족지연, 결과예상 또는 스트레스 인내에 어려움이 있으며 스스로를 달래지 못한다. 타인과의 관계에서 타인을 매혹적이지만 일관성 없고 신뢰할 수 없는 존재로 지각한다.

결과적으로 이 아동들은 다른 사람에게 알려져 관심을 받고 싶은 바램과 자신이 가진 부정적 감정을 다른 사람들이 알게 되면 거절당하게 될 것이라는 두려움에 사로잡혀 있다. 이 아동들은 관계에서 수동적이며 겉으로 드러난 순종과 내면에 숨겨진 저항 사이를 동요한다.

수동 공격적/의존적 대상관계는 학대, 방임, 희생양, 아동의 부모화(parentificati-on) 같은 경우에서처럼 아동의 의존욕구가 일관성이 있게 충족되지 않았을 때 주로 발달한다. 이 아동들의 놀이는 안전, 위험, 공격성, 파괴, 고침의 주제로 나타난다. 또한 양육적인 놀이, 착한 사람 대 나쁜 사람 놀이를 하며 치료사와 긍정적 관계를 유지하려고 노력한다. 아동들은 대부분 위험과 안전 또는 파괴와 고침으로 나타나는, 행함과 취소의 양가감정을 나타낸다.

이런 유형의 아동을 위한 첫 번째 치료목표는 아동의 욕구를 실제적으로 충족시켜 주는 사람들의 수용적 행동을 통해 그들과 신뢰를 재구축하는 것이다. 두 번째 목표는 적절한 주장을 하도록 격려하여 수동공격적 행동을 감소시키도록 하는 것이다. 마지막 목표는 안정적이고, 통합된 자기감(sense of self)을 촉진하는 것으로써 이는 자존감의 증진, 자기진정, 좌절인내라는 중간목표 달성을 필요로 한다.

(4) 반항적/통제적 대상관계

이러한 대상관계는 분리-개별화 단계 후반부에 양육자와의 관계에 손상이 있는 경우 발생한다. 이 아동들은 반항적이며 수치심과 의심 그리고 내면의 높은 행동기준을 만족시키지 못했다는 느낌에 사로잡혀 있다. 상담을 받는 동안에도 이 아동들의 놀이에는 억압되거나 상황을 통제하려는 강렬한 욕구가 나타난다. 아동은 다른 사람을 자신의 통제감과 관계를 위협하는 존재로 지각하는 경향이 있기 때문에 자신에 대한 보호로서 힘겨루기와 반항을 주로 보인다.

반항적/통제적 대상관계는 양육자가 아동의 정서, 충동, 자율적 행동을 지나치게 통제하고 제한할 때 나타나는 경향이 있다. 그 이유는 아동이 한창 자율성을 시험하는 2~3세 사이에 아동의 자율에 대한 충동을 양육자가 잘 인내하지 못했기 때문이다. 이러한 성향을 지닌 양육자들은 자율성이 아직 나타나지 않는 어린 시기에 편안해하며 결과적으로 안정된 자기감이 성공적으로 발달하게는 하지만 그 이후가 문제가 되는 것이다(Escalona, 1968).

이런 아동의 놀이는 경직되고, 충동적이며 자발성이 결핍된 상태로 나타낸다. 어떤 형태로든 통제감의 상실은 수치심과 불안을 일으킨다. 이런 아동의 놀이에서 지배적으로 나타나는 주제는 무능함(예 : 집이 무너지거나 인형이 지붕에서 떨어진다), 위험, 힘 있는 자의 역할이다. 이 아동들은 숙달놀이를 하는데 빈번하게 실패하고, 분류하기와 청소하기 같은 통제중심의 주제도 놀이한다. 또한 또래관계 등 대인관계에서도 격렬하게 통제하고자 하며 협력하기를 거부하고 경계를 파괴하는 놀이를 한다. 주로 독립, 위험, 탈출과 같은 놀이주제에 집중하는 경향이 있다.

반항적/통제적 대상관계 아동을 위한 치료목표는 통제문제와 관련하여 설정해야 한다. 이 아동들은 통제욕구보다 관계를 가치롭게 여기는 것을 배워야 한다. 치료사는 힘겨루기를 반드시 피해야 하며 진실한 자율성을 촉진해야 한다. 또한 아동이 자율감을 느낄 때 그리고 관계를 추구할 때 안전하다는 것을 느끼게 해주어야 한다.

(5) 손상된 라프로치망(재결합) 대상관계

이 대상관계 유형은 대상항상성이 발달하지 못하고 왜곡이 일어난 경우다. Mahler가 말한 라프로치망 단계 동안이나 그 직후에 나타나는 것으로, 손상된 라프로치망은 자기, 타인, 그리고 관계에 대해 나타나는 아동의 내적 작동모델을 심하게 손상하는 방식으로 하위단계의 양가감정을 해결한 아동에 해당한다. 이러한 아동들은 자신의 순수한 감정과 욕구를 인식하지 못하며 다른 사람을 볼 때 그들과 그들 나름의 욕구를 지닌 통합된 사람으로서 보기 보다는 자신들의 욕구를 충족시켜 주는 부분대상으로서 다른 사람과 착취적 관계를 맺는 경향이 있다.

손상된 라프로치망 대상관계는 양육자가 아동의 욕구와 감정을 거부할 때 발생하며 이런 아동의 부모들은 아동을 자신의 심리적 욕구를 충족시키는 대상으로 이용하고 한 인간으로서 아동을 수용할 능력이 없는 사람들이 대부분이다. 이들은 Winnicott(1965)이 말한 거짓성숙(pseudomature)과 거짓자율성(pseudoau tonomous)을 성취한다.

이들의 관계는 착취적이기 때문에 다른 사람과 관계가 필요하거나 인정이 필요할 때는 상대를 이상화하며 그러한 욕구를 충족시키지 못한다고 판단되면 상대를 평가절하하는 태도를 보이고 조종하고 통제하려는 것이 특징이다. 이들이 놀이하는 모습을 보면 놀이 자체가 억압되고, 자발성이 부족하며, 스스로를 달랠 수 없다. 라프로치망이 손상된 아동들은 감정과 욕구를 느끼지 못하며 자기감정을 알고는 있지만 받아들일 수 없어 숨기고 있는 수동 공격적/의존적 대상관계 유형의 아동과 달리 감정자체를 전혀 인식하지 못한다.

행동 면에서도 이 아동들은 부모화(parentification)와 거짓성숙을 나타낸다. 이들의 놀이는 제한적이다. 놀이에서 자기양육, 자기 수정, 독립, 가게놀이에서 가게에 있는 좋은 물건은 팔지 않고, 통제하는 등의 저장하기 주제들이 나타난다. 대인관계에서 이들은 타인을 통제하려 하는데 특히 어른을 돌보려 하는 것이 특징적이다. 또한 이들은 치료사가 아동을 모방하기를 주장하고, 치료사를 놀리며, 통제와 관련된 다른 놀이를 고집한다.

이 아동들을 위한 치료목표는 아동이 거짓자기로부터 벗어나 진정한 자기를 느끼게 하는 것이다. 따라서 상담의 목표는 순수하게 다른 사람과 관계 맺는 능력을 강화하는 것이다. 두 번째 목표는 자신의 욕구와 감정을 인식케 하고 다른 사람을 통제하려는 시도를 포기하고 타인의 욕구와 감정을 이해하도록 돕는 것이다. 마지막 목표는 자발적이고, 연령에 적절한 놀이를 격려하고 자기를 달래는 능력을 증진하는 것이다.

3) 개입의 실제

대상관계/주제놀이치료에서는 효과적인 개입을 위해 아동의 반응성, 발달민감성, 초대의 3가지 구성요소를 강조한다.

첫째, 이 접근은 아동 반응적 접근이라고도 불리며 기본적으로 지시적 및 비지시적 치료를 통합한 개입이다. 아동의 욕구와 반응에 따라 치료사의 지시적 개입 정도가 결정된다. 따라서 치료사의 개입은 아동의 놀이 및 치료사와의 상호작용 패턴과 조율 또는 조화하여 이루어진다(Benedict & Mongoven, 1997).

둘째, 대상관계 아동상담자는 아동의 발달상의 욕구에 계속적으로 적응해 가야 한다. 대상항상성 획득과 아동의 자아기능(언어, 인지, 정서 및 사회적 발달)의 발달이라는 측면에서 아동의 발달수준을 항상 확인하는 것이 치료사에게 필요하며 그 수준에 맞추어야 한다.

셋째, 치료사가 만들어 내는 개입의 유형이다. 이 치료단계의 기본목표는 아동의 내적 작동모델에 도전하는 것이다. 이러한 도전은 아동을 초대하는 형식으로 이루어진다(Gil, 1991). 치료사(그리고 다른 사람으로 확장)는 아동에게 새로운 놀이방법을 개방적으로 제안해야 하며 치료사와 상호작용할 수 있는 새로운 방법을 제공해야 한다.

초대는 치료사가 아동의 놀이를 조성해갈 책임을 진다는 점에서 지시적이기 때문에 전통적인 비지시적 놀이치료와 다르다. 그러나 초대의 개방적 특성 때문에 지시적인 치료와는 근본적인 다른 특성을 갖고 있으며, 그 이유는 아동이 심리적으로 안전한 분위기 속에서 치료사의 초대를 자유롭게 무시하거나 거절할 수 있기 때문이다.

아동들이 놀이하는 주제들은 주로 공격성, 가족과 양육, 안전과 통제, 탐색과 숙달, 성과 같은 중요하고도 광범위한 내용에 관련된 것들인데 등장인물을 등장시켜 이런 주제들을 이끌어간다.

대상관계/주제아동상담의 기본 핵심기법은 초대개입과 더불어 아동의 반응성과 발달적 민감성이다. 이에 해당하는 한 가지 기법은 조화(attunement)의 개념과 관련된 것이다. 치료사가 아동과 조화하는 방식은 여러 가지가 있다. 많은 아동들 특히 애착을 형성하지 못했거나 반항적이거나 2차적인 자폐적 대상관계를 보이는 아동들에게는 아동의 감정을 반영하는 방법이 꼭 필요하다. 치료사가 언어로 감정을 표현해 주는 것이 필요하다. 특히 수동 공격적/의존적 대상관계와 양가적 대상관계를 보이는 아동들에게는 안전기지, 즉 통제하지 않으면서도 정서적 지원과 안전의 제공이 균형을 이루는 방식으로 조화를 촉진해야 한다.

모든 유형의 대상관계 유형 아동을 위한 치료개입의 중요한 영역은 항상성과 관련된 부분이다. 이를 위해 치료사는 놀이의 자취를 보존하고(디지털 카메라가 이 점에서 적절하다) 숨바꼭질 놀이를 통해 항상성을 유지하려는 아동의 노력을 읽어 주어야 한다.

또 다른 기법은 자기조절을 촉진하는 기법인데 특히 애착형성을 하지 못한 아동과 그 보다 덜 심각한 수동 공격적/의존 아동들에게 유용하다. 분노에 대해서는 부드러운 블록을 던지게 하는 방법을 사용하기도 하고 욕구좌절에 대해서는 부드러운 담요로 몸을 감싸게 하는 방법을 사용하기도 하는데 이는 감정표현을 촉진한다.

무엇보다 모든 대상관계 유형의 아동들에게 가장 중요한 상담기법은 안전하다는 것을 느끼게 하는 것이다. 안전한 관계는 유지되어야 하며 그렇게 하려면 치료사 역시 아동이 표현하는 격렬한 감정에 위협당하지 않아야 하며 아동이 표현하는 격렬한 감정을 치료사가 감당하고 담아줄 것이라는 것을 아동이 아는 것이 무엇보다 중요하다. 제한을 설정하는 이유도 사실은 안전 때문이라고 할 수 있다. 제한이 있다는 것을 제시하고, 어떤 것이든 아동이 선택하게 하고 그 결과를 아는 상태에서의 선택은 자신의 선택이 만들어 내는 결과를 알아야만 회복될 수 있는 양가적 대상관계 유형을 가진 아동들에게 매우 필요하다.

4. 부모놀이치료

1) 역사적 배경

현대사회의 가족들은 여러 가지 어려운 문제와 상황에 직면해 있다. 가족들이 속한 세계가 극적인 변화를 거듭하고 있고 가족해체를 겪고 있다. 이런 어려움과 변화에 직면하면서 부모들은 가족을 강하게 만드는 교육에 그 어느 때보다 열성적으로 참여하고 있다. 부모놀이치료는 아동과 가족을 약화시킬 수 있는 문제를 극복하거나 예방하는데 매우 유용한 방법으로 1960년대에 사회, 정서, 행동 문제를 가진 아동을 돕기 위해 Guerney 부부에 의해 개발되었다(B. Guerney, 1964; L. Guerney, 1976a; L. Guerney, 1983a).

부모놀이치료는 기본적으로 심리 교육적 또는 교육적 개입모델을 지향한다. 교육적 모델을 지향하는 이유는 이러한 접근이 심리치료에 대한 부모들의 저항을 줄일 수 있기 때문이라고 보기 때문이다. 교육적 모델은 변화가 새로운 행동이나 기술의 습득을 통해 부적절한 행동을 대치하고 변화가 일어남을 전제로 한다. 이것은 체계적인 기술훈련 방법을 통해 성취된다. 교육적 모델에서는 타인에게 긍정적 변화를 미치는 기술을 준전문가나 비전문가인 치료매개자 또는 변화매개자에게 가르치고 이들이 전문가의 훈련과 슈퍼비전을 받아 내담자에게 전달하는 것이다(Guerney, Stollak, & Guerney, 1970; Authier, Gustafson, Guerney, & Kasdorf, 1975).

이것은 전통적인 의료적 모델과는 완전히 다른 접근이며 훈련을 긍정적 치료효과를 갖고 있는 것으로 보는 입장이다. 부모놀이치료는 초기에 비해 현재 많은 전문가들이 사용하고 있고, 교육적 모델을 첨가한 것 뿐 아니라 가족 구성원을 위해 치료사로 역할을 할 수 있도록 한 가족구성원을 개입시킨다는 점에서 매우 독특하다.

부모놀이치료를 개발한 Guerney는 아동중심 놀이치료사이자 Rogers 학파의 상담자였으며 Sullivan의 대인이론(Sullivan, 1953)을 훈련받았다. 또한 Guerney는 Freud의 정신분석에도 익숙한 학자였다. Rogers는 Freud의 지시에 따라 Rogers의 딸이 그녀의 어린 자녀에게 아동중심 놀이치료를 할 수 있게 하였다(Fuch, 1957). 이런 배경과 경험으로 인해 그는 부모놀이치료를 부모-자녀관계 형성에 도움을 줄 수 있는 방법으로 보게 되었다.

아동 심리학자였던 Baruch(1949)는 예방적 목적에서 부모들이 자녀와 놀이를 할 것을 제안하는 책을 저술하였고, Moustakas(1959)도 아동들과 놀이치료를 끝낸 후 어려움이 다시 생기지 않도록 하기 위해 부모에게 놀이세션을 추천하기도 하였다.

이런 초기의 역사를 거쳐 1990년대로 오면서 부모놀이치료의 사용이 많이 증가하였고, 최근에 놀이치료의 한 분야로서 확고한 위치를 잡아가고 있다(R. Guerney, 2003). 또한 대상이 되는 부모와 아동의 범위도 매우 확대되었다. 이혼가정의 편부모(Brantton & Landreth, 1995), 미국 내 중국 이민가족(Chau & Landreth, 1997), 만성질병으로 입원한 아동의 부모(Glazer-Waldman, 1991), 투옥 중인 부모(Harris & Landreth, 1997), 아버지를 대상한 연구(Landreth & Lobaugh, 1998), 그리고 한국에서는 일반 어머니들과 예비부모(장미경, 1998, 2003)를 대상으로 한 연구들이 이루어져 오고 있다.

2) 부모놀이치료의 이론

부모놀이치료에서 부모들은 비전문 치료매개자(대행자)의 역할을 하며 전문가의 지도와 감독 하에 자신의 자녀에게 놀이치료를 실시한다. 부모들에게 교육하는 놀이치료의 접근은 아동중심 놀이치료(Axline, 1947, 1969)다. 아동중심 놀이치료를 교육하는 것은 로저스의 인간중심 상담이론이 전통적으로 준전문가들을 양성하는 데 가장 많이 활용되어 왔고 다른 접근에 비해 비교적 짧은 시간에 학습할 수 있기 때문이다(Guerney, 1964).

부모놀이치료가 적절한 아동은 약 2~12세 사이의 아동이지만 부모와 아동의 상호작용 방법을 변형하면 더 어린 아동이나 더 나이 많은 아동들에게도 적용할 수 있다. 이 접근은 개별부모, 예비부모, 부부 등에게 적용할 수 있다. 부모놀이치료를 부모에게 가르치는 과정에 대한 이론적 접근은 내담자중심치료와 행동치료의 요소를 통합한 것이라고 할 수 있다. 행동 치료적 방법은 부모들에게 놀이세션을 수행하는 기술을 가르칠 때 사용된다. 모델링, 역할극, 행동시연 등의 방법이 각 단계마다 사용된다. 모든 기술훈련은 로저스(1951, 1969)의 상담 원리에 따라 수용, 공감, 따듯함, 긍정적 관심의 분위기 속에서 이루어지며 이는 학습과 변화를 최대화하는 역할을 한다.

부모놀이치료의 목표는 두 부분에서 설정되는데, 첫째는 아동이고, 두 번째는 부모를 위한 목표다(VanFleet, 1994).

(1) 아동을 위한 치료목표

① 아동으로 하여금 충분히 그리고 건강하게 자신의 감정을 인식하고 표현할

수 있게 한다.
② 아동에게 경청받을 수 있는 기회를 준다.
③ 아동으로 하여금 효과적인 문제해결 및 대처기술을 개발하도록 돕는다.
④ 아동의 자신감과 자존감을 높인다.
⑤ 부모에 대한 아동의 신뢰와 확보를 높인다.
⑥ 부적응적인 행동과 현재의 문제를 감소 또는 제거한다.
⑦ 친사회적인 행동을 개발하도록 한다.
⑧ 모든 측면에서 건강하고 균형잡힌 발달을 도모하는 개방적이고 응집적인 가족 분위기를 촉진한다.

(2) 부모를 위한 치료목표

① 일반적인 아동발달에 대한 부모의 이해를 돕는다.
② 특정 자녀에 대한 부모의 이해를 증진한다.
③ 부모뿐 아니라 아동의 삶에서 놀이와 정서가 중요함을 인식하게 한다.
④ 아동에 대한 부모의 좌절감을 감소시킨다.
⑤ 보다 나은 자녀양육을 위한 다양한 기술을 개발하도록 돕는다.
⑥ 부모로서의 능력에 확신을 갖게 한다.
⑦ 자녀와 대화할 수 있는 문을 열고 개방하도록 격려한다.
⑧ 부모가 한 팀으로 함께 일할 수 있게 한다.
⑨ 자녀를 향한 따뜻함과 신뢰의 감정을 키우도록 한다.
⑩ 자녀 및 양육과 관계된 부모 자신들의 문제를 다룰 수 있도록 위협적이지 않은 집단 분위기를 만든다.

3) 개입의 실제

(1) 개입기법

① 구조화 기술

놀이세션을 위한 구조화 기술은 아동이 전체 틀을 이해하고 발생할 수 있는 문제들을 피하기 위해 필요한 기술이라고 할 수 있다. 아동이 유지해야 하는 경계를 알려 주고 아동을 초대하는 허용적인 분위기를 만들기 위해서도 구조화 기술이 필요하다(VanFleet, 1994).

② 놀이실 들어가기

놀이실은 아동이 살고 있는 집의 어느 장소를 의미한다. 놀이실에 들어가기 전에 부모는 아동에게 매우 특별한 방이며 특별한 시간을 갖는다는 것을 알려 주어야 한다. 놀잇감을 가지고 많은 것을 할 수 있지만 할 수 없는 것이 있을 때는 알려주겠다고 한다.

③ 중간에 화장실 가기

놀이세션을 시작하기 전에 화장실에 다녀오게 하는 것이 좋다. 중간에 아동이 화장실에 가야 하는 상황이 생기면 가게 허용하고 화장실에 다녀오는데 걸린 시간만큼 더 놀이할 수 있다는 것을 화장실에 가기 전에 알려 준다. 한 세션에 1~2회 정도면 충분하다. 특정한 공간 안에서 놀이하는 것이 경계로써 작용하며 아동의 자기조절 효과를 갖고 있기 때문에 자주 들락거리도록 허용해서는 안 되며 다만 아동의 건강 등에 특별한 문제가 있을 경우에는 자주 허용해야 한다.

④ 놀이실 떠나기

놀이치료사가 하는 놀이세션과 마찬가지로 끝나기 5분 전과 1분 전에 시간을 아동에게 알려 준다. 이것은 아동이 미리 마음의 준비를 하고 떠날 준비를 하도록 하는 것이다. 부모가 놀이세션을 하기 때문에 끝날 시간이 되었을 때 아동이 더 놀겠다고 조르는 경우가 흔하다. 이 때에는 부드럽고 공감적인 태도를 보이지만 규칙을 확고하게 지켜 정해진 시간을 넘기지 않도록 해야 한다.

⑤ 공감적 경청

부모에게 공감적 경청기술을 가르치는 것이 매우 중요하다. 이것은 아동의 감정과 욕구를 부모가 이해하고 수용하고 있음을 아동에게 알리는 것이 얼마나 중요한 것인지를 부모에게 교육시키는 것이다. 공감적 경청기술은, ① 부모의 관심을 아동에게 보여주는 것이며, ② 아동의 의도나 감정에 대해 부모가 잘 못 알고 있는 것을 분명하게 해 주며, ③ 아동으로 하여금 자신의 감정을 분명히 인식할 수 있게 하여 건강한 방식으로 감정을 표현하는 능력을 증진하게 하는 효과가 있다 (VanFleet, 1994).

⑥ 놀이하기

부모는 부모로서 또는 교육자로서가 아닌 아동과 함께 놀이하는 추종자로서 자녀와 놀이할 수 있는 기술을 배운다. 놀이는 배우는 것이 아닌 자연스런 행동이지만 대부분의 부모들은 놀이와 학습을 잘 구분하지 못한다. 부모가 놀이내용을 주도하거나 방향을 알려 주거나 아동이 전개하는 것보다 앞서서 놀이를 해서는 안 된다. 그렇게 하면 아동은 곧 놀이에 흥미를 잃고 밖으로 나가고자 한다.

⑦ 제한설정하기

제한설정은 아동중심 놀이치료의 제한설정하기 기술과 동일하다. 먼저 아동이 무엇인가를 하고자 하거나, 하지 않고자 하는 감정을 읽어 주고 그러나 제한이 존재한다고 알려준 다음에 대안적으로 할 수 있는 것을 제안한다(예 : 벽에 그림을 그리고 싶구나. 하지만 벽은 그림 그리는 곳이 아니다. 그림을 그리고 싶으면 저기에 있는 종이에 그릴 수 있다). 하지만 많은 아동들이 한 번에 이런 제안을 받아들이는 것은 아니기 때문에 부모가 인내하는 것이 중요하다.

(2) 부모놀이치료 과정

부모놀이치료는 치료사와 부모가 일대일로 할 수도 있고 소집단으로 할 수도 있기 때문에 어떤 형태를 취하느냐에 따라 과정은 달라질 수 있으나 그 안에서 이루어지는 내용은 개별이나 집단이나 동일하다고 할 수 있다. 여기서는 Landreth(1991)가 제시한 10회의 부모놀이치료를 중심으로 과정을 설명하기로 하겠다.

① 집단구성

부모놀이치료는 치료사가 양부모 또는 한부모에게 개별적으로 실시할 수도 있고 집단으로 실시할 수도 있다. 집단으로 할 경우에는 한 집단에 8~10명 정도의 인원이 적합하며, 다른 부모들의 경험이나 공통적인 감정과 긍정적인 피드백을 받음으로써 참여효과가 상승되는 장점이 있다.

② 구조화

집단으로 부모놀이치료를 할 경우에는 개방집단 형태로 집단에 들어가고 나감이 자유로운 방식을 사용할 수도 있고(Guerney, 1964), 일정한 세션 수를 정해 놓고 하는 방법도 있다(Landreth, 1991). 교육과 집단상담의 방식을 통합적으로 사용하기 때문에 간단한 강의, 염려나누기, 피드백, 놀이치료 시범보이기 등의 방법을 써서 부모들이 놀이치료의 기본기법을 습득할 수 있도록 돕는다.

한 세션에 소요되는 시간은 대략 2시간 정도이며, 주 1회 실시하여 8주에서 10주 정도 진행한다. 12회 정도의 훈련세션이 지나면 부모들이 가정에서 특정한 자녀와 30분 정도의 놀이세션을 주 1회 정도 실시하는 과제를 준다. 그 사이에 몇 가지의 놀잇감을 준비하게 하고 가정에서 놀이할 장소와 시간을 정하게 한다. 그 다음 주에 부모들이 모여 함께 피드백을 주는 과정을 갖는다. 부모들은 비디오카메라로 녹화한 것을 가져오거나 특정자녀와 직접 부모들의 관찰 하에 놀이세션을 갖기도 한다. 이 점에서 다른 접근과 구별된다고 할 수 있다. 부모의 놀이세션을 함께 관찰한 후 다른 부모들과 함께 기술과 감정을 나누고 놀이치료사는 강화를 통해 동기를 격려하고 새로운 기술을 가르친다.

③ 가정놀이 세션

가정에서 부모가 자녀와 놀이할 때에는 놀이치료실에서 진행하는 것과 같이 외부의 어떤 방해도 받지 않는 시간, 장소가 준비되어야 한다. 전화도 받지 말아야 하고, 방문객도 받지 말아야 한다. 놀잇감은 미리 준비하여 펴 놓고 "○○와 이제부터 특별한 놀이를 할거다."라고 알려 준다. 놀이시간이 끝나기 5분 전과 1분 전에 미리 시간을 알려 준다. 가정놀이 세션에서 사용되는 놀잇감은 그 외의 시간에도 가지고 놀 수 없도록 한다.

5. 발달놀이치료

1) 역사적 배경

발달놀이치료(Brody, 1963, 1978, 1993)는 애착이론(Bowlby, 1982), 대상관계이론(Winnicott, 1953), 자아심리학이론(Mahler, 1975; Stern, 1974), Erikson(1940)의 심리사회발달이론 등을 근거로 치료사와 아동관계를 이용해 생의 초기단계에 형성되는 긴밀한 애착관계를 재형성하는 접근으로 플로리다 주의 세인트 피터스버그(St. Petersburg)에서 개인 임상을 하고 있는 심리학자 Brody에 의해 개발되었다. Brody는 심리학자 Austin Des Lauriers, 철학자이자 신학자인 Martin Buber, 그리고 치료사인 Janet Adler의 도움을 받아서 발달놀이치료를 발전시켰다(Brody 저, 성영혜 · 장미경 역, 1997).

발달놀이치료는 대상관계이론과 애착이론, 그리고 신체적 접촉(touch)을 개념적 틀과 핵심으로 삼고 있으며, Brody(1978)는 학습에 어려움이 있는 저학년 아동집단과 경증 정신병 아동집단을 대상으로 신체적 접촉과 구조화된 치료를 실시하고, 신체적 접촉의 사용과 구조화된 세션을 강조한 자신의 방법을 발달놀이치료라고 명명하였다.

Des Lauriers(1962)에 따르면, 아동의 심리적 자아의 성장은 타인의 자아와 관계 맺는 것에 좌우되며, 특히 영아는 어머니와 어떠한 관계를 맺느냐에 영향을 받는다(Brody 저, 성영혜 · 장미경 역, 1997).

여기서 어머니는 영아의 자율적인 심리적 자아의 성장을 지지하고 격려할 수 있는 사람이어야 한다. 어머니의 태도와 감정은 영아의 심리적 자아를 조각하는 강력한 요인이며, 어머니 존재의 태도와 감정은 영아를 안고 흔들어 주고, 젖먹이고, 기저귀를 갈아주고, 눈맞춤해 주는 것 등을 통해 나타난다. 선택하고 행동하는 데 중심이 되는 심리적 자아감(sense of I-ness)의 발달을 위해서는 신체적 자기(bodily self)의 발달이 선행되어야 한다. 자아의 발달은 신체에 대한 인식에서부터 시작되며, 신체에 대한 초기지각을 신체적 자아라고 한다. 이러한 발달은 아동기와 청소년기를 통해 계속되며, 성인기에 접어들면 그 발달은 매우 느려지고 잘 변화하지 않는다(Des Lauriers, 1962). 이러한 발달은 꾸준히 이루어지며, 나는 누구인가, 즉 나의 자아에 대한 인식이 더욱 복잡해진다.

Brody는 특히 Des Lauriers의 영향을 많이 받았는데 Des Lauriers는 Michael Reese Psychosomatic Institute에서 정신분열증 아동을 신체적 접촉(touch)을 이용해서 치료하였다. 그는 신체적 접촉이 치료에 효과적이라고 믿었다. 성인은 자신의 의지, 감정, 소망 등을 인식하지만 영아는 주관적으로 선택하고 행동하게 하는 이와 같은 감각기능을 갖고 있지 않다. 그러나 신체에 대한 인식은 출생시에서부터 시작된다. 초기 자아의 경험은 신체에 대한 인식으로 시작된다. 즉 발달놀이치료는 기본적으로 애착이론(Bowlby, 1982)에 기초한 접근으로서, 최소한 한 명 이상의 성인과 놀이, 신체적 접촉을 통한 친밀하고 개인적인 관계가 기본이 된다. 이 신체인식은 어머니가 해 주는 물리적 접촉 그리고 놀이와 애정표현을 통해 이루어진다. 처음에 영아는 자신의 몸을 만지고, 입맞춰 주고, 안아 주는 어머니를 자신의 신체 일부로 인식한다. 이는 성장단계이론과 정신분석이론을 접목시킨 Mahler(1968)의 공생적 단계(symbiotic phase)와도 일치한다.

Mahler에 의하면, 영아는 생후 3개월까지 자신을 어머니의 한 부분으로 지각한다. 그 후가 되면 별개의 실체로서 자신의 신체부분들을 지각하게 되고 아동의 신체는 아동의 세계로부터 아동을 구분짓는 별개의 경계(boundaries)들을 갖게 된다. 이를 Mahler의 단계에서 보면, 분리-개별화의 단계에 해당된다. 따라서 정신병리적 아동의 차이는 새로운 심리적 탄생을 하지 못한 것, 즉 공생적 단계로 퇴행하거나 그 상태에서 성장이 멈춰버린 것이다.

Des Lauriers는 특히 정신분열증 아동들은 다른 사람과 관계 맺을 때 필요한 구조(structure)나 신체적 자아가 결핍되었다고 보았다. 그래서 정신분열증 아동을 심리치료할 때 신체적 자아에 대한 인식을 높여 주어야 하며, 이를 위해 신체적 접촉이라는 방법을 사용하게 되었다. 이런 신체적 접촉을 감각 자극적 접촉(sensory stimulating contact)이라고 불렀는데, 아동이 자신의 몸이 누구에 의해 접촉되었는지, 접촉하는 것이 무엇인지, 그리고 자신의 접촉된 신체부위를 깨닫게 하는 구체적인 접촉으로 접촉의 성격을 제한하였다. 이런 감각 자극적 접촉은 접촉하는 사람과 접촉받는 사람 사이에 관계를 형성한다. 그렇다고 모든 접촉이 다 감각 자극적 접촉은 아니다. 감각 자극적 접촉을 하기 위해선 치료사가 특정아동에게 신체적 자아가 나타나도록 격려하는 특정한 접촉을 해야 한다. 즉 모든 아동들에게 동일한 접촉방법을 사용하는 것이 아니다. 또한 Des Lauriers는 치료사가 어머니여야 한다고 주장했다. 치료사가 어머니 역할을 해야 한다는 것이 아니라 어머니가 되라는 의미다. 어머니의 태도와 감정은 관계를 맺어가는 성인자아의 통합적이고 중심적인 것이어야 한다. 즉 아동을 심리 치료하는 성인은 아동과 완전히 존재해야 한다.

발달놀이치료란 주로 신체적 접촉과 자극을 통하여 아동의 발달을 자극하는 치료방법을 의미한다. 발달놀이치료에서는 정서적, 사회적 그리고 학습문제를 가지고 있거나 발달적 적응문제를 지닌 아동을 도울 수 있도록 훈련된 성인 치료사와 놀이 활동을 하면서 서로 깊이 관여하고, 보살펴 주고, 수용해 주는 친밀한 인간관계를 발달시켜 나간다. 또한, 아동과 부모의 초기 사회적 상호작용 증진을 위한 놀이, 아동을 위한 감각적 자극을 주는 신체적 접촉과 신체놀이, 유능감과 내적 동기를 유발할 수 있는 놀이가 고안되는데, 이것은 인위적이거나 의도적이어서는 안 되고 아동의 발달수준이나 욕구에 따라 이루어진다(홍은주 외, 2010).

2) 발달놀이치료의 이론

(1) 발달놀이치료의 원리

Brody가 제시한 발달놀이치료의 여섯 가지 원리들은 다음과 같다(성영혜 · 장미경 역, 1997; 홍은주 외, 2010).

① 아동은 성인에게 신체적 접촉을 받음으로써 자기 자신을 경험하며 자아감(sense of self)을 발달시킨다.

아동은 성인에게 신체적 접촉받는 경험을 통해 그 성인과 관계를 맺게 된다. 즉, 성인에게 신체적 접촉을 받음으로써, 아동은 자기 자신을 나(I)로서 인식하게 되고 어떤 행동을 하고 감정을 갖게 되는 사람, 즉 접촉해 주는 사람을 너(Thou)로 인식한다.

다시 말해, 접촉을 받는 아동은 접촉하는 사람을 수용(접촉해 주는 사람을 향해 움직임으로써)하거나 거부(접촉해 주는 사람에게 등을 돌림으로써)한다. 그러나 지속적으로 접촉의 경험이 없는 아동은 자신을 접촉해 주는 성인과 관계를 맺을 수 없다. 타인과 관계를 맺는 것은 분리된 자아들의 상호작용을 의미하며 접촉받은 경험은 아동의 자아감을 만들어 줄 뿐만 아니라, 아동의 수많은 관계에 발달적 영향을 미치는데, 이는 아동이 관계를 통해 성장하기 때문이다.

② 아동은 신체적 접촉을 경험하기 위해서는 능력 있는 성인이 아동을 접촉해야 한다.

능력 있는 성인은 신체적 접촉을 경험한 사람이다. 접촉받는 것이 어떻게 느껴지는지를 알고, 접촉해 주는 사람은 접촉받는 느낌을 만들어 내기 위해 무엇을 했는지를 알기 때문에 그 사람이 접촉해 주는 사람이 될 수 있다.

③ 신체적 접촉을 제공해 주는 사람이 되기 위해서는 먼저 자신이 기꺼이 접촉받는 경험을 해야 한다.

인간은 타인에 대해 접촉을 허용하는 것이 어려운 경우가 있다. 왜냐하면 접촉은 그의 어린 시절을 상기시키기 때문이다. 따라서 어린 시절에 접촉을 경험하지 못했거나 부정적인 경험을 한 경우에는 더욱더 접촉받는 것을 꺼리거나 두려워할 수 있다. 반대로 어린 시절에 긍정적이고 좋은 접촉을 경험한 성인은 아동에게 접촉의 경험을 제공하는 것을 즐거워하며 기꺼이 접촉하게 만든다.

④ 신체적 접촉을 느끼기 위해, 아동은 스스로 접촉받는 것을 허용해야 한다.

학대받은 아동은 성인과의 관계가 매우 고통스러웠기 때문에 접촉을 꺼릴 수 있다. 그러나 치료사가 민감하고 물러섬 없이 조용히 함께 해 준다면 이런 아동들도 신체적 자아를 경험하게 될 것이며, 성인이 자신을 보는 것을 천천히 허용하고 마침내 접촉을 허용할 것이다.

⑤ 아동은 신체적 접촉을 통해 먼저 남에게 보여지는 것을 느낀다.

인간은 처음으로 부모가 접촉을 해 주었을 때 그 경험을 하게 된다. 접촉은 나이가 들어가면서 관계가 다른 방식으로 바뀌는 것이 아니며, 삶 전체를 통해 정서를 촉진하고 개인들 사이의 상호작용의 질을 구체화한다. 보여지는 방법인 접촉은 다양한 치료 장면에서 치료사의 치료과정을 통해 구체화되며 아동과 치료사 사이에 발전하는 관계의 각 국면에서 각 아동에게 맞는 접촉을 치료사가 선택한다.

발달놀이치료에서 좋은 접촉은 아동이 접촉을 느낄 수 있게 하며, 자신의 신체 신호를 인정하게 하고, 생생한 만남의 순간에 자신을 접촉해 주는 성인과의 관계를 경험케 한다.

⑥ 신체적 접촉이 필요한 아동에게 관계를 만들어 주기 위해 성인은 발달놀이치료 세션에서 일어나는 활동을 통제한다.

발달놀이치료 세션 안에서 성인은 아동이 접촉을 받는 경험을 만들어 내는데, 치료적 관계가 이루어지고 진전되도록 할 책임이 아동이 아니라 성인에게 있기 때문에 성인이 책임을 진다. 발달놀이치료 세션을 시작하는 성인은 다음의 4가지 활동을 거치게 되지만, 이것들이 배타적인 것은 아니다.

(2) 발달놀이치료의 대화 : 자기와의 접촉

발달놀이치료사가 아동에게 제공하는 것은 접촉이다. 아동을 접촉하는 것이 발달놀이의 중심이고 중요한 방법이다. 아동을 접촉하는 목적은 아동과 성인 사이에 풍부한 대화를 하게 하는 것이다(Brody 저, 성영혜 · 장미경 역, 1997).

발달놀이치료는 성인의 진실한 자아와 아동 사이의 만남이며, 접촉하는 성인과 접촉받는 아동 사이의 만남은 아동의 진실한 자아에 접촉한다. 접촉의 가치는 그것이 진정한 자아의 특징을 전하는 것에 있다. 접촉해 주는 사람의 자아는 접촉받는 사람의 자아에 영향을 주며, 그것은 자아들 사이의 대화하는 방식이다.

① 접촉받은 경험

접촉받은 느낌은 두고두고 기억될 의미 있는 경험이다. 피부는 결코 잊지 않는다. 접촉을 느끼는 아동의 행동, 태도, 감정은 반드시 변화한다.

접촉은 아동이 보다 이완되고 편안해지며, 보다 힘이 넘치고 생동감이 있게 나타나는 신체 느낌의 경험이다.

접촉받은 아동은 단순히 행복하며, 자신이 누구인지에 대한 인식이 고조되며, 새로운 활동을 시작하고 성인과 새로운 방식으로 관계 맺음으로써 이러한 인식에 영향을 미친다. 마침내, 접촉받는 것은 아동에게 지극한 즐거움이며 아동은 다시 접촉받고 싶어한다. 아동이 느끼는 즐거움은 살아있는 느낌, 자신의 실제성, 성장하는 자아에 대한 느낌의 즐거움이다.

② 접촉하는 사람의 경험

접촉을 시작하는 발달놀이치료사는 아동과 주요 3단계를 경험한다.

㉮ 1단계—처음에는 인사하는 단계로 '아동을 알아가는' 단계

첫 번째 단계는 인사하는 단계로 "아동을 알아가는" 단계이며 아직 접촉의 대화를 시작하지 않은 상태다. 접촉을 시작하기 위해 아동의 단서(cues)와 신체에 주의를 기울여야 한다.

㉯ 2단계—아동이 접촉을 허락하고 치료사를 신뢰하는 단계

두 번째 단계는 아동이 접촉을 허락하고 원하는 단계로 치료사에 대한 신뢰감이 생겨난다. 아동이 접촉을 느끼고 있음을 치료사가 알 수 있으며, 치료사에 대한 아동의 사랑이 느껴진다. 대상관계이론에서는 이것이 애착단계라고 할 수 있다. 그러나 에너지는 주로 치료사에게서 아동에게로 흐른다.

㉰ 3단계—아동이 치료사를 자신과 분리된 존재로 경험하는 단계

세 번째 단계는, 아동이 치료사를 자신과 분리된 존재로 경험하게 되는 단계다. 이 때는 아동도 대화내용에 어느 정도 기여하기 때문에 진정한 접촉의 대화가 이루어져 에너지가 아동에서 치료사에게로도 어느 정도 흐른다. Levin(1987)에 의하면, 접촉받는 사람이 접촉하는 사람이 되고, 접촉하는 사람이 접촉받는 사람이 되는 그런 단계다.

발달놀이치료의 효과는 아동을 접촉하고 아동이 접촉을 느끼는 것에 좌우된다. 접촉의 목표는 아동과 성인의 진정한 자아들이 만날 수 있고 대화할 수 있는 관계를 만드는 것이며, 접촉 경험의 목표는 그러한 관계와 그 만남의 질을 인식하는 것이다. 그러므로 발달놀이치료는 신체적 접촉을 통해 타인과의 관계를 창조해 내고,

아동이 접촉을 느낌에 따라 새로운 관계를 만들어 내는 것이다(Brody 저, 성영혜 · 장미경 역, 1997).

3) 개입의 실제

(1) 발달놀이치료의 방법

발달놀이치료 세션에서 사용하는 중심적인 방법은 바로 신체적 접촉(physical touch)과 눈맞춤(eye contact), 소리 등의 비언어적 의사소통이다. 즉 영유아기에 토닥거림, 어루만짐, 눈접촉 등의 신체언어를 통해 보호자의 사랑과 관심을 충분히 받지 못한 아동은 처음에는 그것들을 갈망하지만 차츰 사람들을 기피하고 무기력해져 절망에 빠지거나, 지적 능력이 저하되거나, 반항행동을 하게 된다.

Brody(1995)는 40여 년간 아동의 심리치료에서 접촉의 치료적 가치를 확인하였다. 접촉의 목적은 아동과 성인 사이에 풍부한 대화를 가능케 하는 것이다.

Brody가 개발한 발달놀이치료 프로그램은 보통 30분간의 일대일 아동-성인의 발달놀이 세션, 아동—치료사들이 한 그룹이 되어 활동하는 시간 30분, 간식시간 10분으로 구성되며, 집단 활동은 일대일 활동이 어느 정도 이루어진 후에 시작된다. 치료사와 아동의 일대일 세션을 통해 기본적인 애착관계 맺기에 성공한 아동은 자기를 치료한 치료사와 함께 집단 활동에 참여하게 된다. 즉 치료사와 기본적인 애착관계를 유지하면서 그것을 바탕으로 집단에서 적응하는 과정을 갖게 되는데 Brody는 이를 “Circle Time”이라고 부른다. Circle Time은 각 치료사들이 자신의 아동을 무릎에 앉히고 원모양으로 둘러앉아 활동하는 시간이다. 이러한 집단활동은 다른 성인이나 또래와 어울릴 수 있는 심리적 자아의 성장을 촉진하며, 위험을 느낄 때는 다시 애착대상인 치료사에게 숨을 수 있는 방법이라고 할 수 있다.

Brody가 발전시킨 발달놀이치료는 Holding Therapy와는 다르다. 아동이 느끼거나, 말하거나, 무엇을 하도록 강요하지 않으며 강제로 간지르지도 않는다. 안고 흔들어 준다면 그것은 아동이 신체자아, 접촉의 즐거움, 살아 있음의 기쁨을 경험하게 하기 위해서이다. 대부분의 아동들은 처음에 접촉을 싫어하거나 반응을 보이지 않는데, 그럴 때도 강제로 하지 않고 다른 접촉방법을 찾거나 멈추고 기다린다.

기본적으로, 발달놀이치료는 정상적이고 행복한 부모-아동 사이에서 이루어지는 자발적이고 자연스런 신체접촉을 전제로 하기 때문이다(홍은주 외, 2010).

(2) 발달놀이치료의 구성

① 치료실 환경

발달놀이치료 세션은 아동에게 신체적 접촉을 제공해 주는 시간이다. 따라서 발달놀이치료실에는 접촉 경험에 필요한 몇 가지 간단한 소품들이 구비되어야 한다. 먼저 카펫과 흔들의자는 치료사와 아동 사이의 친밀한 신체적 접촉을 가능하게 하고 촉진한다. 테이블과 의자, 크레용, 연필과 종이는 대부분의 아동들이 쉽게 사용할 수 있는 자기표현을 위한 중립적 미술매체로서 아동에게 자기표현을 허용한다. 로션병은 발달놀이 게임에서 사용된다.

게임은 아동과 치료사 사이의 만남을 야기하며, 대부분의 발달놀이 게임은 아동과 치료사의 신체적 존재만을 필요로 한다. 장난감은 반드시 필요하지 않으며, 카펫만 있어도 할 수 있다.

② 안고 흔들기(cradling)

발달놀이치료에서 사용하는 중요한 신체적 접촉은 안고 흔들기이다. 먼저 아동을 안고 흔들어 주기 위해서 치료사(성인)는 흔들의자(또는 카펫트 위)에 앉아서 젖먹이는 자세로 아동을 안는다. 이 자세는 눈접촉이 용이하고 아동에게 부드럽게 말할 수 있는 자세이다.

안고 흔들기는 아동이 안전감을 느낄 수 있게 해 주며, 몸이 이완되고 침착해지는 것을 느끼게 한다. 또한 주변자극에 주의가 분산되는 것을 없애고 정서와 신체감각의 내부세계에 아동이 관심을 집중하게 한다.

아동은 어머니의 신체와의 접촉을 통해 따뜻함과 에너지를 경험한다. 아동은 자신이 무엇이고, 무엇이 자신이 아닌가를 경험하며, 자신의 내부에서 나오는 감정과 기쁨을 경험한다.

안고 흔들기는 아동으로 하여금 다음의 두 가지 과제를 성취하게 한다.

- 자신의 감정과 욕구의 인식 및 소유를 통해 자신이 누구인지 알게 된다.

• 자기를 조절한다.

모든 아동 — 보통아동과 주의결핍아동, 표출행동을 하는 아동, 그리고 정신병 아동을 포함하여 — 들은 신체를 경험하여 전적으로 인간이 될 수 있도록 도와주는 안고 흔들기의 돌봄적 신체접촉을 필요로 한다.

③ 신체부위를 접촉하고 노래하기

발달놀이치료 세션을 하면서 치료사는 자주 손가락 끝이나 손으로 아동의 신체를 접촉한다. 아동의 손, 팔, 얼굴을 가장 자주 접촉하며, 아동의 발, 다리 (신발과 양말을 벗고 있다)를 접촉한다.

치료사는 접촉하는 신체부위의 이름을 말하며, 때로 접촉을 한 후 안아주기도 하는데, 이는 접촉시간을 길게 하기 위해서다.

치료사가 손가락이나 발끝을 움직이고 손가락과 발가락의 움직임에 대해 이야기하는데, 이런 종류의 접촉은 발달놀이치료 방법이다. 치료사는 접촉을 통해 아동에게 이해, 관심, 때로는 즐거움을 전한다.

④ 안아주기, 뽀뽀하기, 말하기, 노래하기

치료사가 아동에게 뽀뽀해 줄 만한 곳이 있는지 물어 보는데, 뽀뽀해 주기는 아동이 자신의 신체 중 중요하게 여기는 곳을 인식하게 하며 이는 자신을 가치 있는 존재로 인식하게 하는 시작이다.

말하기도 접촉의 일부인데, 말하는 사람의 목소리톤은 듣는 이에게 말하는 사람의 말하기 내용에 대해 무엇을 느끼는지 그리고 듣는 사람에게 관해 어떻게 느끼는지 알려 준다.

치료사가 아동의 피부를 상냥하게 만지면서 "와! 우리 다은이의 피부는 아주 부드럽구나", "세은이의 목소리는 정말 멋지네! 다시 한 번 목소리를 내 볼래?"라며, 리듬에 따라 느리고 따뜻하게 말을 할 때, 아동은 기쁨을 주고 재미있는 사람으로 자신을 경험한다. 즉, "사람들은 나와 함께 있는 걸 좋아한다"로 해석한다.

접촉을 위해 목소리를 특별하게 사용할 때는 아동에게 노래를 불러줄 때이다. 아동은 노래하는 사람의 목소리 진동을 통해 성인의 존재를 느낀다.

⑤ 제한설정

제한설정은 어떤 행동이 허용되지 않음을 알려 주는 것, 그리고 치료사를 조정할 수 없다는 것을 아동에게 분명히 알려주는 것이다.

제한설정에서 아동은 자신이 성숙해지기 위해 제한을 경험할 필요가 있으며, 아동은 이 자연스러운 순리를 깨달아야 하며 자신이 타인이나 세상의 모든 것을 통제할 수는 없다는 것을 알아야 한다.

치료사가 실제적인 제한을 설정하면 아동은 제한이 존재한다는 것을 인식할 수 있게 되며, 계속 적절한 반응을 경험하면서, 자신에게 있는 새로운 능력과 스스로 제한을 설정할 수 있는 역량을 경험하게 된다.

⑥ 아동을 위한 발달놀이 게임

아동에게 재미있는 신체접촉 게임을 통해 나와 너의 관계를 경험하도록 하는 많은 게임이 있다. 이러한 재미있는 신체접촉 게임을 통해 성인과 아동은 I-YOU 관계를 경험한다.

게임을 통해서든, 아니면 단순한 접촉을 통해서든 아동은 그러한 "만남"의 순간들을 통해 접촉을 느끼면서 자아를 경험한다.

대부분의 순간에 성인이 아동을 접촉한다. 접촉을 통해 "만남"의 순간을 만들어 내는 것이 발달놀이치료의 목표다.

(3) 발달놀이치료의 과정(Brody 저, 성영혜 · 장미경 역 1997; 장미경 외, 2007; 홍은주 외, 2010)

① 아동-성인이 함께하는 놀이시간(60분)

아동과 성인이 함께하는 시간으로 일대일 아동-성인 놀이시간은 30분이며, 나머지 30분은 서클타임으로 불리는 집단 시간이다.

㉮ 일대일 아동-성인 놀이 : 첫 번째 단계는 '밀월단계'로서 아동과 성인과의 동반관계의 발달을 강조하는 단계이다. 이 단계에서 짝이 된 아동과 성인은 친밀해지고 서로에게 편안함을 느낀다. 성인은 아동이 주도한 놀이에 반응해 주고 아동의

창의성을 격려해 주도록 한다.

두 번째 단계는 '고통의 단계'로 아동은 상호관계의 제한점 등 관계의 현실을 인식하고 이에 동화해 간다. 예를 들면, 아동은 자신이나 타인에게 신체적인 해를 입히거나 기물을 파괴해서는 안 되며, 성인 조력자에게서 완전히 멀어져서도 안 된다. 아동은 절대 벌을 받지 않는다. 아동은 자신이 무슨 행동을 하든지 간에 여전히 성인 조력자의 사랑을 받으며 그에게서 벗어날 수 없음을 이해해야 한다.

세 번째 단계는 '분리와 애정의 단계'로 아동은 성인 조력자를 자신과는 독립된 개체로 인식함으로써 인격적 성장을 하게 된다. 이 단계에 이르면 아동은 더욱 효과적인 의사소통을 할 수 있게 되고, 성인 조력자에 대한 애정을 적극적으로 표현하게 된다.

네 번째 단계는 '종결준비 단계'로 아동과 성인 조력자 모두 양가감정을 느끼는 것이 보통이다. 아동과 성인 모두에게 분리감과 상실감을 내재화시켜 가면서 성취감과 타인에 대한 존경심이 싹트며 성공적인 종결을 하게 되는 것이다.

㉯ 집단 활동 시간 : 첫 단계는 '접촉 혹은 친밀 단계'로 따라 하기나 전달하기 같은 가벼운 활동으로 시작된다. 전체 집단 구성원과 친해지는 단계다.

두 번째 단계는 '진취적이고 활동적이며 신체적인 단계'로 아동간의 적절한 놀이 활동을 강화하고 건설적인 방향으로 에너지를 발산하도록 도와 준다. 자신과 타인에 대한 지각이 증가하면서 아동은 자신감과 자아존중감을 발달시키게 되며, 다른 사람과의 관계 내에서 자신을 이해하게 된다.

마지막 단계는 '상상단계'로 자기 또래와 더불어 사고와 감정을 발달시키고, 그것을 창의적으로 표현하도록 북돋아 준다. 이 단계에서 아동은 종종 억압된 감정을 표출시켜 정서적인 정화를 경험하게 되고, 자신을 통찰할 수 있는 기회를 갖게 된다.

② 성인을 위한 슈퍼비전 시간(2시간)

아동을 만나기 전에 1시간과 치료세션이 모두 끝난 후 아동이 돌아간 다음 1시간으로 총 2시간의 슈퍼비전 시간이 있다.

발달놀이치료에서 성인을 위한 훈련은 숙련된 아동의 조력자가 되기 위해서 꼭 필요한 시간이라는 신념에 근거하여 이루어졌다. 이러한 슈퍼비전 시간은 발달놀이치료의 원리와 방법의 이해에 필수적인 것이다. 또한 성인이 아동을 돌보는 접촉자가 되기 위해서는 스스로 접촉하고 접촉받음의 효과를 경험해야 한다(홍은주 외, 2010).

6. 모래놀이치료

1) 역사적 배경

모래놀이치료는 영국 런던의 소아과 의사인, Margaret Lowenfeld가 고안한 '세계기법(The World Technique)'을 시초로 이에 영향을 받은 Dora Kalff가 분석심리학적 개념을 도입하여 시작한 심리치료기법이다.

Lowenfeld는 1911년 영국의 작가 Wells의 저서인 「Floor games」에 묘사되어 있던 작은 모형들을 가지고 놀이를 하는 과정에 영감을 얻어, 자신의 상담실에 다양한 작은 모형들을 모았으며, 방수가 되는 모래상자를 만들었다. 이 장치는 1929년에 만들어져, 아동의 반응에 따라 '세계(the world)'라 명명되었다. 이 기법은 모래놀이(sand play), 모래상자놀이(sand tray play), 모래놀이기법(sand play technique), 모래상자 세계(sand tray worlds), 세계기법(the world technique) 등이라 불렸다(노치현 · 황영희, 1998).

1950년대 본격적으로 모래놀이치료를 발전시킨 사람은 D. Kalff로 그녀는 Jung의 권유로 런던에 가서 Lowenfeld로부터 배운 후 Jung의 분석심리학이론에 기초하여 모래놀이치료를 더욱 발전시켰다.

Kalff(1980)는 내담자들이 놀이하는 모래놀이 공간을 '자유롭고 보호받는 공간(free and protected space)'이라는 개념을 사용하여 수용적이고 안아주는 환경의 개념을 제시했다. 그녀의 이러한 접근은 인간정신 안에는 전체성(wholeness)과 치유를 향한 기본적 추동이 있다는 Jung의 가정에 근거하고 있다(Weinrib, 1983). 즉, Kalff

는 치료사와 내담자와의 관계를 중요시하고, 내담자의 자기 치유(Self-healing)의 힘을 최대한 이용하려고 하였다. Kalff는 내담자가 모래상자를 꾸미면서 '자기(Self)가 출생의 순간부터 정신의 발달과정을 안내하고 있는 모습을 보는 것'이라고 하였다(Kalff, 1980).

Kalff는 모래놀이치료 과정에서 일련의 발달단계들을 발견하였으며 융분석가인 Erich Neumann의 아동심리 발달에 대한 개념에서 그 이론적 근거를 발견하였다. 또한 그녀는 모래놀이치료가 아동뿐 아니라 성인에게도 적용가능하며 성인의 모래세계에도 아동과 동일한 발달단계가 존재한다는 것을 발견했다. 이러한 Kalff의 가르침을 통해 분석심리학적 토대 위에서 모래놀이치료는 발전되었다. 이는 Jung의 '적극적 상상'의 한 구체적 형태라고도 할 수 있다(Bradway and McCoard, 1997; Weinrib, 1983).

Kalff의 영향을 받은 Dundas, Bradway, Reed, Weinrib, Domenico는 모래놀이치료를 정신의 내적 치유력을 자연스럽게 안내하는 도구로써 임상에서 사용하였다. 또한 Kamp와 Kessler, Jones는 모래놀이를 인간정신의 인지과정으로 보았으며, 이들은 Lowenfeld가 만든 모래놀이의 특정한 측면들을 제거함으로써 Lowenfeld 기법을 부분으로 나누어 실험하였다(노치현 외, 1998).

1980년대 초 Domenico는 다양한 형태와 크기의 모래상자를 이용하여 정상적인 학령전 유아들을 대상으로 현상학적 연구를 시행하였다. 그녀는 자신의 모래놀이치료이론과 실제를 '모래상자-세계놀이(Sand tray-world play)'라고 명명하였다. Domenico도 정신의 치유력을 강조하였으며, 치유와 성장을 향한 내담자의 움직임을 충실히 나타내기 위해서는 정신과 놀이의 결과를 신뢰하는 것이 중요하다고 강조하였다. 또한 그녀는 인간을 다차원적인 존재로 보았으며, 모래놀이치료는 항상 의식의 영역과 몸을 활성화시킨다고 생각하였다.

현재 모래놀이치료는 Jung의 상징적 접근을 기초로 하는 Kalff학파의 모래놀이와 Domenico의 '모래상자-세계놀이'가 널리 실행되고 있다(홍은주 외, 2010). 최근들어 모래놀이치료는 Jung분석심리학을 공부한 사람들 뿐만 아니라 심리학자, 다른 심리치료사, 정신과 의사, 사회복지사 등 다양한 분야의 사람들이 단독으로 또는 연계해서 사용하려는 시도가 많이 늘고 있으며, 이론적으로나 임상적으로 치유와 성장에 효과적인 치료방법으로 평가되고 있다.

2) 모래놀이치료의 이론

(1) Neumann의 모래놀이 발달단계

① 1단계 : 동식물 단계(The Animal Vegetative Phase)

1단계는 동식물의 단계로 대개 놀잇감들을 모두 모래상자에 쏟아 놓거나 메마르고 생명이 없는 정지된 장면으로 표현되기도 한다. 즉, 아동의 삶에서 현재 느끼고 있는 정서적 혼란과 혼동을 반영하고 있다. 현재 내담자가 인생의 어느 시점에 있는지 뿐만 아니라 아동의 유능한 점은 무엇인지를 보여주기도 한다.

② 2단계 : 투쟁의 단계(The Fighting Phase)

2단계는 투쟁의 단계로 파괴된 장면이나 전쟁 장면을 꾸민다. 초기에는 양편이 모두 전멸하여 승자도 패자도 없으며, 죽은 자들의 처참한 모습만 남아 있게 된다. 중기를 넘어 서면서 전투가 강렬해지며 조직화되고, 보다 균형있는 투쟁이 벌어지며, 상대방을 죽이기보다는 감옥에 가두게 된다. 그리고 어두운 힘과 파괴적 충동에 대항하는 영웅이 등장한다. 이 단계에서 남아들은 보다 강한 자아를 재확립하기 위해 노력한다. 시간이 지나면서 단순히 부수는 싸움에서 조직화된 싸움으로 진행되다가 차츰 건설 혹은 움직임이 많아지는 등 일하는 장면이 만들어지기 시작한다. 여아들은 장면을 파괴하는 경우가 거의 드물며 갈등을 주로 안에서 해결하려고 한다. 모래를 다지듯이 두드리거나 물을 부어서 적시거나 자신과 강하게 동일시하는 많은 동물들을 가두거나 혹은 자신의 공상 장면을 꾸미기도 한다. 여아들은 자신의 본능적인 부분과 소품들을 연결시키는 장면들을 보여 준다.

③ 3단계 : 집단 적응 단계(The Phase of Adaptation to the Collection)

3단계는 집단 적응의 단계로 삶이 정상 궤도로 돌아가기 시작한다. 대개 교통수단의 움직임과 건설이 많이 이루어진다. 이 시기에는 질서가 회복되고, 자연과 사람 사이에 균형이 잡히면서 생활에 리듬이 생긴다. 동물은 적절한 거처에 살고, 찻길은 도시를 골고루 통과하여 돌아가고, 농작물과 나무는 열매를 맺는다. 여아들은 주로 우리에게 친밀한 형태를 만들며, 지역사회 또는 마을을 건설하며 자신이 사람과 지역사회와 연결되어 있음을 이해하기 시작한다. 상담이 끝날 무렵에는 가장 여성적인 상징을 보이기도 한다. 남아들의 경우에는 남성적, 여성적 상징들이 함께 등장하기도 한다. 종료가 가까워지면 아동들은 창의적인 장면들을 만들어 스스로 독립되고 완성된 개체로 느끼기 시작한다. 상징적으로 완전함과 전체감의 표현인 네모나 원 등이 나타나는데, 이는 초기에 나타났던 본능적인 힘들이 통합됨을 의미한다.

(2) Kalff의 모래놀이 단계

Kalff(1980)는 Neumann(1973)의 아동발달이론을 근거로 모래놀이치료에서 나타나는 치유와 변화과정을 단계화하였다. 그녀는 Neumann의 아동발달이론(ego 발달이론)을 접하고 자신이 모래상자에서 목격한 ego 발달단계와 일치한다는 것을 발견하였다. 이를 정리하여 모래놀이치료의 발달단계를 정리하였다. Neumann의 이론은 아동발달 뿐만 아니라 성인의 치유와 성장과정의 내적 변화의 원리를 이해할 수 있는 수단이라고도 할 수 있다. Neumann은 자기(Sellf)가 핵심이라고 보았으며, 인간은 전체성(totality)을 가지고 태어나며, 이 전체성은 일정기간 동안 어머니의 자기(Self) 안에 존재하게 된다고 하였다(장미경 외, 2007).

① 모-자 일체성

이 단계의 아동은 자기와 타인에 대한 구분을 갖고 있지 못하는 단계로서, 아동의 자기 배치가 되지 않은 단계이다. 아동은 어머니의 무의식을 공유하고 있으며 생후 1년 정도 지속되는 단계이다. 이러한 초기 모-자녀관계는 이후의 모든 관계에 기초가 되어 다른 사람과의 정서적 관계의 기본 토대가 된다. 또한 자아에 대한 인식이 생기기 이전에 존재하는 단계로 자아발달 이전의 원형적 특성 때문에 아동은 어머니를 자신의 개인적 어머니로 지각하지 않고 세계 어머니인 대모로 지각한다(Neumann, 1973). Neumann에 따르면, 아동은 피부경계를 통해 외부세계를 경험하며 음식물을 통해 내면세계를 경험한다. 어머니와의 잦은 피부접촉을 통해 신체를 분리된 자기로 경험하게 된다. 아동은 외부세계와 내면세계의 분리가 명확하지 않고 모-자 일체성으로 경험하기 때문에 정신적인 것도 신체적인 것, 눈에 보이는 것으로 경험한다. 모래상자에 나타나는 모-자 일체성은 어머니와 아기의 쌍이 등장하는 목가적인 장면으로 꾸며진다. 어머니와 아기는 인간일 수도 있고, 동물의 쌍으로 나타나기도 한다. 또한 이 단계는 아동이 신체를 통해 외부세계를 경험하고 먹는 것이 중요한 시기이기 때문에 모래상자에도 먹는 것과 관련된 주제들이 함께 나타나는 경향이 있고, 그것이 얼마나 풍부한가 하는 것도 중요하다.

② 개인적 어머니와의 관계

두 번째 단계는 대모로부터 분리되어 현실에 존재하는 어머니와의 관계를 맺어 가는 단계다. 아동이 어머니의 정신세계로부터 자신의 정신세계로 분리되어 가는 단계이며 관계형성에 반드시 필요한 독립된 개체로서 현실에 존재하는 어머니와의 관계를 맺어 가는 것이라고 할 수 있다.

이 단계에서 아동은 걷기 시작하면서 자율성을 한껏 즐기며 세상을 탐색해 나가는 동시에 새로운 세계에 대한 불확실성으로 인한 불안을 느끼게 되고 아동은 이 불안을 나쁜 엄마에게 전가한다. 아동은 점차 성장하면서 세상을 대극적인 두 개의 쌍으로 조직화한다. 즉, 좋은 것과 나쁜 것, 위와 아래, 앞과 뒤, 위와 아래 등이다.

모래상자에서 이 단계는 모형들의 쌍으로 나타나는 경향이 있으며, 아울러 대극이 나타난다. 명암, 성장과 죽음/상실, 이면의 어두운 측면이 모래상자에 나타난다는 것은 정신이 그것의 존재를 인식했다는 것을 의미하므로 중요하다.

③ 자기의 배치

3세 무렵이 되면 이전 단계에서 잘 양육된 아동은 이 시기에 정신의 중심인 자기(Self)가 배치된다. 이를 Kalff는 자기의 배치(Self constellation)라고 불렀고, Neumann은 이를 중심화(centroversion)라고 불렀다. 어머니에 대한 전체성을 경험함으로써 아동의 정신에 전체성의 불꽃이 점화되는 것이다. 이 때 아동은 내면에 자기를 통한 완전성(completedness)을 경험한다. 그러나 아직 자아발달은 이루어지지 않은 시기다. 이 때의 아동은 마치 자신이 세계의 중심인양 행동한다. 자기에 대한 무의식적 경험은 그 자신을 신으로 경험하는 것이다. 이런 경험은 모든 인간발달의 기초가 된다(Neumann, 1973).

④ 동식물단계

Kalff는 초기 의식단계를 동식물단계라고 명명하였다. 이 단계는 상징적으로 동물과 식물에 비유될 수 있다. 그 이유는 이제 막 싹트기 시작한 의식이 처음으로 원초적 세계에 들어가기 때문이다. 무의식에서 올라온 재료들은 의식화되는 과정 중에 있는 것들로 매우 초보적이고 원시적인 형태의 것이라고 할 수 있다. 이 단계는 모래상자에서 숲, 정글, 동물, 식물, 땅 등의 장면으로 묘사된다.

⑤ 전투단계

이 단계는 모래놀이에 나타나는 상징적 이미지가 전투의 특성을 갖고 있다고 해서 전투단계라고 한다. 모래상자 안에 서로 반대편에 싸우는 세력을 배치하는게 특징적이다. 아동의 정신발달은 모성적인 무의식 에너지에서 분리되어 의식적이고 남성적인 에너지와 동일시하게 된다. 어둡고 하나였던 무의식적 영역으로부터 밝고 의식적인 영역으로 나오면서 두 극간의 대립적 양상이 나타나게 되는 것이다. 아동은 이런 세력의 등장에 대해 서로 다르다는 것을 인식하게 되는데 이는 자신 안에 이질적으로 느껴지는 심리적 힘이 존재한다는 것을 의식화하는 단계라고 할 수 있다.

⑥ 집단에의 적응단계

집단에의 적응단계는 자아발달의 마지막 단계인데 이 단계에서 새롭게 발달한 정신의 의식적 특성이 바깥, 현실세계에 적응하는 단계라고 할 수 있다. 이 단계에서 대극들의 통합이 이루어지며 자아는 이 단계에 이르렀음을 스스로 알게 되고 일시적인 휴지기에 들어가 평온을 유지하게 된다. 모래놀이치료에서 이 단계는 일상에 따라 일을 하러 가려고 하는 사람들이 있는 마을이나 동네가 나타난다. 이 모든 과정들은 반복되는 경향이 있다. 심리적 동요나 불편함이 없는 휴지기가 지나고 나면 다시 위의 단계들을 거치게 된다. 아직 무의식에서 알려지지 않은 재료들이 의식화되면서 이미 알려진 것에 추가되며 통합됨으로써 인격은 점차 확장되어 간다.

(3) Stewart의 모래놀이 발달단계

Stewart는 Neumann, Erikson, Piaget의 발달단계를 종합해서 모래놀이 발달단계를 고안하였다(홍은주 외, 2010).

① 1단계(7개월~1, 2세)

이 단계에서는 까꿍놀이 같이 나타나고 사라지는 게임을 하는 시기이므로, 일반적으로 모래놀이를 하지 않는다. 그 이유는 이 시기의 유아들의 발달에는 한계가 있기 때문이다. 다만 이 단계에 있는 유아는 모든 소품을 가까이 두고 상자를 채우는데 소품들을 밀고 던지거나 묻고 찾는 행동을 보인다.

② 2단계(1, 2세~3, 4세)

이 단계에서는 질서와 무질서의 게임이 나타난다. 이 시기의 유아들은 자율성을 획득하기 위해 내적 갈등이 일어나게 되는데, 이 때 모래놀이는 안전하고, 제한된 공간을 제공하기 때문에 자율성을 발달시킬 수 있다.

③ 3단계(3, 4세~6, 7세)

이 단계에서 유아들은 놀이에 집중하며, 상자 안에 공격하고 도망가는 행동들이 나타난다. Stewart는 공격하는 사람이 아닌 위험으로부터 도망가는 사람에 초점을 맞추어야 한다고 했다. 이 때 나타나는 공격이나 갈등은 이후 시기에 나타나는 전쟁에 비해 덜 조직적이다. 이 단계에서 유아는 부모로부터 분리되어 또래와 어울리면서 독립을 연습하게 되는데, 이 때문에 불안을 느낄 수도 있다.

이 단계에서 아동은 모래를 마루에 떨어뜨리고 끝내야 하는 시간에 끝내지 않으려고 하는 행동을 보이기도 한다.

④ 4단계(6, 7세~11, 12세)

이 단계에서는 서로 떨어져 있거나 마주 보고 있는 것으로 나타나는 대립의 단계가 나타나는 경향이 있다.

이 투쟁의 단계에서 치료사는 전쟁에서 적의 역할을 수행하게 될 수 있으며 또래성 분화 게임이 나타나기도 한다. 이 대립의 단계에서는 울타리, 골짜기, 강에 의해 서로 분리될 수 있는데, 이는 보호와 한계를 의미하는 경계를 둠으로써 내적 · 외적 갈등을 다룰 수 있는 능력을 얻었다는 것을 알 수 있다.

그리고 소품들은 점점 더 가까워지고, 중심에 원을 형성하게 된다. 원은 일치와 치유를 위해 정신이 무의식으로 향하는 것으로 볼 수 있다.

Stewart의 패러다임은 약 12세가 되면 끝난다. Kalff의 모델에 따르면 12세 쯤 되면 집단에의 적응이 시작된다. 자아가 '집단'의 구성원이 될 수 있을 만큼 충분히 강해지면 사회에서 청소년의 위치에 대한 시각이 변화되기 시작한다. 청소년들은 모래상자에서 치료사에게 자신이 성장했다는 것을 보여주어야 한다고 생각하며, 모래놀이가 유치하다고 생각하기 때문에 모래놀이를 하지 않으려고 한다. 또한 사회적 시각에 대한 감각이 모래상자에 나타나며, 성차도 명확하게 나타난다. 그래서 남자는 외부세계, 여자는 내부세계를 만드는 경향이 있다.

3) 개입의 실제

(1) 모래놀이치료실

모래놀이치료실에 대한 얘기는 매우 실제적인 것이라고 할 수 있다. 일반적으로 흔히 떠올리는 모래놀이치료실에는 모래가 들어 있는 모래상자, 상자용 테이블, 갖가지 종류의 모형들과 그 모형들을 전시하는 진열장이 있다. 또한 물을 사용할 수 있는 시설이 있고, 물을 담는 용기가 있다. 그 외에 치료사의 기록을 위해 카메라를 둔다. 치료사의 이론적 배경에 따라 이외의 다른 것이 첨가되기도 한다.

(2) 모래상자

모래상자는 모래를 담는 도구로, 내담자가 존재하는 세계를 담아내는 공간이며, 하나의 세계를 창조해 내는 곳이다. 모래상자는 내담자와 창조물 양쪽에 제한을 둔다(노치현 외, 1998). Lowenfeld는 넓이 50×75cm, 깊이 7.5cm의 알루미늄으로 된 모래상자를 사용했으며, 내부표면은 파란색으로 칠했다.

Kalff는 표준모래상자는 나무틀로 만들고, 내부는 금속이나 강한 플라스틱으로 밝은 파란(하늘색) 색상으로 칠했다. Kalff는 모래놀이치료실에 2개의 모래상자가 필요하다고 하였다. 하나는 젖은 모래 또 다른 하나에는 마른 모래를 둔다. 그녀가 사용한 모래상자는 49×63×7.5cm로 직사각의 모양을 이룬다(오늘날에는 주로 72×57×7cm로 사용한다). 이 크기를 선호하는 이유는 여러 가지였는데 그 첫 번째는 내담자가 한 눈에 모래상자 전체를 다 볼 수 있어야 한다는 것이다. Kalff는 내담자가 창조성을 완전히 표현하기에는 좁은 크기라고 하면서 좁기 때문에 내담자가 조절하는 능력, 규칙을 따르는 능력을 얻을 수 있다고 보았다. 또 손이 한 번에 모두 닿을 수 있는 거리에 있어야 하기 때문이다. 모래상자 바닥과 벽에는 파란색을 칠하는 데 진한 파란색이나 연한 파란색 중 하나를 사용한다. 모래상자의 재질은 나무, 플라스틱 등 여러 가지의 소재를 사용할 수 있으며 물을 넣는 모래상자는 방수처리를 해야 한다. 모래상자는 상징적이고, 반영적인 심리적 경험영역과 현재 여기에서의 물리적 경험영역을 모두 촉진시킨다.

(3) 소품

모래상자는 세계를 만드는 창조자의 역할을 하는 내담자의 자아와 영혼, 정신세계가 존재하는 축소된 우주이다. 이것은 인간의 가능성과 잠재력에 접근해 가는 작업으로 내담자는 이 축소된 세계의 주인으로서 완벽하게 안전한 하나의 교사(schoolhouse)를 지니게 된다.

치료사는 숨겨져 있는 내담자의 내면의 경험을 인식함으로써 성장하게 되는데, 소품의 종류와 범위를 선정할 때 이러한 점을 유념해야 한다. 소품을 고르는 기준이 분명하게 정해져 있는 것이 아니기 때문에 치료사마다 조금씩 다른 소품들을 수집하게 되므로 개별 치료사의 무의식이 반영된 것이고 따라서 치료사의 담아줌이 소품을 통해 내담자에게 전달되며 그런 의미에서 치료사와 내담자를 연결시켜 주는 기능을 하는 것은 당연하다고 할 수 있다. 또한 내담자의 무의식과 의사소통하는 수단이기 때문에 매우 조심스럽게 다루어야 한다.

치료사마다 다르긴 하지만 보편적이고 기본적으로 갖추어져야 할 소품의 목록을 제시하면 다음과 같다(장미경 외, 2007).

- 사람 : 아기, 어린이, 어른, 다양한 인종의 사람들, 가족, 이방인, 젊은 사람/나

이든 사람, 여러 가지 일을 하고 있는 사람들, 경찰, 소방관, 구조원
- 집안도구 : 가구, 주방도구, 음식 등
- 건축물 : 집, 타워, 교회, 사원, 가게, 낡은 것과 새것, 토속적인 건축물과 외국 건축물
- 자동차/탈것 : 육해공 탈것, 구조대, 군용차, 무기, 현대 군인, 과거 군인, 무장 군인 등
- 동물 : 육지동물, 바다동물, 조류, 야생동물, 가축
- 마술적 존재 : 유니콘, 페가수스, 용, 원형적 말(순수한 흰 말, 파란 말)
- 마술사 : 마술가, 요정, 마녀, 동화나 만화 등장인물, 영웅, 악인
- 고대창조물 : 공룡
- 원형적 모형과 신화적 모형
  - 사람·····왕, 여왕, 왕자, 공주
  - 모양·····정육면체, 구, 원, 정사각형, 삼각형, 피라미드, 태양, 달, 별
  - 보석·····유리마블, 비즈, 황금체인, 보물상자, 선물
- 그림자와 죽음 모형 : 해골, 묘비, 관, 뼈, 괴물, 어둡고 무서운 모형
- 종교 및 영적 모형 : 여러 가지 전통, 동서양의 사람과 물건
- 기타 : 불, 얼음, 풍차, 물레방아, 우물, 풍선, 깃발, 삽
- 자연물 : 바위, 조개, 나무, 목재, 수풀, 꽃, 잡초, 과일, 식물
- 연결하는 모형과 나누는 모형 : 담, 다리, 길, 교통표지, 전화기
- 건축재료 : 타일, 스틱, 점토, 종이, 끈, 풀

(4) 모래놀이 치료사

Lowenfeld와는 달리, Kalff는 치료사와 내담자의 관계를 모-자 일체성이라는 말로 표현하며 중요하게 여겼다. 물리적 · 심리적으로 자유로운 공간(free and protected) 안에서 모-자와 같은 관계가 이루어짐으로써 내담자의 자기치유 능력이 활성화된다. 따라서 Kalff는 이를 위하여 치료사는 두 가지의 목표를 가지고 치료에 임해야 한다고 하였다. 그 첫 번째는 개방적이고 수용적이며 판단적이지 않은 태도이다. 이것은 내담자가 자신을 자유롭게 표현하도록 하며 안전함을 느낌으로

써 자유로운 자기표현을 할 수 있도록 한다. 두 번째는 내담자의 자기표현이 안전하다는 것을 느낄 수 있도록 보호하는 역할을 해야 한다. Weinrib(1983)은 이러한 개념을 조금 더 구체화하여 자유롭고 보호받는 공간이란 물리적인 것과 심리적인 두 가지를 모두 포괄하는 개념이라고 설명하였다. 물리적인 측면에서는 모래상자 자체가 일정한 경계를 가지고 담아 줌으로써 자유와 보호의 역할을 하며, 심리적인 측면에서는 치료사가 내담자를 담아 주고 보호하는 과정을 거치는 것이라고 할 수 있다.

Kalff는 모래놀이치료 과정이 자기(Self)의 안내를 받아 이루어지는 매우 무의식적 과정이므로 내담자가 무의식의 안내를 충분히 받을 수 있도록 촉진적 환경을 만드는 것은 매우 중요하다고 하였다. 모래놀이치료 작업이 자기의 안내를 따르는 과정이라는 관점에서 볼 때 내담자의 치료과정을 존중하고 그것을 지지하는 것이 치료사에게 요구되는 역할이라고 할 수 있다. 그 과정에서 치료사는 내담자가 표현한 무의식의 세계를 의식화해 주는 역할을 하게 되고, 그 과정 속에서 내담자는 치료사의 의식화 과정을 통해 점차 내담자 자신의 의식화 과정으로 이어지도록 하는 과정을 거치게 된다. 이와 같은 치료사와 내담자가 함께 공유하는 감정을 Kalff는 "동시적(synchronistic) 순간"이라고 하였으며 직관적으로 치료사와 내담자가 내담자의 내적 경험을 함께 하는 것을 의미한다고 하였다.

치료사는 내담자에게 주의 깊은 경청과 무비판적인 태도를 보이는 현존하는 모델이 되어야 하며, 내담자와 그의 모래상자를 결합시키고 연결시키는 역할을 해야 한다. 또한 치료사는 내담자의 탐험의 여정을 지켜보고 반영하는 목격자와 거울의 역할도 해야 한다.

7. 미술치료

1) 역사적 배경

미술이 치료적 관점으로 연구된 시초는 18세기부터 본격적으로 아동화에 대한 연구가 시작된 시점이라고 볼 수 있으며, 미술치료라는 용어는 1961년 「Bulletin of Art therapy」의 창간호에서 편집자인 Ulman의 논문에서 표현되었다. Ulman은 적절한 표현이 없어서 미술치료라는 용어를 사용했다고 술회하면서, 미술치료는 교육, 재활, 정신치료 등 다양한 분야에서 널리 사용될 수 있으며, 어떤 영역에서 활용되고 있던지 간에 공통된 의미는 시각예술이라는 수단을 이용하여 인격의 통합 혹은 재통합을 돕기 위한 시도라고 진술하였다. Ulman은 미술치료라는 용어를 분석하여, '미술'과 '치료'라는 두 단어의 의미를 해석하고 있다. 하나는 Naumburg의 견해와 일치하는 치료에 중점을 두는 입장으로 미술은 치료사와 환자 사이에서 전달된 상징적 회화이며, 미술치료는 본질적으로 정신분석적 정신치료법의 도입수단으로 주장하고 있다. 다른 하나는 Kramer의 견해와 일치하는 미술을 중시하는 입장으로 예술을 창조하는 행위야말로 마음이 병든 사람을 재통합하는데 현실과 공상, 의식과 무의식을 융합하는 예술이 매우 적합하다고 보는 것이다. 그러나 '창조'와 '상징적 회화' 양자 모두가 미술치료에 관여하고 있다고 생각한 사람들이 당시에 가장 많았다. 최근에 일본의 학자들도, 처음에는 '상징적 회화의 유용성' 정도로 생각한 사람이 많았다고 술회하면서, 가족미술치료의 임상경험을 갖고 난 뒤에는 가족치료와 미술치료의 합(合)이 가족미술치료라고 생각하였는 데, 이제는 가족, 미술, 치료가 같은 비중으로 쌓여 있다고 보게 되었다는 점이다.

그러므로 어떤 견해를 선택하든 간에 미술치료는 인간의 조형활동을 통해서 자기표현과 자아성장을 촉진시키며 갈등과 불안을 해소시켜 바람직한 행동으로 변화를 가져올 수 있도록 도와 주고 있다.

오늘날의 미술치료는 상징화의 중요성을 부각시킨 Freud와 Jung의 현대 정신의학과 함께 성장해 왔다. Freud는 무의식의 의식화 과정은 내면의 세계를 창작과정과 창작품을 통하여 외부세계로 외면화시키는 데서 이루어질 수 있다고 하였다. 한편 Jung은 창작행위와 그 치료성을 보는 입장이 보다 포괄적이고 적극적이었다. Freud는 창작행위가 자유연상을 통하여 무의식 세계를 의식적 세계로 표현하는 것이라고 지적한데 머문 반면, Jung은 창작이나 적극적인 명상이 개인이 집단 무의식에 이르는 개성화 과정을 이룰 수 있다고 하면서 창작적인 치료방법의 중요성을 강조하고 있다. 정신분석적인 입장 이외에도 현재는 현상학적 입장, 게슈탈트 입장, 인지발달이론 등이 미술치료에 영향을 미치고 있다.

미술치료는 심신의 어려움을 겪고 있는 사람들을 대상으로 하여 그들의 미술작품(작업)을 통해서 그들의 심리를 진단하고 치료하는 데 목적이 있고, 인간의 조형활동을 통해서 개인의 갈등을 조정하고 동시에 자기표현과 승화작용을 통하여 자아성장을 촉진시킬 수 있다. 또한 자발적인 조형활동을 통해서 개인의 내적 세계와 외적 세계 간의 조화를 이룰 수 있도록 도와 준다(장미경 외, 2007).

2) 미술치료의 이론

(1) Freud의 정신분석적 미술치료

즉, 정신분석적 미술치료는 Freud를 중심으로 한 정신분석가들이 사용하는 자유연상법이나 꿈의 해석과 전이 해석 등의 기법을 사용하는 미술치료를 말한다. 정신분석이론가들은 미술을 무의식의 표출수단으로 활용하였는데, 미술을 하나의 심리치료 기법으로 확립한 사람은 Numburg이다. 그녀는 1914년 정신분석이론의 원리를 토대로 하여 미술을 강조하는 학교를 설립하였다(한국미술치료학회편, 2000). 그녀는 아동의 미술표현이 자발적이라는 사실에 크게 고무되었으며, 자신이 정신분석을 받을 때 꿈과 환상의 모습을 떠올리는 작업을 통하여 해방되는 느낌을 느꼈었다. 따라서 억압된 것을 이미지를 통해 '표출'하는 것이 치료적일 뿐만 아니라 정화가 되며 동시에 의사소통의 효과가 있음을 알아내었다.

정신분석적 미술치료에서 치료사는 질문, 명료화, 직면, 특히 해석 및 기타의 중재기법을 사용하여 내담자가 자신의 부적응적 사고와 행동양식을 이해하고 통제하도록 도와 주며, 어떻게 갈등이 부적응적 양상으로 나타나는지 그 연결을 뚜렷하게 깨닫도록 해 준다(장미경 외, 2007).

정신분석적 미술치료 접근은 숙련된 치료사에게는 많은 내담자를 변화시킬 수 있는 좋은 접근방법이다. 또한 정신분석적 미술치료에서 치료사는 때로 내담자의 방어를 지지해야 하고 때로는 방어를 분석해야 하는 등 그 입장을 변화시킬 필요가 있다.

정신분석적 미술치료는 현대 정신분석학의 흐름에 맞춰 대상관계를 이론이나 자기심리학 등과도 연결시켜 발전되어 가고 있다(홍은주 외, 2010).

(2) Jung학파의 분석적 미술치료

Jung은 자신의 무의식으로부터 나온 심상을 탐색하면서 발견했던 심리학적 가치를 깨달은 후에 내담자에게 꿈이나 환상적 요소를 시각적으로 표상하도록 하였다. 이것은 1917년부터 시작하여 분석심리학 연구의 전 과정에 걸쳐 이루어졌다(장미경 외, 2007).

Jung은 자신의 일생을 통해서 특히 자신의 개인적 위기가 닥쳐왔을 때 그림을 그리거나 색을 칠하고 조각함으로써 생동감 있는 통찰을 얻었으며 나아가 자신의 이론 발전에 도움을 받았다. Jung은 10세가 되었을 때 토템우상을 그림으로써 스트레스와 소외감으로부터 안정감을 얻었으며, 1913년 Freud와의 결별 이후의 상처로 자신의 방향성을 잃고 있는 동안 취리히 호숫가에 있는 돌을 이용한 상징적 구조물을 만듦으로써 마음의 평안을 얻었다.

Jung은 Freud가 이야기한 정화(catharsis)나 승화(sublimation)에 대해 언급하진 않았지만, 내담자가 무의식적 심상과 관계를 맺어야 한다고 보았다.

Jung학파에서 치료적 관계는 미술작업에 의해 단순화되기도 하고 복잡해지기도 한다. 전이를 중심문제로 한 직면에 의존할 필요가 없기 때문에 치료관계는 단순화되는 측면이 있는 반면, 색종이, 비눗방울, 스크린 등에 의해 표현되는 다양성에 의해 복잡해지기도 한다.

Jung은 무의식을 개인적 요소인 개인무의식과 함께 원형적 요소로써 집단무의식을 이야기했는데, 이 집단무의식은 그림에 투사되어 치료사와 내담자가 상호 통찰하고 공감을 이루는 요소가 된다.

따라서 이러한 입장의 분석적 미술치료는 그림에 나타난 상징을 이해하며 같이 토론해 가면서 숨겨진 근원을 찾는데, 그 과정에서 내담자는 자신의 이해와 성장 그리고 변화를 통해 개성화 과정으로 나아가게 되는 것이다.

(3) 인본주의 미술치료

인본주의적 미술치료는 인간중심적 접근방법으로, 치료사의 태도적인 면을 강조한 접근방법이다. 인본주의적 미술치료에서는 다음과 같은 세 가지의 기본 가정을 지니고 있다(장미경 외, 2007).

첫째, 치료사는 내담자를 정신적, 환경적 원인으로 인한 갈등의 결과로서, 삶에 적응하려는데 있어 특정한 문제를 가진 사람으로 본다. 치료는 삶의 의지를 강화시키고 가능한 삶의 형태를 창출하는 가운데서 주체성과 의미를 발견하는 능력을 발달시키는 쪽으로 나아가야 한다.

둘째, 변화가 많은 삶 속에서 성공적으로 대응하는 정체성(identity), 의미(meaning), 자기실현(self-actualization)을 찾지 못하는 것은 인간의 일생 중 여러 단계에 영향을 미친다. 그러므로 예방적 치료적 정신건강 관리는 후에 흥분, 자기표현, 친밀감 등을 강화하는 생활양식의 경험을 향상시키는 기초가 된다.

셋째, Fankle(1971)이 제시한 것과 같이, 영적 차원의 추가로 삶을 보다 의미있게 만드는 자기 초월적(Self-transcendent) 목표를 세울 수 있는 자기실현(Self-actualization)의 인간이 아니라면, 기본적으로 오염되지 않고, 정직하고, 솔직한 자기노출의 생활양식을 이용함으로써 자기실현을 이룰 수 있다고 할 수 있다.

인본주의 미술치료의 목표는 사랑과 양육, 강함과 약함, 개인적인 것과 친밀성, 협력과 경쟁, 의존과 독립, 지배와 복종, 희망과 절망의 인격의 발달 속에 있다. 즉 치료의 목표는 두려움, 불행, 불안에서 벗어나려는 것이 아니라, 진정한 표현의 성취로부터 오는 기쁨, 유쾌한 흥분을 얻기 위하여 이들 느낌들은 어떤 창조적 양상으로서의 정직한 표현으로 변화시키는 것이다. 고통을 회피하는 길을 찾는 것이 아니라 대신 창조적 표현을 통하여 특별히 정신적, 사회적 그리고 신체적 행복을 찾는 것으로 본다.

인본주의 미술치료사는 인간이 선 또는 악, 강함 또는 약함, 사랑과 미움, 의존과 독립 중 어느 한편이 되어야 한다고 주장하는 도덕적, 판단적 태도를 배재한다. 이는 인간이 선할 수도 악할 수도 있으며, 강할 수도, 약할 수도 있으며, 사랑할 수도 미워할 수도 있으며, 의존적이면서 독립적이 될 수도 있다는 신념을 갖고 있기 때문이다.

인본주의 미술치료 접근의 기본 입장을 요약하면, 건강한 마음은 건강한 몸에서, 건강한 몸은 건강한 영에서, 건강한 영은 건강한 세계에서라는 옛 선인들의 전형적 이상을 수용한다. 자신의 일체성(wholeness)을 경험하는 사람은 자신은 물론 타인의 통합성, 주체성, 개성, 이상주의를 인정하고 그러한 통합철학은 관심, 돌봄, 동정의 삶의 방식을 이끌어 낸다. 또한 그것은 자아실현, 자율성, 진실성의 통합으로부터 유기적으로 흘러나온다.

치료사는 일생 동안 내담자의 여정에 함께 참여한다. 이 기본신념이 창조성을 이루게 하며, 참된 헌신적인 치료사는 치료를 받고 일체감을 얻은 사람이어야 하며, 자신을 치료사로서 신뢰하는 사람만이 자신도 치료하면서 타인을 치료하여 하나가 되게 할 수 있는 것이다(장미경 외, 2007). 인본주의 미술치료는 실존주의 치료, 인간중심-내담자 중심 치료 등이 대표적이다.

3) 개입의 실제

(1) 물리적 환경

미술치료실에 있어서 중요한 두 가지 요소는 물리적 환경과 기본적인 재료다.

우선 미술치료실은 적당한 공간과 충분한 채광, 다양한 미술도구가 필요하며 물을 쉽게 사용할 수 있어야 한다. 미술활동은 책상이나 이젤에서도 이루어지지만 바닥이나 벽에서도 할 수 있다. 따라서 바닥과 벽은 청소하기 편한 것이 좋다. 또한 작품을 보관할 수 있는 시설이 필요한데 이는 내담자의 작품을 잘 보관하는 것이 내담자에 대한 존중감을 표현하는 것이며, 치료 종결시 내담자로 하여금 초기부터 모아두었던 작품들을 살펴보면서 변화된 과정을 쉽게 알 수 있게 하기 위해서다.

물리적 환경의 어떤 요소들은 미술치료에 중요한 의미를 지니는데, 집단미술치료에서는 집단성원들간의 물리적 간격(거리)은 미술작업 시간이나 토론에 영향을 미칠 수 있다. 또한 미술도구와 마루에 앉아 그리는 것, 이젤과 의자를 사용하는 것이 각기 다르다(홍은주 외, 2010).

(2) 치료시간의 구성

미술치료의 시간 구성은 치료 목표나 대상, 방법에 따라서 다양하게 결정된다. 치료의 기간과 빈도, 사용될 매체, 특정의 활동, 치료종료 등이 이 시간 계획에 포함된다.

통상적으로 주 1, 2회 실시하며 1회에 약 60분에서 90분 정도로 실시된다. 그러나 시간은 내담자의 집중력에 따라 조절될 수 있어 5~10분으로 끝낼 수도 있다. 또한 성격적으로 경직되고 강박적인 내담자의 경우에는 특별히 치료시간을 제한하지 않고 작품의 완성시간을 기준으로 할 수도 있으며, 충동적이고 무절제한 내담자의 경우에는 시간제한을 철저히 지키기도 한다.

(3) 미술재료

미술재료는 치료시간, 공간, 내담자의 성향 등에 따라 다르게 적용될 수 있다. 미술치료는 다른 심리치료와 달리 작품이 완성되지 못하였을 때 미해결된 느낌을 느낄 수 있기 때문에 주어진 시간에 완성될 수 있는 재료가 제공되어야 한다. 또한 바닥과 벽의 상태에 따라 청소가 용이하지 않을 수 있으므로 이런 점도 고려하여 재료를 선택해야 한다.

특히 내담자의 성격은 재료를 선택할 때 주의 깊게 고려해야 할 부분이다. 미술재료 중 물감, 핑거페인트, 물기가 많은 점토 등은 퇴행을 촉진시킬 수 있는 재료로서, 성격이 경직된 내담자에게는 매우 유용하지만 충동적이고 자아경계가 불분명한 내담자에게는 충동적 성향을 더욱 심화시킬 수도 있다. 반면 색연필, 사인펜과 같은 딱딱한 재료는 높은 통제력을 지닌 재료로서 충동적 성향을 통제하기 용이하다. 이렇게 내담자의 성격과 반대성향의 재료를 제공하는 것은 그의 내면세계에 억압되어진 부분을 재통합하는 기회를 줄 수 있기 때문이다.

또한 내담자의 자아기능이 미성숙한 경우에는 동시에 너무 많은 재료를 제공하면 혼란을 초래할 수도 있다. 만약 내담자의 인지수준이 3~4세 수준이라면 2~3가지 정도로 재료를 제한해 주어야 한다.

(4) 미술치료 과정

① 치료적 관계 맺기

아동이 지각하고 느끼는 것이 무엇인지 아동의 시각에서 본다. 즉 아동의 입장에서 보고 공감할 수 있어야 아동에게 적절하게 반응해 줄 수 있다. 아동의 감정에 반응하고, 공감적이고, 이해심 많고 비판적이지 않은 치료사가 만드는 지지적 분위기는 치료관계를 형성하고 치료과정을 유지하는 데 중요하다.

치료사는 아동으로 하여금 새로운 아이디어와 기능을 시험해 보도록 언어적으로 격려하고 지원해 주어야 한다(Gumaer, 1984).

② 초기과정

치료의 초기과정에서는 아동과 치료사 간에 신뢰로운 관계가 형성될 수 있어야 한다. 이 때문에 치료사와 아동이 친밀감을 형성할 수 있는 미술활동이 제시되어야 한다. 또 미술에 대한 흥미 유발과 재료에 대한 감각을 키워 주어야 하며, 놀이나 게임을 적용하고 자연스런 신체 접촉이 일어날 수 있도록 하는 것이 필요하다. 이 시기에 아동은 흥분과 긴장을 할 수 있고 실수에 대한 걱정을 할 수도 있다. 때문에 치료사는 아동이 재료를 자유롭게 선택하도록 하고 무엇인가를 꼭 만들지 않아도 됨을 인식시킬 필요가 있다.

③ 중기과정

중기과정에서 아동은 자기 내부의 감정을 표현하면서 양가감정과의 투쟁, 전이, 역전이 등의 감정을 표현한다. 치료사는 이런 감정들을 충분히 고려해야 한다. 또한 아동은 치료사를 돕는 입장에서 보고 치료자를 신뢰하게 되면서 점차 깊은 자신의 문제들을 노출시킨다.

이 시기는 표출 단계이기 때문에 자아 개념과 표현력을 향상시킬 수 있는 기법이 제시되어야 하며, 발산이 충분히 이루어질 수 있도록 해야 한다.

④ 말기과정

말기과정에서 아동은 긍정적인 자기 이미지, 자기통제, 유머 등을 표현한다. 이 과정에서는 자발적이고 적극적인 표현을 유발시키고, 현실 의식을 높일 수 있는 기법이 제시되어야 한다. 또한 상호작용을 활발하게 하는 활동이 요구된다. 종결기에는 변화를 관찰할 수 있는 기법을 사용하기도 한다. 전시회를 열어 그 동안 진행되어온 과정을 정리해 보는 시간을 가져 보는 것 또한 의미 있을 것이다.

- 내가 나에게 바라는 것, 남이 나에게 바라는 것은 현실상에서의 나를 인식하고 외부세계와의 연결점을 찾아 준다.

- 나의 미래를 표현하기보다 미래지향적으로 긍정적인 삶을 생각해 볼 수 있도록 돕는다.
- 색물총놀이는 색의 혼합을 통해 참여자의 응집력과 상호작용을 자극시키고 발산에도 도움이 된다. 이것은 초기나 중기에 써도 좋다.
- 돌려 그리기는 내가 그린 그림 위에 다른 사람의 그림이 덧붙여 그려지게 하는 게임이다. 초기에도 효과적인 프로그램이고 상호 이해와 사회성에도 좋다.
- 말과 그림은 각자 한 장의 그림을 그린 후, 차례대로 한 사람씩 자기의 그림을 보지 않고 언어만을 사용하여 설명하고 다른 집단원이 그 설명을 듣고 그림으로 그리는 것이다. 다 그린 후 얼마나 비슷하게 그렸는지 알아본다.
- 선물은 상대방에게 필요한 것들을 그려 주거나 잡지에서 오려 붙여 주는 것인데, 집단 안에서의 나의 존재감을 인식하고 친밀감을 형성하는 데도 좋다. 종결기에 사용하기 좋은 프로그램이다.
- 전지그림은 참여자들이 다 같이 한꺼번에 전지에 그리는 것인데, 집단의 역동성을 알아보는 데 좋고 사회성에도 도움을 준다.
- 나에게 상장주기는 프로그램을 종결하면서 자신에게 좋았던 점이나 잘해 준 것에 대해 상장을 만들어 주는 것이다. 성취감이나 자아존중감, 자기 정리에 도움이 된다.

8. 인지행동치료

1) 역사적 배경

인지행동치료는 현대 심리치료의 한 줄기를 이루고 있는 심리치료기법이며 인지이론과 행동주의 이론을 통합하여 적용하는 기법이다. 인지행동치료는 인간의 사고 또는 인지가 인간의 정서와 행동을 좌우한다는 전제에서 출발한다.

인지행동치료는 미국 펜실베니아 대학의 Aron T. Beck에 의해 처음 우울증의 치료법으로 개발된 단기치료 방법으로써 내담자의 감정이나 행동문제가 자신과 외부세계에 대한 비현실적인 믿음과 생각으로 통제 하에 내담자 스스로가 오류를 스스로 발견하고, 수정하도록 돕는 치료방법이다.

인지행동치료는 1960년대 초반 Kelly(1961), Ellis(1962)의 인지 · 정서 · 행동치료(REBT)와 Beck(1963)의 인지치료 등 새로운 입장에 근거하여 시도된 치료적 활동을 그 시발점으로 하고 있다. 인지행동치료의 본격적인 발전이 이루어진 것은 1970년대이며 이 시기에 Mahoney(1974), Meichenbaum(1977), Kendall과 Hollon(1980) 등에 의해서 '인지행동치료', '인지행동수정'이라는 공식적 명칭이 사용되었고 다양한 치료이론과 치료기법이 개발되어 보급되었다. 최근에는 인지행동치료기법이 효과적인 정신건강 치료법으로 인정되면서 임상적 적용범위가 더 넓어지고 있다.

인지행동치료는 인간의 사고, 인지에 따라 인간의 정서와 행동이 달라진다는 것을 강조하고 있으며 인지적, 행동적 치료를 통해 내담자의 사고와 행동을 변화시키는 것을 목적으로 하는 치료적 접근이다. 개인의 정서와 행동은 주로 그가 세계를 구조화하는 방식에 의해 결정된다는 Beck의 이론적 근거를 기반으로 하고 있다.

인지모델을 근거로 하는 인지행동치료는 사람들의 감정이나 행동은 어떤 사건에 대한 그들의 지각에 의해 영향을 받는다고 가정한다. 그리고 사람들의 느낌이나 감정을 결정하는 것은 그 상황 자체가 아니고 그들이 그 상황을 해석하는 방식에 달려 있다고 본다.

이와 같이 인지행동치료는 내담자의 마음의 문제 원인을 심층적으로 파악하고 규명하기 위해 무의식 세계의 내용을 파악하는 작업과 성격, 사고, 정서, 행동패턴에 결정적으로 영향을 끼치고 있는 무의식 세계의 내용, 기능과 특징을 규명하는 작업에 주력한다. 어떤 사건이나 상황 등과 같은 외부자극이 있는 순간 먼저 자신도 미처 인식하기도 전에 떠오르는 생각이 계속적으로 부정적일 경우 우울하거나 불안한 기분이 들거나 자신감 없고 소심한 행동 혹은 불면, 식욕부진, 진땀 등과 같은 여러 신체적 증상들이 유발될 수 있다. 인지행동치료는 이러한 부정적인 사고를 개조함으로써 우울하고 불안한 기분이나 행동, 신체적 증상들을 개조하는 치료적 접근이다.

인지행동치료는 치료사가 단계적으로 내담자로 하여금 부정적으로 왜곡된 사고를 파악, 재구성하도록 구조적으로 치료하고 교육해 나가는 현실에 초점을 맞춘 정신치료법이다.

인지행동치료에 적용되는 증상들에는 문제점을 중심으로 범위를 이야기하는 것이 현재의 추세이며, 우울증, 범불안장애, 공황장애, 사회공포증, 물질남용, 비만 및 폭식 등과 같은 식이장애, 부부문제 등의 치료에도 효과적으로 적용된다. 그 외에도 강박장애, 인격장애, 재발성 우울증, 건강염려증, 만성통증, 정신분열증 등에도 적용할 수 있다. 인지행동치료는 어떤 특정인에게 맞는 치료법이라고 할 수는 없지만, 자신의 문제(기분장애, 행동장애 등)를 해결하겠다는 동기가 분명한 사람에게는 효과가 더 크다고 할 수 있다.

2) 인지행동치료의 이론

(1) 인지행동치료의 특징

인지행동치료는 내담자와 치료사간의 인간관계를 중시하였고, 부적응행동을 제거하고 좋은 행동을 학습 발전시키는 것을 치료 목표로 하고 있다. 또한 여기-지금(here-now)을 강조하는 목표 지향적이고 문제중심적인 치료이며, 내담자가 문제를 스스로 파악하고 해결할 수 있도록 수용적 분위기를 조성하는 일이 내담자를 가장 잘 돕는 방법이라고 여긴다.

인지행동치료는 과거보다 현재의 삶에 초점을 맞추고 상담자와 내담자의 상호협력을 중요시하므로 내담자의 적극적인 참여가 필요하다. 인지행동치료를 통해서 내담자는 왜곡된 자신의 생각을 찾아내고 이를 현실적으로 타당하고 적응적인 생각으로 바꾸어 가는 것이다.

인지행동치료는 성격의 원인을 밝히는 것보다 성격변화의 과정에 중심을 둔다. 인지행동치료에서의 작업은 내담자가 치료 장면에서 치료에 의해 여기-지금 상태에서 자신의 마음 속의 내용물을 직접 생각으로 떠올리고, 내용을 분석한 다음 이를 바로 인지행동치료적으로 직접 재구성하는 과정을 의미한다. 내담자 중심의 인지행동치료는 심리적 문제로 고통을 겪고 있는 사람을 보살피면서 문제의 본질을 탐색하고 해결방법을 훈련하여 보다 건강한 삶을 살아갈 수 있도록 안내하는 전문적인 심리치료 방법이다. 또한 내담자와 상담자가 상호협력적 관계를 가질 수 있고, 지시적이고 적극적인 상담을 할 수 있으며, 여러 가지 학습방법으로 단기간 치료를 중점으로 하는 치료이다. 그러므로 내담자는 객관적이고, 보편적인 사고를 현재 생활에 보다 빨리 적용할 수 있게 된다.

인지행동치료에서는 언어적 논박을 통해 내담자가 자신이 지닌 비합리적 신념을 찾도록 돕기도 한다. 그리고 나서 지시적 질문과 교훈적인 가르침을 조합하여 왜 비합리적 신념이 논리적이지 않으며, 현실과 일치하지 않고 도움이 되지 않는지에 관하여 보여 준다(이장호, 2005). 언어적 논박에 초점을 두면서 인지적인 방법, 행동적인 방법, 정서적인 방법 등 다양한 방법으로 비합리적 신념을 지적하면 성공적인 인지적 변화가 생기게 된다.

인지행동치료는 치료기간이 짧다는 점, 치료효과가 높은 점, 약을 끊은 후 재발이 적다는 점, 재발시에도 스스로 조절하여 대처할 수 있다는 점 등이 장점이라 할 수 있겠다.

(2) 인지행동치료의 원칙

인지행동치료는 다음과 같은 세 가지 원칙을 공유하고 있다.

첫째, 인지가 정서를 중재한다고 본다. 어떤 정서나 행동이 발생하기 전에는 그것을 촉발하는 인지나 사고가 있으며, 부정적인 정서나 행동에는 대개 부정적인 인지가 선행하는데 이것이 매우 빠른 속도로 이루어진다. 이를 자동적 사고라고 부른다.

둘째, 인지나 사고는 약간의 연습이나 관찰을 통해 알아챌 수 있으며, 알아챈 인지나 사고는 변화될 수 있다고 본다. 자동적인 사고는 약간의 연습 후에는 본인이 인식할 수 있고, 합리적이고 기능적으로 수정할 수 있다고 본다.

셋째, 인지나 사고의 변화는 그것이 중재하고 있는 정서나 행동에 변화를 가져오기 때문에 합리적이고 기능적으로 수정하게 되면 그 생각이 유발시키는 부정적인 사고를 경험하지 않을 수 있다고 본다.

인지행동치료에서는 정서적 혼란을 객관적인 사실보다 그 사실에 대한 생각, 그 중에서도 비합리적인 생각 때문이라고 본다. 이에 대해 Ellis(1973)는 합리적 · 정서적 요법의 핵심이 되는 ABCDE 이론을 통해 다음과 같이 설명하였다.

A(Activating Event)는 인간의 정서를 유발하는 어떤 사건이나 현상 또는 행위를 말하며, 정서적 반응을 유도하는 구체적인 환경적 상황을 가리킨다.

B(Belief System)는 어떤 사건이나 행위 등과 같은 환경적 자극에 대한 개인의 태도로 신념체계나 사고방식을 말하며, 비합리적인 신념은 상황에 대해 수치스럽고 끔찍한 현상으로 해석하여 자기를 비하하고 세상을 원망하는 방식이다.

C(Consequences)는 선행사건에 접했을 때, 개인의 태도 내지 사고방식으로 대체로 지나친 불안, 원망, 비판, 좌절감 등과 같은 감정을 느끼게 된다.

D(Disputing)는 내담자의 비합리적인 신념이나 사고 또는 상념에 대해서 도전해보고, 과연 그 사고방식이 사리에 맞고 합리적인지를 살펴보는 것이다.

E(Effects)는 비합리적인 신념을 철저하게 논박함으로써 합리적인 생각으로 수정하면, 바람직한 정서로 바뀌어서 바람직한 행동을 하게 되는 행동적 효과가 나타난다고 한다.

이러한 인지적 · 정서적 · 행동적 효과는 서로 영향을 미치게 되었을 때 바람직한 결과를 가져온다고 본다(김성희 · 오미향, 1987). 인지행동치료의 주요기법으로 Ellis(1962)의 합리적 · 정서적 요법, Beck(1970)의 인지요법, Meichenbaum(1977)의 자기교시법, 인지재구성법, 심상법, 모델링, 자기주장훈련, 강화, 모방, 체계적 둔감법 등이 있다.

(3) 인지행동치료의 목표

인지행동치료는 여러 가지 정서적, 행동상의 문제들에 대해 내담자 스스로가 자신을 모니터링해 가면서 자신의 문제를 이해하고 그에 대한 조절력을 획득하도록 하는 데에 목표를 두고 있다.

인지행동치료는 비적응적이고, 부정적인 생각을 변화시키는 치료방법으로 궁극적으로는 이 자동적 사고로 말미암아 생기는 기분이나 행동의 장애를 수정하는 것을 목표로 한다. 즉, 인지행동치료의 목표는 환경에 대한 내담자의 부적응적인 정서, 인지, 그리고 행동 반응들을 수정하거나 향상시키는 것이라 할 수 있다. 그리고 내담자가 당면한 현재의 문제를 해결하고, 역기능적인 사고와 행동을 수정하는 데 있다(최영희, 2006).

3) 개입의 실제

(1) 인지행동치료의 유형

인지행동치료는 어떤 인지적 측면에 어떻게 개입하느냐에 따라 세 가지 유형으로 구분할 수 있다.

첫째, 부적응적 인지를 적응적 인지로 대체하는 인지적 재구성(cognitive restructuring)에 초점을 둔 치료법으로서 Ellis(1962)의 합리적·정서적 치료와 Beck(1987)의 인지재구성 등이 있다.

둘째, 다양한 스트레스 상황에 대처하는 기술을 습득하는 대처기술치료이다(coping skills therapy, Meichenbaum, 1977).

셋째, 문제 상황의 해결에 초점을 두고 문제 상황을 체계적으로 분석하고 여러 해결방안을 모색하고 장단점을 평가하며 최선의 해결방법을 상담자와 함께 계획하고 실행하는 문제해결치료(problem solving therapy) 등이 있다(Dopson & Block, 1988).

(2) 인지행동치료의 기법

일반적인 인지행동치료에 적용되는 기법들은 다음과 같다.

첫째, 내담자에게 비합리적인 신념을 알려 주고 처리 및 방법에 대해 교육을 한다. 이 과정에서 내담자들이 장애를 겪는 것은 어떤 경험 때문이 아니라 그러한 상황과 사건을 지각하는 방법이 비합리적이며 그것을 반복하기 때문이라는 것을 알려 준다. 이를 위해 논박, 인지적 과제를 부여한다.

둘째, 내담자의 부정적인 감정을 수용하도록 하고 문제 상황에서의 역할 연기, 다양한 상황에 대한 상상을 통한 경험 등으로 감정을 통제하도록 가르친다.

셋째, 행동과제를 부여하거나 불안의 일시적 경감을 위하여 신체적 이완훈련을 한다(이재창 외, 1995).

전통적인 인지행동치료에서는 일반적으로 경험의 수용보다는 변화에 역점을 두어 왔으나(Hayes, 1996), 최근에는 인지행동치료에 대한 개념이 새로워지고 있다.

또한 인지행동치료의 전통 내에서 심리적 수용에 역점을 두는 치료법들이 출현하면서 제3의 흐름도 형성하고 있다. 이 접근들에서는 생각이나 감정과 같은 개인적 경험의 내용을 바꾸기보다 그에 대한 관계를 변화시키는 데에 역점을 둔다. 즉 경험의 수용이라는 맥락의 변화를 강조한다. 수용은 오래전부터 심리상담에서 중요시되는 개념이었으며, 최근에는 인지행동치료의 전통 내에서도 그 중요성이 부각되고 있다. 수용을 통해 생각은 생각으로, 감정은 감정으로 자각하여 탈중심화되고 선택한 행동에 전념하도록 도울 수 있다(문현미, 2005). 수용의 촉진을 위해서는 마음을 어떤 생각에 매이지 않게 하여 모든 사물을 바르게 보고, 바르게 생각하고, 바르게 행한다는 명상수련(정한택, 2004)이 활용될 수 있다. 한편, Benson(1995)은 알아차림의 중요성을 인식하고 명상으로 스트레스를 감소시키는 치료법을 개발하였으며, 이를 장현갑(2008)이 국내에 소개하고 보급하였다.

인지행동치료를 집단 프로그램과 결합하여 실시할 수 있는 실제적인 접근법들인 문제해결 접근법, 분노조절 훈련, 자기교시법, 모델링, 역할극, 긴장이완훈련, 주장훈련 등을 살펴보면 다음과 같다.

① 문제해결 접근법

문제해결 접근법은 내담자에게 다양한 상황에 대한 문제해결 방법의 과정을 가르침으로써 문제발생의 원인과 예견되는 결과를 파악하고 공격적인 방법 외의 대안적인 해결책을 도출해 낼 수 있는 능력을 길러주며, 문제의 발생 원인과 결과들을 파악하고 대안적인 해결책들을 찾는 능력을 길러 주는 것이다.

일반적으로 문제해결 과정은 5단계로 나누어 진행된다. 1단계는 문제에 대한 전반적인 인지적 방향으로 문제 상황을 인정하고, 충동적으로 대처하지 않으며, 능동적으로 극복하려는 태도를 가지는 단계다. 2단계는 문제 상황을 비교적 구체적인 개념으로 명료화시키고, 현재의 문제 상황과 관련된 사회적 신호들을 잘 활용하여 문제의 본질을 파악하고 명확하게 하는 단계다. 3단계는 문제해결 방법을 위해 창조적이고 유연한 인지능력을 바탕으로 다양하고 최대한 많은 수의 대안을 창출하는 효과적인 계획을 수립하는 단계다. 4단계는 다양한 대안 중 가장 가치있고 유용한 대안을 선택하는 단계이고, 마지막 5단계는 가장 효과적인 방법이라고 결정된 행동을 현실적 생활 장면에서 실제적으로 실천하고 평가하는 단계다.

② 분노조절 훈련

분노조절 훈련은 자기교시에 근거해서 개발된 것으로(Novaco, 1975), 분노를 인지적, 신체, 정서적 및 행동적 양식에 의해 일어나는 흥분상태의 정서적 반응으로 정의하였다. 분노조절 훈련에 적용한 자기교시 훈련은 분노의 인지적, 생리적, 행동적인 측면의 긍정적, 부정적 기능과 선행조건에 관해 훈련을 받고, 분노 자극의 반응에 이용할 이완훈련과 자기교시의 인지적 기능 등 대처기술을 배우고 습득한다. 그리고 이 대처기술을 분노상황에 적용하여 문제 상황을 극복하는데 활용한다. 인지행동치료에서는 분노나 공격적 행위의 속성 그리고 인지적 요소의 중요성에 대한 인식, 소집단으로 구성된 훈련을 통해 문제 극복과정을 내담자에게 발견하고 검토하게 하는 기능습득과 시연, 점진적으로 강도를 높여가는 역할놀이 상황 속에서 문제 극복 기능을 실제로 적용해 보도록 하는 것 등의 내용이 포함되어 있다.

③ 자기교시법

자기교시법이란 공격적 행동이 언어적 자기지도의 결핍에서 발생한다고 보며, 언어가 사고의 자기진술이라는 가정 하에서 내적 언어인 자기진술을 사용하여 잘못된 인지양식을 바꾸고 행동을 바르게 변화시킬 목적으로 사용되는 합리적인 자기진술 훈련을 말한다(Meichenbaum, 1977).

Miller(1987)는 자기교시 훈련의 장점은 자기교시를 함으로써 확신감이 생기고 스스로를 통제할 수 있으므로, 미숙한 자의 수동적인 행동을 적극적으로 바꾸고 훈련방략을 오랫동안 지속되게 할 수 있다고 하였다.

Bash(1981)와 Camp(1985)의 공격성 아동을 위해 만든 「Think Aloud」라는 프로그램에서 사용된 교시문은 문제정의, 계획, 자기강화, 자기평가와 교정의 4가지 기본 질문으로 구성되어 있다. “무엇이 문제인가?”, “어떻게 해야 할까?”, “잘하고 있는가?”, “어떻게 했는지 볼까?” 등의 질문으로 구성된다. 이는 미리 계획하고 멈추어서 생각하고 신중하게 계획을 따르고, 어떤 잘못이 발견되면 수정함으로써 아동이 충동성을 지연시키고 통제하도록 가르치기 위한 방법이다. 이러한 접근은 공격성과 갈등을 유발하는 사회적 상황에서 내담자가 어떤 상황인지, 문제가 무엇이며 해결방안은 무엇인지, 어떤 방법이 가장 합리적인지, 실제로 어떻게 해결해야 하는지, 예상하는 결과는 어떤지 등을 생각할 수 있도록 하고 있다.

④ 모델링

Bandura(1977)는 관찰자가 모델로부터 얻는 정보는 외현적 행동에 대한 상징적 단서가 될 수 있는 내재적인 지각 및 인지적 연상과 내재적인 중재적 시연반응으로 전환된다고 하였다. 즉, 인지적인 방법에 중재를 위한 구체적인 모델링을 제공하여 학습과정을 촉진하면 공격적인 행동이 표출될 수 있는 상황에서 내담자가 쉽게 따라 하고 사용할 수 있다는 문제해결 모델을 설명해 준다.

문제해결 과정에서 모델링된 행동을 능숙하게 사용하도록 하기 위해 지도자는 숙련모델(mastery model)의 역할과 실수 및 실패에 대처하는 방법을 보여주는 대처모델(coping model)로서의 역할을 한다. 구성원 상호간에 모델링이 될 수 있도록 비슷한 연령, 언어적 능력을 가진 구성원의 의견을 듣고 역할극을 통하여 연습함으로써 상호간의 긍정적인 행동모델이 될 수 있도록 할 수 있다.

⑤ 역할극

역할극은 실제 상황이나 가상의 상황을 꾸며 문제에 대처하는 방법들을 행동으로 시연해 봄으로써 문제해결력과 자기통제력을 기르도록 구성하는 것을 말한다. 역할놀이를 통해 자신의 행동을 타인의 관점에서 관찰하게 한 후 그 행동에 대한 피드백을 통해 의사결정하는 것을 연습해 보고 행동에 따른 결과를 역할놀이를 통해 객관적으로 바라보게 한다.

⑥ 긴장이완 훈련

사람에게는 양립할 수 없는 두 가지 감정이 동시에 존재할 수 없다는 상호제지 이론에 근거한다. 신체적, 정신적 긴장상태에서 그와 전혀 반대되는 상태인 이완을 통해 각성수준을 낮추어 주는 과정으로 긴장감을 해소하고 심신의 안정과 평온을 회복하는 일종의 심리적 체제변화를 의미한다. 긴장이완 훈련에는 두 가지 방법이 있는데, 근육을 긴장시켰다 몸을 편안히 뉘이고 신체적 긴장과 경직된 근육을 서서히 풀어 주는 것을 반복하는 방법과 눈을 감고 마음을 편안히 한 후 아름다운 장면을 상상하면서 명상을 통해 심신을 안정시키는 방법이 있다.

⑦ 주장훈련

주장훈련은 자신의 감정, 신념, 견해를 정직하고 적절하게 표현하는 것으로(노안영, 1983), 자기표현을 위한 대인관계 기술로써 대인관계에서의 억제된 생각이나 감정, 부적절한 정서적 반응을 바꾸거나 비합리적 사고를 없앰으로써 적절한 방식으로 표현하도록 도와 주어 적극적이고 생산적인 생활태도를 갖추는데 목적이 있다.

Wolpe(1958)는 주장훈련을 타인에게 불안을 느끼지 않고 자기의 감정을 적절히 표현하는 것이라고 정의했고, Lazarus(1971)는 자신의 권리를 주장하는 것 뿐 아니라 타인의 권리를 보호하는 것도 포함된다고 하였다. 김성희(1980)는 주장훈련이 상대방을 불쾌하게 하지 않으며 타인의 권리를 침해하지 않는 범위에서 자신의 권리, 욕구, 생각 및 느낌 등 자신이 나타내고자 하는 바를 마음 속에 있는 그대로를 솔직하게 상대방에게 직접 나타내는 행동이라고 정의하였다.

(3) 인지행동치료 과정

인지행동치료의 과정은 크게 세 단계로 나누어 볼 수 있다.

첫 단계는 내담자의 역기능적인 인지에 대한 탐색과 인지행동치료에 대한 오리엔테이션이 이루어진다.

두 번째 단계는 내담자의 역기능적인 인지의 현실검증이 이루어지고 그에 대한 교정 작업이 이루어진다.

세 번째 단계에서는 교정된 인지가 유지되고 지속될 수 있도록 하는 권고 · 분석 · 과제 작업이 이루어진다. 권고는 인지적, 정서적, 행동적 문제를 정확하게 밝혀 내는 것이고, 분석은 인지적 왜곡을 검사하는 것이다.

대부분의 비합리적 사고과정에는 이러한 왜곡들이 상호 보완적으로 나타나고, 인지 왜곡을 진실이라고 생각하기 때문에 포기하지 않는다. 따라서 논쟁을 벌이기보다 실제 생활 장면을 도입해 구성원들의 반응을 통해 내담자의 자기진술, 신념 등을 분석할 필요가 있다.

대학상담학회(1986)와 Beck(1997)은 인지행동치료의 과정을 다음과 같이 제시하였다.

첫 번째 단계, 내담자가 호소하는 심리적 문제를 정서적, 행동적, 신체적 문제별로 나누어 내담자와의 합의하에 치료목표를 정한다.

두 번째 단계, 이러한 심리적 문제가 인지적 요인과 관련되어 있음을 내담자가 납득할 수 있도록 인지치료의 기본원리를 이해시킨다.

세 번째 단계, 내담자의 심리적 증상을 야기하는 부적응적인 자동적 사고를 내담자와 함께 탐색한다.

네 번째 단계, 확인된 자동적 사고의 현실적 타당성을 내담자와 함께 살펴본다.

다섯 번째 단계, 부적응적 사고에 대해서 보다 현실적이고 적응적인 대안적 사고를 탐색하고 이러한 사고로 대체한다.

여섯 번째 단계, 과거의 습관화된 부정적 사고패턴이 생활 속에서 나타날 때마다 보다 적응적 사고로 대체하는 작업을 꾸준히 계속하도록 격려한다.

★ 인지행동치료 집단프로그램(예시)

이정선(2010)이 비행청소년을 대상으로 실시한 인지행동치료 집단프로그램을 제시하면 다음과 같다.

<인지행동치료 집단프로그램>

회기	주 제	활 동
1	오리엔테이션 및 자기소개	- 사전검사 - 프로그램 목적 및 진행과정 소개 - 프로그램에 대한 서약을 한다(비밀보장, 공감, 경청하기 등). - 종이를 나누어 주고 자기에 대한 소개를 적게 한다. - 자신을 상징하는 부분을 강조해서 자화상을 그리게 한다. - 집단에 자신을 소개하게 한다. - 집단결속을 위해 별칭 외우기 게임을 한다.

2	인지적 재구조화	- 경청하기 연습 : 앵무새 놀이(짝의 말을 듣고 그대로 말하기) - 공감하기 연습(짝의 말을 듣고 공감하기) - 모듬원끼리 연습한 다음 다른 모듬에 발표하기 - 자신의 장점을 이야기하기 - 타인의 장점을 듣고 지지해 주기 - 자신과 타인의 단점을 장점으로 표현하기(소극적-신중함) - 놀이 : 당신의 이웃을 사랑하십니까?
3	자신의 문제 상황에 대한 명료화, 충동적, 공격적, 폭력 행동의 단서를 알아차리기	- 자신의 문제 상황(보호관찰 경위) 이야기 - 그 상황에서 일어난 생각과 감정 확인하기 - 각 집단원 간에 비슷한 점과 다른 점 나누기 - 자신의 문제 상황을 기록하고 발표하기 - 발표된 내용 중 공통점과 독특한 특성을 알아보기 - 집단원의 문제 상황을 듣고 자신이라면 어떻게 행동할 것인지 이야기 나누기
4	문제 상황에서의 생각과 자기대화	- 문제 상황에 접했을 당시 내적 자기대화의 중요성을 설명한다. - 자기-부정적 진술과 자기-긍정적 진술을 이해시킨다. - 상황에 처하여 나타나는 자기-부정적 진술을 적게 한다. - 예문의 자기-부정적 진술을 자기-긍정적 진술로 바꾸어 본다.
5	자기-대화 명료화	- 집단원에게 눈을 감고 문제 상황을 생생하게 눈에 보이듯 상상하도록 유도한다. - 문제 상황에서 자기 자신에게 어떤 말을 하는지 알아보고 적어 보라고 지시한다. - 집단원이 자신의 진술이 자기-부정적인지, 자기-긍정적인지 판단해 보고 자기-부정적 진술을 자기-긍정적 진술로 바꾸어 보게 한다. - 예문 : 문제 상황(A) 아버지가 나를 꾸지람하신다. 자기진술(B) 왜 나만 미워하시나 결과(C) 화남
6	감정표현하기	- 감정게임(집단원을 두 조로 나누고 스피드 게임 형식으로 진행한다. 한 사람을 선발하여 감정카드를 보여주고 그 감정을 몸짓으로 표현하도록 한다. 이때 말은 할 수 없다. 나머지 조원들은 이를 보고 감정을 알아맞힌다.) - 피해자에 대한 동영상을 감상하고 느낌 나누기 - 피해자의 입장에서 가해자의 입장에서 서로에게 편지쓰기

7	대처생각	- 리더는 대처요령의 네 가지 인지과정을 설명해 준다. - 집단원의 자기-진술을 대처요령의 네 가지 과정으로 바꾸어 보게 한다. - 실제 생활에서도 연습하게 지시한다. - 놀이 : 나는 어떻게 할까? 게임
8	생각 바꾸기	- 몇 개의 자기-부정적 진술을 모델로 내보인다. - 집단원 각자가 자기-부정적 진술을 소리내어 읽게 한다. 그리고 긍정문으로 전환하는 것을 연습하게 한다. - 변화 진술을 사용하지 않고 전환하는 것을 연습하게 한다. - 변화 진술을 사용하는 것이 도움이 되는지에 대해 이야기를 나눈다. - 생각바꾸기 역할놀이
9	대인관계에서 주장적으로 자기의사를 표현하고 기술을 배운다.	- I-message와 YOU-message에 대해 설명해 준다. - I-message와 YOU-message를 구별하게 한다. - YOU-message를 I-message로 바꾸어 보게 한다. - 문제 상황을 효과적으로 다루는 주장행동의 기술을 설명한다. - 주장적/공격적/소극적 행동을 구별하게 한다.
10	프로그램을 마치며	- 자서전 쓰기 - 서로의 변화된 모습지지 - 성장을 격려 - 집단원의 별칭이 적힌 카드를 집단원에게 나누어 준다. 그 카드에 집단원 각자에 대해 개발할 점, 힘이 될 수 있는 내용에 대해 간략하게 적게 하고 나누어 주게 한다. - 자서전 쓰기와 프로그램에 대한 마무리 - 사후검사

* 이정선(2010). 인지행동치료 집단프로그램이 비행청소년의 충동성 및 공감능력에 미치는 효과. 대구가톨릭대학교 대학원 석사학위논문 재인용. pp. 16-18.

참고 문헌

강승현, 김민선, 김정은, 박소윤, 하은수, 홍수민, 안지영, 안현숙, 이현경(1996). 아동기의 스트레스. 생활과학, 29, 79-81.

강승호, 정은주(1999). 고등학생들의 스트레스와 학업성적 및 정신건강간의 관계연구. 한국교육심리학회, 13(4), 405-424.

경향신문(2009). "한국에 시집 잘 왔다"는 말에도 차별이 숨어 있다. 8월 27일자.

경향신문(2010). 생체 시계 반란으로 어둠 속의 스트레스 불면. 12월 30일자.

경향신문(1996). 부상 없는「삼풍」경험자들도 극도의 스트레스 증세. 6월 29일자.

경향신문(1996). 큰 사건 겪은 뒤 상실감- 연천 수재민 집단정신장애 안팎. 8월 30일자.

국가청소년위원회(2007).『청소년백서』. 국가청소년위원회.

대한신경정신의학회(2005). 신경정신의학. 중앙문화사.

김광웅(2010). 현대인과 정신건강. 시그마프레스.

김광웅, 방은영(1997). 아동발달. 형설출판사.

김교헌, 전겸구(1997). 분노, 적대감 및 스트레스가 신체 건강에 미치는 영향. 한국심리학회지 건강. 2(1), 79-95.

김동배, 권중돈(2006). 인간행동이론과 사회복지실천. 학지사.

김선희(2000). 학령기 아동의 행동문제 유형에 따른 위험요인과 보호요인의 인과모형 탐색. 부산대학교 대학원 박사학위 청구논문.

김선희(2004). 한국 유아의 스트레스와 행동문제와의 관계에 대한 완화요인의 효과. 유아교육연구, 24(2), 135-158.

김성회(1982). 고등학생을 대상으로 한 주장훈련의 효과. 학생지도연구, 15(2), 1-29.

김성회, 오미향(1987). 합리적 · 정서적 상담(RET) 프로그램; 중 · 고등학생용, 학생지도연구, 20(1), 89-122.

김재엽, 정윤경, 이진석(2009). 가정 내 자녀학대경험이 청소년의 자살생각에 미치는 영향 및 사회적 지지관계의 조절효과. 한국사회복지조사연구, 21, 119-144.

김정택(2004). 융의 개성화 과정에서 나타난 나무꿈의 상징성. 한국심리유형학회지, 11, 45-65.

김정호, 김선주(2010). 스트레스의 이해와 관리. 시그마프레스.

김현실(2002). 청소년의 성격 특성, 가정 역동적 환경 및 자살시도 간의 관계. 대한간호학회지, 32(2), 231-242.

남윤주(2009). 다문화가족과 일반가족 아동의 자아개념과 우울에 관한 비교연구. 전남대학교 대학원 박사학위논문.

노안영(1983). 비행청소년에 있어서 공격성과 불안 감소에 미치는 주장훈련의 효과. 서울대학교 대학원 석사학위논문.

노치현, 황영희(1998). 모래놀이치료. 동서문화원.

대학상담학회(1986). 상담의 이론적 접근. 중앙적성출판사.

대한소아과학회(1998). 1998년 한국 소아 및 청소년 신체 발육 표준치. 대한소아과학회 보건통계위원회.

대한신경정신의학회편(2005). 신경정신의학 제2판, 중앙문화사.

류수진(1998). 비행청소년에 대한 인지행동집단 프로그램의 적용 과정 및 결과에 따른 연구. 서울대학교 대학원 석사학위논문.

문영주, 좌현숙(2008). 청소년의 학업스트레스와 정신건강에 있어 정서적 조절 능력의 조절효과. 사회복지연구, 38, 353-379.

문현미(2005). 인지행동치료의 제3동향. 한국심리학회지: 상담 및 심리치료, 7(1), 15-33.

박경동(2008). 다문화가족 형성과 갈등에 대한 연구-한국의 광주 · 전남지역 사례를 중심으로-. 청소년문화포럼, 18, 140-173.

박병희(2000). 두뇌연구 결과와 영아기 교육. 계명연구논집, 18(1), 115-134.

박명실(2005). 대학생 자살위험 집단유형의 분류, 평가 및 집단 상담치료 적용. 중앙대학교 박사학위논문.

박한샘, 연문희(2004). 부모 이혼 후 자녀의 적응과정에 관한 연구. 청소년상담연구, 12(2), 11-29.

변상해, 이판근(2009). 아동의 죽음 형성에 대한 개념형성의 발달에 관한 연구. 아동교육, 18(1), 211-223.

변창진, 김성희(1980). 주장훈련 프로그램. 경북대학교 학생지도연구, 13(1), 51-85.

보건복지부(2005). 『국제결혼 이주여성 실태조사 및 보건·복지 지원 정책방안』. 보건복지부.

설동훈, 김현미, 한건수(2005). 『결혼 이민자와 국제결혼 중개업자』. 보건복지부.

성영혜, 김연진, 김유진, 신현정, 이창미(2004). 치료놀이를 통한 영아보육. 시그마프레스.

송명자(2008). 발달심리학. 학지사.

신민섭, 박광배, 오경자, 김중술(1990). 고등학생의 자살 성향에 관한 연구: 우울-절망-자살 간의 구조적 관계에 대한 분석. 한국심리학회지: 임상, 9(1), 1-19.

신응섭, 채정민(1996). 외상후 스트레스 장애의 통합적 접근: 충격적인 사건에 따른 심리적 문제의 이해. 하나의학사.

신현군, 김이정(2005). Jung의 무의식 개념과 창작활동에 관한 연구. 한국체육철학회지, 13(3), 411-421.

아시아경제신문(2011). 2030세대 42% "스트레스로 자살 생각해 봤다". 5월 30일자.

안현의(2005). 청소년의 심리적 외상에 관한 탐색적 연구: 외상의 스트레스 증상과 성격특성을 중심으로. 한국심리학회지: 상담 및 심리치료, 17(1), 217-231.

양순미(2007). 농촌지역 다문화가족의 초등학생들의 학교생활적응과 가족생활행복에 작용하는 요인. 한국심리학회지: 여성, 12(4), 559-576.

여중철(2009). 다문화가족의 형성과 문화적 적응. 민족문화논집, 44, 351-385.

연규월, 우행원(1996). 소아성학대와 성인기 정신증상. 이화여대지, 19(1), 53-59.

우주영(2005). 외상 후 스트레스 장애 아동의 놀이치료 주제 특징. 정서·장애연구, 3, 127-147.

우희정(1997). 아동기 스트레스 요인에 관한 조사연구. 인문과학, 3, 115-125.

유수현, 천덕희, 이효순, 성준모, 이종하, 박귀서(2011). 정신건강론, 양서원.

유애리, 김태희, 이해혁(2010). 에딘버러 척도를 이용한 산후우울증 위험인자의 평가. 대한주산회지, 21(1), 74-80.

윤우상, 이영식, 이길홍(1992). 소아 청소년 자살기사에 관한 내용분석. 신경정신의학, 31(1), 171-181.

이경성(2001). 이혼의도, 시도 및 계획에 영향을 미치는 요인들. 한국심리학회지: 여성, 6(2), 97-119.

이경숙, 신의진, 김혜연(1999). 아동의 정신병리와 어머니의 성인애착표상 유형(AAI)에 관한 연구. 한국심리학회지: 발달, 12(1), 103-115.

이경숙(2009). 학령 전 PTSD 아동 인지행동치료 웍샵 발표자료. 2009 한국 영유아 아동정신건강학회 추계학술대회.

이근복, 정우석, 염유식(2008). 청소년의 스트레스에 영향을 미치는 개인 수준과 학급수준에서의 요인들에 관한 연구. 청소년학연구, 15(5), 75-107.

이부영(1998). 분석심리학 C. G. Jung의 인간심성론. 일조각.

이부영(1999). 그림자. 한길사.

이부영(2002). 자기와 자기실현. 한길사.

이영주(2008). 다문화가족 아동의 특성에 따른 적응 요인: 위험요인과 보호요인 분석. 한국가족복지학, 13(1), 79-101.

이옥경(2001). 애착개념의 타당성 관련 연구들의 개관. 성신여자대학교연구논문집, 37, 49-84.

이인정, 최해경(2007). 인간행동과 사회환경. 나남출판사.

이장호(2005). 의사소통 능력 향상을 위한 OPI 활용. 단국대학교 대학원 석사학위논문.

이정윤, 허재홍(2003). 아동의 자살 생각에 영향을 미치는 가족 위험요인. 청소년상담연구, 11(2), 85-95.

이재창, 정영윤, 구본권, 손진훈, 김정기, 박승호(1995). 인간이해를 위한 심리학. 문음사.

이종철(1997). 스트레스와 소화기 질환. 대한신심스트레스학회 편, 스트레스과학의 이해. 신광출판사.

이주옥(2005). 죽음에 대한 유아의 개념형성 연구, 덕성여자대학교 박사학위논문.

이창호, 양미진, 이희우, 이은경(2005). 청소년 정신건강 관련 요인 연구. 청소년 상담연구 115. 한국청소년 상담원.

이철우(2008). 심리학이 연애를 말하다. 북로드.

이혜경(2009). 다문화가족 지원정책의 유형화에 관한 연구. 한국가족복지학, 25(4), 147-166.

이홍림(2004). 청소년의 심리적 외상과 우울, 품행장애 성향, 반사회적 행동과의 관계,동국대학교 대학원 박사학위 논문.

장미경(1998). 아동중심 놀이치료 기법을 이용한 부모-자녀관계증진 훈련 프로그램의 효과. 숙명여자대학교 대학원 박사학위 논문.

장미경(2005). 0-3세 영유아의 정신건강 및 발달장애 조기진단을 위한 척도 제작 연구. *아동학회지, 26*(1), 47-59.

장미경, 이상희, 정민정, 손금옥, 조은혜, 유미성(2007). 아동상담의 이론과 실제. 태영출판사.

장휘숙(2001). 애착과 다섯 가지 성격특성들의 관계. 한국심리학회지, 14(2), 105- 119.

정민현(2003). 애착유형, 스트레스 대처방식과 대인불안의 관계. 가톨릭대학교 대학원 석사학위논문.

장연집(1998). 아동기 죽음개념의 발달과 충격완화를 위한 비탄치료의 기초연구, 사회과학논총, 4, 127-147.

장연집(2010). 아동정신건강. 정민사.

장연집, 강차연, 손승아, 안경숙(2008). 정신건강. 파란마음.

장연집, 박경, 최순영(2010). 현대인의 정신건강. 학지사.

장현갑(2008). 마음챙김을 기반으로 하는 스트레스 감소훈련 프로그램. 마인드플러서 스트레스대처연구소.

장현갑, 변광호, 허동규, 김종성, 안상섭, 추선희(2005). 이완명상법. 학지사.

정경숙(2000). 아동의 보존개념 발달수준과 죽음에 대한 태고. 정서경험수준이 죽음의 개념발달에 미치는 효과. 계명대학교 박사학위논문.

정원식(1985). 현대교육 심리학. 교육문화출판사.

정하성, 우룡(2007). 다문화가정 청소년의 사회적응 실태 및 사회적응 프로그램 개발방안. 한국청소년정책연구원.

정한택(2004). 명상의 세계. 정신세계사.

정혜경, 안옥희, 김경희(2003). 청소년의 자살충동에 미치는 예측요인. 청소년학 연구, 10(2), 107-126.

조선일보(2011). 스트레스 받으면 알레르기 75% 심해져. 5월 18일자.

조선일보(2010). 어느 날 갑자기 찾아온 ... 이유 없는 공포. 6월 2일자.

조선일보(2011). 차병원, 구제역으로 인한 외상후 스트레스 환자 미술치료 실시. 3월 18일자.

조수철(2002). 소아정신질환의 개념, 서울대학교 출판부

조원호(1989). 활동-스트레스 위궤양에서 쥐의 행동 변화. 국민대학교 교육논총. 9, 43~56.

조용환(1997). 사회화와 교육. 교육과학사.

진혜경, 박영숙, 신지용(1999). 학교 폭력 피해청소년의 방어기제에 관한 연구. 소아청소년정신의학 10, 158-168

질병관리본부(2010). 태아알코올증후군 진단연구의 협력체계를 위한 한 · 미국제워크숍.

채경선, 김주아(2007). 아동정신건강. 창지사.

최영민(2002). 분리와 개별화-대상관계의 발달, 정신분석, 13(2), 131-142.

최영희(2006). 공황장애의 인지행동치료. 시그마프레스.

최정윤, 박경, 서혜희(2000). 이상심리학. 학지사.

통계청(2006). 『2006년 인구동태 통계연보』. 통계청.

통계청(2007). 『인구동태통계』. 통계청.

통계청(2008). 『경찰청범죄통계』. 통계청.

통계청(2010). 『사회조사』. 통계청.

한건수(20060. 농촌 지역 결혼 이민자 여성의 가족생활과 갈등 및 적용. 한국문화인류학회지, 39(1), 195-219.

한국미술치료학회편(2000). 미술치료의 이론과 실제. 동아문화사.

한성심, 김현자, 김유진, 신현정, 임미혜(2008). 예비부모교육. 공동체

홍강의(2005). 소아정신의학. 중앙문화사.

홍숙기(2010). 젊은이의 정신건강. 박영사.

홍은주, 한미현, 이향숙, 류진아, 이상희(2010). 놀이치료. 창지사.

홍나미(1998). 청소년의 자살생각에 영향을 미치는 심리사회적 요인에 관한 연구. 이화여자대학교 석사학위논문.

Abrams, S. (1988). The Psychoananlytic process in adults and children. *Psychoanalytic Study of the Child, 43*, 245-261.

Ainsworth, M. D. (1973). The development of infant-mother attachment. In B. M. Caldwell & H. N. Ricciuty. (Eds.), *Review of child development research, 3*, 1-94. Chicago: University of Chicago Press.

Ainsworth, M. D., Blehar, M. C., Waters, E., & Wall, S. (1978). *Patterns of attachment*. Hillsdale, NJ: Erlbaum.

Altman, N. (1992). Relational perspectives on child psychoanalytic psychotherapy. In N. J. Sholnick., & S. C. Warshaw. (Eds.), *Relational perspectives in psychoanalysis* (pp. 175-194). Hillsdale, NJ: Analytic Press.

American Psychiatric Association. (1952). *Diagnostic and Statistical Manual of Mental Disorders*. Washington, D.C.: American Psychiatric Association.

American Psychiatric Association. (1968). *Diagnostic and Statistical Manual of Mental Disorders, 2nd Edition*. Washington, D.C.: American Psychiatric Association.

American Psychiatric Association. (1980). *Diagnostic and Statistical Manual of Mental Disorders, 3rd edition*. Washington, D.C.: American Psychiatric Association.

American Psychiatric Association. (1987). *Diagnostic and statistical manual for mental disorders, 3rd edition, revised*. Washington, D.C.: American Psychiatric Association.

American Psychiatric Association. (1994). *Diagnostic and Statistical Manual for Mental Disorders. 4th edition*. Washington, D.C.: American Psychiatric Association.

American Psychiatric Association. (2010). *DSM-5 : The future of Psychiatric Diagnosis*. http://www.dsm5.org/Pages/Default.aspx.

Apgar, Virginia. (1953). A proposal for a new method of evaluation of the newborn infant. *Current Researches in Anesthesia and Analgesia, 32*(4), 260 - 267.

Asher, S. R., & Coie, J. D. (1990). *Peer rejection in childhood*. New York : Cambridge University Press.

Authier, J., Gustafson, K., Guerney, B. G., Jr., & Kasdorf, I. A. (1975). The psychological practitioner as a teacher: A theoretical-historical practical review. *The Counseling Psychologist, 5*(2), 31-50.

Axline, V. (1947). *Play therapy: The inner dynamics of childhood.* Boston: Houghton Mifflin.

Axline, V. (1969). *Play therapy.* Boston: Houghton Mifflin.

Band, E. B., & Weisz, J. R. (1988). How to fell better when it feels dad: Children's perspectives on coping with everyday stress. *Development psychology, 24*(2), 247-253.

Bandura, A., Adams, N., & Beyer, J. (1977). Cognitive Precess Mediating Behavioral Change. *Journal of Personality and Social Psychology, 35*(3), 125-139.

Barkley R. A. (1996). *Attention Deficit Hyperactivity Disorder : A Handbook for Diagnosis and Treatment. 2nd ed.* New York, NY : Guilford Press.

Battle, J. (1978). Relationship between self-esteem and depression. *Psychological Reports, 42,* 745~746.

Beck, A.T. (1963) Thinking and Depression: 1. Idiosyncratic Content and Cognitive Distortions. *Archives of General Psychiatry 9,* 324-33.

Beck, A. T. (1964). Thinking and depression: Theory and therapy. *Archives of General Psychiatry, 10,* 561-571.

Beck, A. T. (1967). *Depression: Cause and treatment.* philadelphia: University of pennsylvania Press.

Beitchman, J., Zucker, K., Hood, J., DaCosta, G., & Akman, D. (1991). A review of the short-term effects of child sexual abuse. *Child Abuse and Neglect, 15,* 537-556.

Bell, R. Q. (1979). Parent, child, and reciprocal influences. *American Psychologist, 34,* 821-826.

Benedict, H. E., & Mongoven, L. B, (1997). Thematic play therapy: An approach to treatment of attachment disorders in young children. In H. Kaduson, D. Cangelosi, & C. E. Schaefer (Eds.), *The playing cure: Individualized play therapy for specific childhood problems* (pp. 277-315). New York: Aronson.

Bernard, J. (1968). "The Eudaemonists". In Klausner, S. Z.(Ed.). *Why man takes chance: Studies in stress seeking.* Garden City: Doubled & Company.

Berenson, A. B., Wiemann, C, M., & McCombs, S. (2001). Exposure to Violence and associated health-risk behaviors among adolescent girls. *Archives Pediatrics & Adolescent Medicine, 155*(11), 1238-1242.

Berry, J. W., Uichon, K., Thomas., & Doris, M. (1987). Comparative Studies of acculturative stress. *International Migrarion Review, 21*(3), 491-511.

Bolduc, J. (1972). A developmental study of the relationship between experiences of death and age and development of the concept of death. (Doctoral dissertation, Columbia University. 1972)., Dissertation Abseracts International, 34, 2758A(University Microfilms No. 72-30, 311).

Borwin, B. (2008). 불안, 그 두 얼굴의 심리학. 한경희(역). 뿌리와 이파리.

Bowlby, J. (1978). Attachment theory and its therapeutic implications. *Journal of Adolescent Psychiatry, 6*, 5-33

Bowlby, J. (1982). *Attachment and loss, Vol. 1. Attachment.* New York: Basic.

Boyatzis, C. J. Baloff, P., & Durieux, C. (1998). Effects of perceived attractiveness and academic success on early adolescent peer popularity. *Journal of Genetic Psychology, 159*, 337-344.

Bradway, K., & McCord, B. (1997). *Sandplay: Silent Workshop of the Psyche,* London: Routledge.

Brazelton, T. B. (1973). *Neonatal Behavioral Assessment Scale.* Philadelphia: Lippincott.

Brenner, A. (1984). *Helping children cope with stress.* Lexington, Massachusetts: Lexington Books.

Brent, D. A., Perper, J. A., Moritz, G., Allman, C., Roth, C., Schweers, J.,Balach, L., Baugher, M. (1993). Psychiatric risk factors of ado lescent suicide: a case control study. *Journal of American Academy of child Adolescent Psychiatry, 32*, 521-529.

Bretherton, I. (1985). Attachment theory. In I. Bretherton & E. Waters (Eds.), *Growing points of attachment theory and research. Monographs of the Society for Research in Child Development, 50,* 3-35.

Brody, V. A. (1978). Developmental play: Arelationship focused program for children. *Journal of Child Welfare, 57*(9), 591-599.

Brody, V. A. (1993). *The Dialogue of Touch : Developmental Play Therapy.* N.J.: Jason & Aronson Inc.

Brody, V. A. (1997). 발달놀이치료. 성영혜, 장미경(역). 상조사.

Bronfenbrenner, U. (1993). The ecology of cognitive development: Research models and fugitive findings. In: Woziak, R. H., & fischer, K. W. (Eds). *Development in context: Acting and thinking in specific environments.* 3-44. Hillsdale, NJ: Erlbaum.

Bronfenbrenner, U. (1979). *The ecology of human development.* Cambridge, MA: Harvard University Press.

Burchinal, M., Follmer, A., & Bryand, D. (1996). The relationships of maternal social support and family structure with maternal responsiveness and child outcomes among African American families. *Developmental Psychology, 32*(6), 1073-1083.

Camp, B. W., & Bash, M. A. (1981). *Think aloud.* Champaign, Illinois: Research Press.

Cannon, W. B. (1932). *Wisdom of the body.* New York: Norton.

Cassidy, J. (1988). Child-mother attachment and the self in six-year-olds. *Child Development, 59*, 121-134.

Chaudron, L. (2003). postpartum depression: What pediatricians need to know. *American Academy of Pediatrics, 24*(5), 154-161.

Chau, I., & Landreth, G. (1997). Filial therapy with Chinese parents: Effects on parental empathic interactions, parental acceptance of children and parental stress. *International Journal of Play Therapy, 2*, 75-92.

Chu, J. A. & Dill, D. L. (1990). Dissociative symptoms in relation to childhood physical and sexual abuse. *American Journal of Psychiatry, 147*, 887-892.

Cochran, M., & Niego, S. (1995). Parenting and Social Networks. In M. H. Bornstein. (Eds.), *Handbook of parenting, Volume 3: Status and social conditions of parenting* (pp. 393-418). Mahwah, NJ: Lawrence Erlbaum Associates.

Coffman, S., Levitt, M. J., Guacci, N., & Silver, M. (1992). Temperament and interactive effects: Mothers and infants in a teaching situation. *Issues in Comprehensive Pediatric Nursing, 15*, 169-182.

Cohn, D. A. (1990). Child-mother attachment of six-year-olds and social competence at school. *Child Development, 61*, 152-162.

Colby, Anne; Kohlberg, L. (1987). *The Measurement of Moral Judgment: Vol 1, Theoretical Foundations and Research Validation.* New York: Cambridge University Press.

Cole, P., & Putnam, F. (1992). Effect of incest on self and social functioning: A developmental psychopathology perspective. *Journal of Consulting and Clinical Psychology, 60*, 174-184.

Cole, D. A., Gondoli, D. M., & Peeke, L. G. (1998). Structure and validity of parent and teacher perceptions of children's competence: A multitrait-multimethod-multigroup investigation. *Psychological Assessment, 10*, 241-249.

Cox, J. L., Holden, J. M., & Sagovsky, R. (1987). Detection of postnatal depression: Development of the 10-item Edinburgh Postnatal Depression Scale. *British Journal of Psychiatry, 150*, 782-786.

Denham, S., & Holt, R. W. (1993). Preschoolers' likability as cause or consequence of their social behavior. *Developmental Psychology, 29*, 271-275.

Des Lauriers, A. (1962). *The experience of reality in childhood schizophrenia*. Connecticut: International University Press.

Derryberry, D., & Rothbart, M. K. (1988). Affect, arousal, and attention as components of temperament. *Journal of Personality and Social Psychology, 55*, 958-966.

Dix, T. (1991). The affective organization of parenting: Adaptive and maladaptive processes. *Psychological Bulletin, 110*(1), 3-35.

Dodge, K. A. (1980). Social cognition and children's aggressive behavior. *Child Development, 51*, 162-170.

Dopson, K. S., & Block, L. (1988). *Historical and philosophical bases of cognitive-behavioral therapies*. New York: Guilford Press.

Drell, M. J., Siegel, C. H., & Gaensbauer, T. J. (1993). Post-traumatic stress disorder. In C. H. Zeanah, Jr. (Ed.), *Handbook of infant mental health* (pp. 291-304). New York: Wiley.

Drukheim, E. (1897). *Suicide: A study in sociology*. London: Routledge & ke gan paul.

Dunn, J., Brown, J., & Beardsall, L. (1991). Family talk about feeling states and children's later understanding of others' emotions. *Developmental Psychology, 27*, 448-455.

D'Zurilla & Sheedy. (1986). *Problem-Solving Therapy: A Social Competence Approach to Clinical Intervention*. New York: Springer.

Erikson, E. H. (1950). *Childhood and society*. New York: Norton.

Erikson, E. H. (1963). *Childhood and sociery*. New York: W. W. Norton.

Eisenberg, N., & Fabes, R. A. (1992). Emotion, regulation, and the development of social competence. In M. S. Clark (Eds.), *Review of personality and social psychology: Vol. 14. Emotion and social behavior*(pp. 119-150). Newbury Park,

CA: Sage Publications.

Eisenberg, N., Fabes, R. A., Murphy, B., Maszk, P., Smith, M., & Karbon, M. (1995). The role of emotionality and regulation in children's social functioning: A longitudinal study. *Child Development, 66*, 1360-1384.

Ellis, A. (1962). *Reason and emotion in psychotherapy.* New York: Lyle Stuart.

Emery, R. E. (1999). Postdivorce family life for children: In Thompson, R. & Amoato, P. (Eds.), *The Postdivorce Family: Children, Parenting, and Society.*

Falret, J. P. (1994), *Des maladies mentales et des asiles d'aliénés, nouv.éd,* Paris: Sciences en Situation.

Feiring, C., Fox, N. A., Jaskir, J., & Lewis, M. (1987). The relation between social support, infant risk status, and mother-infant interaction. *Developmental Psychology, 23*, 400-405.

Fonagy, P., Gergely, G., Jurist, E., & Target, M. (2002). *Affect regulation, mentalization and the development of the self.* New York: Other Press.

Foucault, M. (1961). *Histoire de la folie: à l'âge classique.* Paris: Gallimard.

French, D. C. (1990). Heterogeneity of peer-rejected girls. *Child Development, 61*, 2028-2031.

Freud, S. (1909). *The case of Little Hans and the Rat Man.* London: Hogarth Press.

Freud, S. (1917). Mourning and melancholia. In J. C. Coyne. (Ed.), *Essential papers on depression.* New York: New York University Press.

Freud, A. (1946). *The psychoanalytic treatment of children.* London: Imago.

Fridman, M. & Rosenman, R. H. (1974). *Type A behavior and your heart.* New York: Knopf.

Furman, E. (1974). *A child's parent dies: studies in childhood bereavement.* New Haven, Connecticut: Yale University Press.

Gartley. W., & Bernasconi, M. (1967). The concept of death in children. *Journal of Genetic Psychology, 110*, 71-85.

Gibbs, N. (1998). Latest on Ritalin. *Time, 152*, 86-96.

Gil, E. (1991). *The healing power of play.* New York: Guilford Press.

Girdano, D. A. & Everly, G. S. (1990). 스트레스: 그 원인과 대책. 이민규, 김순화, 금명자(역). 중앙적성출판사.

Glaser, K. (1981). Psychopathologic Patterns in Depressed Adolescents. *American Jornal of Psychotherapy. 35*, 368-382.

Glickauf-Hughes C, Wells M. (1997). *Object-relations psychotherapy. An individualized and interactive approach to diagnosis and treatment.* Northvale, New Jersey, London: Jason Aronson Inc.

Goldberg, S., MacKay, S., & Rochester, M. (1994). Affect, attachment, and maternal responsiveness. *Infant Behavior and Development, 17*, 335-339.

Gorden, A. & Klass, D. (1979). *They need to Know: How to teach Children about death.* Englewood Cliffs, NJ: Prentice-Hall.

Gould, M., & Shaffer, D. (1986). The impact of suicide in television movies. *The New England Journal of Medicine, 315*, 690-694.

Gourevitch, D. (2002). La psychiatrie dans l'antiquité gréco-romaine, in J. Postel, C. Quetel(eds.) Nouvelle histoire de la psychiatrie Paris: Dunod, 3-23.

Green, M., Wong, M., Atkins, D., Taylor, J., & Feinleib, M. (1999). *Diagnosis of attention deficit hyperactivity disorder.* Rockville, MA: Agency for Healthcare Policy and Research.

Greenspan, S. I., & Lourie, R. I. (1981). Developmental structuralist approach to the classification of adaptive and pathologic personality organization: Applications to infancy and early childhood. *American Journal of Psychiatry, 138*, 725-735.

Greenspan, S. I., & Wieder, S. (1993). *Regulatory Disorders.* In: Handbook of Infant Mental Health. New York: Guildford Press.

Gresham, F. M., Sugai, G., & Horner, R. H. (2001). Interpreting outcomes of social skills training for students with high-incidence disabilities. *Exceptional Children, 67*, 331-344.

Guerney, B. (1964). Filial therapy: description and rationale. *Journal of consulting psychology, 28*(4). 303-310.

Guerney, B. G., Jr., Slollak, C. E., & Guemey. L. (1970). A format for a new model of psychological practice: Or, how to escape a zombie. *The Counseling Psychologist, 2*(2), 97-104.

Guerney, B. (1976). Filial Therapy as a treatment method for disturbed children. *Evaluation, 3*. 34-35.

Guerney, L. (1983). Play therapy with learning disabled children, In C. Schaefer & K. O'Conner. (Eds.), *Handbook of play therapy* (pp. 419-435), New York: Wiley & Sons.

Guerney, L. (2003). The history, principles, and empirical basis if filial therapy. In

R. Van Fleet. (Ed.). *Casebook of filial therapy* (pp. 1-20). Boiling Springs, PA: Play Therapy Press.

Harris, Z. L., & Landreth, G. (1997). Filial therapy with incarcerated mothers: A five week model. *International Journal of Play Therapy, 6*(2), 53-73.

Hawton, K. (1982). *Suicide and Attempted suicide among Children and Adolescents.* Newbury Park, CA: Sage.

Hethereington, E. M. (1989). Marital transitions: A child's perspective. *American Psychologist, 44*, 303-310.

Herman, J. L. (1992). T*rauma and Recovery.* New York, NY: Basic Books.

Holms, T. H. & Rahd, R. H. (1967). The social readjustment rating scale. *Journal of Psychosomatic Research, 11*, 213-218.

Horowitz, M. (1986). *Stress Response Syndromes.* North Vale, NJ: Jason Aronson.

Horowitz, J. A., Murphy, C. A., Gregory, K. E., & Wojcik. (2011). A Community-Based Screening Initiative to Identify Mothers at Risk for Postpartum Depression. *Journal of Obstetric, Gynecologic, and Neonatal Nursing, 40*(1), 52-61.

Horwitz, A. V. (2002). *Creating mental illness.* Chicago: University of Chicago Press.

Howes, C., & Markman, H. J. (1989). Marital quality and child functioning. *Child Development, 60*, 1044-1051.

Hawton, K. (1982) Attempted suicide in children and adolescents. *Journal of Child Psychology and Psychiatry and Allied Disciplines. 23*, 497-503.

Hubbard, J. A. (2001). Emotion expression processes in children's peer interaction: The role of peer rejection, aggression, and gender. *Child Development, 72*, 1426-1438.

Hug-Hellmuth, H. (1921). On the technique of child-analysis. *International Journal of Psycho-Analysis, 2*, 287-305.

Isabella, R. (1993). Origins of attachment. *Child Development, 64*, 605-621.

Jang, M-K. (2003). The effectiveness of filial therapy on Korean Parents. In R. VanFleet & L. Guerney, *Casebook of filial therapy.* Boiling Springs, PA: Play Therapy Press.

Johnson, S. E. (1987). *After a child dies counseling bereaved families.* New York: Springer.

Jones, W. H. S. (1868/2006), *Hippocrates Collected Works I*, Cambridge Harvard University Press.

Kalff, D. (1980). *Sandplay Therapy: A psychotherapeutic approach to the psyche.* Boston: Sigo Press.

Kandel. D. Raveis. V,. Davies. M. (1991). Suicidal ideation in Adolescence: Depression. Substance Use. and Other Risk Factors. *Journal of Youth and Adolescence, 20,* 289-309.

Karraker, K. H., & Lake, M. A. (1991). Normative stress and coping processes in infancy. In E. M. Cummings, A. L. Greene, & K. H. Karraker (Eds). *Life-span developmental psychology; Life-span perspectives on stress and coping.* Hillsdale, NJ: Lawrence Erlbaum Associates.

Kastembaum. (1977). Psychological perpectives on death. *Annual Review of psychology, 28*, 225-249.

Keane, S. P., Brown, K. P., & Crenshaw, T. M. (1990). Children's intention-cue detection as a function of maternal social behavior: Pathways to social rejection. *Developmental Psychology, 26*, 1004-1009.

Kellam, S. G., Werthamer-Larson, L., Dolan, L. J., Brown, C. H., Hendricks, C., Mayer, L. S., Rebok, G. W., Anthony, J. C., Laudolff, J., & Edelsohn, G. (1991). Developmental epidemiologically based preventive trials: Baseline modeling of early target behaviors and depressive symptoms. *American Journal of Community Psychology, 19*, 563-584.

Kelly, J. B. (2000). Children's adjustment in conflicted marriage and divorce: A decade review of research. *Child and Adolescence Psychiatry, 39*(8), 963-973.

Kendall, P. C., & Hollon, S. D. (1980). *Assessment strategies for cognitive behavior interventions.* New York: Academic Press.

Kendall, J. (1989). *Trauma in the Lives of Children.* London: Macmillan.

Kendall-Tackett, K., Williams, L., & Finkelhor, D. (1993). Impact of sexual abuse on children: A review and synthesis of recent empirical studies. *Psychological Bulletin, 113*, 164-180.

Kernberg, Otto F. (1995). *Love relations. Normality and pathology.* New Haven: Yale University Press.

Klein, M. (1975/1932). *The psychoanalysis of children.* Hogarth Press & Institute of Psychoanalysis.

Kopp, C. B. (1989). Regulation of distress and negative emotions: A developmental view. *Developmental Psychology, 25*, 343-354.

Landreth, G. (1991). *Play therapy: The art of relationship.* Bristol, PA: Acclerate Development Press.

Landreth, G. & Sweeney, D. (1997). Child-centered play therapy. In K. J. O' Connor., & L. M. Braverman. *Play therapy: Theory and practice*, (pp. 17-45). New York: John Wiley & Sons.

Landreth, G. (1998). Filial Therapy with Incarcerated Fathers; Effects on parental Acceptance of child, Parental Stress, and Child Adjustment. *Jounral of Counseling Development, 76*(2), 157-165.

Landreth, G., & Sweeney, D. (1999). The freedom to be: Child-centered group play therapy. In D. Sweeney., & L. Homeyer. (Eds.), *Handbook of group play therapy*, (pp. 39-64). San Francisco: Jossey-Bass, Inc. Publishers.

Landreth, G. L. (2002). *Play therapy: The art of the relationship.* New York: Brunner-Ruttledge.

Laharie, M. (1991). *La folie au Moyen Âge, XIe-XIIIe siècles.* Paris, Le Léopard d'Or.

Landerville, S., & Main, M.(1981). Security of attachment compliance and maternal training methods in the second year of life. *Developmental Psychology, 17*, 289-299.

Lantéri-Laura, G. (1997). *La chronicité en psychiatrie, Collection Les empêcheurs de penser en rond.* Le plessis-Robinson: Synthelabo.

Lazarus, A. A. (1971). *Behavior therapy and beyond.* New York: McGraw-Hill.

Lazarus, R. S. (1966). *Psychological stress and the coping process.* New York: McGraw-Hill.

Lazarus, R. S. & Cohen, J. B. (1977). *Human behavior and environment: current theory and research.* New York: Plenum Press.

Lazarus, R. S. & Folkman. (1984). *Stress, Apprasal, and Coping.* New York: springer.

Leboyer, F. (1975). *Birth Without Violence.* New York: Knopf.

Leslie, S. G. & Sandra, C. P. (1997/2008). 심리치료에서 정서를 어떻게 다룰것인가. 이흥표(역). 학지사.

Levinger, G. (1979). A social exchange view on the dissolution of pair relationships. In R. L. Burgess., & T. L. Huston. (Eds.), *Social exchange in developing relationships*(pp. 169-193). New York: Academic Press.

Liferman, J. (2002). The effect of maternal depressive symptomatology on maternal behaviors associated with child health. *Health Education and Behavior, 29*(5),

596-607.

Little, M., & Kobak, R. (2003). Emotional security with teachers and children's stress reactivity: A comparison of special-education and regular -education classrooms. *Journal of Clinical Child & Adolescent Psychology, 32*, 127-138.

Lobaugh, E. & Landreth, G. (1998). Filial therapy with incarcerated fathers: Effects on parental acceptance of child, parental stress, and child adjustment. *Journal of Counseling and Development, 76*(2), 157-165.

Lontto, R. (1980). *Children's Conceptiom of Desth.* New York: Springer.

Lumsden, D. P. (1981). *Is the concept of "stress" of any use, anymore?* Toronto: Toronto National Office of the Canadian Mental Health Association.

Mahler, M. (1968). *On human symbiosis and the vicissitudes of individuation.* New York: International Universities Press.

Margolin, J. C. (2002). Question du renferment des insensés, in J. Postel., C. Quetel. (eds.), Nouvelle histoire de la psychiatrie, Paris.

Margot Sunderland. (2007). 분노와 증오에 사로잡힌 아동을 도우려면, 편집부(역). 한국심리치료연구소.

Maslin, C. A., & Bates, J. E. (1983). *Precursors of anxious and secure attachment.* Paper presented at the biennial meeting of the Society for Research in Child Development, Detroit, MI.

Matas, L., Arend, R. A., & Sroufe, L. A. (1978). Continuity of adaptation in the second year. *Child Development, 49*, 547-556.

Mattew, K. A. (1982). Psychological perspectives on Type A behavior patten. *Psychol. Bull, 91*, 293~323.

Meichenbaum, D. (1977). *Cognitive-behavior modificatio*n. New York: Plenum.

Merrell, K. W. (2003). *Behavioral, social, and emotional assessment of children and adolescents*(2nd ed.). Mahwah, NJ: Lawrence Erlbaum Associates.

Michael, K, Richard, H., & Elizabeth, D. (1995). Brief home-based intervention with young attempters and their families. *Journal of A dolescence, 18*, 557-568.

Miller, N. E. (1944). Experimental studies of conflict. In J. M. Hunt(Ed.). *Personality and the behavior disorders.* New York: Ronald Press.

Moustakas, C. (1959). *Psychotherapy with children: The living relationship.* New York, NY: Ballantine Books.

Nagy, M. (1948). The Child's Theories Concerning Death. *The Journal of Genetic*

Psychology, 73, pp. 3-27.

Nelson, M. (1979). Children's Concepts of death. *The Journal of Genetics Psychology, 134*, pp. 137-139.

Neumann, E. (1973). *The child, Structure and Dynamics of the Nascent Personality.* New York: G. P. Putnam's Sons.

Newcomb, A. F., Bukowski, W. M., & Pattee, L. (1993). Children's peer relations: A meta-analytic review of popular, rejected, neglected, controversial, and average sociometric status. *Psychological Bulletin, 113*, 99-128.

Norman, H. Wright.,(2002). 위기의 상담학, 전요섭, 황동현(역). 쿰란출판사.

Novaco, R. W. (1975). *Anger control: The development and evaluation of an experiment treatment.* Lexing, MA: D.C Health.

O'Connor, M. (1997). Maternal personality characteristics on the MMPI and infant attachment. *Paper presented at the biennial meeting of the Society for Research in Child Development, 62.* Washington, DC.

Osterweis, M., & Solomon, F. (1984). *Bereavement: Reactions, Consequences, and Application.* NW: Taylor & Francis.

Owen, M., & Cox, M. (1997). Marital conflict and the development of infant-parent attachment relationships. *Journal of Family Psychology, 11*, 152-164.

Papadatou, D., & Papadatou, C. (1991). *Children and Death.* New York: Hemisphere Publishing Corporation.

Patterson, G. R., & Dishion, T. J. (1985). Contributions of families and peers to delinquency. *Criminology, 23*, 63-79.

Pederson, D., & Moran, G. (1996). Expressions of the attachment relationship outside of the Strange Situation. *Child Development, 67*, 915-927.

Pellegrini, A. D. (1990). Elementary school children's playground behavior : Implications for children's social-cognitive development. *Children's Environments Quarterly, 7*, 8-16.

Pennells. M., & Smith. S. (1995). *The forgotten mourers.* London: Jessica kingsley Pub.

Pinel. (1809). *Traité médico-philosophique sur l'aliénation mentale.* Paris: J. A. Brosson.

Putallaz, M. (1987). Maternal behavior and sociometric status. *Child Development, 58*, 324-340.

Rahman, A., Iqbal, Z., Bunn, J., Lovel, H., Harrington, R. (2004). Impact of maternal depression on infant nutritional status and illness: a cohort study. *Arch Gen Psychiatry, 61*(9), 946-952.

Rochin, G. (1967). How younger children view death and themselves in E. A. Grollman. (Eds.), *Explaining Death to children.* Boston: beacon press.

Rodkin, P. C., Farmer, T. W., Pearl. R., & & Van Acker, R. (2000). Heterogeneity of popular boys: Antisocial and prosocial configurations. *Developmental Psychology, 36*, 14-24.

Rogers, C. R. (1951) *Client-Centered Therapy: Its current practice, implications, and theory.* Boston: Houghton Mifflin.

Rogers, C. R. (1969). *Freedom to Learn.* New York: Merrill.

Sandler, J. & Rosenblatt, B. (1962). The concept of the representational world. *Psychoanalytic Study of the Child 17*, 128-45.

Santrock, John W. (2009). *Life-Span Development.* New York City: McGraw-Hill.

Scheeringa, M. S., & Zeanah, C. H. (1995). Symptom expression and trauma variables in children under 48months of age. *Infant Mental Health Journal, 16*, 259-270.

Schore, A. N. (1996). The experience-dependent maturation of a regulatory system in orbital prefrontal cortex and the origin of developmental psychology. *Development Psychology, 8*, 59-87.

Schore, A. N. (2001). Effect of a secure attachment relationship on right brain development, affect regulation, and infant mental health. *Infant Mental Health Journal, 22*, 7-66.

Schultz, E. W. (1980). Teaching coping skills for stress and anxiety. *Teaching Exceptional Children. 13*, 12-15.

Selye, H. (1956). *The stress of life.* New York: Mcgraw-Hill.

Selye, H. (1974). *Stress without distress.* Philadelpha: Lippincott.

Selye, H. (1982). The stress concept: Past, present and future. In C. L. Cooper (Ed,). *Stress Research*, (pp. 1-20). New York: John Wiley.

Silk, K. R., Lee, S., Hill, E. M., & Lohr, N. E. (1995). Borderline personality disorder symptoms and severity of sexual abuse. *American Journal of Psychiatry, 152*(7), 1059-1064.

Sims, B., Hans, S., & Cox, S. (1996). Raising children in high-risk environments. Poster presented at the biennial meeting of the International Conference on Infant

Studies, Providence, RI.

Singleton, J. (1974). Implications of Education as Cultural Transmission. In Spindler, G. D. (Ed.), *Education and Cultural Process: Toward an Anthropology of Education*. New York: Holt, Rinehart and Winston.

Sivadon, P. (2002). Malades Mentaux, in Encyclopaédia Universalis corpus 14, Paris: Encyclopaédia Universalis, 187-190.

Spielberger, C. D. (1988). *Professional manual for the State-Trait Anger Expression Inventory(STAXI)*. Tampa, FL: Psychological Assessment Resources, Inc.

Sroufe, L. A. (1996). *Emotional Development. Cambridge*. England: Cambridge University Press.

Sternberg, R. J. (1988). A triangle theory of love. New York : Basic Books.

Stillion, J. M., McDowell, E. E., & May, J. H. (1989). *Suicide across the life spam: Premature exist*. New York: Hemisphere.

Strachey. (1934). The nature of therapeutic action in psychoanalysis. *International Journal of Psychoanalysis, 15*, 127 - 159.

Sullivan, H. S. (1953). *The interpersonal theory of psychiatry*. New York: Norton.

Sweeney, D. S. (1997). *Counseling children through the world of play*. Wheaton, IL: Tyndale House Publisher.

Sweeney, D. S., & Landreth, G. (2003). Child-centered play therapy. In C. Schaefer (Ed.), *Foundations of play therapy*, (pp. 76-98). New York: John Wiley & Sons.

Talyor, E. A., & Stansfield, S. A. (1984). Children who poison themselves. *British Journal of Psychiatry, 145*, 127-135.

Thomas, A., & Chess, S. (1977). *Temperament and Development*. New York: Bruner/Mazel.

Terr, L. C. (1979). Children of Chowchilla: a study of psychic trauma. *Psychoanal Study Child 34*, 547-623.

Terr, L. C. (1983). Chowchilla revisited: the effects of psychic trauma four years after a schoolbus kidnapping. *American Journal of Psychiatry 140*, 1543-1550.

Terr, L. C. (1983a). Time sense following psychic trauma: a clinical study of ten adults and twenty children. *American Journal of Orthopsychiatry 53*, 244-261.

Terr, L. C. (1985). Psychic trauma in children and adolescents, *Psychiatric Clinics of North America 8*(4), 815-835.

Terr, L. C. (1987). Childhood trauma and the creative product: a look at the early lives and later works of Poe, Wharton, Magritte, Hitchcock, and Bergman, *Psychoanal Study of the Child 42,* 545-572.

Terr, L. C. (1988). What happens to early memories of trauma? A study of twenty children under age five at the time of documented traumatic events. *Journal of the American Academy of Child and Adolescent Psychiatry, 27*, 96 - 104.

Terr, L. C. (1990). *Too scared to cry: Psychic trauma in childhood.* New York: Harper Collins.

Terr, L. C. (1994). *Unchained Memories: True Stories of Traumatic Memories, Lost and Found.* New York: Basic Books.

Townley. K., & Thornburg. K. R. (1980). Maturation of the concept of death in elementary school children. *Educational Research Quarterly. 5*(2). 17-24.

Van Der Kolk, B. A. (1987). *Psychological Trauma.* Wasington, D.C: American Psychiatric Press.

Van Fleet, R. (1994). *Filial Therapy: strengthening parent-child relationships through play.* professional resource Press Saraota, florida.

Walsh, H. (1980). *Introducing the young child to the social world.* New York : Macmillan Pub.

Walsh, H. M. (1980/1984). 유아를 위한 사회교육. 이경우, 서영숙(역). 교문사.

Wartner, U. G., Grossmann, K., Fremmer-Bombik, E., & Suess, G. (1994). Attachment patterns at age six in south Germany. *Child Development, 65*, 1014-1027.

Waters, E., & Sroufe, L. A. (1983). Social competence as a developmental construct. *Developmental Review, 3*, 79-97.

Wechsler, D. (1949). *The Wechsler Intelligence Scale for Children.* New York: Psychological Corp.

Wechsler, D. (1994). *The Measurement of Adult Intelligence.* Baltimore: The Williams & Wilkins Company.

Weinrib, E. (1983). *Image of the Self.* Boston, Massachusetts: Sigo Press.

West, J. (2002). *Child-centred play therapy (2nd Ed.).* Arnold: London.

Winnicott, D. W. (1953). Transitional objects and transitional phenomena, *International Journal of Psychoanalysis, 34,* 89-97.

Winnicott, D. W. (1965). *The maturational process and the facilitating environment.* London: Hogarth Press.

Winnicott, D. W. (1965/2006). *Family and individual development.* New York, NY:

Routledge.

Winnicott, D. (1971). *Therapeutic consultation in child psychiatry.* London: Hogarth Press and the Institute of Psycho-analysis.

Wolpe, J. (1958). *Psychotherapy by reciprocal inhibition.* Stanford: Stanford University Press.

World Health Organisation. (1948-1992). The International Classification of Diseases, ICD-6…ICD-10. Geneva.

World Health Organisation. (1992). The ICD-10 classification of mental and behavioural disorders: clinical descriptions and diagnostic guidelines. Geneva.

World Health Organisation. (2009). Mental health: a state of well-being, http : //www.who.int/features/factfiles/mental_health/en/index.html

Wrate, R. M., Rooney, A. C., Thomas, P. F., Cox, J. L. (1985). Postnatal depression and child development. A three-year follow-up study. *British Journal of Psychiatry, 146*, 622-627.

Youngblade, L. M., & Belsky, J. (1992). Parent-child antecedents of 5-year-olds' close friendships : A longitudinal analysis. *Developmental Psychology, 28*, 700-713.

Zahn-Waxler, C., Radke-Yarrow, M., & Kind, R. A. (1979). Child rearing and children's prosocial initiations toward victims of distress. *Child Development, 50*, 319-330.

Zentall, S. S. (1993). Research on the educational implications of attention deficit hyperactivity disorder. *Exceptional Child, 60*, 143-153.

Zero to Three. (1994). *Diagnostic Classification of Mental Health dvelopmental Disorder of Infant and Early Childhood(DC: 0-3).* Arlington, VA: Author. National Center for Clinical Infant Programs.

www.klaw.go.kr

www.naver.com

통계청(2010. 9. 9) 2009년 사망원인통계 결과

(http://kostat.go.kr/portal/korea/kor_nw/2/6/1/index.board?bmode=read&aSeq=179505)

뉴스웨이 2011. 6.1 끝없는 자살, 그 해결책은?

(http://www.newsway.kr/news/articleView.html?idxno=117501)

헬스코리아뉴스 2010. 11.11 작년 9세 이하 아동 4명 자살…… 대책 마련 시급

(http://www.hkn24.com/nesw/articleView.html?idxno=59748)

저자 소개

✍ 장미경

숙명여자대학교 아동복지학과 박사과정 졸업
현, 남서울대학교 아동복지학과 교수, 한국임상모래놀이치료학회 회장

✍ Z. Maoz

Ph. D., Clinical psychologist, CERPP in University of Toulouse, France. Specialist in Psychopathology, Post Traumatic Stress Disorder and Psychosis Disorders.

✍ 이상희

숙명여자대학교 아동복지학과 박사과정 졸업
현, 두원공과대학 아동복지학과 교수

✍ 정민정

숙명여자대학교 아동복지학과 박사과정 졸업
현, 두원공대 아동복지학과 교수

✍ 김유진

숙명여자대학교 아동복지학과 박사과정 졸업
현, 경기공업전문대학 아동보육복지과 교수

✍ 신현정

숙명여자대학교 아동복지학과 박사과정 졸업
현, 안양과학대학 사회복지과 교수

✍ 김미경

Maîtrise et Diplôme d' Études Approfondies, University of Toulouse, France. Specialist in Psychopathology.

✍ 손금옥

중앙대학교 유아교육학과 박사과정 수료
현, 남서울대학교 아동복지학과 강사

✍ 유미성

전북대학교 대학원 아동학전공 박사과정 수료
현, 전주마라아동상담센터 소장

✍ 김경남

남서울대학교 대학원 아동상담치료학과 석사 졸업
현, 남서울대학교 사회교육원 강사

정신건강론

초판발행　2012년　2월　25일
6판발행　2018년　8월　20일

저　자　장미경 · Z. Maoz · 이상희 · 정민정 · 김유진
　　　　신현정 · 김미경 · 손금옥 · 유미성 · 김경남
발행인　김현태
발행처　태영출판사

2018. 8.

주　소　(08301) 서울 구로구 구로동 104-10 동남오피스텔 201호
전　화　02 · 839-3757, 839-3752
팩　스　02 · 837-3754
등　록　2005년 5월 30일 제12-421호
http://www.taeyeongbook.co.kr
E-mail　tys2005@hanmail.net
ISBN　978-89-6302-083-9　93370
정　가　19,000원

* 잘못 만들어진 책은 교환해 드립니다.